谨以此丛书纪念
钱学森诞辰一百周年

曹刚川 二〇一一
十一月

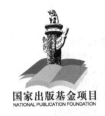

国家出版基金项目
NATIONAL PUBLICATION FOUNDATION

钱学森科学技术思想研究丛书

复杂系统学新框架
——融合量子与道的知识体系

佘振苏　著

科学出版社
北　京

内 容 简 介

系统哲学与科学历经近百年，正发展成为一种科学新范式。系统科学的思想正在广泛运用于管理、医学和教育实践。20 世纪 80 年代初，拉兹洛尝试创建系统哲学。钱学森晚年致力于创建复杂系统学。本书旨在尝试实现钱学森先生的遗愿，即创建一个能够处理当代科学和社会问题的完整学术框架。

本书继承了中国道哲学的系统论思想，并与现代量子物理学概念相结合，建立了一个一元二面多维多层次的复杂系统本体论，形成了一个综合阐述存在与过程、空间与时间、结构与功能、振幅与相位、动与静、形与体的多维多层次思维观，提出未来哲学和科学的三大主题：量子、生命与心灵，预言了未来量子生物学、神经意识科学、系统教育学以及系统伦理学等新学科的诞生，描绘了一幅道德文化复兴的社会发展图景。

本书可供对科学、哲学发展前沿有兴趣的国家各级领导、专家和学者以及研究生和大学生作为参考。

图书在版编目(CIP)数据

复杂系统学新框架：融合量子与道的知识体系 / 佘振苏著.—北京：科学出版社，2012

（钱学森科学技术思想研究丛书）

ISBN 978-7-03-036199-8

Ⅰ. 复… Ⅱ. 佘… Ⅲ. 钱学森(1911～2009)－人体－复杂性理论－科学思想－研究 Ⅳ. R32

中国版本图书馆 CIP 数据核字(2012)第 303223 号

责任编辑：魏英杰 孙伯元 / 责任校对：郑金红
责任印制：赵 博 / 封面设计：陈 敬

科 学 出 版 社 出版

北京东黄城根北街 16 号
邮政编码：100717
http://www.sciencep.com

涿州市殷润文化传播有限公司印刷
科学出版社发行 各地新华书店经销

＊

2012 年 11 月第 一 版 开本：B5(720×1000)
2025 年 3 月第六次印刷 印张：26 1/4
字数：500 000

定价：198. 00 元
（如有印装质量问题，我社负责调换）

《钱学森科学技术思想研究丛书》序

在现代科学技术革命、政治多极化、经济全球化与文化多元化的新形势下,人类面对越来越复杂的世界,我国社会主义现代化建设同样也面对各种各样的复杂性问题。突破还原论,发展整体论,在还原与整体辩证统一的系统论基础上构建现代科学技术体系,探索开放的复杂巨系统理论与方法,并付诸实践,已经成为现代科学技术发展进程中的重大时代课题。

早在19世纪末,恩格斯就曾经预言①,随着自然科学系统地研究自然界本身所发生的变化的时候,自然科学将成为关于过程,关于这些事物的发生和发展以及关于把这些自然过程结合为一个伟大的整体的联系的科学。1991年10月,钱学森根据现代科学技术发展的新形势,进一步明确指出②:"我认为今天的科学技术不仅仅是自然科学工程技术,而是人认识客观世界、改造客观世界整个的知识体系,这个体系的最高概括是马克思主义哲学。我们完全可以建立起一个科学体系,而且运用这个科学体系去解决我们中国社会主义建设中的问题。……我在今后的余生中就想促进这件事情。"

在东西方文化互补、融合的基础上,钱学森提出的探索宇宙五观世界观(胀观、宇观、宏观、微观、渺观)、社会主义社会三个文明(物质、政治、精神)与地理建设(生态文明)的体系结构、现代科学技术体系五个层次、十一个大部门的总体思想、开放的复杂巨系统理论、从定性到定量综合集成研讨厅与大成智慧学等,构成了钱学森科学技术思想的核心内涵。可以说,钱学森科学技术思想的核心是对现时代科学技术发展趋势的总体把握,是依据现时代科学技术综合化、整体化的发展方向,对恩格斯关于自然科学正在发展为"一个伟大的整体联系的科学"这一预见的科学论证与深刻阐发,它必将大大推动科学技术的发展,必将成为中国社会主义现代化建设的强大思想武器。因此,深入学习、研究、解读、继承,并大力传播与发展钱学森的科学技术思想,是我们这一代科技工作者不可推卸的历史责任。

钱学森在美国的二十年,潜心研究应用力学、工程控制论和物理力学,参与开拓美国现代火箭技术,成就为世界著名的技术科学家和火箭技术专家;回国后的前二十五年,专心致志地领导、开拓我国导弹、航天事业,成为世界级的航天发展战略家、系统工程理论与实践的开拓者和国家功臣;晚年的钱学森,在马克思主义哲学

---

① 马克思恩格斯选集(4卷).2版.北京:人民出版社,1995:245.
② 钱学森.感谢、怀念与心愿.人民日报,1991-10-17.

的指导下,在科学技术的广阔领域里不懈地探索着,从工程技术走向了科学论,成为具有大识、大德和大功的大成智慧者,具有深厚马克思主义哲学功底的科学大师和思想家。钱学森提出的科学技术思想具有非同寻常的前瞻性和战略意识,对于我国科学技术的发展与社会主义现代化建设是一座无价的思想宝库。我们这些来自不同学术领域的后来者,研究、解读他的创新科学技术思想,是有难度的,在知识域上也是有局限性的。现在呈现在读者面前的《钱学森科学技术思想研究丛书》只是我们学习、研究钱学森科学技术思想的初步成果。我们把本丛书奉献给读者,目的是希望尽我们的微薄之力,进一步推动钱学森科学技术思想的研究工作,诚恳地欢迎社会各界提出不同的意见,并进行广泛的学术交流。

在《钱学森科学技术思想研究丛书》陆续与读者见面的时候,我们衷心地感谢国内相关领域的学者、专家积极主动地参与研讨,尽心尽力地出谋划策,无私地贡献自己的知识和智慧;特别要感谢谢光选、郑哲敏院士和新闻出版总署、科学出版社的领导和同志们,正是他们的大力支持和鼓励,才使本丛书得以在钱学森百年诞辰之际问世。

《钱学森科学技术思想研究丛书》编委会

2010 年 12 月 11 日

前　言

　　本书旨在实现钱学森先生的遗愿，即创建一个能够处理当代科学和社会问题的完整的复杂系统学框架。在前言中，作者试图回答两个问题：这个框架涉及哪些内容？这些内容对谁有意义？第一个问题是前言的后面几段要介绍的，而对第二个问题，简要的回答是，这个框架是认识世界的一个工具，对所有人都有一定的价值，如果他希望更深入地认识世界。对普通人来说，它是认识自己和周围社会的工具，我们生活的世界与我们的内心都是复杂事物；对学者来说，它帮助我们认识自己所研究的学问，无论哪个学科，学问本身是一件复杂事物；对于社会管理者而言，它不仅仅有助于认识世界（包括自身），更是指导工作的工具，因为他们的工作性质是推动社会的可持续发展，他们的使命决定了他们对世界应该拥有比普通人更深入的认识。

　　具体地说，本书阐述了一个新的思维观，即复杂系统观。这一思维观涉及哲学、科学、技术等多个层次，涉及量子、生命、心灵等多个对象，涉及系统学、物理学、生物学、神经科学等多个领域，覆盖面广，知识点多，不可避免地给读者带来阅读上的困难。因此，我们在这里做一个简要的导读。

　　作者希望给大家带来三个层次的信息。

　　第一层次介绍了这样一个新的总体图景，那就是一个新的系统观正在形成，它会带来科学知识的综合，带来对自然（量子）、人（生命）和社会（心灵）的贯通性的认识。随着科学数据的剧增，以及信息的泛滥，我们每个人都需要获取一种智慧。这一思维观探究的就是这样的智慧，它涉及每一个感兴趣的读者。我们建议，读者首先应略去书中的技术细节，集中关注书的第1，4，9章以及其他章节的总述部分和每一节的第一段与最后一段。对于希望深入阅读的读者，也建议在第一轮的阅读中首先关注以上这些部分。

　　第二层次介绍了一个新的哲学本体论。本书希望为人生和社会的发展提供一个新的哲学和科学架构，这就是一元二面多维多层次的系统本体论。这里，作者对这一新的本体论的来龙去脉进行了一定深度的论证，为更新科学观奠定了一定的基础。整个论证过程涉及对量子论的一个哲学探究（第3章），对东方传统的自然哲学观——《道德经》的解读（4.1节），与整个西方哲学体系的对话（第5章），在这些基础上完成了对复杂系统学体系的建设（第6章）等。目前的论证还只是初步的，还有待进一步完善。但是，在完善的同时，我们已经可以应用它了，边应用边完善，这就是第6章到第9章的意义。对复杂系统学体系的建设，以及对生命、意识和社会发展的新认识，是新本体论的功能性证明，证明它果然是有用的！对这部分内容感兴趣的读者，需要对系统学的基础有一定的了解，尤其对哲学有一定的思考。这里需要的是对概念的精确把握和对逻辑的严谨贯彻。

本体论也被称为第一哲学，占据哲学研究的核心地位。对这一部分感兴趣的读者多数拥有哲学情怀，为了了解一个完整的哲学框架，读者可以集中关注第4，5，6，9章，其中包括新的哲学观（第4章），与西方哲学的比较（第5章），在新哲学观指导下的系统学整体框架（第6章），以及新的伦理学和社会发展理论（第9章）。

第三层次将这一系统论应用于多个方面，力图推动一批新型科学学科的发展。复杂系统论是应科学发展的需要而产生的。对于个人来说，人生的主题是健康和智慧；对于社会而言，思想创新所面临的挑战是科学图景的完善和道德的重建。作者在同一系列的另外一本书《人体复杂系统科学探索》中，将本书的哲学观具体应用于人体，里面有针对个人需求的充分讨论，与本书中的内容形成了互补。本书则侧重于社会：科学图景的完善和道德的重建。这里所建立的复杂系统学与各门学科的相互交叉，将迎来一系列新型学科的诞生，贯彻一个精神，即创建拥有意识和精神的新科学图景，这是未来发展的希望。初步看，与之相关的学科领域有系统学、物理（量子）学、生物学、神经科学、（正在诞生中的）意识科学等。在这些领域从事研究的读者，可以跳过第二层次，直接针对与各自领域相关的章节进行细致的研读。

本书重点面向下列几类读者：第一，有远大理想和抱负，希望为社会、为国家、为人类作出大贡献者；第二，有极强烈的科学追求和好奇心，有意对现代科学体系进行开放式思考，有意将科学认识推广至复杂事物者；第三，有志于在当代社会管理中建功立业，并对当今中国乃至世界社会发展的复杂性格局有直觉，希望站在复杂系统哲学的高度来认识社会，并用复杂系统的思想认识来武装自己者；第四，对人生充满激情，对事业和未来充满憧憬，并愿意为之付出不懈的努力，但渴望从复杂系统思想中吸取营养，明确人生方向者；第五，对人体系统的健康发展和素质提升抱有浓厚的兴趣，不但希望提升自己的健康水平，更希望为社会的健康事业作出贡献者。

对系统学的发展感兴趣的读者，可以关注第1，4，6章。尤其是第6章，我们建立了钱学森先生所倡导的复杂系统学框架，包括哲学方法论（6.1节），基础科学原理和（交叉性的）基础科学研究新学科（6.2节），技术科学原理和技术科学研究领域（6.3节），以及工程技术应用（6.4节）。对应用系统学的介绍在书中的最后三章，分别在第7章（量子物理学与量子生物学），第8章（脑科学、神经科学与意识科学）和第9章（哲学和社会科学）。

对量子论感兴趣的读者，可以关注第2，3，7章。这里，我们对量子论的解释问题进行了详细的介绍（第 2 章），并对新形成的系统量子观进行了阐述（第 3 章），它们是新哲学观的基础。接着，在第 7 章，我们对量子论的未来发展进行了展望，包括对宏观量子现象的探讨（这方面还有待发现更多的机理，形成新的原理）和细胞生物学研究的促进（7.2 节），以及基于量子论的关于地球生物圈的新认识（7.3 节）。我们预言，这些学科将会在新的哲学观指导下得到迅猛的发展。

生命科学、神经意识科学、伦理学是复杂系统学最重要的科学应用领域。

对生命科学感兴趣的读者，可以重点关注第 7 章。当前生命科学的发展日新月异，认知神经科学、系统生物学等学科的新发现正在变革人们的生命观，而最近几年兴起的量子生物学则是一场新的科学革命。本书的第 7 章，我们以量子论和系统论为基石的复杂系统学视角，对生命系统展开了跨学科的考察。一元二面多维多层次的新系统学框架试图为当今生命科学、人体学和社会学的主流核心问题给出新的研究思路。在这一思路中，量子相干性与意识场是最重要的思想。我们在宏观量子相干性与生物体的生命性之间建立了一个必然的联系，联系的焦点是量子相位场，即广义意识场。它是生命的整体意识的本源，也是生命体整体调控的主要依据。尽管科学证据的积累还需时日，但是逻辑上的一致性是明显的。量子相位场的多层次性开启了对于地球生态中的各类生命系统的多层次意识的探讨。

对意识科学感兴趣的读者，可以重点关注第 8 章。30 年前，意识（consi-cousness）、心灵（mind）、精神（spirit）是科学不愿涉足的主题，而今意识科学已经诞生。意识和自由意志问题已经成为当今科学界公认的科学难题和研究热点，同时也成为检验科学思维、科学方法的试金石。在第 8 章，我们阐述了意识学三个层面的研究动向。一是神经层面，这是认知神经科学发展最迅速的领域，也是科学信息最丰富和最细致的领域；二是大脑层面，这是脑科学和神经科学共同关注的层面，是相对神经元活动更加整体的层面；三是心灵层面，这是比较抽象的，但是与深层意识和价值、意义关联度最强的领域，失去这一领域，意识研究就失去了意义。这是最困难和最艰辛的领域。复杂系统本体论应用于对意识研究，已经先验性地告诉我们，意识的复杂性必然反映在对意识的认识上，反映在最终总结出来的意识运动规律上，即所谓意识的自然法则上。这里，需要彻底排除机械的物理真理观，即认为事物的基本自然法则一定是简单的、明确的、决定性的，实际上意识的运动从本质上是跨层次的、非定域的、量子现象主导的，因此，它是诸多复杂事物的根源，它本身的法则也必然是多层次的。我们希望，复杂系统学和新本体论能够架起一座贯通三个层次的桥梁，推动意识科学真正进行一些有别于传统物质科学的研究。

对自由、幸福、道德、智慧感兴趣的读者，可以重点关注第 9 章。伦理学是对社会思想建设的指导性哲学。经院派伦理学，把大量精力投放在远离日常生活和社会复杂性的概念上，由于其分析手段和思维逻辑难以处理复杂性，只能无奈地将芸芸大众的辛苦耕耘与政治争斗的现实束之高阁，而对现实世界不闻不问。为了摆脱这种局面，部分哲学家已经开始兼容并蓄自然科学对人体系统的认识，而另一批哲学家已经走出书斋创建了实验哲学。总之，快速变化着的世界和日益增长的知识，促使哲学伦理学家们采用一种新型的思维，这就是复杂性思维。复杂系统哲学的伦理学意在建立这样一种新的规范：从关于人、自然和社会的坚实的科学原理出发，对社会的意识和行为开展严谨的观察、分析、推理和预言，既从中总结出新时代的善的含义，又从道德的本原含义出发，针对复杂世界发展一套从善到恶之间的多层次的、系统性的概念。可以想象，人的行为是复杂的，指导人行动的意识似乎高深莫测。但是，通过运用复杂性思维，通过对复杂性过程开展多维多层次的分析，人们有可能对伦理学进行极大地完善和发展。

最后，也是最重要的话题是社会道德的重建。本书 4.1 节和 9.2 节分别摘选了《道德经》六十余章的内容，并对道与德的思想进行了一定的梳理，明确了道为万物本源的特性，明确了德的含义，即通晓道规律的圣人在社会上行事所遵循的法则。道德文化的复兴，是从社会整体上而言，社会的主流治国之道、治邦之策，道德理想标准根植于道德文化。量子力学与中国传统道德文化相契合的世界图景，将为个人的人生圆满、社会的长治久安、人类未来的发展乃至地球的生态平衡指出新的方向。由此，我们预言人类社会必将进入科学昌明、理性发展，以德为本、公正和平，大道普传、天下为公的道德复兴进程。

本书所阐述的复杂系统学具有如下特点：第一，它试图综合东、西方的哲学观，既重视宏观直觉思维，也重视精细逻辑论证；第二，它试图综合集成哲学与科学对宇宙自然的深刻认识，形成和谐的世界图景（即复杂系统本体论），特别是融合了现代科学的最深刻的成果——量子力学，与东方思想的精髓——道学；第三，它对当前科学研究的若干难题开展了系统的讨论，并预言量子、生命与心灵是未来哲学和科学的三大主题；第四，它针对明确的社会发展需求，特别是个人的健康和智慧、社会的医疗、教育和管理，以及世界的长治久安；第五，它对当今社会发展的若干挑战进行了分析，并提出了基于复杂系统学的建议。诚然，这些研究的发展还需要付出长期的努力，复杂系统学仍处在一个初创的阶段。本书旨在抛砖引玉，为这一具有重要意义的研究方向提出一些可供参考的见解。值得指出，众多研究突破需要复杂系统科学观。随着量子宇宙观的深入发展与传播以及意识科学时代的到来，人文科学与自然科学的融合势在必行，对生命与人类本性的深刻认识将展现在我们面前，人类理性将高度发展，人类的道德复兴的时代必将到来。

在钱老诞辰 100 周年之际，作者将本书谨献给中国系统科学研究奠基者与开创者钱学森先生。作者相信，出版本书，并与有识之士继续共同关注与研究钱老的思想，是对钱老最好的纪念！同时，在本书思考与写作的过程中，我们获得了《钱学森科学技术思想研究丛书》编委会各位编委成员的各种不同形式的支持与帮助，在此谨致以衷心的谢意。尤其要感谢北京大学马蔼乃教授等所提供的热情帮助与支持。为了与读者进行更好的交流，科学出版社魏英杰和孙伯元编辑为作者提供了有益的建议和讨论，在此表示感谢。

作者要特别感谢身边的几位助手：倪志勇博士协助作者进行了大量的文献调研，并参与了本书部分内容的撰写，特别是第 2 章，第 6 章，第 7 章，第 8 章的部分章节的撰写，以及后记和文献的整理，费时费力极多，贡献很大。岳全力博士为作者提供了第 1 章，第 5 章和第 9 章部分章节的内容，并在全文的校订工作中出力甚多。另外，感谢王玮、李荣、唐帆等参与讨论、交流和校订工作。这几位成员多次与作者进行访谈、交流，促进了本书的写作进度。同时，深深感谢多年来北京大学所提供的各种支持，未名后湖边那特殊的社会责任感以及校园里渐渐浓厚的、严谨的治学精神、宽松的学术氛围、创新的学术气息，伴随虚极静笃的儒雅之风，是完成如此大跨度思维的必然场所。

最后，作者深深感谢家人长期的支持，特别是过去近二十年来引导作者正确解读中华文明五千年道德文化的诸位明师益友，是他们的关怀、支持和悉心教导，为作者提供了一片深厚的土壤，使作者不断摆脱个人的狭隘见解，感悟到人类文明发展的复杂脉络，也使作者愈加坚定一个理念：中国传统哲学与现代科学相结合，不仅是大势所趋，而且是时运在即。东方的整体思维与西方的严谨逻辑相结合，将书写人类文化的新纪元。当然，这篇书稿成文匆匆，难免存在诸多瑕疵，期待各界人士的批评指正。在此祝愿复杂系统学在推动中华民族的伟大复兴进程和推动道德文化复兴的大业中产生进一步突破，引领世界学术发展的新潮流。

佘振苏

于北京大学朗润园

2012 年 6 月

目　录

第 1 章　创建复杂系统学

1.1　复杂系统学的发展动力

1.1.1　人类社会发展对思想的呼唤

我们正处在一个思想发展的十字路口,既可以沿着机械的科学思维模式前行,也可以尝试在此基础上融入东方的整体性、开放式、多层次性的思维模式,来重新思考我们理性的基础、行动的方式、认识世界的角度、改造世界的目标等。人类文明已经进入了一个新的发展阶段。新技术的运用,使人类拥有了前所未有的力量,对自然资源(包括水)的过度使用和对环境的破坏,都进入了高速化阶段;信息化社会集中展示出人们思想的多元和分裂,并为人类的观念争斗提供了方便。仔细分析各类高端论坛,不得不感叹一种在多方利益博弈面前无法达成共识的无奈,一种深谋远虑的不可得,一种见木不见林和见林不及木的双重境地。难道这就是科学文明的丰硕成果? 这就是知识丰厚的必然结局?

今天的社会迫切需要一种更加高尚的道德。尽管是天经地义,人们也不能仅围绕个人的利益和价值开展活动,政府也不能仅考虑本党派和本民族的利益,人类也不能仅关注自身的发展和繁荣。地球这一人类栖息的航船,需要整修了;管理这一航船的船长、大副和轮机长们,需要深度倡导东方古人的明君道德;在这一航船上生活、工作的广大船员,不但要有同舟共济的理念,还面临着转变观念和更新知识的必要。人们不能在保护个人财产的幌子下,变本加厉地扩充个人利益,并将以追求个人财富地位为唯一价值标准的人生目标推向社会价值的顶峰。一个强者当道的社会,势必会损害社会生态的多样化,除非强者心中深植道德的种子。面对现实挑战的不是哪一个团体、哪一个党派、哪一个民族,而是整个世界共同体。拯救这个共同体,利益攸关全局,需要整个世界的努力! 而这一努力从何处起步,思想创新是第一步!

社会学家已经清楚地认识到思想创新的意义。因为只有思想,才能有效地影响社会决策者的心灵。说到底,是世界观或意识形态在指导社会变化的过程,尤其是在传统的思维模式和行为方式面临重重危机挑战的时候。所以,当前至关重要的是要提出有说服力的、能被人们接受的思想,并通过它来指导人们进行基本方针的决策。这就是系统思想的使命。

人类的思想宝库应该拥有一个理性的内核。在这内核里是一片绿地、阳光与潺潺流水共同组成的天地之精华。我们希望返璞归真,找回这片绿地,回归理性思维的净土,从根本上重新审视由培根、笛卡儿所导演的一场认识游戏,在充分吸收当今科学文明成果的同时,寻找一种认识的新秩序。在这一新秩序中,我们不只是高呼知识就是力量。我们更加关注什么是力量? 力量背后是怎样的一份责任? 对人而言,物质与精神相伴相生。而科学只关注人的物质,抛弃了人的另一半——精神。冷静的分析揭示,正是这一缺失使科学探索成为一匹脱缰的野马,不断与伦理产生冲突。一些研究成了经院深阁里的喃喃呓语,更多的发现与发明成了争取团体利益的手段,成了提升竞争力的武器。如果深究一步,竞争力是谁与谁的竞争力? 人类真的要分谁强谁弱吗? 我们就不难理解,为什么人类离幸福渐行渐远。

正如爱因斯坦所期盼的那样,科学探索不能永远是瞎子,它需要一个更加崇高的思想和理念来指引;人类的行为可以拥有更多的理性,也应该拥有更高的情怀。个人应该更加关心他人和社会的整体利益,人类应该更加负责任地使用资源,在提升自身素质的努力中,负责任地管理好自然生态,并在大自然的怀抱中放眼未来、融入自然,为世界文明的可持续发展做出贡献。拥有这样与自然和谐相处心态的人类,才能书写人类文明史的又一个辉煌篇章。在这一人类走向成熟的十字路口,复杂系统学意在为之奠定坚固的理性思想基础。

1.1.2　东方自然观的意义

古代先知们宣称,宇宙是一个有秩序的、和谐的球体,并认为人的责任就是要有意识、有目的地使自己适应它[①]。毕达哥拉斯、柏拉图的西方自然哲学就是这么看世界的。东方哲学和原始宗教也从一开始就渗透着对自然的敬畏和赞赏,对个体生命与群体生命、人类与自然抱有一个整体的、系统性的、相存相依之关系的认识。儒家的仁义礼智信以及修身齐家治国平天下的人生理念,把人生与社会发展的有效结合作为人生理想的宗旨;佛家把人的心智作为对象,把对自然和自身的认识的升华-明心见性-作为人生宗旨;道家把修道修真、人天相应、天人合一作为人生修炼的最高境界。显然,这里的境界都不是个人的境界,而是生命与宇宙共生的境界。理想原来是这样的一个有效途径,它使个人的生命融入集体(社会)的生命,进而融入到宇宙自然的系统之中。可以说,古代的自然哲学带有明显的人与自然一体的系统论的特点。

后来,从基督教生长出了为人类幸福和为上帝荣誉奋斗的双重伦理观。这一双重目标开启了这样一个阶段,把自然(地球)列为人类与上帝之外的第三方。文艺复兴以来,以培根、牛顿的机械世界观为基础的科学,认为知识最明确的目的是实用。培根的哲学是通过发现孕育于自然界的奥秘(知识),来克服和消除人类的

① Laszlo E. 系统哲学引论:一种当代思想的新范式. 钱兆华,熊继宁,刘俊生 译. 北京:商务印书馆,1998:339.

痛苦(欲望)。从此,"人类对自然界的态度从过去对它的尊崇转变到了对它的开发上"。这一趋势仍在继续,似乎自然界是为人类服务的,而人只需服务于上帝。虽然后者在西方各国的文化中有不同的表达。它持有一个共同的理念是,无限利用自然的一切资源,服务于人类和上帝。这一理念深藏在各个文化发展的背后。传统的哲学花费巨大的努力在争论是否存在上帝。斯宾诺莎的一元论是一个例外。在他的思想中,自然-上帝被清晰地统一起来。但是,这对于大众和教堂来说却是难以接受的,因为人们实在无法将地球自然(矿石资源、水、空气)与上帝等同,无论从感情上、还是从理智上都无法接受。应该说,上帝、自然(地球)与人类这三者的关系,变得越来越扑朔迷离了,这是引发长期哲学论战的根源①。

在东方自然哲学中,这三者分别是天、地、人。它们之间的关系是这样的:天为父,地为母,人必须敬父爱母,敬天爱地。《道德经》说,"域中有四大,道大、天大、地大,人亦大"。在天地人之外,中国哲学又增加了道这一抽象的概念。什么是道,这个问题构成了东方文化几千年以来的玄学之谜。相对于西方的自然观,东方的天地人道自然观具有鲜明的特色。在第 4 章和第 5 章进行长段分析之前,我们在这里进行一个简短地比较。中世纪以来的西方思想家们倾向于认为,自然界是野性的和沉默的,而人则是理性的、正义的和友善的,这也许与航海文化和畜牧文化下演化而来的人类理智有关。但是,东方的农业文化靠天吃饭,老天爷拥有不可撼动的力量(旱涝与节气只能预测,不能改变),而大地母亲源源不断地从其怀抱中挤出乳汁,贡献给人类食物和水。人与天地的关系,正像家庭中孩子与父母的关系一样,必须尊敬、孝顺。由此,人们看到一幅不同的价值系统演化的过程。当然,这只是一个极大的轮廓,极粗的线条。但是,人类的价值观与其文明发展的历程有密切联系,并非无稽之谈。现在,人类发展面临一个关键的时刻,人类应该深刻地反思,机械的科学主义思潮是否在主流文化中割裂了天地人之间的有机联系。

东方自然观可以为下列问题解惑:自然界是否是一个有机体? 自然界是否拥有其自身不应被扰乱的秩序? 上帝与地球是否有一种内在的关系? 这些问题构成了当今社会困惑的核心。米尔说:"我们企图强迫自然界同我们本身的'正义和善的标准'相一致,这在一定程度上扰乱了自然界的秩序,从而也妨碍了我们自己的生存,但直到今天却很少有人认识到这种错误"。东方自然观影响下的一个理性认识是,自然界不仅是空气、水、阳光,不仅提供了(水力、风力、矿藏所提供的)能源,也不仅有风暴、雪崩、地震和海啸以及它们所带来的破坏,它不仅是热力学所控制的世界,还是道(生命量子场)的世界。前者走向混乱,后者走向复杂及多层次的秩序。在这些可见尺度的活动之外,还有更大尺度的、我们个人的视野所不及的结构。那里有天,那里有道,那里还存在更大尺度的组织性和秩序。自然的节奏,如

---

① 在与东方哲学的发展史相比较后,这个结论就更加清晰了。

日月四季,以及深深印在人类自身的生理、心理、性格和心灵的多层次组织中,人和自然已经形成多维多层次的耦合关系。

这些多维多层次的复杂关系,就是数千年来东方修道文化一直孜孜不倦地进行探讨的内容。由于涉及意识世界的复杂性和隐含性,长期以来被称为玄学。今天,复杂性科学思维观的建立,为人类解读东方玄学建立了新的基础。科学拥有四大特性,即原理公共性、逻辑严谨性、实践实用性和知识进化性,它不仅能够总结物质世界的规律,同样可以总结精神世界的规律,它不怕谬误,它不畏艰辛,它不惧失败。以这样的精神与原则(并非现存的沧海一粟的经典知识)为基础,认识东方玄学的内涵,创建人与自然的学说,科学是大有可为的。更加值得指出的是,量子力学和非线性多尺度动力学场论的相继诞生和发展,将使原本只可意会,不可言传的玄学有了可以被理解、甚至可以被言传的平台。复杂系统科学和哲学,进一步为融会贯通东方玄学与西方科学奠定了基础。一句话,人类文明的发展,确实发展到了一个综合集成的阶段,古今文化、东西文化的融合呼之跃出!

1.1.3　自然秩序的力量

拉兹洛(Laszlo)认为,秩序是人类心目中的最高理想[①]。对思想秩序的追求推动了科学,对感觉秩序的表达激励了艺术,对人类社会秩序的建设则是宗教发展的原始动机。秩序的理性表达是规律,秩序的感性表达是意义,而不能发现秩序是困惑和焦虑的根源。相信自然井然有序,是哲学家的共识,也是科学活动的基础。而学者们的使命就是发现秩序的数学和逻辑表达,解释无序的根源,发现混乱背后隐含的规律。在这个过程中,对事物的简化成为必不可少的步骤。理想化的模型曾经推动了科学的长足进步,因此,简洁性也一直被作为科学价值的标尺之一。

然而,在探讨简洁秩序的思想历程中,我们也一直忽略了一个至关重要的元素,即世界的复杂性本质。这是因为我们所看到的世界,特别是我们人类正在从事的各种活动,都是这样的事件:它们经历了宇宙世界的长期进化,已经产生了相当丰富的多层次的涌现结构。于是,自然秩序并非完全以简洁、抽象的形式表现,如果执著于此将会带来僵硬和呆板,与万千变化的世界相去甚远。自然界的秩序同时也包含一种动态的、不断创新的、具有创造力的秩序。对这两类秩序进行概括,需要将事物的两个方面进行有机综合。对事物本质的抽象和简化,与对事物多姿多态的表现,两者恰恰构成事物发展的两个互补方面,即内与外的两面,静和动的关系:内在抽象一致简洁永恒(静),外在具体多样丰富多变(动)。这一有机结合的逻辑,深深根植于东方传统文化之中。今天,挖掘这一文化的深刻内涵,以之为基

①　Laszlo E. 系统哲学引论:一种当代思想的新范式. 钱兆华,熊继宁,刘俊生 译. 北京:商务印书馆,1998:346.

础发展世界文化,已成为东方学者重大的历史使命。

对自然秩序的深入理解,是激励我们从思想深处拥抱社会道德的重要源泉,它强过任何人为的说教。柏拉图有一句名言:"只有真正的哲学家才能进天堂"。这句话背后是这样一个逻辑:天堂是井然有序的,是自然秩序的园地,只有真正的哲学家才能通晓这一秩序,并将自己的思想融入这一秩序之中,于是他便能毫无障碍地进入天堂。柏拉图话中的哲学家是人类思想的先行者,他们将自然秩序融于自己的行动和言语,表现出高超的道德情怀。这些人乃是中国传统文化中的圣贤。中国知识分子具有这样的旷世情怀:"为天地立心,为生民立命,为往圣继绝学,为万世开太平"。学者将继承圣贤之学作为人生知识创新的最大理想,其核心就是追寻知识共同体的自然秩序(而非功名利禄),这与追寻柏拉图之天堂内涵一致。设想,如果政府和学界精英熟悉和追随圣贤之思想,通过他们带动社会上一群人,并通过这群人带动社会组织遵循自然秩序,这将是什么世界? 这便是道德彰显的世界。

康德在《实践理性批判》中感叹道:"有两样东西,人们越是经常持久地对之凝神思索,它们就越是使内心充满常新而日增的惊奇和敬畏:我头上的星空和我心中的道德律"①。这里,繁星闪烁的苍穹就是自然之秩序,心中的道德律就是人间之秩序。它们之间是什么关联? 牛顿自然哲学把自然宇宙(繁星闪烁的苍穹)看做是无灵魂的机械装置,于是给康德设置了一个障碍,它们之间果然没有联系吗? 毕竟这位哲学家生活在牛顿科学迅猛发展的时代。

我们对康德的疑问提供了这样一个答案:遥远的苍穹与人类道德律是有联系的,而最终这一联系的揭示有赖于对意识规律的理解,这是本书贯穿始终的话题。人并不是宇宙活动的消极旁观者,而是与自然界处于一种互动之中。这是一个动态的、自我调节、自我创造、不断变化的过程。在这一过程之中,变化最剧烈的莫过于人的思想、认识和意识。虽然,遥远的星系与某一次地震、或某一场社会动乱之间没有机械的逻辑联系,但是,苍穹中的星系、星球等天体一直在作为认知对象的过程中影响着地球人类的生态和知识体系。至少,遥远的星球为我们提供了广阔无垠、苍穹、宇宙等概念的具体实物,探究它们的特性带来了宇宙自然秩序的概念和思想。它们至少在这个层次上对于人类社会的发展起到不可替代的作用。所以通过意识,两者是密切相关的。

从内心深处了解、理解和融汇这一点,对于哲学家而言是至关重要的;对于科学家而言,也与其学术建树大小有莫大的关联;如果政治家和社会活动家通晓这一点,将是社稷之福;如果大众了解并信赖这一点,将是和谐社会的保障。这里孕育出人类对大自然的赞美,也成为人类力图保存自己这一大自然母亲杰作的动力。

---

① Kant I. 实践理性批判. 邓晓芒 译. 北京:人民出版社,2003:186.

"我们并不需要去精心编织离奇的幻想和构思富于传奇色彩的故事,我们的眼前就是一幅大自然的(美妙的)全景图"①。复杂系统哲学的结论如下:在大自然演化、进化的过程中,各种复杂作用产生了各种系统和各种事物,然而,这些丰富多变的事物(实在与过程)背后,蕴含着系统服从系统,又和巨系统共同运转的系统模式。这一模式不是呆板的,而是灵活的、创新的、涌现性的、甚至创生的(新的物种、新的思想观念在不断诞生);它在不断产生新事物的同时,保持着系统整体的井然有序,这一保持是体现进化力量之处! 这就是系统秩序-自然秩序的力量!

1.1.4　基调已经奠定:世界呼唤新的系统观

　　虽然习惯性思维模式仍在延续,新一代青年却正在展现他们的风采。随着信息技术的发展,人类普通成员之间借助因特网开展的交流日益广泛,普遍的通讯和贸易,使人类社会出现前所未有的整体化趋势。在这一背景下,年轻一代对环境和人口问题有更加清晰的了解,对爱和正义表现出更加强烈和一致的渴望,对公民权利和保护消费者利益的重要性有更加深刻的理解。信息工具的便利,一方面助长了社会底层成员的情绪化发泄,造成了社会意见的空前对立。另一方面也提高了社会决策者的警觉性和自律度。大乱达到大治这一东方民谚,会纾解悲观者的神经,也警示当权者的责任。大治之力量来自何处? 来自于自然秩序,来自于社会系统的自组织,来自于大众对于人类社会整体的智慧的信任。

　　多民族文化的交融展示出前所未有的文化多样性,民主政治也表现出前所未有的社会对立,我们被极端的观点所环绕,目视许多极端的行为的发生。尽管如此,绝大多数人们的情感、直觉和态度还是围绕着这样一个共同的目标,即一个稳定的、繁荣的、健康的、自由的、平等的社会。公有制的集体主义和私有制的市场经济之间不再存在不可逾越的鸿沟;理论观点之间的分歧虽然尖锐,但绝不是不可调和的;政治、经济、民族利益虽然有时会发生冲突,但也不是找不到阶段性的平衡点。人们越来越认识到,"地球是一个资源有限的、非常容易被错误使用的宇宙飞船,它又是一个内部相互依存的系统"②。东方传统的天人合一思想,正在为世界注入一股清流,建立一个超越贫富差别、融合民族文化、提升人道内涵、尊重自然秩序的世界普适意识。

　　因此,问题固然很多,但解决问题的基础也在增厚。人类作为全球社会生态系统的一股决定性力量,正在开发智慧潜能。这一潜能的开发将体现在青年一代身

---

　　① Laszlo E. 系统哲学引论:一种当代思想的新范式. 钱兆华,熊继宁,刘俊生 译. 北京:商务印书馆,1998:347.

　　② Laszlo E. 系统哲学引论:一种当代思想的新范式. 钱兆华,熊继宁,刘俊生 译. 北京:商务印书馆,1998:348.

上,他们要把全球社会看成是一个具有多样性、多层次、多维度功能的整体,他们要将尊崇自然系统的理念培育自己内心深处的热情,他们将培育一种超越金钱利益的、更加符合人性的、具有普遍意义的人与人的相互关系。他们会主张与自然更加紧密地结合在一起,突破自我主义和物质主义的束缚。他们要推动政治家进行改革,拿出迎接未来挑战的崭新姿态,推动建设一个在爱和相互理解基础上的自治联邦型的社会。新一代人正准备用自己的理智来理解上述观念并热情地接受它。通过共同接受一种新的理论和伦理框架,新一代人将产生一种新型的适应能力,一种更加智慧型的适应能力。

　　基调正在奠定中,但完整阐述这一基调的理论和思想还没有诞生。显然,这不是培根哲学对自然所持的机械论的、操纵性的和占有式的态度。虽然已经产生了一些具体的理论,但是,它们不但在应用范围上缺乏广度,而且缺乏文化上的深刻背景,缺乏人类文明长期发展的历史的佐证,缺乏一般性的指导价值。一些理论以信仰为基础,于是,在科学昌明的时代,因为缺乏内在的严谨逻辑和经验常识的广泛支持而难以征服年青一代的思维。正像彭加勒所说,每个人的头脑中都带着一幅世界图景。今天,这幅世界图景被大量的科学逻辑的成果所占据,新理论必须与这幅世界图景相符合。同时,新理论必须有说服力地指出现有世界图景的局限性,而在这样的基础上开拓新的思维,为新的世界观念带来可靠的基础。这一理论就是本书提出的新系统哲学观,它是一个协调一致的系统观。

　　那么,系统哲学能够起到这样的作用吗?如何起作用?本书给出这样的回答:我们需要将现代科学的思想与希腊和东方的古典思想相结合,来完成这样一个理念的建设——尊崇自然而不仅仅开发自然,在改变世界的同时也改变自身。新的一元二面的本体论体现了这一思想理念。其中,人类是自然的一个组成部分,不可见的人类心灵(上帝、老天爷等)与可见的人类社会共同组织人类系统一元的二面,正像自然界的天与地共同组成自然一样,而自然与人也组成有机宇宙一元的二面。我们就生活在这样一个层层叠叠的、相互嵌套的多维多层次系统中。

　　在这个基础上,我们获得一个统一的理念,一个时代的新观念,一种新的激励力量:为自然,就是为人类!古代哲学家完整的人生观,与先进的量子时空观共同支撑着这样一个观念:天地是人类的父母,人类是其中孕育的智慧产物;人类是从自然(量子)中抚育出来的生命,就像从母亲襁褓中抚育出来的婴儿一样,长大成人后,理应成为自然(母亲)的代言人和家庭的管理者。从这一认识出发,人类的责任心将油然而生。于是,人类不但从感性上应该接受自己成年后的责任,也同时拥有科学的理智所赋予的思维能力,以其智慧来重新规划自己的人生,为自己,为天地,为自然而深谋远虑。改变自己的观念和行为的时刻到来了!人类应该成熟了!这是下一次文艺复兴的使命!这是继物质科学的辉煌成就之后,新一轮所诞生的意识科学的使命!

这一成熟的标志是人们普遍尊崇生命,普遍尊崇自然、生命和社会的良好体系结构以及建立在这个体系结构基础上的文化、艺术和智慧。人们将生物圈看做是一个整体,把地球看做是一艘宇宙飞船,深刻认识到这艘飞船上各个元素之间的相互依存性,重新回到广义的自然界价值上,重新回归适应自然的能力。

复杂系统学不会停留在纯思辨性的争论上,它将积极推进对复杂事物的系统的和定量的思维描述。对人们的思想观念和物质转化链这样的复杂系统,不但要从原理上、而且要从物质链修复和思维变迁的复杂系统动力学的细致角度,开展多维多层次的分析。于是,世界需要新一批的思想家和理论家,能够对自然和人保持一种纯朴的概念,对世间万事万物采用一种抽象与具体相结合的复杂系统思维,对事物的变化过程运用现代科学的精确定量描述。这样一门学问就是本书所致力于创建的新时代的复杂系统学,也是钱学森先生所期盼的复杂系统学。

1.2　钱学森复杂系统学

钱学森先生是中国现代史上一位伟大的科学家和思想家,是一位智慧学者。这里,我们摘录一段于景元先生对钱老的评价:"综合起来可以看出,钱老在建立系统科学及其体系结构时,既有系统领域研究的深度,又有跨领域、跨学科的广度,还有跨层次的高度。这样三维知识结构的优势,是一般科学家所不具备的,钱老具有这个优势,钱学森是一位三维科学家。钱学森的系统科学成就与贡献不仅充分反映出他的科学创新精神,同时也深刻体现出他的科学思想与科学方法。综合集成,大成智慧,钱学森是一位名副其实的科学大师、科学帅才、科学泰斗和科学领袖"。

国家最高科技奖获得者、北京大学教授徐光宪曾指出:"我认为钱学森是20世纪百年一遇的'双重五维'伟大科学家,他的成就远远超过十个一年一遇的诺贝尔奖获得者,他是中国人民的骄傲"[①]。他进一步解释道:"'双重五维'的意思是指他不但在科学成就上是五维的伟大科学家,而且他的品德所具有的高度、深度、广度和一生事迹的难能可贵,以及他对当年留美学生返回祖国所起的巨大促进作用,和他回国后作为中国知识分子的楷模的深远影响,也达到了五维境界。这在20世纪世界级的伟大科学家中,也是很难企及的。他的品德也许只有居里夫人热爱波兰祖国和她的无私奉献精神可以媲美"。

1.2.1　发展历史

我们首先简要回顾一下系统学发展的历史,以及钱学森成为系统学一代大师的足迹。系统学在西方科学技术领域的发展首先得益于工程学,因为工程产品一

---

① 北京大学现代科学与哲学研究中心. 钱学森与现代科学技术. 北京:人民出版社,2001.

定涉及一个完整系统的行为。系统学的一个分支领域,控制学的渊源可以追溯到瓦特蒸汽机调速器对自动调节技术的应用。蒸汽机的广泛使用产生了对控制理论的需求,直接导致了麦克斯韦对调速稳定性的数学分析,开辟了关于自动控制理论研究的先河。随后,庞加莱的微分方程定性理论,李雅普诺夫的稳定性理论等,为控制学提供了必要的数学工具,并产生了伺服系统、反馈等概念,进而产生了维纳的控制论。系统学的另一个活跃的领域,运筹学和系统工程,也可以追溯到19世纪末垄断大企业对经营管理技术的需求。工业生产管理的需求产生了泰勒制,电话拥挤问题启示爱尔朗对排队现象的理论探索,兰彻斯特的作战方程研究开启了作战模拟学的先河。20世纪30年代在经济发展推动下,出现了列昂捷夫的投入产出模型,以及康托洛维奇关于工业生产组织和计划问题的研究,成为线性规划的雏形,证明了数学方法解决管理问题的可行性。后来,香农对通信技术的研究,建构了信息学的理论框架。二战期间发展的军事运筹学,战后向民用部门推广,形成一般运筹学。这是第一批的系统科学技术。

信息学与信息技术、控制学与控制技术,运筹学与系统工程,这些学科的产生和发展与技术进步息息相关,深刻地改变着现代社会的方方面面。这些发展也推动系统理论的发展。最先提出一般系统论的是贝塔朗菲,他提出系统论应该包括数学系统论、系统技术和系统哲学三个层次。20世纪40年代以后,逐渐产生了系统学的一些概念,但尚未组织成为一个有机整体,形成系统学。20世纪70年代到90年代,系统学的基础理论出现一个大的发展,重大进展表现在三方面。其一,以理论自然科学和数学为基础的动力系统理论,提出混沌学、自组织、耗散结构、分形、层次等理论概念,为系统学的深入发展奠定了新的数学理论基础;其二,以计算机模拟为主要手段,建立了基于主体的宏观复杂适应性系统模型,大量使用遗传算法、神经网络等非经典数学工具;其三,提出建立系统科学体系的问题,实现了系统科学从分立到整合的发展[①]。

在最后这一重大进展方面,以钱学森为代表的中国学派,远远超越了贝塔朗菲和哈肯,走在国际学术界的前列。钱学森学派提出了系统的一般分类和系统学的四个层次,从系统学观点出发,形成了对科学技术体系结构的理论,并建立了研究开放的复杂巨系统的方法论体系,形成了今天称之为钱学森复杂系统学的框架建构[②]。这是以系统学方法来建设系统学学科的一次极有意义的尝试。协同学创始人哈肯有如下评论:"系统科学的概念是由中国学者较早提出的,我认为这是很有意义的概括,并在理解和解释现代科学,推动其发展方面是十分重要的"[③],"中国

① 苗东升.系统科学精要.北京:中国人民大学出版社,2000:1~3.
② 钱学森.创建系统学(新世纪版).上海:上海交通大学出版社,2007:1~10.
③ 许国志.系统科学大辞典.昆明:云南科技出版社,1994:序二.

是充分认识到了系统科学巨大重要性的国家之一"①。

　　钱学森在美国学习和研究期间,正是二战时期军事科学对工程新技术提出新要求,推动信息学和控制学发展的时期,他超常的抽象思维能力、学术敏锐性结合扎实的数理基础,使他能够从维纳的充满哲学味的著作中提取出控制论的思想,并运用信息分析的数学工具,结合工程实践,建立了工程控制论。回国后,他大力倡导、支持推动我国的控制理论和运筹学的研究,并在领导我国航天科学技术的实践中,发展了自己的系统工程思想,创造了总体设计部的方法,为日后的系统科学研究奠定了基础。

　　1978年以来,在钱学森的带领和推动下,我国学者对系统科学的各个方面开展了研究,涉及学科命名、定义、特点、研究对象、体系结构、产生发展的背景和道路、与其他学科的关系、在现代科学技术总体系中的地位、对社会发展的影响等理论问题②。这是一个典型的为系统科学本身建立自上而下的系统模型的尝试,与国外大多数研究专注于具体问题,只是个别学者(如贝塔朗菲和哈肯)关注整个学科结构的情形形成鲜明的对照。1978年,钱学森、许国志、王寿云在《文汇报》上发表"组织管理的技术——系统工程"一文,开启了中国系统科学研究的一个时代,对日后中国的社会发展起到重要作用,也由此诞生了钱学森复杂系统学。此后,这一复杂系统学的发展经历了下面几个阶段。

　　第一阶段(1980~1985)。

　　1980年至1985年为第一阶段。这一阶段的发展重点是设计系统学。这时的钱学森,在多年前创建工程控制论的基础上,结合指挥二弹一星宏大工程的实践经验,利用退居二线后的充分时间,从认真思考国家建设中更加复杂社会问题(包括对"文革"运动的反思)的角度来开展系统科学学科的设计。在经历了一个非凡的科学与工程建设生涯以后的他,自然站在了一个新的制高点。从他最熟悉的领域出发,他立刻发现运筹学、控制论、信息论等技术学科的局限性,这些学科带着明显的机械控制论、简单反馈系统、单层次信息的痕迹,显然无法为更加复杂的系统(如生命系统和社会系统)服务,而且,它们也不是基础科学。钱学森心目中的系统学,应该是一个新的思想框架,能够推动生物学、生命科学、社会科学的新发展,应该拥有雄厚的基础科学支撑。于是,他转向物理学、数学中已经发展的耗散结构论、协同学、超循环论、突变论、微分动力体系以及混沌论等,这里的蓬勃气象似乎意味着一个系统学大学科群的诞生。于是,钱学森乐观地认为,建立系统学已是时代的必然趋势,他甚至为系统学的建立指出了具体途径:把上述所有这些理论的成果融会贯通,综合起来,用所谓框架法形成一个有序的概念体系,就是系统学,因此,应该

　　① Haken H. 协同计算机和认知. 北京:清华大学出版社,1994:3.
　　② 钱学敏. 钱学森科学思想研究. 西安:西安交通大学出版社,2010:36.

理所当然地站在那样一个高度来开展宏观的学科设计了。

用钱学森自己的话来说,到 1981 年,他的头脑里已经有了一个系统学的形象轮廓了。在此后的几年中,他一方面不断在一些点上做些催化工作,如提出把 Frohlich 运用激光理论研究生命现象的工作、威尔逊的重整化群理论等吸收到系统学中;另一方面,思考如何组织力量着手建立系统学。这里,钱老所走的路线是东方思维所强调的顶层设计路线,具有全局观。但是,当基础过于薄弱时,形成顶层设计就难以有大作为。现在看来,中国系统学发展的艰难性,一个客观原因是学科基础的薄弱。

第二阶段(1986~1990)。

1986 年到 1990 年为第二阶段,在上述认识基础上,钱学森发起成立了系统学讨论班,开始有组织的讨论系统学。我国系统科学界当时有作为的几位中青年学者(朱照宣、于景元、郑应平、周正、姜璐、董镇喜等),开始在钱学森亲自指导下撰写《系统学》一书,这个小组被称为小讨论班。大讨论班上则请各方面专家报告,然后集体讨论,目的是开阔思路,收集材料,发现问题,争鸣辩论,相互启发,最后由钱学森总结,提炼新思想。讨论班逐渐在一些问题上达成共识,如区分了简单巨系统和复杂巨系统,提出了开放的复杂巨系统等概念等。在钱学森的指导下,系统学讨论班集体创作,写成题为"社会系统研究的方法论"一文,署名席彤并于 1988 年 3 月 24 日在《光明日报》公开发表。这是中国系统科学研究的一个重要的阶段性理论成果。但有意思的是,这篇文章后来几乎没有被人提到,令人深思。从理论上说,一个有深度的方法论背后,需要有一个系统哲学的支撑,而系统哲学当时还未见踪迹。一个系统哲学的缺乏,也必然导致《系统学》本身架构的不健全。由于多方面的原因,《系统学》一书一直未能完成。

虽然《系统学》未完成,但是产生了一系列奠基性的概念,如从定性到定量的综合集成,就是在多次报告和讨论后,经钱学森概括,在 1989 年 5 月 8 号致朱照宣的信中首先提出来。这个阶段最重要的一个认识是复杂巨系统问题不能用处理简单巨系统的方法来解决,因此,钱学森和系统学讨论班开始全力探讨处理开放的复杂巨系统问题的方法论。这一认识是国际领先的,当时乃至现今的国际复杂系统研究,仍然徘徊在还原论的阴影下。虽然不断表示要告别还原论,但是,由于缺乏先进的哲学理念,提不出能够替代还原论的完整的系统观,在具体研究中(例如对经济系统、免疫系统、大脑等),还是离不开还原味十足的主体模型。而以钱学森为代表的中国学派,已经果断地提出,应该发展处理开放的复杂巨系统的方法论和方法。这是认识上的一个巨大进步。

在这个阶段,讨论班组织了一系列报告,介绍和评论国内外的各种相关成果,为理论发掘和创新做准备。其中,跨域分析(meta-analysis)方法的研讨,直接启发了综合集成(meta-synthesis)的概念,后来经过钱学森的总结提炼,发表于《哲学研究》1989 年第 10 期的"基础科学研究应该接受马克思主义哲学的指导"一文中。该文第三节连注释不过两千多字,但极富原创性。第一次公布了开放的复杂巨系统和综合集成两个重要概念,提出建立开放的复杂巨系统理论的学科任务,预见到这将导致系统科学涌现出来的一个大领域,指出这是宏观层次上基础科学尚未解决的重大课题。文章概要地论述了已多次提到过的定性与定量相结合的处理开放的复杂巨系统的方法。此文发表在国内哲学核心刊物上,但是,一直未引起科学界和哲学界的注意。原因令人深思(见 1.3 节的分析)。

现在看来,这篇文章在系统理论创新方面超过了 1978 年《文汇报》的那篇文章,应该是中国系统科学发展的第二个里程碑。1990 年,钱学森、于景元、戴汝为合作在《自然杂志》上发表了一篇后来为大家广泛熟悉的文章"一个科学新领域——开放的复杂巨系统及其方法论"。本文没有提出新的概念,但把上面提到的文章中的新概念、新思想比较通俗化地进行了展开,是迄今对钱学森有关开放的复杂巨系统的理论观点最完整的阐述,对传播这一理论起了重要作用,产生了广泛的影响。人们往往把它作为开放的复杂巨系统理论的开山之作,而忽略了前一篇文章。

第三阶段(1991～2001)。

1991 年以后,进入了第三阶段,以"再谈开放的复杂巨系统"一文为重要标志。在这篇文章中,钱学森又作了重要补充,强调研究开放的复杂巨系统要有正确的指导思想,那就是马克思主义哲学思想的指导。我们理解,钱学森这里讲的马克思主义哲学思想,是在现代自然科学丰富成果的基础上,深入发展的新的哲学思想体系。这是因为马克思主义哲学是一个科学的哲学系统,所以它也必然是一个开放的、不断进步的系统。在这个阶段,钱学森已经深刻意识到,不能靠修修补补来创建复杂系统学,应该在哲学观上突破传统西方哲学的框架。

到这一步,钱学森学派的复杂性研究终于被锁定在一个明确的方向上——建立开放的复杂巨系统理论。从此以后,开始走上探索建立系统学的新路径。并于 1990 年重组小讨论班,全力开展建立开放的复杂巨系统理论的工作。在这第三阶段,他提出从定性到定量的综合研讨厅体系、大成智慧、大成智慧工程、大成智慧学等重要的新概念。2001 年发表了一篇题为"以人为主发展大成智慧工程"的文章,是钱学森本人发表的系统科学思想的收官之作。在文章最后,他指出,"我们有马克思主义指导",集中反映了他对哲学观的重视。这一重视也经历了一个过程。在 1979 年提出建立系统科学体系时,大家还没有想到它的哲学概括。大约一年后,在着手梳理系统科学、思维科学、人体科学这"三个新的、正在形成的大部门"的体系结构,"我们才想起来,系统科学有没有哲学,提出来是不是系统科学有理论,这个理论而且要概括成哲学。"他还认为:"系统学的建立也将向马克思主义哲学提供深化和发展的素材……而且将不只是对系统学本身,也对整个系统科学有意义。"

从科学技术体系学观点看,钱学森认为系统论是系统科学的体系之首,亦即是带头学科,它要阐述的是系统科学的总精神。可惜的是,他所期望的系统哲学概括至今没有写出来。

系统科学通往哲学殿堂的桥梁学科如何命名?国外学者一般称为系统哲学,也有很多著作问世,其中一些已翻译成中文出版。但是,系统哲学是否已经建成?事实证明还没有,因此,完整复杂系统学的诞生也还缺乏与之相应的哲学思考,这正是本书希望弥补的。

1.2.2 重要思想

以钱学森为代表的中国系统科学学派,为系统学的创建做出了巨大的努力。下面引用的文字,来自于钱学森先生在这个时期的主要合作者之一于景元先生。他对钱老的重要思想的梳理和总结,具有准确性和系统性①。我们将他的阐述分为五个部分。

(1) 提出开放的复杂巨系统这一复杂系统科学的核心概念。开放的复杂巨系统包括人体、人脑、地理、社会等,每一个对象都构成宏观世界的一个科学研究新领域,如人体科学、思维科学、地理科学、社会科学等。为系统学提出了总体的设计蓝图。

"系统在自然界、人类社会包括人自身是普遍存在的,因而现实中存在着各种各样的系统,这样也就有了各种各样的系统分类。例如,自然系统与人工系统,生命系统与非生命系统,物理系统、生物系统、生态系统以及社会系统等。这样的系统分类的着眼点是放在系统的具体内涵上,但失去了对系统本质的刻画。钱老将系统分为简单系统、简单巨系统、复杂巨系统和特殊复杂巨系统。如生物系统、人体系统、人脑系统、地理系统、社会系统以及星系系统等都是复杂巨系统。其中社会系统是最复杂的系统,又称作特殊复杂巨系统。这些系统又都是开放的,与外部环境有物质、能量和信息的交换,所以又称为开放的复杂巨系统"。

"系统科学是从事物的整体与部分、局部与全局以及层次关系的角度来研究客观世界的。客观世界包括自然、社会和人自身。能反映事物这个特征最基本和最重要的概念就是系统,所谓系统是指由一些相互关联、相互作用、相互影响的组成部分构成并具有某些功能的整体。系统是系统科学研究和应用的基本对象。而系统观点和系统思想与方法论也就成为系统科学研究客观世界的基本着眼点和出发点"。(系统科学)"与自然科学、社会科学等不同,但有深刻的内在联系。系统科学能把这些科学领域研究的问题联系起来作为系统进行综合性和整体性研究,这就是为什么系统科学具有交叉性、综合性、整体性与横断性的原因,也是系统科学区

---

① 于景元. 钱学森综合集成体系. 西安交通大学学报(社会科学版),2006,26(80):40~47.

别于其他科学技术部门的一个显著特点"。

"在系统科学体系中处在技术科学层次上直接为系统工程提供理论方法的有运筹学、控制论、信息论等;而处在基础科学层次上属于系统理论的便是系统学,后来又提出了复杂巨系统学。系统学和复杂巨系统学都是揭示客观世界中系统普遍规律的基础科学,这是需要建立的一门新兴学科"。

(2) 提出系统学的分类,一个为简单巨系统学,一个为复杂巨系统学。据此,提出复杂性的定义:"所谓复杂性实际是开放的复杂巨系统的动力学,或开放的复杂巨系统学"。并指出,复杂巨系统学的基础理论还没有产生,这将是一个有效处理整个系统的科学理论,"这是系统科学涌现出来的一个大领域"。

"从方法论角度来看,对于简单系统可用直接方法,从子系统间的相互作用综合成全系统的整体功能,如运筹学、控制理论中的方法;对简单巨系统可用统计方法处理,如普里高津和哈肯的自组织理论。但对于开放的复杂巨系统,包括社会系统,却是个新问题。它不是还原论方法或其他已有方法所能处理的,需要有新的方法论和方法。从这个意义上说,这确实是一个科学新领域"。

"从理论上来看,系统结构与系统环境如何决定系统整体性与功能,揭示系统存在、演化、协同、控制与发展的一般规律,就成为系统学和复杂巨系统学要研究的基本问题。国外关于复杂性研究是开放复杂巨系统的动力学问题,实际上属于系统理论范畴,也包含在系统学和复杂巨系统学的研究之中"。

"钱老明确指出,系统学是研究系统结构与功能(系统演化、协同与控制)一般规律的科学。把控制的思想与概念引入到系统学,是钱老的一个重要学术思想。系统学不仅要揭示系统规律去认识系统,而且还要在认识系统的基础上去控制系统,以使系统具有我们期望的功能。正如同我们认识客观世界的目的,是为了更好地适应和改造客观世界。后来钱老把这部分内容也称作为复杂巨系统学。以这些概念和思想为核心,就形成了简单系统、简单巨系统、复杂巨系统和特殊复杂巨系统(社会系统)为主线的系统学提纲和内容,构成了系统学的基本框架,奠定了系统学的科学基础,指明了系统学的研究方向"。

(3) 提出了研究开放复杂巨系统的方法论,从定性到定量综合集成法。并提出:"是这一切新科学的微积分"。

"钱学森不仅提出了开放的复杂巨系统概念,同时还提出了处理这类系统的方法论和方法,从而开创了复杂巨系统的科学与技术这一新领域,这是钱学森综合集成思想与方法的具体体现"。"综合集成的方法,从思维科学角度来看,人脑和计算机都能有效处理信息,但两者有极大差别。人脑思维一种是逻辑思维(抽象思维),它是定量、微观处理信息的方式;另一种是形象思维,它是定性、宏观处理信息的方式。而人的创造性主要来自创造性思维,创造性思维是逻辑思维与形象思维的结合,也就是定性与定量相结合,宏观与微观相结合,这是人脑创造性的源泉。今天的计算机在逻辑思维方面确实能做很多事情,甚至比人脑做的还好、还快,善于信息的精确处理,已有很多科学成就证明了这一点。如著名数学家吴文俊先生的定理机器证明就是这方面的一项杰出成就。而在形象思维方面,现在的计算机还不能给我们以任何帮助,也许今后这方面有了新的发展,情况将会变化。至于创造性思维就只能依靠人脑了。人-机结合以人为主的思维方式,它的智能和认知能力处在最高端。这种聪明人的出现,预示着将出现一个新人类,不只是人,是人-机结合的新人类"。

"正是在思维科学和信息技术进展的基础上,20 世纪 80 年代末到 90 年代初,钱学森又先后提出从定性到定量综合集成方法以及它的实践形式从定性到定量综合集成研讨厅体系(将两者合称为综合集成方法),并将运用这套方法的集体称为总体设计部。这就将系统论方法具体化了,形成了一套可以操作的行之有效的方法体系和实践方式。从方法和技术层次上看,它是人-机结合、人-网结合以人为主的信息、知识和智慧的综合集成技术。从应用和运用层次上看,是以总体设计部为实体进行的综合集成工程。这就将前面提到的人-机结合以人为主的思维方式和研究方式具体实现了"。

"综合集成方法的实质是把专家体系、信息与知识体系以及计算机体系有机结合起来,构成一个高度智能化的人-机结合与融合体系,这个体系具有综合优势、整体优势和智能优势。它能把人的思维、思维的成果、人的经验、知识、智慧以及各种情报、资料和信息统一集成起来,从多方面的定性认识上升到定量认识。综合集成方法就是人-机结合获得信息、知识和智慧的方法,它是人-机结合的信息处理系统,也是人-机结合的知识创新系统,还是人-机结合的智慧集成系统"。

(4) 在工程技术层次,提出了实施开放复杂巨系统工程的组织形式——从定性到定量综合集成研讨厅体系。

"在自然科学和数学科学中,(提出的)经验性假设是用严密逻辑推理和各种实验手段来证明的,这一过程体现了从定性到定量的研究特点。但对复杂系统、复杂巨系统(包括社会系统)由于其跨学科、跨领域、跨层次的特点,对所研究的问题能提出经验性假设,通常不是一个专家,甚至也不是一个领域的专家们所能提出来的,而是由不同领域、不同学科的专家构成的专家体系,依靠专家群体的知识和智慧,对所研究的复杂系统、复杂巨系统(包括社会系统)问题提出经验性假设。但要证明其正确与否,仅靠自然科学和数学中所用的各种方法就显得力所不及了。如社会系统、地理系统中的问题,既不是单纯的逻辑推理,也不能进行科学实验。但我们对经验性假设又不能只停留在思辨和从定性到定性的描述上,这是社会科学、人文科学中常用的方法。系统科学是要走精密科学之路的,那么出路在哪里?"

"这个出路就是人-机结合以人为主的思维方式和研究方式。采取'机帮人、人帮机'的合作方式,机器能做的尽量由机器去完成,极大扩展人脑逻辑思维处理信息的能力。通过人-机结合以人为主,实现信息、知识和智慧的综合集成。这里包括了不同学科、不同领域的科学理论和经验知识、定性和定量知识、理性和感性知识,通过人-机交互、反复比较、逐次逼近,实现从定性到定量的认识,从而对经验性假设的正确与否做出明确结论。无论是肯定还是否定了经验性假设,都是认识上的进步,然后再提出新的经验性假设,继续进行定量研究,这是一个循环往复、不断深化的研究过程"。

"综合集成方法的运用是专家体系的合作以及专家体系与机器体系合作的研究方式与工作方式。具体来说,是通过从定性综合集成到定性与定量相结合综合集成,再到从定性到定量综合集成这样三个步骤来实现的。这个过程不是截然分开,而是循环往复、逐次逼近的"。

"应该指出的是,这个过程就是综合集成研讨厅的研讨流程,也是研讨厅中机器体系设计的指导思想和技术路线。复杂系统与复杂巨系统以及社会系统问题,通常是非结构化问题。通过上述综合集成过程可以看出,在逐次逼近过程中,综合集成方法实际上是用结构化序列去逼近非结构化问题"。"这套方法是目前处理复杂系统和复杂巨系统以及社会系统的有效方法,已有成功的案例说明了它的有效性"。

(5)作为系统科学和思维科学的综合运用和发展,提出大成智慧、大成智慧工程、大成智慧教育等新概念。

"如何把不同科学技术部门、不同层次的知识综合集成起来形成指导社会实践的理论方法和技术,以解决社会实践中的问题?""照我国传统文化有集大成的说法,即把一个非常复杂事物的各个方面综合集成起来,达到对整体的认识,集大成得智慧,所以钱老又把这套方法称为大智慧工程。将大成智慧工程进一步发展,在理论上提炼成一门学问,就是大成智慧学"。

综上所述,对于系统科学和系统学,钱学森开创了复杂巨系统的科学与技术这个新领域,建立了新的系统论方法,提出了综合集成思想和综合集成方法,并将之贯穿于工程、技术、科学直到哲学的四个层次,形成了一套综合集成体系。综合集成体系的形成与提出,是一场科学思想和科学方法上的革命,其意义和影响将是广泛而深远的。钱学森在系统学四个层次上都做出了开创性贡献,有若干专著。在工程技术层次上有论系统工程,在技术科学层次上有工程控制论,在基础理论层次上有创建系统学。从这些著作中,人们可以学习和研究钱学森的系统科学思想、系统方法、系统理论、系统技术与系统应用。

1.2.3　近期发展现状

现代科学技术的学科与领域一方面在不断分化,新学科、新领域在不断涌现;另一方面,多学科之间在相互交叉与融合,呈现出综合的趋势。这里,我们面临着如何把不同学科、不同领域以及不同层次的知识综合集成起来的困难。钱学森的综合集成思想和方法,也就是在这个发展趋势中涌现出来的学问。由此产生的系统科学应该是高度综合性学问中的最有代表性和基础性的学问。那么,围绕钱学森的中国系统科学界钱学森学派,在复杂系统学的深入发展方面开展了哪些工作呢?

　　最近的二十多年来,在钱学森系统科学思想的感召下,一批有志向的学者兢兢业业地进行着开拓性的努力,在相关领域的研究方面取得了一些重要的进展。2011 年 12 月 2 日,为纪念钱学森先生百岁诞辰,上海理工大学学报编辑出版了《纪念钱学森诞辰一百周年特刊》。该特刊的第一部分选载了钱学森先生撰写的主要关于开拓建设系统科学的 8 篇文献;第二部分刊载了系统科学界数位专家关于钱学森系统科学思想的阐述,提供了许多珍贵的史料;第三部分登载了系统科学界部分专家的代表性成果。戴汝为、汪应洛、王众托等 21 位在系统科学领域有代表性的著名专家为特刊撰文共 19 篇,展示了系统科学研究的最新发展。下面我们对几个发展较为系统的研究团队进行一定的介绍。

1. 复杂系统的统计力学

　　在钱学森先生的关怀下,20 世纪 80 年代以来,北京师范大学在系统理论的研究方面开展了持续的、深度的科学研究和人才培养工作,取得了丰硕的成果。方福康先生在 80 年代初首先将耗散结构理论引入到国内,并与普里高津学派保持了 20 多年的合作关系,对非平衡相变系统开展了深入的研究。从 80 年代后期开始,逐步将研究视野扩展到社会经济、教育经济和生态资源环境等领域,针对这些系统中存在的普遍的自组织和复杂性开展研究。

　　在经济复杂系统方面[1],主要工作包括经济波动和技术内生经济增长模型、复杂经济系统的演化分析、多部门经济增长模型、R&D 部门的最优投资、风险概念分析、经济系统对称性分析、人力资源和教育经济效益分析、金融发展与经济增长相互关系、人才流失、自然资源环境系统的突变机制和临界性分析等。

　　在学习与认知神经科学研究方面[2],以系统科学的多层次视角和涌现机制,对神经系统中信息的传递发生质的飞跃和突变开展科学建模,目标指向对高级宏观认知功能的认识。他们尝试建立的基于神经元群的动力学模型,将高维系统投影到低维系统,寻找系统演化的低维吸引子,对于认识视知觉和听知觉神经过程中的涌现机制、长时记忆的神经机制、分子开关的机制、联想记忆、概念的微观形成机

　　① 樊瑛,狄增如,方福康. 包含人力资本的宏观经济增长模型. 北京师范大学学报:自然科学版,2004,(3):417~421.
　　② 方福康. 神经系统中的复杂性研究. 上海理工大学学报,2011,(2):103~110.

制、神经突触传递过程中的信息量改变等过程开展了深入的系统建模工作,取得了许多有价值的理解。这些模型都可以归类为抽象系统论模型(见 6.1.2 小节)。对于一个复杂系统而言,每一个成功的抽象系统论模型都是一个盲人摸象所摸到的部分,如何从这些成功的局部抽象系统论模型中获得对系统的多方面的复杂特性的认识,就需要有哲学的本体论和认识论的支撑。

2. 知识系统工程研究

在系统科学的四个层次中,系统工程是发展的最为充分的。大连理工大学的王众托教授,长期从事系统工程与信息技术研究。20 世纪 90 年代以来,在钱学森系统科学的指引下,王众托教授提出并发展了知识系统工程[①],包括知识系统工程的任务与内涵、知识系统的组成要素和功能,知识系统的组织、人员、技术、经营和文化的体系结构以及知识项目的开发步骤。特别是针对知识系统是所谓系统的系统,提出知识系统可以从网络的网络即超网络入手进行建模和分析的思想,并对创新过程中知识的集成、转化与新知识的生成,提出了知识谱系渐进与突进集成等一些新的观点。2003 年出版的《知识系统工程》[②]和 2009 年出版的《知识管理》[③]充分发展了上述思想。

2000 年以来,他将主流的系统工程研究和钱学森系统工程思想充分融合起来,出版了《系统工程引论》[④],以系统工程的理念和方法论为基础,充分运用定性和定量相结合的系统分析和综合方法,全面阐述了系统工程学科的对象和任务、系统工程方法、系统的描述与建模、系统的结构模型、系统的静态分析与优化、系统的动态建模与分析、随机服务系统、网络系统、决策分析的概念与方法、系统可靠性、系统的建构与集成等内容。这本著作在短短的几年内两次再版,已经成为多所大学相关专业的教科书。

王众托先生提出的知识系统,其含义与内容要比人工智能、知识工程中的基于知识的系统(knowledge based system)广泛得多,其中包含了具有主动性和创造性的人与组织的行为在内。基于知识的系统可以看做是这里所说的知识系统的一种工具、一类子系统。在我们所提出的一元二面多维多层次的本体论中,知识系统就成为人类社会必然存在的系统,其多层次性已经受到关注,而多维性的研究还有待开发。不同文化、不同语言就构成不同的维度。随着信息爆炸时代的到来,人们对于知识的把握和运用呈现出新的需求。在新的哲学观指导下,扩展知识系统工程

① 王众托. 知识系统工程与现代科学技术体系. 上海理工大学学报,2011,33(6):613～630.
② 王众托. 知识系统工程. 北京:科学出版社,2003:1～295.
③ 王众托. 知识管理. 北京:科学出版社,2009:1～355.
④ 王众托. 系统工程引论. 第三版. 北京:电子工业出版社,2006:1～309.

的研究、特别是挖掘其基础科学的内容,意义重大。

3. 开放的复杂智能系统研究

1979 年 4 月,钱学森在中央党校所作的学术报告《现代科学技术的发展》中首次提出创建思维科学的思想[①]。随着过去 20 多年来智能科学的发展,人们感兴趣的系统已经转向具有开放性的、高度复杂性的智能系统。2008 年,操龙兵和戴汝为合著的《开放复杂智能系统》提出了这类系统所带来的新问题[②]。此书作者总结了多年来在国内外所从事的相关研究,结合综合集成理论和人机结合智能系统的工程技术的研究与开发实践,比较详尽地探讨了开放复杂智能系统的基础、概念、分析、设计与实施。主要内容包括智能系统的发展历程、开放复杂智能系统的概念、系统设计模式、系统抽象机制、系统分析方法、系统设计技术、系统实施途径与管理等。

最近 10 多年来,戴汝为先生及其课题组将人机结合的智能系统技术运用于中医药发展。2008 年出版的《系统学与中医药发展》一书指出,21 世纪发达国家从信息时代迈向概念时代,这为注重整体观念和形象思维的中国传统医学的创新发展提供了时代机遇。中医药的发展应该从系统学的理论高度,采用从定性到定量的综合集成方法论;应该以人体复杂系统为基础,结合系统科学、认知(思维)科学、复杂性科学开展交叉研究;应该充分吸取计算机技术、信息技术的最新成果,以人为主、人机结合,综合古今中外相关的知识信息,集成计算机群的整体优势,从而于无所不在的网络空间构建综合集成研讨厅体系,为中医药研究发展提供可操作的智能平台[③]。

在钱学森提出的社会思维的概念基础上,戴汝为先生还提出社会智能的学科新领域。2007 年他在《社会智能科学》的专著中指出,当代世界面临的问题,例如自然界的气候变迁,社会制度的发展较量,国家和地区之间的冲突与合作,都已不是个人和几个人的智慧所能解决的,而需要的是跨越领域、涵盖古今各种智慧的综合,信息被转化为知识并集各类知识之大成,而以社会为载体所涌现的智慧就是社会智能。研究这种社会智能的形成机理,特别是对其涌现条件和具体的实现手段,从而发展为一门直接服务于国家建设的学科,这就是社会智能科学。该书系统阐述了相关思想:社会智能科学是在现代全球化的条件下,人类系统和社会形态演化的历史需要,是人类掌握计算机技术、世界进入互联网时代的必然;是人-机结合的条件下,人类智慧高度扩展,社会的人们之间在互联网背景下互相激励,融历史和

①　北京大学现代科学与哲学研究中心. 钱学森与现代科学技术. 北京:人民出版社,2001:157.
②　操龙兵,戴汝为. 开放复杂智能系统. 北京:人民邮电出版社,2008:1~326.
③　戴汝为. 系统学与中医药创新发展. 北京:科学出版社,2008:1~181.

现实、汇集各大洲人类智慧之大成的客观结果。

4. 综合集成的技术研究——专家挖掘

近年来,中国科学院系统科学研究所的顾基发研究员,在对系统工程研究多年的经验积累的基础上,发展了实现综合集成法的专家挖掘技术。综合集成方法要求将数据、信息、模型、知识、经验和专家智慧综合起来,将各种先进计算机、通讯和虚拟现实等技术集成起来。在 1999 至 2003 年间,顾基发研究团队在国家自然科学基金重大项目"支持宏观经济决策的综合集成体系研究"的支持下,集中探讨了这样一个问题:如果几个专家的意见不完全一致,如何去对这些意见进行综合集成? 针对这一问题,顾基发团队提出了专家挖掘的新概念,并发展了相应技术。

专家挖掘是从专家表达过的思想、动作和经验中挖掘有关规律的一种技术方法。顾基发将专家挖掘分为三类:第一类专家挖掘,也可以叫观点挖掘或舆论挖掘;第二类就叫专家挖掘;第三类称为名家挖掘。名家挖掘,是顾基发团队在参加"十五"国家科技攻关计划课题"名老中医学术思想群体规律分析挖掘方法的研究"时提出的。这项研究需要有针对性地对名老中医个人学术思想及其群体规律挖掘方法加以研究。这三类挖掘可以统称为专家挖掘。当前,专家挖掘技术已经用于预测经济增长率[①],讨论社会和谐问题[②]以及老中医经验挖掘[③]。

5. 地理科学

20 世纪 30 年代以来,经过大半个世纪的研究,地理学已经发展成为地理科学。钱学森在现代人类知识体系 11 个门类中,将地理科学归结为自然科学与社会科学之间的桥梁科学;在五大开放的复杂巨系统中,把地理系统排在星系系统与社会系统之间;在社会总体设计部下设四大建设中,将地理建设与政治文明、物质文明、精神文明建设并列。钱学森从哲学高度,从人类知识体系的高度,从复杂系统科学的理论框架中,从社会总体设计工程的实践出发,把地理学提升到为国民经济服务的一个科学大部门[④]。

北京大学马蔼乃教授长期从事地理科学研究,她的研究课题覆盖地理数学与遥感信息模型、地理信息科学论、河流动力地貌学、地区可持续发展总论以及中国

① 顾基发,王浣尘,唐锡晋,等. 综合集成方法体系与系统学研究. 北京:科学出版社,2007:1~416.
② Gu J F,Liu Y J,Son W J. A scientific discussion test on some social harmony problems//Proceeding of the 51st Meeting of the International Society for the Systems Sciences,Tokyo,2007(56):5~10.
③ Gu J F,Song W Q,Liu Y J. System,knowledge and traditional chinese medicine//Proceedings of the 51st meeting of the International Society for the Systems Sciences,Tokyo,2007(56):148~156.
④ 钱学森. 论地理科学. 杭州:浙江教育出版社,1994:1~325.

泥石流分布等多个方面。在几十年的理论结合实践的研究过程中,马蔼乃教授独立地意识到地理系统必须作为一个复杂系统来研究,因此与钱学森地理科学思想产生深度的共鸣。在过去的 10 多年时间里,马蔼乃教授系统发展了一个符合钱学森复杂系统思想的地理科学体系。在 2005 年出版的《地理科学导论——自然科学与社会科学的"桥梁科学"》中①,她主张,地理科学研究应该密切联系国民经济主战场,这就是地理系统工程,地理科学研究的对象是地球表层,它是一个开放的复杂巨系统;地理科学所采用的技术与当代高新技术密切关联,即遥感、遥测、定位系统、卫星通讯技术以及计算机技术。2006 年出版的《地理信息科学:天地人机信息一体化网络系统》讨论了如何利用现代信息技术发展地理科学②。具体讨论了地理信息科学的背景、遥感信息系统、遥测信息系统、定位信息系统、地理信息系统、专家信息系统、信息模型、管理信息系统、决策信息系统以及天地人机信息一体化网络系统。

　　2006 年出版的《地理系统工程——可持续发展战略的基础》讨论了与地理科学密切相关的国民经济建设的各个方面。包括人口、资源、环境、生态、灾害、城镇、基建与产业等方面在区域中的人与地理环境的关联。该书用开放的复杂巨系统的理论与系统工程的方法阐述人与地的关系。讨论了地理系统工程的背景、人口子系统、资源子系统、生态子系统、环境子系统、灾害子系统、城镇子系统、基础设施子系统与产业子系统。并介绍了地理系统工程的若干实例。经过马教授的阐述,地理科学成为一个活生生的介于自然科学与社会科学之间的桥梁科学。更加重要的是,地理科学是可持续发展信息社会的支柱之一,地理系统建设是解决我国的人口、资源、生态、环境、灾害、城市、基建、产业结构、区域发展之间的系统工程问题。

　　2007 年出版的《理论地理科学与哲学——复杂性科学理论》是一部研究复杂性科学的专著③。本书立足于复杂性系统理论、一般相似理论、辩证逻辑数学等基础,从理论与哲学的层面,连接自然科学与社会科学。全书共分十章,涉及知识科学与地理知识、相似理论与地理相似理论、数学科学与地理数学、系统科学与地理系统、逻辑科学与地理逻辑、思维科学与地理思维、复杂性科学与复杂性地理科学以及哲学与地理哲学等方面的内容。2011 年出版的《地理科学与现代科学技术体系》讨论了地理科学与建筑科学、数学科学、社会科学、军事科学、人体科学、行为科学、思维科学、自然科学、虚拟科学、美学艺术、地理哲学与马克思主义哲学,展望了和谐社会与和谐世界④。可以说,相对于钱学森所倡导发展的其他科学部门(如人

---

①　马蔼乃. 地理科学导论:自然科学与社会科学的"桥梁科学". 北京:高等教育出版社,2005;1~216.
②　马蔼乃. 地理信息科学:天地人机信息一体化网络系统. 北京:高等教育出版社,2006;1~199.
③　马蔼乃. 理论地理科学与哲学——复杂性科学理论. 北京:高等教育出版社,2007;1~252.
④　马蔼乃. 地理科学与现代科学技术体系. 北京:科学出版社,2011;1~310.

体科学、思维科学等)而言,地理科学是发展最为完善的一个科学门类。在地理哲学、地理基础科学、地理技术科学和地理信息工程技术四个层次上都有涉及,展示了马霭乃教授深厚的理论功底。今后,这样一个宏大的知识设计,还需要与当代的地理科学研究进行有效的对接。我们相信,它对于推动未来的复杂性地理科学的发展具有重要的意义。

马霭乃教授是完整理解钱老的系统科学思想的一位学者,她将之应用于地理科学的发展,建立了完整的地理科学体系(包括完整的地理哲学、地理科学、天地人一体的地理遥感技术和与建筑相结合的地理工程建设)。马霭乃教授认为,现代科学技术体系的各个门类要从一门学科转变为科学,必须有学科自身从定性到定量的综合集成的数学,借用其他科学已经成熟的数学,因此,不是简单地走定性与定量结合的道路。没有反映自身规律的数学模型,只能是前科学的水平,只有建立了各自科学领域的数学模型,才能成为现代科学。把数学从自然科学中请出来可不是一件简单的事情,请出来了就需要发展。地理科学是复杂性科学,需要用复杂性数学。社会科学是特别复杂的科学,是否能够用物理数学,地理数学呢? 人体科学、思维科学是更加不清楚的学问,能否在地理数学的基础上,再前进一步呢? 一连串的问题接踵而来,数学科学的发展已是必然。这些思考,出自于这位年逾七旬、仍耕耘不辍、独立前行的学者,令人钦佩。

2011 年以来,为纪念和弘扬钱学森先生的科学技术思想,科学出版社特策划出版《钱学森科学技术思想研究丛书》。该丛书已经出版发行了下列著作:赵少奎主编《现代科学技术体系总体框架的探索》、糜振玉著《钱学森现代军事科学思想》、黄顺基著《马克思主义哲学与现代科学技术体系》,凌福根著《钱学森论火箭导弹和航空航天》、卢明森编《钱学森思维科学思想》,姜璐编《钱学森论系统科学(讲话篇)》、苗东升著《钱学森哲学思想研究》,马霭乃著《地理科学与现代科学技术体系》、佘振苏和倪志勇合著《人体复杂系统科学探索》等。

在 2011 年底纪念钱学森先生 100 周年诞辰的系统科学讨论会上,出现一个令人深思的现象,绝大多数正式与会者的年龄都在 70 岁以上,而(未退休的)在职研究人员只有寥寥几位。一方面说明,钱学森系统科学学问与学术主流距离很大;另一方面更表明,如不重视,中国系统科学的高端人才将无以为继。钱学森的学问属于高端学问,学术后辈理应加以发扬光大。可是,在一个各行各业都蓬勃发展的国度,这样的原创性学问鲜有学者问津,实在是一件憾事。著名的钱学森之问(即科技帅才之缺),显然也包含他老先生晚年对自己这套宏大的学术体系在新一辈学术精英中鲜有知音的一种遗憾。

坦率而言,经过几十年的努力,中国的复杂系统学,与国际上的研究进行横向比较,拥有一个高端的平台,同时也是一个高屋建瓴的平台。以混沌论、自组织、耗散结构等非线性动力系统理论为标志的系统科学,自 20 世纪末逐渐陷于衰退。因为,它们没有能够给出对于高复杂度的世界(大脑、生命和社会)的新认识。另外,以桑塔菲学派为主提出的适应性复杂系统,有追随达尔文进化论的痕迹。但是,达尔文的进化论,虽然经过柏格森、怀特海等的努力,最终也没有提供出能够把人们带出复杂性困惑的哲学思想。因此,也只是留下一个以主体模型为工具的计算模拟平台(一个在一定程度上行之有效的平台)。科学的热点最终转移到一个具有广泛公共形态的系统——复杂网络。但是,复杂网络到底拥有哪些特性?到底具有多么广泛的意义?为什么具有广泛的意义?它是否能够构成一个新的微积分?复杂网络数学应该如何发展?这些问题至今没有任何突破的迹象。一句话,虽然主流科学界已经重视复杂性,但是,复杂系统学还没有为科学带来实质性的改变。

于是,我们所面临的真正挑战是如何使系统科学深入科学主流?如何产生一个有助于人们破解复杂性困惑、延续科学化描述、提高定量化标准的复杂系统学?这是本书的主题,让我们在1.3节先给出一个简要的框架。

1.3　复杂系统学的新框架

既然钱学森学派已经处于系统学发展的高端,它的深入发展将有希望带来一个系统科学和复杂系统学的新春。那么,它的深入发展面临着哪些挑战呢?我们在深入思考这一问题的基础上,重新审视了科学对自然的全部认识,尤其是最新的、最精确的、但还处于未解释状态的量子,同时认真审视了哲学对自然和人的全部认识,尤其是自古至今对社会文明发展的作用从未间断、但也还处于现代认识盲区的道。我们发现一旦二者进行有机的融合,将给我们带来对世间万事万物的一个清晰的、秩序的、但又是丰富多彩的、层次交错的图像。在这一图像下,哲学的本体论将表述如下:万事万物都是一元二面多维多层次的系统;科学殿堂里将拥有一个正式的成员,意识;复杂不再是复杂,而是丰富多彩;科学将在继承以往优秀传统之时,将自己的宗旨更加鲜明地表达为严谨,求真,实用,进步!这就是复杂系统学的新框架。

1.3.1　发展钱学森思想的难点

钱学森在他生命的最后三十年,集一生之智慧,同时在坚持数年的每周研讨会和与全国各地的学者们数以千计的通信基础上,创立了复杂系统学的基本概念。这个阶段的钱学森,思维之清晰,愿望之宏大,努力之持续是世所罕见的。那么,他所建议的核心概念,开放的复杂巨系统和综合集成,为什么没有在科学界受到普遍追随呢?几篇最重要的文章,也没有受到大量引用呢?

我们认为,原因在于,这两个概念还没有收到相应的哲学学术规范的支撑。哲学概念不是针对哪一个具体系统和具体问题,不是依靠有限的科学证据来支撑的,它们是普适的概念,只接受常识经验的支持。钱老和他的合作者对这两个概念的阐述显然是基于常识经验的。基于常识经验的概念必须有精深的论述,或者新的经验的支持,在这两点上都有待进一步深入。在任何学科发展的初期,难以恰当地界定科学和哲学概念,这是很正常的。由于系统学还不是一个学科,而是一个大学科群的基础,必然涉及创建一些对于各类系统都合适的一般性的概念。这时的钱老关注整个科学技术体系的发展,他的思考高屋建瓴,含有浓厚的哲学味,这不奇怪。问题是,创建这样的概念需要有坚固的哲学学术的支撑,或者来自于社会长期发展历史的佐证。对于复杂系统,这两者都很难得。复杂系统对于认识论而言是新事物,就像量子对于哲学本体论而言一样。复杂事物对于社会来说并不新鲜,人们整天在处理复杂事物,社会发展史本身就是一部复杂系统的运动史。但要将其科学化,遇到了机械科学论的巨大障碍。综合集成方法本来就是要跨过这一鸿沟,但是,实现起来就必须进行重大的学术创新才行。这就是难点。

另外,系统科学的中国学派致力于构建一个具有普遍意义的方法论,这是处理跨学科、跨领域、跨层次问题的需要。钱学森还希望完成一个知识创新主体的设计,即总体设计部和专家研讨厅体系,这一创新主体的作用也是实现跨学科、跨领域、跨层次研究的突破。这一具有普遍意义的建构也是一个哲学层次的建构。需解决的关键问题是如何实现这些设计?这就需要明确落实这些设计的难度在哪里。方法论有了,难度就在于如何从方法论中产生具体方法。一个完整的方法论的标志就是能够自然地产生新方法。例如,还原论就是一个完整的方法论。作为一个完整的方法论,背后一定需要有坚实的认识论,而认识论背后必须有坚实的本体论。所谓坚实,不一定完全正确,不一定完全符合自然,但必须内在自洽。还原论就是拥有笛卡儿的二元论的本体论,物质部分组合成整体的认识论为基础,这些基础是牢固的,至少自然界的物质运动与之有很好的契合,这已经为科学的实践所证明。现在,针对生命、人、社会等复杂系统,我们要创建新的方法论。这一方法论应该把还原论有机地集成进来。从这方面看,综合集成的方法论还只是一个经验的提案,还有必要挖掘其背后的哲学内涵,形成一个囊括还原论的完整的系统论。这需要一个重大的学术建构。

一旦形成这样的突破,系统论就能够在针对具体对象时回答,如何综合?如何集成?就能指导具体的系统研究,朝着什么方向集成?把哪些性质进行综合?什么样的综合属于集成意义的综合?其实,复杂系统就复杂在人们不知道什么是系统,系统性在哪里反映,什么时候表现出系统性(因为多变性)。今天,社会科学领域在进行诸多的统计运算,例如,国民生产总值、通胀率、失业率与股市综指等。这些指标反映了什么?在什么范围内有意义?在多长时间内有意义?对哪个社会阶层有意义?还需要哪些新的统计量,才能对社会经济发展做出良好的预判?这些都是复杂问题,现今的经济学还不够科学,就是因为对于上述问题的答案是似是而非的。如果把似是而非的答案作为政府决策的依据,就会出现大范围的损失。钱老希望创建的复杂系统学,就是要能够给这些问题更加确切的答案,或者真实的"不知道"的答案。我们继承钱老的这一精神,要创建的复杂系统科学就是要完成这样的使命。出路是理清系统的概念。一旦我们清楚了系统在哪里,上面的一系列问题就有了解决的思路。而这个问题就是对于系统的本质的认识,这一本质来自于对系统的核心—元的认识,依赖于系统本体论的创建。即首先要回答我们所研究的事物的系统性来自何处。

钱学森所创立复杂巨系统学的科学技术体系,包括了综合集成方法、综合集成理论、综合集成技术与综合集成工程。根据设想,应用综合集成方法在科学层次上可以建立起复杂巨系统理论,应用综合集成方法在技术层次上可以发展复杂巨系统技术。我们试问,这里是否还缺少什么思想? 回答还是,缺少的就是对于系统的真正认识,一个能够让大家在复杂性中看到真切系统的哲学思想。

对于物理学家来说,原子是一个真切的系统;对于化学家来说,分子是一个真切的系统;对于生物学家来说,生物分子和细胞是真切的系统。于是,他们就习惯于将所观察到的宏观性质与这些已知的真切系统联系起来。我们看到了成功,也看到了局限。例如,生物学家现在倾向于什么都用生物大分子的行为来解释。但是,由于生物大分子与生物体中间隔了好几个层次,其因果关系就模糊了。于是,人们动用生物芯片、微阵列的方法,收集大量的生物分子(基因)的信息,形成网络,希望网络能够与宏观生物体的性质挂钩。一个创新的复杂系统学应该告诉生物学界,是否还有更好的系统。或者说,寻找系统的方法不一定局限于可见的生物大分子,还有更值得关注的方面。这样的复杂系统学将是与当代科学密切联系的学问,是可以在生物学、生命科学的探索中接受检验而不断完善的。这便是我们要发展的复杂系统学。

应该说,复杂系统学更大的使命在于服务社会科学研究。这里的复杂性程度更高,这更是钱老所专注的。我们来问一问,对于社会来说,人们应该想到哪些系统? 大家眼里所看到的是一个个人,这是显而易见的元系统,这就是桑塔菲学派的主体。而总的系统就是那些统计数据。可惜,大多数统计数据的得来,都是对于涨落数据的平均,背后并没有进行细致的系统分析。桑塔菲学派基于主体的计算模拟,对于认识宏观现象有一定的价值,但只解决了很局部的一些问题,就像生物学家用细胞进行分析也能解决一部分问题一样。而复杂系统学应该提供一个更加完整的认识,发展一个更加高明的系统学,比细胞生物学家过去用的简单叠加更高明,同时针对当今正在发展的网络叠加具有明显的指导意义(见 7.2 节)。这样的复杂系统学所要解决的核心问题仍然是系统在哪里。

本书所进行的全部分析都说明,完成复杂系统学的框架建设,不仅仅涉及对认识论的反思,同时不可避免地涉及对本体论的反思。非此,无法走出困境,无法找到出路。只有在本体论上彻底告别二元论,才能在对系统乃至复杂系统产生新的认识基础上,发现一大类复杂系统(大脑、免疫、人、社会组织、经济、教育与管理等)的一般性特征,才能对它们的整体运行规律有所把握,才能对研究方法的内涵和外延给出有深度的见解。而这些哲学思考的内容在当前的系统论研究中间没有深入展开。东方自然哲学(如仅五千字的《道德经》)一般都不对概念开展深入细致的论证,不对认识论开展细致的表述,不对其他相关的认识论路线展开横向的和纵向的比较。缺少了这些论证,是难以引起当下的哲学家和科学家共鸣的原因。从上面介绍的发展历史中可以看到,创建系统学,尤其是复杂系统学,是一个十分艰难的历程。钱老的目标是要为解决社会发展中的复杂性问题提供一个科学的平台,这样一个学科群的基础建设任务是极其艰巨的。

具体地,完成复杂系统学的创建,需要迎接两个方面的挑战。一方面是对上述哲学概念给出深入的哲学解释。事实上,所有哲学高度的概念,都是无法用有限的经验事实来证实和证伪的,它们最终需要有哲学层面的理论和概念体系来支撑。这是理论上的需要。另一方面,需要发明出一系列行之有效的方法(不仅仅是方法论),来实现对具体科学问题认识上的突破。

为了回答什么是系统? 如何辨别系统? 复杂系统学需要为自己的发展奠定坚实的哲学基础,包括本体论、认识论、方法论等内容,这不仅仅是对整体和局部、随机性与确定性的一个简单表述,还需要确认复杂性的来源,复杂性与简单性的关系等。当科学的分析、推理、计算、模拟、预言、验证与实践等行动展开之时,背后应该有一条主线在支撑着这一系列活动。这条主线是什么? 为什么必须采用系统思维? 我们要建立的就是这样一个基础。有了这一基础,我们才能较好的理解、处理复杂系统的经验方法(如综合集成方法)到底高明在何处? 对于复杂系统的研究,还需要哪些创新方法? 例如,桑塔菲学派所开发的适应复杂性系统的概念与基于主体的计算机模拟,它们是不是综合集成? 具备哪些综合集成的概念? 它们可以解决哪一部分问题? 如何开展更加深入的综合集成? 综合集成是在专家头脑中进行的,那么这一运用是经验的还是理论的? 是否可能把经验的变成理论的? 如何进行? 这样一些基础问题,是建立这一学科的重要的基础性的问题,是系统哲学应该回答的问题。

因此,为了迎接上述第一方面的挑战,我们需要一个从本体论到认识论、方法论、系列方法的一个新的全面发展,而这样的全面发展来自于对事物、自然、生命的一个崭新认识。这一认识深入与否的判断标准,就在于能否与主流科学贯通,为主流科学正在研究的问题带来新的思想、观点和方法(不仅仅是方法论)。本书就描述了这样一个努力,即面对人类社会可持续发展的需求与当代主流科学面临的复杂性困境,我们需要综合西方和东方的精髓文化元素。我们把宇宙自然的终极基石——量子与东方文明的抽象杰作——道相互交映,在系统论的框架下,为人类的未来克服危机、发现机遇、明确方向,构建一幅新的世界图景,酝酿一缕新的智慧,集聚一股新的力量。

为了迎接上述第二方面的挑战,复杂系统学应该面向实际系统,不仅仅要面向复杂的社会系统,其复杂性很可能会将起初的科学努力的成果完全埋没,更要面向量子力学、细胞生物学、神经系统、人体生理和心理系统等,对这些系统的复杂性认识可以在较短时间内取得明显的突破。在这些领域,有在自然科学(基础科学和哲学)第一线开展工作的广大的研究人员的介入,才能推动系统科学往前发展。复杂系统学的发展,将要迈过一个相当长的阶段,因为它涉及观念上的大转变。我们要有足够清醒的认识,做好充分的准备。同时,复杂系统学也要规划自己的发展道路,一个必须以系统论为主体方法论的学科,又是能够启动科学发展新领域的学科。对于一些常规的实证科学无法使力的学科,(抽象的)系统学正可以大显身手。意识科学便是这样一个学科(见第 8 章)。当然,我们后面要详细论证,这一科学新领域的出现也是自然的和必然的。

1.3.2 复杂系统学的新框架

我们在本书中就是要回答这样的问题,什么是系统?系统的本源来自何处?为此,我们要着力解决一个哲学和科学的本源问题,即为什么会存在系统性?答案是系统性来自于量子事物的整体性。以此为基础所建立的就是复杂系统学的基于一元二面多维多层次的本体论、认识论、方法论和基本原理。这一系统学,不是从复杂性谈起,因此,我们并不陷于复杂性的泥潭,这一泥潭是简单性思维习惯造成的。由于复杂性是自然存在的,我们从自然系统的基本存在谈起,自然就涉及复杂性。而我们的系统学公理,即一元二面多维多层次的系统性原理,正是引导我们走出复杂性困境的明灯。不沉溺于复杂性,应该是复杂系统学的归属。

我们从自然最本质的、最基本的、最微观的、也是最整体的量子出发,找到了系统存在的基本依据。那就是宇宙时空本来是一个整体,这个整体包含对立的二面,在最微观的层次上是波粒二象性,是振幅与相位的二象性,是实在与虚流的二象性,是费米子与玻色子的二象性,是随机(排斥)与相干(同一)的二象性等,这些不同的二面性组成一个多维度的世界。在宇宙演化过程中,随着物质的形成,物质(费米子)在空间相互排斥,而相互作用(玻色子)起到维持整体性的作用。这一切,从微观的原子到分子,再到大分子,生物大分子,再到细胞、生物体、人和社会,再到生物圈、生态,今天的自然世界,已经发展为一个多层次的复杂世界。一句话,我们所处的宇宙,是一个一元二面多维多层次的复杂系统。而处于宇宙复杂系统最基层的是自然科学最精确的量子理论,它是我们的本体论的基础。

本书的第 2 章和第 3 章用了两章的篇幅来描述这一令人惊讶的量子世界。在这里,我们以抽象严谨的思维,来论证这样一个命题,存在一个主流物理世界所忽略的因素,那就是量子相位场,它是宏观事物二面性的来源,同时也是意识的根源,也是宏观生命的根源,更是复杂性的根源。这一确认是划时代的,既道出了宏观复杂性的根源,又给出了简化处理的道路。从复杂性走向系统性是复杂系统学的出路。

于是,从微观量子走向宏观,我们加入了一条至关重要的原理,称为系统性原理。这一原理认为,宇宙是一个大系统,在演化中形成了诸多小系统,每一个事物都构成一个宇宙大系统中的一个小系统(子系统),具有与大系统相同的系统性,即一元二面多维多层次性。换句话说,由于宇宙本质上是一个整体,子系统的独立性是相对的,因此,万事万物都是一个开放的复杂巨系统,都具有一元二面多维多层次性。这一对于世间万事万物的普适性的描述,构成了一个宇宙(事物)的本体论。这就是复杂系统学的基本命题。

这样一个基于量子论和系统论(两大基石)的本体论描述,是否构成一个哲学的基石呢? 是否能够描述复杂世界呢? 能否对复杂性理解产生实质性进步呢? 如果是,在人类文明史上必然曾经存在一个自然哲学观,与之对应。我们不可能发明一个全新的哲学系统。果然,东方传统的道学,就是这样一个纯朴的自然哲学。它宣称,道生养万物,是万物的本源,道生一,一生二,二生三,三生万物。于是,中国几千年的文化和文明,成为我们这里所描述的系统论的强大而深厚的支撑。基于这一基础,我们全面完成了一个本体论的建构。这就是第 4 章详细阐述的一元二面多维多层次的本体论。由于与量子论相结合,这一本体论建构也同时为我们带来了对道新的理解。东方的道与西方的量子共同描述了一幅关于自然和生命的新图案,一幅复杂而又充满秩序的图案。正是在这一哲学框架下,复杂背后处处透着秩序,复杂性科学终于有解了!

如此建立的哲学本体论,必须在与西方哲学的融通中来奠定其真实性、合理性和实用性。我们在第 5 章对自古希腊以来的西方哲学进行了较为完整的梳理。从新的哲学观出发,我们不再对蔚为大观的西方哲学史感到难以捉摸。相反,他们的哲学观点的演化非常自然,思路非常清晰。亚里士多德以前的古希腊哲学是一元二面的,是整体地,既重视实物,也重视精神。但是,因为哲学总是围绕人的,因此,在物质和精神二面中,最终还是偏向于精神。上帝这一概念的出现,是这一倾向的反映。亚里士多德首开了重视实物的传统,因此,在对人以外的自然产生了许多有价值的命题,是科学的前奏。这一哲学正好成为中世纪以上帝为中心的神学的互补,因而受到教堂的支持,统治西方世界千余年。文艺复兴使人们从哲学和神学的教条中解放出来,哲学上以经验论为先驱,而科学的发展大大强化了这一趋势。由于神学观念仍然主导着心灵世界,笛卡儿的二元论把科学的对象从神学的版图上分离出来,为科学的深入探索赢得一个独立的空间,具有时代的历史意义。这时的哲学受科学认识蓬勃发展的影响,也将关注点从本体论移到认识论,更多地关注认识本身的规律。这一传统被康德为代表的德国古典哲学发挥到极致。在康德的纯粹理性,黑格尔的绝对观念等认识论的元结构中,流露着牛顿力学的宇宙终极秩序的观念,而任何将认识论结构看成宇宙本源的理论是唯心主义的,不完整的。达尔文的进化论,为人们带来了对进化、生命的新理解,导致了柏格森的生命哲学和怀特海的过程哲学,后者又走向极端,试图以过程取代实在,把运动(过程)作为永恒客体。接着,量子力学的诞生,引发了海德格尔对存在的思考。这里原本可以找回一个完整的存在,一个被笛卡儿撕裂成二元的完整存在。可惜,量子物理学家自己的解释(哥本哈根学派)完全放弃了自然本体论,走向了自然认识论,使海德格尔的思考没有落到实处。

　　现在进入到这样一个时期,哲学被认识论统治了五百年,被实在论统治了两千年的时代该结束了,一个回归古代一元二面的本体论的时期到来了,一个正确摆正认识论位置的时期到来了。这一回归的基础是量子理论,它是对自然界认识最清晰、最基础、最精确的理论。虽然西方哲学自柏拉图以后发生了变迁,但是,东方自然哲学却完整保留了一元二面的本色。而且,在过去两千多年中,对之形成了长期的检验、发展和充实,形成了一套深刻的处理人和社会问题的学问,也就是一套复杂系统的学问。这就是我们的本体论的基础。一方面,新的本体论是东方传统道学的现代表述,另一方面,也可以被看做是海德格尔思考的延续,和对量子力学的新的哲学解释。我们不但肯定了实在(波函数振幅),也重视过程(流动,波函数相位),两者合起来才构成完整的存在(量子波函数)。于是,笛卡儿的二元被定位为事物一元的二面,相依相存的二面,不可分离的二面,而系统本身始终是一个整体。至此,我们完成了新系统哲学的构建,以量子、道、一元二面等本体论概念,完成了拉兹洛三十多年前启动的系统哲学的一个更加丰富的版本。

　　在这一哲学观下,我们就可以顺利地构建钱学森先生描绘的复杂系统学四层次了。在第6章中,我们将复杂系统认识论、基础科学原理、技术科学概念和工程技术的内涵进行了发展,实现了钱学森先生的愿望,与当代科学进行了对接,在这对接过程中界定了系统论方法的位置和作用,设计了新的交叉学科,提出了新的攻关问题。这里,我们论证了为什么要采用从定性到定量的综合集成方法? 定性的含义是什么? 综合和集成的含义是什么? 专家思维是什么含义? 复杂系统论至此初步形成了一个框架,复杂系统研究出现了阶段性突破的曙光。

　　我们继承并发展的钱学森的复杂系统学思想。概括地说,以一元二面多维多层次的具体陈述充实了开放的复杂巨系统的理论框架;以复杂系统的四条认识论原理和知识宝塔方法丰富了从定性到定量的综合集成法的方法论;针对钱学森先生所特别关注的人体和社会复杂系统问题,构建了五条基本科学原理和五大文明系统的理论[1];提出了建立系统细胞学、系统人体学、系统意识学、系统思维学、系

----

① 佘振苏,倪志勇. 人体复杂系统科学探索. 北京:科学出版社,2012:1～336.

统社会学五大系统学交叉学科的设想(见 6.2 节);并就提升人体素质提出四大技术方法,推动社会进步的五大工程(见 6.4 节)。至此,钱学森复杂系统学框架被充实了,为未来复杂性科学发展奠定了良好的基础。

1.3.3　复杂系统学的意义

钱学森指出,"对于开放的复杂巨系统的研究,目前还没有形成从微观到宏观的理论……要建立开放的复杂巨系统的一般性理论,必须从研究一个具体的开放的复杂巨系统入手"。这是一条正确的认识道路。据于景元介绍,20 世纪 90 年代末,钱老对建立系统学又提出了一个新的思路,即从繁到简。他指出,系统学的创建不是走由下而上的路线,即由简单系统、大系统和简单巨系统的研究再上升到复杂巨系统的研究;而应该走自上而下的路线,即首先研究开放的复杂巨系统,直接找到处理这种复杂巨系统的一般方法论,然后在相对简单条件下,分别给出简单系统、大系统和简单巨系统及其处理方法。我们目前的思路与钱老的这一思想比较接近。

我们现在问一问,一旦我们建构了正确的开放的复杂巨系统的一般性理论以后,复杂系统的研究路线会是怎样的呢?那时,人们将在这个一般性理论的框架下形成一系列的对于特定研究对象的预设,然后结合经验信息进行修正和迭代,直到发现与研究对象一致的定量科学模型。这时的研究,对于一些原本认识很浅的系统,去除了事先的盲目探索过程,会大大加快认识的进度;对于研究已经具有一定基础的系统,可以在一般性理论的框架下集成已有的认识,发现仍然存在的知识盲点,发现有价值的新的科学问题,明确进一步的研究方向。这时的研究就会出现新的气象。

我们正是从人、社会、自然的本性系统出发,从认识道出发,提炼出自然万事万物的系统特征。也许很多人认为这是不可能的,但是,钱老思想的精髓正在这里。他认为,首先建立开放的复杂巨系统理论是可能的。我们认为,凭借他对中国传统文化的深入了解,钱老思想中早就有对道的认识。我们只是下了一点功夫,将这些内容诉诸文字,完成了钱老的心愿而已。当然,把道与量子联系起来是关键,后者来自于当代科学的认识,使我们对道这一抽象的概念一下子具体化了。而且,万事万物都存在其量子的基础,这一点是确凿无疑的。

在这个意义上,我们认为一元二面多维多层次的系统本体论模型,从理论上实现了钱老所期望的这样一个开放的复杂巨系统的一般性理论。这个一般性理论是在对量子宇宙系统的本质规律的把握下建构的,是在哲学本体论的思考下产生的,具有一般性意义。这个一般性理论是对两千多年中华文明发展关于社会和人的经验的总结,是对五百年西方科学发展的最新成果——量子力学的总结。东方的道学和西方科学的量子力学是我们的理论基础。我们没有发明任何新原理,一元二面多维多层次的思想,只是对道与量子思想的概括和总结。它是否是宇宙所有(复杂)系统的普遍规律? 需要今后在应用中,通过一系列的具体研究,来进行检验、修正、完善和提高。

著名物理学家李政道对于 21 世纪物理学的发展曾讲过"我猜想 21 世纪的方向要整体统一,微观的基本粒子要和宏观的真空构造、大型量子态结合起来,这些很可能是 21 世纪的研究目标"。这里所说的把宏观和微观结合起来,就是要研究微观如何决定宏观,解决由下往上的问题,打通从微观到宏观的通路,把宏观和微观统一起来。我们初步从哲学思维上解决了这个问题。

创建复杂系统学是应科学发展的需要而产生的。复杂系统哲学下所发展的认识论、方法论和科学原理,应该对当今社会发展的重大问题提出见解。一方面在应用中检验新的哲学系统的有效性,另一方面针对具体的科学系统提出新问题,指出新方向,建议新模型。这是复杂系统学的意义。本书选择了三大方面进行阐述,第一是细胞和生命科学,第二是神经和意识科学,第三是社会和伦理学。

第 7 章针对自然系统,特别是生物系统来进行讨论。应用复杂系统哲学的思想,我们产生了一个关键的认识,就是在宏观生命系统中存在量子相干效应,在生命系统模型中必须包含意识这一要素,才能理解系统的整体行为和与外界之间的作用形式。在生命世界里,我们仔细考察万事万物的发展变化,就可以看到背后(广义的)意识场的存在。实在的事物与虚隐的意识场共同构成生命世界。我们以上面所发展的量子系统论来认识生命现象,提出生命与非生命的本质差别在于量子相位场,即意识场的相干结构。我们提出的命题如下:生命系统是宏观的量子系统! 生命是宏观的量子现象! 我们相信,通过启动定量研究意识活动的路线,将最终牢固地确立生命是宏观的量子现象这一系统论命题,并由此奠定一个未来社会科学探索中的核心概念和基石。

第 8 章针对未来神经和意识科学提出一系列的设想。首先,明确了意识学的三个层面的研究:一是神经层面,这是认知神经科学发展最迅速的领域;二是大脑层面,这是脑科学和神经科学共同关注的层面;三是心灵层面,这是比较抽象的,但是与深层意识和价值、意义关联度最强的领域,失去这一领域,意识研究就失去了本质的意义。这是最困难和最艰辛的领域。复杂系统学框架和新本体论旨在架起一座贯通三个层面的桥梁,推动意识科学开展实质性的创新。意识科学旨在为建立精确定量的心理学、深刻丰富的行为学,具有实用价值的经济学提供指导,并为医学、管理学、教育学等提供扎实的基础。

复杂系统学新框架的运用带来了一系列的新猜想。意识量子场理论提出了意识四大命题(见 8.1 节):①量子性命题;②神经基元命题;③连续性命题,意识事件连绵不断,前仆后继,没有绝对的起始;④网络因果命题,意识是与外界高度关联的事件,与外界形成复杂的网络纠缠。我们还提出神经-意识科学研究的十大问题

(见 8.3 节)。总之,新本体论在以下三个方面为揭示意识活动的研究指出了方向。首先,它确定了意识的本性,即是事物物质的对立面,与物质共同刻画生命世界的运动。其次,它确定了意识的复杂性,即意识研究所应该遵循的多维多层次的法则。最后,它确定了意识法则的形态,即多层次的决定性与灵活性的结合。

第 9 章针对社会发展的两个主要命题,即自由与幸福,来实现东、西方文化的集成。思想界面前出现的一个重大问题是,如何应对复杂性社会。一元二面多维多层次的社会复杂系统观,对心灵平等提出了自己的见解,心灵的存在为道德律提供了基础。复杂系统哲学观面对如何营造一个心灵平等的社会这一历史性挑战,提出公正和自由是相对的、阶段性进步的事物,同样重要的是平安和幸福。后者是社会成员的切身感受,具有更加容易探测的科学意义,并提出通过集大成的智慧理论,来设计和不断完善社会系统的制度建设,使社会成员处在一个相对平等的规范下。

在第 9 章中,我们深入讨论了什么是幸福？是否存在自由意志？这是几个永恒的复杂性问题,没有终极的答案,但是对之开展复杂系统研究,可以为社会建立阶段性的统一的建设纲领。思想界需要回答理想社会应该给公民什么样的幸福？公民怎样把对幸福的向往与其社会责任相协调？我们亟待发现一种智慧,一种协调一元二面多维多层次系统的智慧。这一智慧为人类的自由意志的运用提供保障,从而构建了幸福的基础。我们指出,新本体论可以提供一个基础,朝着建立这样一个完整理论的方向前进,来系统阐述来自社会、生态系统的制约与人类心灵深处的力量之间是如何平衡的。这一理论必然是包含多层次性和复杂性,是学术界和思想界真正的难题,构成了对人类理性的巨大挑战。复杂系统哲学的使命就是迎接这一挑战。最后,我们为道德社会的建设提出了自己的见解。

上述三大方面的研究浩如烟海,个人实难涵括全面。但是,能够对这几个领域的问题有所思考,有所讨论,有所建议,实得益于系统论思维的普适性。笔者一方面竭诚欢迎相关领域的专家批评指正,另一方面也丝毫不掩盖在发现这些系统之间所拥有的系统相似性时的喜悦。也许有时在具体陈述时用词欠妥,但其中所包含的系统学意义值得深思。

第 2 章　量子自然观

上面谈到的是社会的需求,即新的哲学思想诞生的必要性。那么,哲学思想如何诞生呢? 应该是从人类历史、文化、文明和科学的发展经验中去总结,应该从人类关于自然、社会和人的最高最深的知识中去进行提炼。对于自然的认识,首推物理学,物理学首推量子力学,这门学问处处表现出对自然认识的深刻、精确、广泛,它是人类知识体系中离自然本性最近的学问。尤其是在与意识产生的自然对接方面,使得量子自然观对传统科学的机械自然观形成卓有成效的挑战,形成了一个崭新的思想基础。因此,有必要专门阐述量子自然观。这就是本章的内容。不具备近代物理学基础的读者可以进行简单的浏览,或者只关注本章前言和 2.4 节的内容。

量子物理学被称为是 20 世纪物理学的两大革命之一,它使人们获得对微观世界的和谐认识,解决了一系列经典物理学无法解决的问题,例如恒星的燃烧、基本粒子的结构、周期表元素的顺序以及宇宙的诞生等。而且,它是几乎所有电子高科技的基础,尤其是电子计算机诞生的基础。为了进一步看清量子力学发展的意义,让我们回顾 19 世纪的一项物理认识的进步:对热的认识。这一认识导致了蒸汽机的发明和工业革命的诞生,引起了社会结构的巨大变化;随后迎来了统计物理学的发展,使宏观世界的物理学、化学等获得科学的稳固支撑。今天,量子力学使我们认识了光和电子的本质,而电子计算机和电子传输技术的发展,产生了信息社会,出现了新的世界一体的结构性变化。我们还处于这场变革的核心,还未从剧变中回过神来。同时,对应于宏观非平衡统计力学的量子非平衡宏观力学还没有诞生,后者将正式把意识推上科学的平台。

我们认为,世界正处在剧烈变化过程中,量子力学所引发的这场思想风暴方兴未艾。是思想家认真思索的时候了! 然而,要使思考富有成效,必须在西方哲学观中融入新的元素,这一元素就是东方智慧。是东、西方文化深度融合的时候了! 一旦把量子物理学对于世界本质的揭示与东方文明发展的历史有机地结合起来思考,人们将不得不认真思索,如何调整当今主流科学的世界观,其中存在着巨大的机遇。这就是本书所展示的前景。

2.1　量子力学的传统认识

2.1.1　光子、电子与波

19 世纪末 20 世纪初,一连串革命性的见解诞生了。首先是普朗克在 1900 年发展的光量子学说,成功地解释了黑体辐射的能量分布。普朗克描述的是处于某一平衡温度下的一团光子气,他发现,如果要成功刻画实验所观察到的黑体辐射能量分布曲线,需要把电磁辐射场想象为一个个光量子,对这样的光子气来应用当时刚刚发展起来的玻尔兹曼的分子热运动论。普朗克的公式确实与实验符合得很好,当时,由于传统的电磁场的概念根深蒂固,他本人都很难接受一个个光子会表现出粒子性,而只是把他的光子气的统计学看做是一个方便的模型。爱因斯坦随后(1905 年)发展的光子学说,作出更加大胆的假设,光子是一个个的粒子,这样他解释了为什么在紫光照耀下的金属会发射电子(被称为光电效应),因为,金属中的电子是被光子所敲出来的。这个解释不但在定性上很简单,而且给出与实验符合的定量结果。于是,光的粒子特性无可回避。这一成果是爱因斯坦获得诺贝尔奖的依据,尽管爱因斯坦的其他工作(如相对论、布朗运动等)被认为意义相当或更大。

这里值得指出的是,就在这些工作发表之前十多年,麦克斯韦发表了简洁漂亮的电磁场方程(被称为麦克斯韦方程),对在此之前半个多世纪的所研究的各种电磁现象(也包括光)给出了统一的数学描述。该方程确凿无疑地推导出光所满足的波动方程。因此,物理学家完全无法拒绝光的波动性。而此时,普朗克与爱因斯坦对光的量子性的阐述,无疑给物理学界带来极大的震动。正是这一震动,推动了量子力学的诞生。可以说,光的波粒二象性是一个科学的现实,但也同时成为一个哲学上的困惑,一直至今。

在经典物理的图像下,电子一直被认为是粒子。受到光子说的启发,为了解释玻尔的分立能级,德布罗意提出了电子波的概念,成功解释了玻尔的原子模型。薛定谔为围绕原子核运动的德布罗意电子波(不是粒子)写出其波动方程,这就是著名的量子力学的薛定谔方程,这一方程成为整个物理学为数很少的基本方程之一。这一方程中,最核心的概念就是波函数,如上面已经提到,它是描述微观物理世界的基本数学符号。

薛定谔方程的最大的成功是完成了对于氢原子结构的完整描述。氢原子由一个质子和一个电子构成,是宇宙中最简单的原子。根据天文学资料,宇宙中绝大多数的物质就是氢。根据薛定谔方程,处于质子电场中的电子状态由波函数来刻画,这些状态表现出分离的本征态,每一个本征态具有一定的能量。当电子在不同能态之间跃迁时,就会发射(或吸收)光子,其频率与能级之间的能量差成正比,正比系数就是著名的普朗克常数。最令人激动的是,如果引入泡利不相容原理,即每一个能级态不能容纳多于一个电子,则当原子核电荷增加时,只需将核外电子数按照薛定谔方程的本征态解进行顺次排列,就顺利解释了门捷列夫元素周期表。换句话说,元素周期的本质来自于最外层的电子壳拥有多少电子穴:2,8,18 等。

　　量子力学构成了理解不同元素化学性质的基本工具,也构成了理解金属、半导体等凝聚态的物性基础,并进一步成为对亚微观世界(原子核、基本粒子)开展研究的基本框架。后者进一步发展成量子电动力学、量子色动力学、规范场论等。值得指出的是,随着量子力学的深入发展,人们的关注面在持续扩大,但是,在经典实在观上没有突破,在量子力学的解释问题上始终裹足不前。对于量子波函数的物理解释,一直停留在计算层面上,即波恩对波函数的振幅部分的解释。近一个世纪来的量子力学,一直回避对波函数的完整诠释,只关注所谓的可观察的部分(即振幅部分)。除了个别的学者(如玻姆[①]等),大多数人不愿意直面波粒二象性的真正含义,甚至趋向于放弃这个问题,在教科书里有意加以回避。这是一个缺憾,后面还要反复论证这一点。

2.1.2　双狭缝实验和几率波

　　费曼认为,量子物理学的秘密深藏于双狭缝实验中。费曼在《物理定律的本性》一书中说,"量子力学的任何情况都可以用同一句话解释:还记得两个缝的实验吗?"[②]这个实验充分展示了光究竟是粒子还是波的问题本质。1801 年,英国物理学家杨做了一个双狭缝实验。杨在黑帘子上割出两道很接近的垂直狭缝,让单色光(必须是一种颜色的光)由狭缝穿出射到对面的墙上。杨看到的结果是,光在墙上射出明暗相间的垂直斑马线,叫做干涉图样。如果把光看成是波,原因很清楚:穿过狭缝的两道光的波峰相遇时互相强化,形成明亮的部分。一束光的波峰与另一束光的波谷相遇时则互相抵消,形成暗处。光波对于人来说不是很直观,因为光波实在变化太快、波长太小,肉眼无法看到光的波峰与波谷;我们能够想象的是水波,这是因为水波的波峰和波谷的波形能够被我们一扫眼底。原来直觉的产生也来自于其可直接观察性。

　　接下来是一个思想实验。思想实验一般都是朝着极端处想,这样往往才能发现新的现象和规律。想象一下,若把光源的发射强度减小再减小,缩减到一次只释放出一个光子(这里已经应用了光的粒子性的概念),在狭缝另一边放置底片。这时情况就像发射一个个的弹珠了,一个光子通过狭缝,然后是下一个光子,情况将

　　① Bohm D. 整体性与隐缠序:卷展中的宇宙语意识. 洪定国 译. 上海:上海科技教育出版社,2004:1~248.

　　② Feynman R. 物理定律的本性. 关洪 译. 长沙:湖南科学技术出版社,2005:1~125.

会怎样？按照经典的概念，一个光子一次只能从一个狭缝穿过，这就相当于另一个狭缝实际上没有敞开。如果是这样，那么，结果应该等于开一个细缝的图案相加（注意，是图案相加，这样就没有干涉）。但实验结果发现，即使光子一个个通过，它们似乎仍然是同时从两个狭缝穿过，实际出现的图案仍然是干涉图案。那么，一个光子怎么同时穿过两个狭缝呢？到底是什么东西在互相干涉？更诡异的是，每个光子每次都确切地落在底片上的某一点，表明每一次穿过狭缝的确实只有一个粒子，干涉图案是长时间累积的结果。这一长时间的累积是必需的，在理论上这又意味着什么呢？

简单的结论是，光似乎有时是粒子，有时是波。在发射与测量时表现为粒子，通过狭隙运动时表现为波，这就是波粒二象性。为什么这样？有时这样，有时又那样，这对于追求事物本质规律的物理学家是很难满足的。有意思的是，用电子和较大的离子也做出了同样的实验。这表明不仅仅对于光子，对于所有的微观客体，波粒二象性都是一个普遍的属性。

上述光子、电子、离子的波最后统一由1926年薛定谔提出的薛定谔波动方程式来刻画。这个波通常称为德布罗意波，因为是德布罗意最先针对电子假设的（他因此获得诺贝尔物理学奖）。一个长达近一个世纪的问题就是德布罗意波的本质是什么？主流的物理学认为，当我们接触微观粒子的波粒二象性时，实际上涉及两件事，一是发射或接受粒子，二是粒子的运动。纵观各种实验过程，似乎它们运动的时候是波，而被接收和发射的时候是粒子。运动的时间应该是多数，而发射和接受都要与外界（包括实验装置）发生作用。于是，一个简单的解释就是它们通常的运动形式是波，而在被接受的瞬间，发生了一个特殊的过程，被称为塌缩。在这个过程中，处于微观运动态的（空间弥散着的）波瞬间塌缩成一个粒子。这就是波函数塌缩的来由。

注意到，塌缩只是一个概念，一个理解，或者一个解释。事实上，没有人真正去研究它是怎么塌缩的，后面我们也要细究这一点。在这一解释中，突出了观察和测量的作用，于是，追问波函数的本质问题，就与波函数的塌缩的本性问题，都成为所谓量子力学的解释问题，在大多数量子力学的课堂上被列为不该深究的问题。当然，为了不深究，还是应该给出一个对波的可验证的解释，该解释由波恩给出（他因此获得1952年诺贝尔物理学奖）：波函数的振幅的平方是粒子被发现的几率，因此，波函数是几率波！几率（数学上称概率）是对于事物运动的不确定性的数学表述。这个解释针对上面提到的双狭缝实验给出很好的理解方法：当一个个光子经过的时候，它们带着其几率波运动，这些几率波在屏幕处的振幅有一个空间的条纹状的分布。如果观察者等的时间足够长，就能够对全部几率事件（理论上称系综）有一个完整的了解。如果有许多光子同时运动，则瞬时就可以对整个系综有了解。这就是教科书教了大半个世纪的量子力学。

至此得到的结论是,德布罗意波是一种几率波。波函数不说明粒子的确切位置、能量或其他性质,而只是叙述了这些性质的可能的值。于是,微观量子世界是一个不确定的、几率世界,微观世界被笼罩在一种不确定之中。只有当测量时,才会有明确的结果。而令人惊奇的是,众多的测量值与理论预言值又是那么的接近(有时达到八、九位有效数字的精度),远远超过任何一个其他理论。很难令人相信这是用一个带有不确定性的、概率论的理论所做出的预言。

不是哲学家,或者没有深刻的哲学思维,可能对这里所说的确定性、还是概率性规律不会产生太多的联想。但是,爱因斯坦是一个特例,他是一位有深刻哲学思维的学者,尽管他直接参与了建立光量子的概念,推动了量子力学的诞生,但是他始终不接受对于量子力学的概率解释,并非他不承认对电子狭缝实验的解释(那是任何有逻辑思维的人都不会否认的),他主要是难以接受,薛定谔波函数的振幅就是微观运动规律的全部。

德布罗意波是几率波吗? 我们认为,这个问题并不那么简单。但如何给出一个有说服力的、又有别于主流物理界的几率波以外的解释呢? 这样的解释要有说服力,它一定要有两个支撑,一是来自于宽阔的经验世界的基石,二是对广阔的科学世界做出新的预言。这样的基石存在吗? 存在! 一旦量子与意识的关系被打通,那么,人类的整个文明史都成为了新的解释的基石,于是,众多的意识现象将成为新的解释的坚强的支撑。这就是本书的主题。在阐述这一关键问题之前,让我们继续浏览量子力学本身的发展。

2.1.3 薛定谔的猫

薛定谔的猫是物理学家都熟悉的一个著名的悖论,这是薛定谔 1935 年针对波函数叠加的困惑而提出的,是一个思想实验,旨在理清微观波函数与宏观行为之间的联系[①]。在这个思想实验中,把猫放置在一个箱子里,里面放置一放射性原子(即微观小事件),当放射性原子衰变时放出的放射性粒子会启动一个装置(这是一个所谓的从微观向宏观发展的逆级串动力学),这个装置将释放出毒气。根据量子力学,原子是否衰变,是一个概率事件,到某一个时刻为止,只能预言衰变发生的概率有多大,并不能完全确定性地说,衰变是否发生了。我们现在问一个问题:当把猫关进箱子里,等待一段确定的时间(譬如衰变几率刚好是 50% 的时间)后,将装置彻底关闭,实验结束。请问最后,猫是死是活?

根据量子力学,猫生死的概率是 50%,因为毒气释放不释放的概率是 50%。如果我们查看箱子里的情形,一定会看到猫活着或死掉;而如果我们不查看,只是

---

① Schrodinger E. Discussion of probability relations between separated systems. Proceedings of Cambridge Philosophical Society,1935,(31)555;563.

在箱子外面议论,那就是两种状态的叠加,又死又活。微观(原子)系统是一个概率系统,满足概率描述,而宏观系统(猫的死活)又是一个确定性的状态,两者如何协调。这就是薛定谔的猫所带来的思考。

关于薛定谔的猫引发了许多的讨论,最终,主流的意见是,观察本身导致了波函数的塌缩,使原先处于又死又活的叠加态的猫变成了或者死或者活的单一态的猫。但是,按照我们上面所介绍的实验步骤(对原来的步骤进行了一点改动,即增加了在给定时间把装置彻底关闭这一点,这不应该改变猫的50%的生死概率),如果我们在一天内不查看,那猫在这一天中一直处在又死又活的叠加态中,这似乎是不合理的。一旦打开以后,猫死了,那猫一定是很早就死了。这样,客观的存在(直觉)与理论所阐述的现实似乎存在极大的距离。这是量子力学理论面临的困惑。

这里,我们专门提及薛定谔的猫,是想提出这样一个值得思考的问题:是否存在这样的系统,它把微观的波函数所表征的几率在宏观层次上显现出来,使微观的不确定性成为宏观的不确定性?如果有,我们就对宏观的部分不确定现象有了新的理解。本书从下面要讨论的新本体论出发所得出的一个结论是,意识的不确定性,就是源于微观的量子力学的不确定性。自由意志的存在也就在这里找到其落脚点,人类的道德观也在这里得到证实(见5.3.4小节)。然而,所有这些不确定性并不妨碍自然界本源的秩序,而波函数所满足的确定性的方程就是这一秩序的最精确的表达。

2.1.4 量子力学的三种解释

传统的量子力学在确认德布罗意波是几率波的基础上,对量子力学理论的本质形成了三种看法,被称为三种解释[①],每一种解释背后隐含了不同的世界观。我们在这里做一个介绍,最终目的是证明,需要一种思想来统一这三种说法。本书提供了这样一个思想,它改变了本体论,把真空的激发态(称为量子激发)作为宇宙的本质存在,而德布罗意波描述的就是量子激发!

第一种是爱因斯坦所主张的隐变量解释。爱因斯坦有上帝不掷骰子的名言,因此,隐变量解释旨在发现隐藏在概率解释背后的实体。这个实体将有一个确定性的运动规律。这一思想来自于自然存在着基本秩序这一信仰。有一种说法,认为如果存在这样的隐藏的实体,那么,根据贝尔不等式,这样的实体必须以超光速运动,因此,这样的隐变量的实体是违背物理现实的。后期的大量研究表明,这是对隐变量理论的误解。我们后面还要介绍这方面的一些最新进展。这里要指出的是,这一解释中应该受到重视的是一种对物理因果律的执著的追求,一种对纯概率解释的不满足:概率绝不能作为事物的全部。技术上的不足是可以通过技术上重

① Baggott J. 量子迷宫. 潘士先 译. 北京:科学出版社,2012:202.

新定义来解决的。

第二种解释回避波的塌缩,而提出一个被称为多世界观的模型,是埃弗里特于 1957 年提出,波函数继续演化,永远没有塌缩。波函数里每一种可能都在某种超实在的世界里实现,这是对几率事件的新的哲学解释。如果放射性原子在三十分钟后衰变的几率是 50%,那么在某一个世界里原子衰变了,而在另一个世界里则没有。与此对应,观察者的心灵也有两个不同的分支状态:一个察知未衰变的原子,一个察知衰变的原子。结果就是有两个平行并存的心理实在,即多重心灵观:每次你做一项观察或选择,你的心灵就会分裂,从而创造出无数不同的心灵。

这一解释拯救了连续统(没有塌缩),却带来了心灵分裂,我们所处的世界在不断分裂。但有意思的是,很多人宁可接受这种诡异的无穷多个处于时刻分裂中的世界的概念,而不愿接受波函数的突然塌缩。在 1999 年英格兰的量子会议上对九十位物理学家做了一个调查,"你接受量子力学的哪一个解释",结果八位选择了波函数塌缩,三十位选择了多世界观,另外五十位什么都没有选。看来,连续统的世界观具有更强的魅力。另外一个导致其受欢迎的原因是,它排斥了人类意识与自由意志等不受欢迎的概念,心灵只是一个(不断分裂的)旁观者。

第三种观点是玻尔最早提出的,他认为从叠加态突然转变为单一态起因于观察的动作,最终,这一观察又起因于人的意识。1927 年在第五届索尔维物理学会议上,玻尔、波恩、狄拉克、海森堡与泡利共同发表了所谓的量子物理学的哥本哈根诠释。这群科学家一致认为,量子理论仅仅代表我们对一个物理系统的知识,而不是关于客观存在的真实。

他们认为,在观察之前,我们不可能知道薛定谔波动方程里的许多可能性中(这里已经包含几率波的思想了)何者将成真。那么是由谁或什么东西来决定波函数的塌缩? 决定者是自然界还是观察者? 根据哥本哈根诠释,观察者决定自然界哪个部分将被探索,以及如何解读自然界给予的答案。观察者的心灵决定无数种可能性里何者将成真。然而,观察如何产生这种神奇的力量呢,玻尔沉默不语。哥本哈根诠释进一步说,整个世界,唯有可观察的部分才是科学认识的对象(大体无争议);反过来,科学只应该关注可观察的部分,这一点是极具争议的。

这一解释深刻地影响了许多人。已故物理学家裴杰斯在 1982 年出版的《宇宙密码》里说,"若抛开观察的行为……电子在空间里的客观存在便没有意义。似乎唯有在被观察时,电子才突然成为实在的物质而存在。"但是,观察是一个行为,是一个在时间和空间中都有限的人类行为。如何可以在无限的世界的本体与人们认识世界的有限行为之间画等号呢? 我们下面要对此提出异议。

2.1.5　解读量子力学的解释

玻尔的哥本哈根诠释在逻辑上是自洽的,但是,从哲学观上确让人感觉困惑和难以接受。困惑之处有两点。

1. 困惑之一,物理实在论的终结

哥本哈根诠释否定了物理本体的存在性。如果接受这个解释,那么,一个与观察者无关的、连续运动的、客观的宇宙本体是不存在的,一切看了才算,不看不算。只要不被观测,猫的波函数就永远包含死与活的同等几率。一旦被观测了,猫的波函数便从叠加态突然变成单一态。这样一来,观测的动作在量子物理学里起着主宰一切的地位。观察会对量子系统的行为和实验结果有影响,这一点人们没有异议。海森堡曾很有说服力地指出,原子里电子处于什么状态? 必须要依靠光子来察看,而光子大小与电子相仿,不干扰电子就看到电子是不可能的! 于是,就有了不确定性原理。但是,哥本哈根学派走得更远,他们因为观察有影响,就否定了观察之外的自然界的连续运动本体性的存在,只认同与观察相关的存在,这是令人难以接受的。

玻尔继续发挥到:"我们在叙述自然界时,目的并不是揭露现象的真实本质、而是尽可能探求人类经验各层面之间的关系。"[1]海森堡说,这个转变已使得客观实在的概念消失。他在 1958 年的文章里承认,"量子理论的数学法则处理的不是粒子本身,而是我们对基本粒子的知识。"[2]玻尔还说:"物理学的任务并不是追求自然界的真相,而是探讨我们对自然界有多少了解。"至此,物理理论发生了根本的改变,从关于物理实在的理论变为关于知识的理论。"只有认识论的宇宙,没有本体论的宇宙。"这些看法并非多深刻的原创,而是与西方哲学自康德以来重视认识论、轻视本体论的传统一脉相承的,只是哲学家们回避了讨论自然宇宙,而量子物理家所讨论的就是自然宇宙,因此,哥本哈根学派只是在这里走得更远。这对于物理学的最初理念——探讨宇宙的本源(而非我们对宇宙的认识的本源)是一个巨大的挑战。

注意到,我们讨论的不是量子力学本身,而是哥本哈根的解释,它给我们传达了一个可以而且应该拒绝的信息:科学只是这样一门学问,它只能理解我们能够测量的东西;人类只能理解自己观察到的结果。追问什么东西确实存在或观察结果的背后是什么,都是违反科学的。量子物理学所发现的自然法则不会刻画物理世界本身,而只是描述我们对这个世界的观察事实,只是建立观察事实之间的联系。物理学的目标从本体论转变为认识论:世界是一个我们所认识的世界,其余我们一无所知。正如惠勒所说的:"没有哪一个基本现象是一个现象,直到它成为一个被

---

① Bohr N. Atomic Physics and Human Knowledge. New York:Wiley,1958:1~112.

② Heisenberg W. The representation of nature in contemporary physics. Daedalus,1958,(87):100.

记录(观察)的现象"①。这一流行在量子物理学界的观念是很有伤害性的。也正是因为这种观念的统治,意识迟迟不能登上科学的殿堂。

这样的物理学以回避哲学的追问为代价,造就了几代实用派的物理学家。当然,这也是时代的趋势。人们忙于应用量子力学的概念从事各类计算和预言,发现新物质、新粒子、新材料与新性质。对于这些技术性的工作,确实无需对本质进行深思。但是,就像经过了辛勤耕耘劳作的农夫,当他秋后享受果实之时,还是会追寻自己的幸福感一样,物理学家也会问,我们对世界的理解深在何处? 过去的这一个世纪,大家实在是太忙碌了,现在,该歇一歇,想一想了。量子世界真是看了才算吗? 量子世界的规律,在帮我们理清了化学元素的家族谱和几乎全部的基本粒子家族谱之后,还对我们有什么深刻的启示呢?

互补原理的引入,在把几率波捧为微观物理世界的唯一和充分的解释的同时,放弃了整个微观世界的存在性。这个代价太沉重了。世界只有测量才有意义,真是这样吗。我们在这里做一个比喻,看似比喻,后面会说明,实际上寓意深远。考虑这样一个情景:我想了解你的想法,所以与你交流(观察),但我坚持认为,你在没有与我交谈(观察)前,你的思想是不存在的,或者说不重要的,只有与我交谈后,你的想法才有意义。这一说法足够荒诞。虽然你的思想在交谈前后会有变化,存在思路的飘忽不定,但是,你是一直有想法的,这个事实是不容否定的,与我交谈本身是无关的。正是因为你有想法,才有我们的交流,才构成我们交流的动机,而不是相反。只有这样,这个世界才充满意义和价值,它不会因为我们是否交谈过和如何交谈而变。哥本哈根的认识论宇宙观,本末倒置了,把次序整个颠倒了。

这个代价是巨大的。在这样的哲学观下,宇宙、社会、人生的意义都会成为悬念,这是哲学上的一场灾难,对此,我们后面还要详细讨论。量子物理学舍弃了千百年来对真实世界的探索,把科学的探索变成一个构造和谐认识的游戏。对很多人而言,这已等于是异端邪说,爱因斯坦大概是最强烈反对放弃认识自然本体的人,他认为这违背了所有物理学的实际目标,亦即完整描述一个独立于任何观察行为的情况。但在量子力学的实用性高歌猛进之时,关注后面的这朵小小乌云的爱因斯坦也理所当然地被学术界抛弃了。我们说,现在是应该重新关注这几朵小小乌云的时刻了!

2. 困惑之二,量子理论本身应该如何深入发展

量子理论本身遇到了深入发展的瓶颈。虽然这一解释在逻辑上站住了脚,但它阻碍了理论的进一步发展。任何科学理论对自身的解释都是一种哲学观的建立。一个好的哲学观可以指导这个理论的进一步深入发展,包括开展更多的验证

---

① Wheeler J. 宇宙逍遥. 田松,南宫梅芸 译. 北京:北京理工大学出版社. 2006:128.

性实验。那么,上述解释引进的观察者和塌缩如何验证呢?这个塌缩过程能够进行模拟吗?据说,一旦观察者进行观测——例如观测电子到达底片——波函数则会突然改变,这才使粒子有了确切的位置。换句话说,如果观察者在 A 这个点上发现电子,那么波函数中只有代表 A 点的部分存留下来,其他的几率全部都消失了,这就是波函数塌缩。这一塌缩至今仍然以诡异的面目出现,无法让人从科学上进行认真的处理,这样的解释是难以有深度的。大半个世纪过去了,不但没有下文,而且很少有人关心这个事。

深层次的原因是,哥本哈根诠释所引进的观察者,是量子力学以外的(宏观的)因素,因此,解释塌缩被明确为是量子力学以外的事。这从根本上把量子力学局限为一个微观层次的科学。这一点产生了巨大的负面影响——它大大限制了量子力学的科学价值和哲学意义,这是很不幸的。由于否定了微观确切的存在性,波函数塌缩成为了一个纯粹哲学的话题。而且,波函数塌缩带来了一个困惑:因为它不包含在薛定谔方程式的内容之内,还缺乏一个第一推动力,即什么触发了塌缩?玻尔无言以对,最后,人们说是意识。由此,从后门钻进了一个不速之客:意识。

本书要证明,如果量子力学所带来的变革是哲学本体论上的变革,如果意识不是如此作为解救塌缩而引进的舶来品,那么,量子力学的原理将在从微观到宏观,甚至宇观层次上都有深刻的影响。

2.2　量子力学与意识

2.2.1　冯诺依曼的量子大脑

经典物理学无法解释意识,而哥本哈根诠释把意识作为一个舶来品引进来,随后又将其束之高阁。今天,按照彭罗斯的观点,量子测量和意识都是物理学尚未解决的重大问题。

在这个问题上,不能不提到冯诺伊曼。1932 年,冯诺伊曼提出了一套新的量子力学[①],他不满足于哥本哈根诠释的不完整性:一部分(被测量的)物理世界以量子理论处理,而另一部分(测量仪器与大脑)用宏观经典物理学来描述。事实上,后者也是由同样的原子与亚原子粒子构成的。于是,冯诺伊曼建议将测量仪器,甚至大脑也纳入量子理论的数学法则,并且把对测量结果的认定过程(即大脑的思维)也一并考虑。擅长抽象数学的他,将之诉诸一个算符和希尔伯特空间的定义,而暂且不考虑是否真正可以计算。

被冯诺依曼所拓展的量子论可以这么来表述:在一个实验结果出现之前,实验需要被设置,这种设置将连续性的量子势分裂为一组分立的几率。例如,如果将两个探测器放置于狭缝背后,于是,量子势的连续空间分叉为 2×2 个子空间,对应于左右探测器是否探测到粒子到达。冯诺依曼把这个分叉的物理操作称为过程 1,数学上用一个子空间投影算符来表示。过程 1 具体地将外界干预(测量)注入了所研究的系统态的动力学演化中。在这些干预之外的时间里,系统被薛定谔方程所控制,冯诺依曼称之为过程 2。关于自然的完备理论,必须容纳过程 1 的行为。

为了深入刻画观测系统以及观察系统与观察对象之间的相互作用,冯诺依曼认为必须要引入观察者的意识。他说,与测量过程相关的主观知觉是一种新的实在,它与物理环境相关、但是不能被还原为后者。由此,就必须引入一个新的原理,冯诺依曼称之为心理-物理平行原理,具体表述如下:知觉是物理世界中的实在,它使得描述外在物理过程成为可能,知觉在常规空间的客观环境中有其相应的物理过程。他意识到,这一原理会导致将知觉过程在人身体中进行定位的问题,这就是大脑。

我们可以用病人的体温测量过程来描述上述原理。测量过程涉及下列具有因果联系的事件:从被测量的系统(病人)腋下取出含有水银的温度计→水银柱的长度→从水银柱上反射出来的光的路径→水银柱在观察者的视网膜上的映像→视觉神经通道→进行测量的观察者的大脑中的化学变化。冯诺依曼强调,到这里测量过程还是不完整的,在上述因果链后面的某个时刻,观察者(医生)必须做出体温是否正常的判定,此时一个完整的测量过程才算完成。这里,观察的结论是体温是否正常,而不仅是体温是多少多少度。

为了解释过程 1,冯诺依曼指出,测量过程必须涉及三个系统:被测量的系统 P,测量设施 M 和观察者 O。冯诺依曼认为,这里要经历对问题的选择和对实验装置的设置两步,前者决定了后者,后者最终使得测量装置与被测系统之间产生了非线性的相互作用,使得被测量系统演化到一个确定的状态。换言之,O 决定 M,然后 M 与 P 作用,给出最后结果。这一过程虽然复杂,但是,作为数学家的冯诺依曼认为,整个过程 O+M+P(过程 1)是可以用数学来表述的。

冯诺伊曼更进了一步,认为大脑的运作(O)也依循量子力学的规则。冯诺伊曼走到这一步也很自然,因为,涉及波函数塌缩、猫的死活悖论以及病人体温是否正常的问题,在大脑的认识介入之前,可以说不存在悖论;当最终涉及人的判断时,才出现悖论。而大脑的活动涉及原子与亚原子粒子的行为(不仅仅是神经信号);冯诺伊曼认为,这是可以诉诸量子力学描述的。于是,人的认识过程中涉及一系列与神经活动相关的量子状态的叠加,表现为钙离子可能到达或不到达激发突触囊泡的位置,神经传导物质可能被释放或不被释放等。我们把这个过程称为冯诺依曼的量子大脑过程。

冯诺伊曼从概念上说明了这样一件重要的事,量子力学的过程绵绵不断地在被测量系统、测量仪器和测量结果的认知者——人脑之间进行,这些过程中发生了诸多非平凡的演化,涉及诸多事物,有被观察的事物(穿过狭缝运动的光子、电子、薛定谔箱子里的放射性原子、猫、毒气等),有观察用的工具(狭缝、屏幕包括显示屏、人的眼耳等观察器官等),还有认知主体(人的脑和意识),还包含了它们之间的复杂相互作用。如果把这些系统都完整地考虑了,量子力学本身就是一个自洽的、完整的系统。这时,无需刻意地引进塌缩,也无需引进任何舶来之品。特别是,既然意识是人脑活动的一部分,那么,它也就自然成为理论描述的一部分。

当然,上面这一段不是冯诺依曼的原话,而是今天我们的解读。我们进一步申明,我们从冯诺依曼的思路中看到的是一个期望,期望对于测量过程,甚至包括认知过程进行完整的量子力学的动力学的描述,这是对一个(复杂的)德布罗意波演化的完整描述。这是一个宏伟的设想。八十多年前要实现它,确实是天方夜谭。但是今天,如果我们真正认识到这件事的意义,也并非完全不现实。在过去几十年非线性动力学研究和数值计算技术发展的基础上,再来思考如何实现冯诺依曼的理想,恐怕不是遥不可及的。但是,这里还缺什么?缺一个哲学观,一个本体论,它要回答这样一个问题,这样做的意义大吗?本书要给出一个肯定的答案:确实!

简单地说,这件事的意义在于,意识可以堂而皇之地走进科学的殿堂,被哥本哈根诠释所抛弃的自然本体也回归科学。

2.2.2　斯塔普教授

斯塔普是加州大学伯克利分校的理论物理教授,1958 年,他在博士后期间结识了大物理学家泡利,后来受泡利邀请去苏黎世工作,但是,他到达苏黎世后仅仅几个月,泡利就去世了。之后,他决定钻研冯诺伊曼的量子理论,因此很早就关注心灵在物理学中的角色。斯塔普在苏黎世工作期间就写下了题为"心智、物质和量子力学"的初稿,但直到 1983 年才出版①。他曾回忆说:"我花很多时间思索是什么导致波函数的塌缩,到后来我越来越相信必须将意识经验严肃纳入考量。"斯塔普曾经与量子力学的创始大家们都有过深入的讨论,1968 年在慕尼黑与海森堡深入讨论了后者的哲学性的论文,对于量子力学被当成工程学的整个历史非常了解。"只告诉你运用的方法和数学规则,背后的哲学全部束诸高阁,不必去思考真相是什么。"量子力学就像有些物理学家所描述的:"不必思考,只管计算就是了。"对于斯塔普来说,重要的是,他直接从这些创始人口中得知,"量子物理学的诠释(尤其是关于背后的本体论)并未完全获得解决。"与此同时,他在詹姆斯的《真理的意义》中发现了哥本哈根思想的哲学源泉:"詹姆斯认为,我们永远无法知道绝对的真相,因此科学是暂时性的"。他当时得到的结论是量子理论"是对唯心和唯物世界观的

① Stapp H P. Mind, Matter, and Quantum Mechanics. 3rd ed. Berlin: Springer, 2009:1～291.

综合。在某种程度上，它整合了一元论和二元论的观点，对创世提供了一个自然的理解，并且允许自然的决定论层面和自由意志行为的调和"。

斯塔普花了多年的时间，重新梳理了对量子力学的解释。他认为，观测者扮演两个角色。其一，他记录测量仪器的结果——例如放射性原子实验中盖格（Geiger）计数器的结果，原子衰变或不衰变，是自然的随机抉择，这是狄拉克 1935 年提出的，他将之称为狄拉克抉择。但观测者还扮演另一个角色：向自然提出问题。斯塔普称之为海森堡抉择，我们称之为海森堡提问。当然，在测量过程中还存在波函数遵循薛定谔方程的演化，我们称之为薛定谔演化。因此，我们可以把斯塔普的观点总结为整个测量过程涉及三阶段：提出问题，系统演化，自然选择。而借用上面的定义，这三阶段又可以表述为海森堡提问，薛定谔演化，狄拉克选择，三者构成一个逻辑的次序。（这个次序是笔者的梳理，斯塔普没有排出一定的次序。）

上面提到，哥本哈根诠释不能不引进波函数塌缩，而触动波函数塌缩的最终机制被锁定为意识，于是，量子力学似乎承认意识在物理世界有一定的地位，对此，斯塔普很早就意识到这一点，只是他比所有人都执着和孜孜不倦地认真思考着这一点带来的影响。斯塔普曾说，"在量子理论中，经验是基本实在，物质则是基本实在（亦即经验）的表现。"这里，他说的经验就是冯诺依曼的量子大脑中的意识，他认为这才是最真实的，经验的本质是意识活动。

更多的学者也意识到这一点。诺贝尔奖获得者、同是量子力学大家的魏格纳在 1961 年就得出结论："除非诉诸意识的概念……否则量子力学的定律无由形成。"魏格纳在 1969 年说："以原子位置之类的概念来解释观测者的心灵似乎很矛盾，因为原子的位置必须以意识的内容来解释。"魏格纳进一步问，如果原子的位置并没有独立于观测者意识之外的确切存在，意识怎可能倚赖原子而存在？他的结论是："极端的物质主义观点……显然非常荒谬……也与量子力学相冲突。"

问题是，意识是一个长期以来科学所回避的话题。任何与之沾边的学者，最终都被科学界排斥在外，包括上边提到的诺贝尔奖得主。新的哲学观的构建，不仅仅需要有智慧，还要有勇气，这背后需要有一个道德情怀。斯塔普的《心灵、物质与量子力学》中有一段对牛顿物理学演化到量子物理学的道德意涵的精彩探讨。他指出，中古世纪的哲学中，人类是造物主之子，具备择善去恶的自由意志。科学诞生后，人类从造物主的杰作贬抑为一个巨大机器。机械化的结果是自身毫无控制力；一切都是前因所定。一旦认同所有的存在都是物质的，人类的精神体验和情绪，无论它们是多么的壮观、堂皇，都成了神经元之间传递的电脉冲。于是，人仅仅是一个复杂的机器，而心灵仅仅是物理宇宙的一个表现。当这种观点渐渐渗透进普通大众的思想之时，遵循科学规律就变成了遵循机械世界的钟表式的规定，一切按规则办事。表面上是一种进步，带来了高效率，岂不知，最后丢失的是生命的意义本身，人成为技术的奴隶，生活成了竞争的战场，人的精神成为了隔离在技术、法律、管理之外的奢侈的装饰品。这种处于支配地位的信念——我们的所思所想、我们所做的选择仅仅是神经元、在根本上是亚原子粒子的决定论的过程,这从根本上推翻了人类的道德感。试看,今天充斥社会的主流文化,是否都在集中教导人们如何成长为同类中的强者? 如何在人间追求功名利禄? 这就是物质主义带来的道德衰落。

斯塔普说:"如果对人类保持这种概念,道德哲学的衰微是不可避免的。"但他认为,因牛顿物理学而颠覆的道德哲学或许可以靠量子物理学挽救回来。因为后者所叙述的世界里,人类意识与自然的因果结构密切相连,意识在量子态的变化中具有举足轻重的作用,也就摆脱了决定论的阴影。一方面,人类重新认识到自己对地球生物圈的责任,另一方面,人类看到重塑自己心灵的可能和机会。如果量子力学的科学思想在这两方面深入人心,应对本书第 1 章所介绍的挑战就出现了机遇。

让我们继续沿着斯塔普的轨迹前行。

2.2.3 融合海森堡、怀特海和冯诺依曼

斯塔普提出了这样一个思路,以哥本哈根诠释为出发点,但在其基础上融合海森堡的潜在本体论和怀特海的过程本体论,并以冯诺依曼的数学理论为技术支撑,来实现对大脑和意识的理解。我们首先来谈谈海森堡的观点,它以潜在性来超越物质实在的图景。

海森堡在哥本哈根诠释的哲学含义下了工夫。与玻尔不同,他没有完全抛弃本体论。在《物理学和哲学》中[1],他认真思考了"在一个原子事件中真正发生了什么?"[2]他认为,既然观察本身是从各种可能的事件中选择了实际发生的,那么,在这个选择中还是反映了事物的一个真实的方面,那就是,事物"从可能性到实际的转变"。换句话说,真实的存在不一定是空间里的一个物,也可以是时间里的一个趋势。海森堡的本体论就是这样建立的:重要的是事件本身和事件发生前就存在的一种客观趋势。于是,他把波函数看做是这样一个事件发生的潜在性的数学表述,这时,几率也就当然可以接受了。那么,波函数的塌缩是什么呢? 他说,那是当一个事件在某一区域被探测时,这一事件在其他地方发生的客观倾向(趋势)发生了突然改变,这是他对波函数塌缩的一个哲学化的、抽象化的描述。

从哲学上讲,潜在性不像原来意义上的实体,因为它们没有静止的对应体。我们这样来理解,原先的实体主要是指空间结构,因此,具有静止和稳定存在的特点。潜在性似乎是纯粹针对时间而言的一种存在。按照通常的理解,它单独不能构成本体,因此,他实际上同时强调了二个事物,即事件本身和它发生的潜在性。从某

---

[1] Heisenberg W. Physics and Philosophy. New York: Harper, 1958: 1～201.
[2] 注:这个真正对于玻尔来说是没有意义的。

种意义上说,海森堡扩展了事件的表述,在其常规本体的意义上增加了潜在性这一世界维度的表示。

从上述表述中我们看到了英国数学家、逻辑学家怀特海的过程哲学的味道。怀特海把宇宙的事物分为事件和永恒客体两大部分。事件(尤其是生命)是处于永恒的变化过程中,于是,永恒的就不是事件本身,而是另外一种东西,被称之为永恒客体,后来简述为过程。怀特海的哲学也被称之为过程哲学。过程是怀特海心目中的宇宙本源,它是一种抽象的可能性,即事物在发生之前就存在着一种要发生的可能性。这种可能性能否转变为现实,还要受到实际存在客体的限制,这些存在客体就是其他事件。但是,这些事件也都不具有本源性,因此,怀特海最终走向了上帝。他认为,事件世界是上帝从许多处于潜在可能状态的世界中挑选出来的,因此上帝是现实世界的本源,是具体实在的基础。他的继承者哈特肖恩表现出更加浓厚的宗教唯心主义色彩,强调连续性这个概念,认为万物都是有感觉的,有心灵的。

认为宇宙是处于永恒运动的有机体,这一理解还是有一定的价值。怀特海把自然界看做是活生生的、有生机的观点是可取的,强调过程的重要性,对于充满意识活动的生命世界尤其重要,这是对于机械实在论的一个纠正。但是,他否定物质和结构的实在性,因此走向了另一个虚无主义的极端。复杂系统本体论将在实在与过程二方面构建一个有效的统一。

斯塔普认为,海森堡的潜在性是波函数,但它会塌缩,因此,它本身还没有构建起一个合理自洽的、令人满意的框架,来描述实际发生的特定事件是如何被选择出来的。怀特海把自然过程看做是有机的,从哲学上包含了海森堡所说的潜在性。怀特海的有机过程就是被冯诺依曼所表述的过程1。于是,一个将三个学者的思想统一起来的思路在斯塔普脑中诞生了。这是一个哲学上的重要拓展,通过引入怀特海的过程思想,将现实的心理-物理体系整合到一个全局的、过程的动力学之中。

斯塔普声称,上述心理-物理体系的运动过程,随时随地出现在我们运用直觉处理日常事务的过程中,以我们的意识流与物理世界中事件之间的双向因果作用为表征。从物理事件到意识就是所谓的存在决定意识,这是大家熟知的正向因果作用。但是,斯塔普特别强调了反方向的因果作用。他指出,(人们不断在)重复验证着一个直觉:我们的思想和努力(意识流)能够对我们躯体的行为(物理事件)产生影响,这绝不是一种幻觉。它认为,海森堡/怀特海的量子本体论与我们这一基本直觉,以及量子力学的科学实践相一致。这里,斯塔普有意暗示,意识过程(我们日常处理事物的思维过程)本身就是宏观的量子过程,这与冯诺依曼的量子大脑的设定是一致的。

上述观点,一方面唤醒人们关于意识的重视,同时,也结合冯诺依曼的思路,给出进一步发展量子力学本身的建议。这呼唤着一个量子力学的意识研究,以及一个实质性地包含意识的量子力学。而早在 20 世纪初,哲学家、心理学家詹姆斯就意识到这一点,他提出,意识总是与心灵联系在一起。

2.2.4　詹姆斯的心灵意志与临床研究

经典物理学认为,物理世界是空间中的无数微粒构成的,简单地说,因果关系就是一个粒子作用于紧邻的粒子,后者再作用于它紧邻的粒子,直到发生事情。全然确定的自然法则主宰物质的行为。同时,物质与非物质的心灵之间,永远隔着一道笛卡儿二元论的鸿沟。今天的神经生物学也就在这种刺激进,行为出的机械式观点下,衍生出一个机械的心灵观:先有神经传导物质,然后产生行为、思想、情绪。

詹姆斯基于对心脑关系的深入思考,极力推崇有关心灵力量与自由意志方面的观念思想,这一思想在 19 世纪末与 20 世纪初极具影响力,但随着行为主义的兴起,逐渐不再被认可。出现这样一个先盛后衰的原因是,詹姆斯的心脑理论在经典牛顿物理学中找不到理论基础,因此被蒙上神秘主义的色彩。詹姆斯自己对此也很清楚,他的很多观念,例如,"脑是充满可能而非必然的器官","意识若具有致果性,必然是强化有利的可能,压制不利的或不重要的可能"[①],直接与 19 世纪末的唯物主义观点相冲突。确实,意志力虽然有作用,但又不具有强制性,因此,不能以经典物理学的有还是没有来界定。但是,人们是无法拒绝它的存在性:大多数人都有这样的经验,"努力这一意识元素……可为身体的行为提供能量"。现在看来,詹姆斯的观念要被世人认可,需要的是一种新的物理学,以及在新的物理学思想指导下的神经科学。

这一点被斯塔普看到了,他发现,詹姆斯的心脑关系学说与量子物理学惊人地相似。于是他致力于挖掘量子力学思想中关于意志力与心理力量的认识,为詹姆斯的思想提供量子力学的基础。斯塔普在 1993 年所写的书里就已指出,詹姆斯的心脑观点非常现代,比他死后几十年里主导心理学与哲学发展的许多人都更现代。詹姆斯倡导研究专注与意志,认为意志能够产生影响,导致行为的改变,有被称为致果性的特性,这与量子物理学的波函数塌缩来自于意识的说法,不谋而合。按照量子物理学的逻辑,心灵的确能反过来影响大脑。詹姆斯的心灵意志提供了怀特海的心理-物理系统中的心理系统,而量子理论则成为将这两方面合在一起的基本物理框架。因此,当我们把客观物理世界与主观经验联结起来的时候,心物问题的研究就展现出一个新的世界。量子理论为心灵创造了一个意识致果的可能,提供了一个心灵可影响物质与大脑的机制。如果从这个角度来审视,人们就会发现,近

---

① James W. Psychology:The Briefer Course William James:Writings 1879—1899. New York:Library of America,1992:227.

年来的认知神经研究已经为之提供了充足的支持性材料。

洛杉矶加州大学的西瓦茨是一名认知神经科学家,也是一名精神病学家,他曾领导开发了著名的、强迫症治疗的心理行为四步疗法。近年来,他与斯塔普合作,共同发展了心-脑相互作用的量子物理模型,2003 年出版了具有广泛影响的、通俗的《心智和大脑:神经可塑性和精神力量》一书①,书中详细介绍了一系列重要的认知神经实验和运用精神力量进行临床治疗的例子。这里介绍一例。

闭锁症候群(locked-in syndrome)是一种特殊疾病,它为意志力的存在提供了惊人的佐证。患者的认知与情绪功能基本上完好,但整个人陷入瘫痪,肌肉完全不听使唤,无法移动手指、点头、说话、微笑或做任何自主的运动。一般是由于中风或其他脑伤,阻碍了脑部启动自主运动的回路。这一疾病一直是一个医学难题。

西瓦茨介绍了这样一个具体的实例。强尼自 1997 年脑干中风后,一直就陷入上述的闭锁状态,再也无法移动或说话。翌年三月,经过十二小时的手术,医师将包在玻璃管里的电极植入强尼脑部控制左手的运动皮质区,玻璃管可以容纳患者新生长的脑部细胞,电极线将这些细胞与左手皮质的神经轴突连起来,并与强尼枕头上的接收器相连,再传到电脑。强尼想象移动左手时,促使一阵动作电位传到左手皮质,经过接收器放大后,传到计算机,指挥移动鼠标,去选择字母。他盯着电脑屏幕,专注想象移动左手,于是,上述的一系列电活动开始运行,强尼凭意志让光标移动。到后来他练习到能从屏幕上一次选择一个字母,慢慢拼出字来。几个月后,他可以一分钟拼出三个字。之后他干脆跳过中间那个步骤,不再想象移动左手,直接专注移动光标,结果光标真的移动了。他利用意志力让光标移动。

西瓦茨认为,这强烈证明了存在真实的意志力。这种精神力量与影响物质的力不一样,后者推动脑部的离子、神经传导物质、突触囊泡里的原子运动,是一种局部的运动。西瓦茨认为,精神力是透过改变原子的波函数来影响大脑,促使大脑表现出不同的行为,是精神直接作用于大脑的力量②。他表示,虽然这只是一个假说,但可以方便地用来解释许多现象,包括强迫症患者治疗过程中的自我引导的神经可塑性,巴斯库尔里昂的想象弹琴所造成的脑部改变的实验,莫山尼奇的猴子专注于感觉刺激时的脑部变化,等等。要解释意识的努力与可观测的代谢活动与神经元的改变,需要精神力量(一种整体波函数)作为桥梁。

日前新华网报道,香港中文大学成功研制出一台脑机接口系统,可将脑电波转换成繁体中文字,让全身瘫痪而无法说话的患者有机会打开心窗。病人只要戴上

① Schwartz J M, Begley S. The Mind and the Brain: Neuroplasticity and the Power of Mental Force. New York: Harper Collins, 2002:1~432.
② 注:我们在第 8 章要对此开展进一步的解释。所谓意志的波函数,应该具有一个整体性的影响,但同时也具有局部的、网络性的回路结构,能够将局部复杂的回路和整体的愿望完美地结合起来,就是人的智能性,是人体进化的产物。

有十六个接触面的无线脑电波接收器,面向计算机屏幕上的中文输入接口,想着自己要写的笔画,接收器便能接受到指令,将中文字逐笔写出来。这一成果与西瓦茨所介绍的实验应属同一原理。在不久的将来,这一原理会在许多领域进行应用。而这一成功背后的理论含义应该更有价值,后面将要进一步分析(见8.3节)。

2.3　量子世界的新自然观

可以说,作为一个物理学理论,量子力学获得了巨大的成功,它是当代电子学和几乎所有高技术成果的基础,尤其是电子计算机这一人类文明进化以来最精致、也是对人类自身的思想影响最深最广的发明,就完全是建筑在量子力学的基石之上。电子计算机与通讯技术的同时发展,构建了当代信息社会的基础,这一影响还刚刚开始,正在向社会的各个层面深入,尤其是对年青一代的思维模式正在产生深远的影响,它正在以前所未有的速度影响政治学、经济学、社会学、教育学等主宰社会运行的各行各业。可以说,社会的复杂化正是在量子世界中获得巨大的推动。我们说,世界变小了! 从另一个侧面来解读,是我们把微观世界放大到宏观了,也就是说,有可能(也是本书要证明的),量子力学的规律在我们生活的世界中处处皆是了。于是,我们一定需要抓住契机,对量子力学的理论本质开展深究,把量子力学的发展视作对宇宙本质的崭新揭示。物理学家应该与哲学家携手合作,完成构建新的自然哲学观。

2.3.1　德布罗意与玻姆的量子实在论

除了执著的爱因斯坦以外,还有另外两位量子物理学的开创者没有与哥本哈根学派采取同一立场,一位是发现电子波动性的德布罗意,另一位是写出波动方程的薛定谔。薛定谔后来转向思考生命等更加复杂的问题,并从哲学上提出人的科学图景的严重缺失,即科学中的心灵图景的缺失。而德布罗意对于以他的名字命名的波的实在性深信不疑,一直努力证明,粒子性是表观的,波是粒子运动的引导。换句话说,在他看来,波是实在的,波才是对自然宇宙的更加本质的描述。当然,支持这一说法的最重要的理由是,波函数满足薛定谔方程,这是一个确定性的方程,是自然秩序的最完美的表达,这应该是最接近宇宙本质的。但是,许多技术上的困难,使得德布罗意的所谓引导波理论没有得到充分的发展。

这时,出现了玻姆,他1917年出生于量子力学诞生的前几年,应该属于第二代的量子物理学家。他于1992年去世,享年75岁。在世时,他堪称为一个独自在沙漠中旅行的寻宝者,远离风风火火的量子力学主战场,发展了今天被称为德布罗意-玻姆的另类量子论,被称为是量子论的隐参量说的代表人物,也被误解为一心在进行把量子力学经典化的无谓努力。玻姆有一个非凡的人生经历,出生于美国,求学于著名的物理学家、美国曼哈顿计划的总设计师奥本海默。但是,由于早年的政治倾向,受到美国政府的迫害,流浪到巴西、以色列,后来转到了英国,最后定居在伦敦。在爱因斯坦晚年,他与这位世纪科学大师有过深入的交流,他们拥有共同的探索量子力学本质的兴趣,后者曾希望留他在身边作为助手,也曾在他受迫害之时,极力为他的求职进行推荐。1951 年(在他 34 岁时)出版的《量子力学》,就已表现出他对事物的深刻认识能力,该书受到爱因斯坦的高度赞誉。今天,在维基百科这个由众人共同撰写的人物志上,"大卫·玻姆"在去世二十年以后,拥有了一个相当出色的介绍,被称为最杰出的量子物理学家之一,20 世纪最有影响力的理论物理学家之一。经过他的合作者的继续努力,人们开始对这一被称为另类量子论的新理论产生新的认识。

玻姆表示,他最难以接受的一点,就是量子力学的哥本哈根解释抛弃了物理世界的实在观。为此,他致力于找回在量子力学波函数背后的物理实在[1]。早年,人们已经从 WKB 近似求解的波函数中发现,量子力学背后是有决定性的运动规律,这已经否定了波函数下不存在粒子轨道的说法。(其实,这就是证明,量子力学是一个决定性的力学,WKB 近似展示了这一决定性的规律。这就是我们后面提出的单量子波函数的依据。)只是,玻姆没有像大多数人那样,认为这一决定性过程来自于近似计算的结果。他认为,在波函数背后隐藏着一个物理实在,从此,隐参量的名字被大家所熟悉。他在德布罗意的思想基础上,发展了今天被称为德布罗意-玻姆的非局部隐参量理论,这是一个决定性的理论,人们称之为玻姆力学。他证明,这一理论与传统的几率解释的波函数理论是等价的,能够对相关的物理现象(如双狭缝实验)给出同样的答案。

在玻姆的理论中,薛定谔的波函数被重新解释为表达一种客观存在的场。薛定谔也是这样解释的,但薛定谔只强调波动描述。而德布罗意和玻姆认为,粒子和波(场)都是构成量子力学图像的不可或缺的要素。玻姆重写了薛定谔波动方程,使之具有类似经典物理学中基本动力学方程的形式(类似牛顿第二运动定律),因而更紧密地与粒子诠释联系起来。玻姆假定,场的波函数可以写作包含实数振幅和相位函数的形式。与哥本哈根诠释的不同之处在于,玻姆假定存在一种实在的粒子,其运动嵌在场中,沿着实在的空间轨道,并且依照制导条件,束缚或受制于相位函数。于是,每一个场中的每一个粒子都具有精确定义的位置和动量,沿着相应相位函数决定的轨道运动。

制约或者引导粒子运动的是什么呢?从玻姆重写的薛定谔方程来看,粒子运动不仅依赖于经典势能(玻姆记为 V),还依赖于所谓的量子势(记为 U)。量子势

---

① Bohm D. 整体性与隐缠序:卷展中的宇宙语意识. 洪定国 译. 上海:上海科技教育出版社,2004:1~248.

是一个非经典势,是波函数的相位效应的反映。去掉量子势,或令其为零,德布罗意-玻姆量子理论方程就变成了牛顿力学的经典方程。量子势有一些特别的性质。例如,在经典势消失的空间区域,量子势仍然对粒子产生作用。他们发现了著名的阿哈罗诺夫-玻姆(Aharonov-Bohm)效应,即在被完全屏蔽的高电磁场强度区域附近通过时,电子波函数的相位仍然受到影响。这一效应已被实验所证实。U 函数只依赖于波函数的相位(梯度),与其振幅(物质密度)无关,这意味着,即使在波函数振幅(物质密度)很小的空间区域,U 的效应可以很大。这与随距离减小的经典势(如引力势、电磁势)产生的效应形成鲜明的对比。

玻姆力学对双狭缝实验的解释非常完整,其中无需另外引进波函数的塌缩。如果射向双缝的发射电子束强度足够低,电子一个一个的射向双缝,电子从发射到屏幕响应之间究竟发生了什么? 哥本哈根诠释拒绝回答这一问题,认为这是没有意义的问题(只有可观察的,才是有意义的)。而玻姆力学则能够对发生什么给以清楚的说明。这一说明包括,每一个电子伴随着它自己的波,描述此波的波函数即为对应于此种特定实验设置的薛定谔波动方程的解。就是这个波,通过双缝,重新组合成合成波,其峰对应于相长干涉,波谷对应于相消干涉。1979 年,Philippidis、Dewhney 以及 Hiley 对一组特定的实验参数计算了合成量子势。量子势在缝的区域呈现为峰,在很短的距离内演变为一系列复杂的振动,形成中央的大峰。在离缝较远处,量子势衰减为比较均匀的由交替的平台和谷构成的结构。

玻姆力学明确指出,波函数没有塌缩。在玻姆力学中,粒子的位置和轨道在其运动过程中的所有时刻都是被规定的,因而原理上就无需求助于概率。当然,玻姆鲜明地指出,真空涨落对粒子的运动轨迹是有影响的,这个影响在一定的范围下是可以忽略的。当我们考虑用同一波函数描述的大量粒子(一个系综)时,上面的说法仍然可以使用。即原理上没什么阻止我们追踪每一个粒子的轨道和一群粒子的轨道。然而实际上,通常我们无法确定所有粒子的初始条件,因此,出于实际需要才计算概率,但是,概率决定了大数粒子的平均行为,与爱因斯坦对波函数的系综解释一致,并将之实现。这与哥本哈根学派的量子概率的概念形成强烈的对照。

在常规量子理论里,波函数或状态矢量实际上是一种概率计算的工具,而概率被解释为在同等制备系统的系综上做重复测量时可能结果的相对频率;这些结果在测量前是未确定的。在德布罗意-玻姆理论中,粒子的运动是确定的,而我们计算概率是因为我们不知道系综中所有粒子的初始条件。这些概率是对大数粒子的各个状态——它们的位置和轨道——而言的,不是指实验结果。测量因而并没有奇异的效果。测量只不过告诉我们粒子的实际位置,或者它们实际通过一个装置的轨道,而玻姆认为这些都是一直确定着的。概率仍然联系着波函数的振幅,但这并不意味着波函数只有统计意义。相反,波函数被假定具有很强的物理意义——它决定了量子势的形态。

　　为了更加明确地说明粒子与量子场之间的这种精细或微妙的内在关系,玻姆在物理学的语境中引入了一个非常重要的新概念——主动信息(active information)。在被问及玻姆力学中波的含义时,玻姆答道,"它是一种新的类型的波,我们称之为主动信息。我们从计算机那里已经熟悉了主动信息这个概念。此外,如果我告诉你某件事,你就去做某件事,那显然就是主动信息。如果我高喊着着火了,每一个人都会行动起来。所以,我们知道,在生命智力系统以及计算机中,主动信息是一个有用的概念"[①]。我们在后面将会阐述(见 7.1.4 小节),量子场的主动信息正是意识的物理学根源,对于生命体,这一主动信息就表现为意识。于是,玻姆上面这段话里的比喻就不仅仅是比喻,而是某种现实。

　　信息与能量之间是什么关系呢? 他指出,"主动信息的基本观念是,一种非常小的能量形式能够约束和引导着非常大的能量。在某种程度上,后者的活动形成了类似于小的能量的活动形式"[②]。玻姆认为,量子场不同于经典场,它直接地包含有粒子运动所携带的信息。例如,在船的例子中,无线电波携带着船的环境中的信息,这些信息通过所采取的自动导航机理进入船的运动当中。同样,在双缝干涉实验中,量子场包含有电子运动中有关狭缝的存在状态的信息,即在单缝与双缝的情况下,电子所携带的量子场的形式是不同的。这说明,在玻姆力学中,信息是客观存在,或者说信息就有本体论的意义。玻姆力学中的波,是实实在在的信息波。我们在后面发展的一元二面本体论也认为,意识-信息是自然存在的一个基本面。

　　对于玻姆力学,人们如何看待呢? 在相当长的一段时间内,玻姆力学是受到冷落的。直到近期,才越来越引起人们的关注。英国物理学家 Baggott 说,"在这最重要的基本物理学理论之一的等价竞争者之间做出的选择,可能只不过是决定于事情发生的次序,而不是基于真理观或解释能力这样更富说服力的论据"[③]。

2.3.2　量子纠缠态与非定域观

　　自从相对论发展以来,人们所公认的一条物理学规则就是物理现象的定域性。所谓定域性,是指此事件不能瞬间地影响在遥远地方的另一事件,此事件对彼事件的影响必须依靠光(或者其他传递相互作用的媒介)来传递,而光的传播速度是有限的(在真空中大概是 30 万公里/秒)。这是经典的物理因果观念的依据。因此,两个在时空中相隔很远的地区,是不可能建立任何因果关系的,相隔远近就由光是否能够到达来决定。由此,在每一事物所处的时空中,存在这样一个分界面,被称

---

　　① 　Davis P. 原子中的幽灵. 史领空 译. 长沙:湖南科学技术出版社,2000:113.

　　② 　Bohm D, Hiley B J. The Undivided Universe:An Ontological Interpretation of Quantum Theory. London:Routledge and Kegan Paul,1993:35.

　　③ 　Baggott J. 量子迷宫. 潘士先 译. 北京:科学出版社,2012:202.

为光锥面,彼事件位于此事件的光锥面内,两事件才有因果关系。定域性法则是经典物理的法则,与因果性法则联合,就可以构成对于物理实在的判据。量子力学似乎要打破这一定域性规则,这就是量子纠缠态研究的意义。

1935年,爱因斯坦与两位年轻的同事,波多斯基与罗森发表了一篇论文,主题是"以量子力学理论叙述物理实在是否完备?"[①]在这篇论文里,他们提出了一个著名的假想实验,即所谓的 EPR(三位作者的姓氏字母)实验,这一假想实验意在通过探讨量子力学与物理定域性之间的矛盾,来揭示量子力学的不完备性。具体设想,一个 π 介子衰变为一个电子和一个正电子(这是量子力学的一个经典过程),两者快速往相反方向运动。这个介子的性质(如自旋)是已知的,而衰变发生后,每个粒子(电子和正电子)的性质(如自旋),在被观察之前,是无法确定的。量子理论预言,由于电子与正电子源自同一量子态,两者的性质永远是相关的,它们处于一种奇特的纠缠态。量子纠缠态的存在已经获得确实的实验证据,但其背后的意义却是量子力学最难解的谜题之一。薛定谔认为纠缠是量子物理学的根本特质。如果已知 π 介子的自旋(实验可以预先设置),则在测量电子的自旋后,就可推断出正电子的自旋。这是纠缠的最简单表现。

EPR 实验不是很容易做,经过许多年的努力以后,于1982年终于从一个法国实验室传来确实的消息,阿斯派克与巴黎大学的同事们发现,电子与正电子两者的关联性确实如量子力学所预测的。1997年日内瓦大学的季辛等进一步证实了阿斯派克的结论。阿斯派克所确认的非定域性定理延展至十三米的距离(实验设备的大小),而季辛的实验所证实的延展距离达到11公里之遥。季辛发现两个光子似乎都能知道遥远对方的测量结果,据以表现出相应的性质。

非定域性定理的发现,使得我们对于实在的观念以及笛卡儿的二元论从根本上发生动摇。奈道(Nadeau)与卡发多斯(Kafatos)在1999年合著了一本很精彩的《非定域性宇宙:新物理学与心灵的物质》[②]。书中指出:"很多人认为,非定域性定理是科学史上最重要的发现。"主要的原因是非定域定理推翻了经典本体论。正如奈道二位所说的,"经典物理学所认可的心物分隔与我们的科学世界观相违。当我们在探讨物理学与生物学里部分与全体的关系时,如果将非定域性定理考量进去,那么宇宙就是个完美交织的整体,心灵或者意识必然是其涌现的现象。"涌现现象是指其整体特质或行为无法以部分的总和来解释;如果心灵是涌现现象,便无法完全以大脑来解释。非定域性定理的内涵在物理学界还没有受到足够的重视,主要

①　Einstein A, Podolsky B, Rosen N. Can quantum mechanical description of physical reality be considered complete? Physical Review, 1935(47): 777~780.

②　Nadeau R, Kafatos M. The Non-Local Universe: The New Physics and Matters of the Mind. Oxford: Oxford University Press, 1999:1~240.

原因是人们还没有发现这一讨论会引发任何实用的结果。从 18 世纪至 21 世纪，几乎所有的科学家都相信（虽未必说出来），观察者与被观察的对象是分开的，前者对后者不会产生影响（除非把实验器材打破）。这种态度通常也不会造成任何问题，但是当观察者与被观察者属于同一系统时（例如心灵观察大脑），问题就出现了，心脑二分的观念也需要再被检验。

但同时，对于量子纠缠态的研究是量子力学研究的一个热点问题，不断有新的实验结果出现。所有的结果都证明了量子纠缠态的存在性，也就是证明了量子力学理论（一套计算法则）的正确性。但是，同时也暴露了量子力学解释的问题，这是围绕 EPR 的讨论的意义。量子纠缠现象有多重哲学含义，这里主要讨论非定域性（整体性）和物理实在性。

现在设想，一位学者跟着其中一个粒子（如电子），不断远离另一个粒子（正电子），一段时间后，测量电子的自旋角动量，那么测量电子的行为应该不可能立刻影响到正电子的性质。这就是定域性法则。当正电子远离这位学者，特别是已经处在这位学者的光锥以外的宇宙空间时，与我们这位可爱的学者之间应该没有因果联系了，也就是说没有任何联系了，或者说就等于不存在了。我们要论证，这一法则对于量子力学来说是错误的，尽管在实用上还可以被近似地使用。

按照量子力学的法则，正电子与电子总是关联的，无论它们飞得多远。即使正电子飞出学者的光锥区域以外（注意，光锥是由观察者测量电子的行为这一事件来定义的，只要我们推迟测量的时间，总可以使正电子处于观察者的光锥以外。），电子周围的这位测量的学者依旧可以根据测量到的身边的电子的自旋和守恒律，推导出已经远在他地的正电子的自旋。爱因斯坦问，一旦我们真进行这样的测量，那会怎样？测量的学者对远方的正电子所做的推测有意义吗？正确吗？量子纠缠效应的验证，证实了这位测量的学者的推测是正确的。那么，这一正确性的意义何在呢？

值得指出的是，爱因斯坦最善于开展类似的思想实验，早年他就问过，假如我的火车与光速相当时，那会怎样；或者我坐在一个以重力加速度进行下降的电梯时，那会怎样？从这些问题的思考中诞生了狭义相对论和广义相对论。

让我们结合哥本哈根诠释的内容来思考量子纠缠效应的意义。哥本哈根学派告诉我们，一方面，测量前，远方的正电子理应处于自旋的叠加状态，唯有在被测量时才塌缩为单一状态；另一方面，唯有处在单一状态时，我们推测它的自旋态才有意义。用前面提过的薛定谔猫来比喻，如果我们在另一个箱子里放置一个量子相关的孪生猫，我们在无需打开另一只箱子的盖子的情况下，就正确地得出孪生猫的死活状态。这意味着什么？意味着我们实际上还是打开了另一只箱子的盖子。换句话说，两只箱子的盖子是量子相关的，打开一只也就同时打开了另一只，不管它们相隔多远。这就是量子非定域性。

　　这一量子非定域性说明,量子力学是一个彻底的整体观。量子纠缠态揭示了这样一个本质,波函数描述的是一个整体的实在。

　　第二个被否定的是哥本哈根解释中的实在观。玻尔的量子实在论认为,被观察的量才是真实的量,能被观察的系统才有实在的意义,自旋方向必须在被测量时才存在。这是对物理客观存在的否定。这一点在上述实验面前受到了挑战。爱因斯坦等说:"如果在不干扰一个系统的情况下,我们可确切预测一物理量的值,表示存在一个对应于该物理量的物理实在。"那么,处于远方的电子自旋,无论处在光锥内外,都能被正确预测,那么它就是一个物理实在。

　　现在,我们放心地回归到朴实的宇宙存在论。宇宙大爆炸后,不断膨胀,形成今天的宇观世界。位于太空中的星系、恒星,无论离开我们多么遥远,无论我们现在看到的光线发至什么时刻,这些星体都是一个客观的存在。我们对于存在和实在有了更加深入一层的把握,对于哲学家,这一点非常重要。

　　有意思的是,双狭缝实验考察的是一个电子(光子)的行为,问的是两个本质性的问题:这个电子(光子)是波还是粒子? 什么是这个电子(光子)的本质状态? 量子纠缠效应考察的是两个电子,问的也是两个本质性问题:这两个电子所组成的微观系统状态是否具有真正意义上的整体性? 什么是两个电子的本质状态(叠加、塌缩)? 这些尖锐的问题都是从理想模型出发,这一提问题的方式,充分体现了西方科学逻辑思维的特点,很有威力,但也很有局限性。其尖锐性能够充分展示思想逻辑中的不足,而其局限性往往表现在对复杂事物的认识上,常常会陷入悖论而不能解脱。我们倡导的系统观不排斥这一思维模式,但还需对其进行补充,这是贯穿全书的精神。

2.3.3　彭罗斯的心智量子观

　　《皇帝的新脑》中阐述了牛津大学教授彭罗斯对数学、物理、人工智能的精湛理解和对意识问题的猜想[①]。彭罗斯是一位杰出的数学物理学家,多年来从事与量子力学、引力理论、大统一理论相关的理论研究,同时,也是一位醉心于探索心智物理本源的学者。

　　在《皇帝的新脑》中,皇帝是传统的自然科学。从主流的自然科学观点来看,科学已经对人本身有了近乎完全的认识。从17世纪自然科学诞生之初的笛卡儿、拉美特利的《人是机器》,到20世纪行为主义心理学的华生宣言[②]——"给我一打健康的婴儿……我愿意担保,可以随便选其中一个婴儿,把他训练成为我所选定的任

---

　　① Penrose R. 皇帝的新脑:有关电脑、人脑及物理定律. 许明贤,吴忠超 译. 长沙:湖南科学技术出版社,1996:1~604.

　　② 华生,行为主义心理学的代表人物。行为主义心理学主导西方心理学长达半个世纪之久。

何一种专家——医生、律师、艺术家、小偷,而不管他的才能、嗜好、倾向、能力、天资和他祖先的种族。不过,请注意,当我从事这一实验时,我要亲自决定这些孩子的培养方法和环境"。这些宣言以及支持这些宣言背后的科学成就,就是皇帝的旧衣。

神经科学的高度发展,尤其是人工神经网络的发展以及计算机技术的爆发,又使得强人工智能的观点日益被人们接受。这种观点认为,人脑的主要功能(包括它的一切的意识呈现)和恒温器之间的差别只在于更大的复杂性。按照这一观点,所有的精神品质,譬如思维、感情、智慧、理解、意识都仅被认为是这一复杂功能的不同侧面,也就是说,它们仅仅是大脑执行的算法功能。这就是皇帝的新衣。

虽然,早在 1956 年薛定谔在剑桥大学三一学院题为物质和意识的系列演讲中就尖锐的提出过意识问题。但是,意识问题长期得不到科学界的重视。例如,检索1989 之前的《科学》或《自然》杂志,我们会发现几乎找不到题名包含意识的文章。在科学层面上讨论意识的著作和研究,也非常稀少。造成这种现象,主要有两个原因。第一方面,人们认为意识问题已经解决了,因此不存在意识问题。第二方面,意识非常复杂,不是科学能够解决的问题,因此,也就不是科学应该研究的问题。从彭罗斯的观点来看,其根本原因在于主流科学界的麻木。而我们认为,另一个同样根本的原因是哲学思想的落后,没有为开启科学探索照亮方向的明灯。

彭罗斯认为自己就扮演了童话中敢于说皇帝并没有穿衣服的小孩。彭罗斯说:"(当代主流)科学似要逼迫我们去接受,我们所有人仅是由非常精细的数学定律所制约(甚至最终也许只是随机地)的世界中很小的一部分。控制我们行为的头脑本身似乎也由同样的精密定律所制约的……也许当计算复杂得非同寻常时,它们便开始获得我们与精神这术语联想在一起的更诗意或更主观的品质。然而,在这样的图像中,难免出现总是缺少了什么的不愉快感觉"。

他进一步提问:"机械仪器究竟能否思维的问题——也许甚至会体会到感情,或具有精神——不是一个什么新问题。但是,现代电脑技术时代的来临赋予它新的冲击力甚至迫切感。这一问题触及到哲学的深刻底蕴。什么是思维? 什么是感觉? 什么是精神? 精神真的存在吗? 假定这些都存在,思维的功能在何种程度上依赖于和它相关联的身体结构? 精神能否完全独立于这种结构? 或许它们只不过是(合适种类的)身体结构的功能? 无论如何,相关结构的性质必须是生物的(头脑)吗? 精神——也能一样好地和电子设备相关联吗? 精神服从物理定律吗? 这样的物理定律究竟是什么?"

彭罗斯试图指出:"我们现在对物理基本定律缺乏理解,才使我们不能物理地或逻辑地掌握精神的概念。我在这里不是讲,永远不可能很好地掌握这些定律。相反地,本书的部分目的即是企图在这一方面似乎有前途的方向去刺激将来的研究,并且想要提出某些相当特殊的、显然是新的关于精神实际上可在我们知道的物理发展中占据什么位置的建议。"

1. 意识与大脑的关系

这个问题并不是新问题,但是,彭罗斯却是从新的角度重新提出了这一问题、并提出一系列更为具体的问题。根据克里克、埃德尔曼和罗森菲尔德等更为传统的观点,大脑过程——神经元、突触和神经元群层次上——引起了意识,哲学家塞尔也持相同观点。在这一基本观点下,人们提出的问题是大脑如何产生意识? 彭罗斯则认为,这一提法的基本出发点就是有问题的,错误的问题不可能导致令人满意的答案。他认为:"有关在物理定律、数学性质和意识思维的结构之间的关系引起了某些显然全新的问题,我陈述了以前从未有人发表过的观点。"

作为数学物理学家,彭罗斯相信,主流的讨论忽视了 20 世纪两个最重要的成就之间的特殊关系,这两个重要成就是哥德尔定理和量子力学。前者可以引出更深刻的意识问题,后者则可以提供答案。哥德尔定理意味着,在数学系统中存在着这样的陈述,它们是真的,但它们的真却不能在数学系统中得到证明。而量子力学的一个著名的问题是波函数的塌缩问题(见第 2 章)。这一问题将量子态的演化分裂成两个过程,一是按照薛定谔方程的演化,通常记为 U,另一涉及波函数的塌缩,或者态矢的收缩,记为 R,是在测量过程中实现的。

多数量子力学的学者认为,上述这两个过程在本质上是不同的,前者已经被薛定谔方程所完全描述,后者则还没有令人满意的描述。因此,爱因斯坦和薛定谔都认为,量子力学是不完备的。量子论的不完备性体现在量子测量问题尚未得到解决。彭罗斯建议的解决途径是对标准的量子力学框架进行拓展,引入量子态客观收缩(objective reduction, OR)的概念。他提出的鲜明的观点是,不是意识(通过观察)引起了态收缩,而是客观的态收缩引发了意识(虽然这需要更严苛的条件)。

彭罗斯进一步认为,OR 过程是一个量子引力现象,是量子物理和经典物理的桥梁。这与其他的观点明显地不同。依照传统的观点,这个桥梁或者被认为是环境退相干,或者被认为有意识的观测者的观察,或者是不同世界之间的选择,或者是其他的解释。这些解释都试图阐释,在经典世界中的一个实际的可行性是如何从本质上处于量子叠加态的各种可能性中被选择出来成为实在的。

彭罗斯所构建的 OR 理论认为,标准的量子场论不是最终的答案,标准量子力学所采用量子态收缩(波函数塌缩)是一种实际的现象。态收缩并没有被传统的单一演化形式的量子力学(或者量子场论)所刻画,它也不是起因于某种环境退相干效应。相反,OR 是爱因斯坦狭义相对论和传统单一演化的量子力学形式相融合所产生的一种新的有待揭示的过程。根据这一 OR 观点,任何量子测量,以及由此引起的根据薛定谔方程演化所产生的各种可能量子态叠加转变为一个单一的、实际发生的、客观的物理现象,起因于不同可能态之间的质量替换,从引力的观点看,叠加成为不稳定的。彭罗斯进一步给出了态收缩所需要的时间尺度公式。

2. 意识的本质是什么

彭罗斯和哈莫洛夫认为,意识依赖于生物学上的协同量子计算,这发生在脑神经元的微管群中,这些量子计算与神经活动耦合并对后者进行调节,每一个量子计算所遵从的连续性薛定谔方程演化过程终止于量子态客观收缩。而协同客观收缩(orchestrated OR,Orch OR),则引发了刹那间的意识觉知以及选择。这一特定的D-P 型客观收缩,被认为是与基本的时空几何相关的量子引力过程,因此协同客观收缩意味着大脑分子生物过程与宇宙的精细尺度结构之间的关联。

在彭罗斯提出的协同客观收缩假设看来,客观收缩并不是完全随机的过程,而是遵循某种不可计算性的新物理学[①]。这一观点认为,意识与引力导致的客观收缩过程相关,但是,只有当收缩的可能性是某种具有高度组织的结构的一部分的时候,这一过程才会显著的发生。因此,这种客观收缩以一种极为协调的形态(orchestrated form)发生。只有在那个时候,一个能够被认知的意识事件才会发生。另一方面,彭罗斯认为,任何单个的客观收缩事件的发生都会是前意识(proto-consciousness)的一个要素。

我们在 7.1 节和第 8 章将长篇讨论意识问题,给出在新的哲学观下对意识的认识和未来意识神经科学的发展愿景。

2.3.4　量子哲学观的几大转变

现在,我们简要总结一下,上面所提及的几位量子力学家所提出的量子哲学观的几点重要内容。

1. 从定域到非定域,系统的整体性(一元性)

对世界有两种认识的角度:一个观点认为,世界本来是一体的,我们所看到的分裂的个体,是整体所分化出来的、由于复杂性而呈现的随机杂乱多变的;另一派观点认为,世界是由微小的个体组合而成,由于个体之间的相互作用,才形成整体,对整体行为的理解只能通过加深对于个体行为的认识而达成。后者是以机械还原论为主的主流科学所持有的观点,前者则是东方哲学和系统整体论所持有的观点。迄今为止,两者之间仍然是针锋相对的。

从量子力学的理论来看,世界本质是整体性。玻姆说道:"目前那种把世界分解成为独立存在部分的方法在现代物理学中已经不是很有效了,科学本身正在要求一种新的非破碎的世界观。相对论和量子理论表明,认为宇宙是未分割的整体

① Penrose R. Shadows of the Mind:An Approach to the Missing Science of Consciousness. Oxford:Oxford University Press,1994:1~457.

的观点将提供一种更加有条理的方式,用以考察实在的一般性质"。玻姆进一步说道:"人与人之间普遍存在的差别(种族、民族、家庭、职业等等的区别)正在阻止人类为了共同的利益,甚至为了生存而携手合作,而产生这种情况的主要因素之一是人们把万物看成是本质上分割的、分离的甚至分裂成更微小的组成部分的,每一部分都被认为是本质上独立的、自身存在的。"①

尽管我们习惯于将事物分解,因为这样便于我们理解隐藏在宏观观察到的现象背后的秩序。但现实是,许多事物,尤其是量子现象和生命,一旦分解了,它的特性就消失了,或者完全改变了。对于这样的系统,我们必须要换一个思路了。广义相对论的思想是一个整体观,它推理的基础是引力时空所满足的度规不变性。量子力学也是整体观。对于一个大数微观系统,例如细胞、人,理论上应该存在一个整体量子波函数,只是如果我们尝试从根本上改变一下传统的思路,即首先把量子波函数看成是整个系统的表征,而不去把它看成是一个大数粒子的波函数,那么宏观系统的量子力学研究将出现一个广阔的空间。详细的讨论见 7.1 节。这就是复杂系统哲学的新思路。

本书后面所阐述的一元二面多维多层次的系统观,还注意把整体论和还原论进行有机集成。新系统观不排斥还原论认识的成果,但倡导首先把握复杂系统的一元整体性。但是,为了获得系统的完整的认识,必须从多维多层次切入。在任何一个层次的单一的机械性的认识,也是具有一定的价值的,这是还原论探索的意义。只是,研究的积累必然导致更加深入的思考,这就体现在对复杂系统多层次之间的耦合的研究,以及从多个维度去阐述系统的必要性。

2. 波函数与云气二象性,自然实在观的拓展(二面性)

波函数是薛定谔方程中的原始变量,它是时间和空间的复函数,有振幅和相位两部分。波函数描述的是一个场,这个场的一部分对应于可观察的世界,这就是波函数的振幅平方,对应于发现微观粒子的概率,也对应于量子物质的密度。但是,振幅不是量子场的全部,波函数还有其相位部分。在薛定谔发现其著名的方程不久,德国科学家梅德兰给出了一个与薛定谔方程等价的关于量子波场的流体力学描述,他用的方法被称为梅德兰变换。变换以后的薛定谔方程变为两个方程,第一个方程就是物质密度的守恒方程,其中出现一个速度,决定了物质密度的输运。第二个方程就是速度所满足的欧拉方程。在梅德兰变换中,人们看到,所谓速度,正是波函数相位的梯度。

对于一个具有复杂时空变化的量子场,无论空间密度分布,还是空间速度场分布(相位梯度),都可能拥有一个复杂结构。这时,量子场的演化,就是一个复杂的

---

① Bohm D. 整体性与隐缠序:卷展中的宇宙语意识. 洪定国 译. 上海:上海科技教育出版社,2004:3.

流体力学过程。量子场就像空中的云,云本身只是系统的一部分,是系统的可见的一部分,还有一个重要的部分是云周围不可见的气流,气流才是推动云运动的主要动力。云与气的二象性是微观系统波粒二象性的延伸,是大数量子系统宏观行为的二面性。认识到这个二面性,是对自然实在观的拓展。通常的实在观只关注可观察的云,而自然确实包含云和气两部分。这是贯穿本书始终的哲学观。这两面性对于认识生命系统和人非常重要,而对于社会而言,气比云更加重要,它主宰了意识场。

3. 量子纠缠的复杂性,从平衡态到非平衡态(多维多层次性)

所谓纠缠,按照薛定谔的原始提法如下[1]:若有两个已知的系统,它们的状态可以由各自的波函数来表示,在发生相互作用以后两个系统又被分离开来,这时它们便无法再像先前那样各自用一个表达式来描述,两个波函数成为纠缠的(entangled)。这是量子力学的全部特征之所在。过去,物理学家所研究的量子纠缠现象都是简单的纠缠,例如自旋态的耦合。但是,一旦概念确定下来,量子纠缠作为一个随时都发生的事件,给出了现实世界复杂性的一个基本机制。

如果,按照宇宙大爆炸模型,当前的宇宙诞生于 140 至 160 亿年前奇点的大爆炸。那么在宇宙最初诞生的那一刻,所有的粒子都处于相互作用之中。因此,按照量子力学原理,所有的粒子都与宇宙中其他的粒子处于纠缠态。正因为纠缠无所不在、无时无刻不在,因此它才很难被观测到。如果我们要观测到纠缠态,最简单的做法就是区分两个系统,并测量它们的关联度,而这样的区分是很难完成的。因此,从量子力学的角度看,很难确认一个系统的变化跟另一个系统变化之间的关联度。

因此,纠缠是永恒而又无所不在的,极度的纠缠会导致一种复杂性和对称性。我们的理解是,纠缠给出了这样一个事实,量子是宇宙本体,一个量子本体系统具有确定的整体特性,这一整体特性是守恒的,当粒子分散离开时,这一本体系统的整体特性不变,导致了整体自旋的推论。在稍后某一时刻,测量开始了,引入了相互作用,测量结果将是这一相互作用的结果。今后的研究需要对测量过程进行动力学建模,以此推理,测量结果与希望测量的性质之间的关系。这里,我们看到,复杂性也导致新的简单性,即重复的量子纠缠使系统保持了整体性,而这一整体性正是统计系综的根源。换句话说,系统在宏观上拥有系统性和整体性,就来自于这些不断重复的量子纠缠。这从哲学上给出了几种基本的统计规律(玻尔兹曼统计,费米统计,玻色-爱因斯坦统计)的物理根源。这一猜想有待今后研究的证明。

---

① Schrodinger E. Discussion of probability relations between separated systems. Proceedings of Cambridge Philosophical Society,1935,31:555~563.

4. 科学的保守性与哲学观的重要性

人们也许感叹科学界的保守，这是事实。但是，这种保守性正是科学这一知识体系的特色，即严谨性，它不接纳不成熟的、没有反复为实践所证实的观点、理论和方法，它只接纳那些不得不被接纳的结论，如此守护一块理性的净土。这也是本书着重讨论意识的科学探索的动机：今天，随着复杂性思维的发展，人们有可能对意识采取科学的、严谨的、保守的态度来研究。这是理性认识人类自身的一个重大时刻，因为意识是那么多变、复杂，意识又为我们的心灵带来多少意外、意义、价值和憧憬。人们会担心，科学的认识会不会扼杀这么一个灵巧美妙的事物？如果是机械的科学，可能会。但是，我们这里所说的科学，包含一个新的本体论和认识论，在思维方法方面有了重大转变，是一个随着意识科学而诞生的新哲学。现在，我们首先选择在量子力学这块基石上阐述这一新的哲学观。

因此，对量子力学的机械化理解是我们希望放弃的。新的本体论认为，事物总是存在的，不管你测量与否，这种存在观不应该因为种种的复杂性受到挑战，这是世界存在的基本价值。这就是新哲学希望建立的有别于传统本体论的新的本体论。其次，我们稍加改变：当我们通晓事物的基本法则，在不干扰一个事物的情况下，就能探知、准确预测该事物的特性，那就表明，该法则揭示了与事物相关的整个存在的内在规律，当然，也同时揭示了与该事物相关的整个存在本身的存在性。

在新本体论下，量子力学中诡异的波粒二象性消失了，因为，量子力学的波函数既非仅仅描述电子的，也非仅仅描述电磁场-光子的，而是刻画量子基本存在的激发态运动的原理。我们只是通过操控这些基本粒子来操控时空的激发态而已。只有纯粹的原子、基本粒子实验，才是比较单纯的量子基本本体的实验。其他系统包含了太多的粒子，引入了太多的相互作用。然而，一旦人们知道了基本存在，再回头看世界，则能够从纷繁复杂的世界中追寻到关键的足迹。就像牛顿定律虽然是从行星的运动中获得，但是，力学规律是普遍存在的，大地上处处有牛顿力学的影子。现在，是我们带着量子基本存在的观点重新审视世界的时候了。

第3章 一元二面的量子系统论

第2章介绍了对量子力学的理解和对意识的一些哲学的和量子力学的思考。但是,还未曾有学者提出统一的哲学观。本章就是要提出这样一个崭新的观点:宇宙的本体存在完全由德布罗意波函数来表示,它自然囊括了实与虚、振幅与相位、物质与意识,并把两者合在一起,形成一个系统,即所谓的一元二面系统,一元是系统之抽象本质一元,二面是系统之具体表现。下面我们要从波函数的本质,到微观系统(光子,电子,原子)的性质,构造出上述这样一个本体论观点。

3.1 量子态与量子波函数

3.1.1 波函数的本质

上面已经谈到,经典量子论接受对于波函数的几率解释。虽然这与狭缝实验和一些其他直接测量的实验结果一致,同时也与许多间接的实验事实相一致,但是,对于它的本质理解,还是有创新的空间。这是因为,众多的量子力学实验和测量,所关注的都是与波函数的振幅相关的值。在量子场论中,人们主要关注密度矩阵,关注散射过程前后粒子空间位置的分布。这些实验观察建立了波函数振幅与空间密度(概率)的关系,这一关系是确切无疑的。但是,振幅并非是波函数的全部,而只是其中的一面,还有另外一面,就是相位,其作用和影响还没有在正统的量子力学殿堂里开展深入的探讨。我们的问题是,完整波函数的本质是什么?这个问题仍然存在。

讨论波函数的本质,与量子力学的测量解释问题并不完全一样,两者有联系,也有区别。概括地说,前者是哲学本体论的问题,后者是哲学认识论的问题。两者的联系在于,对于波函数的本质认识,应该用来讨论测量结果的意义,否则就是空洞的思辨,这样的讨论没有意义。而两者的区别是,波函数的本质讨论是本,测量的解释是末,不能本末倒置;本体论在前,认识论随后。过去对于几率波的解释就是典型的本末倒置,以对测量的解释来代替对于本质的讨论。这是科学实证论的后遗症,是培根以来科学界的传统。这一传统对于认识无生命的事物无大碍,而对于生命和量子现象就不合适了。总之,对测量的解释,是对于测量本身和测量结果的本质的讨论,没有抓住波函数的本质。后者需要更加深入的哲学思维。

为什么波函数的本质是关键?因为,在薛定谔方程里,波函数是唯一的变量,是全部变量。在稍后发展的量子场论中,人们引进了所谓二次量子化,引进了真空态矢,并用波函数来构造粒子产生和湮没的场算符,其与真空态矢相乘可以形成代表粒子空间分布的密度矩阵,从而与可观察量相比较。这时,波函数仍然是最主要的与可观察世界相联系的变量。无论对于描述原子中的电子束缚态,还是讨论散射等运动态,波函数都是最关键的描述工具。因此,波函数就是我们对微观系统的最本质的描述。因此,我们把对波函数的本质认识提高到对整个微观世界的本质认识的高度,也就是哲学的高度。那么,微观世界的本质是什么呢?

过去一个多世纪,人类所积累的关于量子微观世界的认识,已经应用于研究所有尺度的系统:上至宇宙的起源,宇宙星体(如黑洞,中子星等)的活动,下至基本粒子和基本相互作用的起源,以及原子、分子的性质。不幸的是,当涉及对事物本质的认识时,以客观实在论所主导的科学观,总是把眼光集中在可见的实体上,这也使对量子力学的理解出现了偏颇。德布罗意、薛定谔、玻姆都坚信,波函数描述的是真实的电子。玻姆经过多年的努力,证明了波与粒子的轨道并不矛盾,粒子可以有轨道,同时还具有波动性。这里,人们强调了波函数的实在性,但只是把眼光盯在了电子这个实在物体上,缺乏了一种哲学的抽象思维。

我们从本体论的角度来分析,原子核周围,不仅仅存在电子,还有真空。古希腊哲学家德谟克里特有一句名言:"宇宙除了原子与它周围的虚空以外,一无所有"。后人在解读时,有意无意地漏掉后面一半,并因此把德谟克里特认定为原子论的首创者。今天,我们再来读这句话的时候会意识到,德谟克里特不但看到了原子,他还看到了原子周围的虚空。原子就像天上的繁星点点,虚空就像广阔无垠的太空。原子和它周围的虚空共同构成了微观世界,就像星球和太空共同构成宇宙一样,两者不可偏废。在经典物理的框架下,虚空只是提供了一个空箱和坐标,实体物质是主要的活动物,由位置和速度来表征,因此,人们没有将虚空作为物理的存在来看待。但是,量子力学不一样,虚空(或真空)真实参加了系统的一切过程。

前期的量子力学,以波函数为主要变量;后期发展的量子场论、量子电动力学、量子色动力学与弱电统一理论等,则是对于粒子和虚空的完整表述。在量子场论中,在拉格朗日量的主导下,算符作用在真空态矢上,产生或湮没粒子,并决定粒子散射过程中的密度分布。根据不同的相互作用的性质,真空态还被赋予不同的对称性,被称为真空自发对称破缺。我们现在将这一认识哲学化、抽象化,作为新的哲学本体论的基础。首先,让我们形成一个对波函数的本质的新理解。简明地说,真空是微观系统的基态,算符作用于真空态矢,就是对真空激发态的完整表述(产生粒子),形成的就是量子场,这就是微观系统的本体存在。或者说,量子场是宇宙的本体存在,真空是量子场的基态,粒子和场是量子场的激发态,波函数就是量子激发态的具体数学表示。同时,真空也是宇宙的本体存在之一。

让我们对上述论述再进行一个哲学性的推广。在通常的量子力学教科书中,定义了波矢和算符,算符作用于波矢,就构成一个物理运算和量子测量过程,可以与实验测量进行比较。但是,在教学过程中,师生们都回避从直觉的角度去解释,波矢是什么? 算符是什么? 只是说两者相乘给出系统的行为。现在,我们提出,波矢是真空背景,算符是物理激发过程,任何微观过程(粒子产生、发射、测量、传播等)都是算符和波矢联合作用的过程,都以量子态来进行综合表示。进一步,宇宙整体就是一个大数量子态,宇宙中的任何事物都是这个总的量子态的一部分,这个部分有可能具有一定的独立性,但在本体上是与总的宇宙量子态相连的。最重要的是,量子态有一个复数的数学表示,即波函数。

因此,量子是宇宙的本体,波函数是宇宙本体状态的基本数学表述。

3.1.2　波函数的一元二面性

本书所要建立的系统哲学,是基于如下的一个关于系统的基本定义:所谓系统,是自然界的一个具有自在本质的事物。首先,它具有一个自性,即拥有一个本质;其次,它一定与具体的事物相联系。而按照东方传统思维,事物即事与物的合成,前者是过程(事),后者是实在(物),具有二面性。这样一个观点将贯穿全书,被处处提及,多次重复。我们不再对系统下任何更加抽象的定义。现在,我们来说明,对于经过量子力学所仔细研究的微观系统,波函数就是对系统状态的完整的刻画,任何其他表述都是这一刻画的衍生品,尽管有时更加实用。

现在让我们对物理学史上一个著名的争论:爱因斯坦与玻尔之间关于量子力学的本质的争论给出一个新的解读。在这场争论中,大多数人倾向于同情玻尔,有些人甚至嘲讽爱因斯坦。历史再一次证明,真理往往掌握在少数人手中!

基于经典实在论的思想认为,波函数本身不是物理实在,仅仅其振幅(实数)才对应于物理实在。这里值得质疑的是,波函数的振幅平方(即概率)是否代表了系统的全部? 显然不是。玻尔的观点是,振幅平方是我们可以测量的,只有可以测量的才有意义,有意义的才构成事物的实体,其他的免谈。这是极其武断的,这种只有可观察的才是实在的哲学思维观曾一次又一次为科学的进步所否定,但是,人们还是乐此不疲地保守着这一信条。爱因斯坦反对的正是"振幅平方＝概率＝事物的全部"这一逻辑。

爱因斯坦的名言"上帝不掷骰子"的本意是,由上帝所决定的自然秩序,应该给系统一个完整的、自然的、实在的表述,系统的演化是连续不断的,这一演化过程中不会停下来,玩一下"掷骰子",再继续演化,等等这样的概率选择,而这是哥本哈根学派对测量的解释所隐射的。如果测量过程中涉及概率,那说明我们测量的是事物的一部分,不是全部,这时,我们的描述是不完备的。进一步说,一个完备的理论是对自然界发生的过程的一个确定性的表述。如果这个表述涉及的仅是概率(波函数振幅的平方),那么,应该存在一个只涉及概率的封闭的方程,在这个方程里,一切都是自然性地完全决定! 事实上,这个方程不存在。玻尔从这个旋涡中自拔的论据是否定自然本体,这是令人难以接受。物理学的基本目标是认识自然,如果描述自然的基本变量——波函数——不能代表自然本身,那是对物理学本身的一个极大的讽刺。我们认为,这是爱因斯坦的主要抵触之处。

　　波函数是薛定谔引进的描述量子力学过程的原始变量,它给出了一个对(微观)系统状态的时空分布的详细描述,可以直接与可观察的世界建立对应关系。波函数是对系统状态的一个简洁、完备的描述,基态是真空,激发态就对应于各种形态的物质和场,如夸克、电子与介子等。正因为系统本身应该以复数来表述(狭义相对论对时空也已经如此表述了),一旦采用了复数,一切都变得十分简洁和清晰:简洁的汉密尔顿量,简洁的变分原理,等。如果以往的经典物理是以实数来表征我们的经验,那么,现在我们应该修正我们的存在观:宇宙本来就是一个复数世界,它不仅包括我们经验中的实在,也包括我们经验外的虚空,实在与虚空正好构成自然存在的二面。换句话说,复数才是对自然存在的完整描述,它包括实部和虚部,振幅和相位。当以复数的波函数为基本变量时,薛定谔方程表现出优美的形式。这一事实说明,波函数的振幅本身不构成对自然界的完备刻画;波函数才是事物的全部,波函数才是对微观系统的全部刻画。虽然波恩对量子力学波函数的振幅平方的解释是正确的(为此他获得诺贝尔物理学奖),但是,这不代表波函数的完整的信息,对于复杂的量子系统,特别是生命系统,相位更为重要。玻姆所倡导的量子势,就对相位梯度的发展起到了关键的作用。我们说,这就是宏观生命系统,尤其是人的意识的本源。这一点是我们的核心观点,也是与斯塔普等学者的观点相互印证的。

　　现在,我们再细致梳理一下上面几节所讨论过的内容,都涉及哪些概念。然后,我们从系统的角度,对涉及波函数和其他的相关事物给出一个统一的说明(这似乎是一个很大胆的目标)。上面所讨论过的概念包括轨道、波、几率、塌缩、纠缠、叠加态以及神经活动等,还包括尚处于激烈争论中的概念,如意识与意志等。让我们针对具体的电子、光子、原子等系统展开讨论,理清它们与实验所观察的事物之间的关系,后者涉及更多的事物,如实验装置、量子态叠加、大脑决策等。

3.1.3　单量子波函数的系统论视角

　　这里,我们想提出单量子波函数的概念。大数粒子形成的平面波可以分解为单粒子的波,但是,这个分解应该是个奇异分解问题。就是说,当分解的子系统数趋向无穷大时,会出现奇异性。对于奇异极限问题,一般都会出现与人们的直觉不同的行为,在没有进行精准的理论分析之前,会出现悖论。这里举一个流体力学的例子。黏性流体运动满足纳维-斯托克斯方程,存在黏性耗散,而所谓的理想流体运动满足欧拉方程,其动能守恒,没有耗散。一个在流体力学争论了近一个世纪的理论问题,是当黏性越来越小时,纳维-斯托克斯方程的解是否趋向于欧拉方程的解,结论是基本上不是,即纳维-斯托克斯方程所描述的绝大多数运动(即湍流运动)都是具有有限耗散的,尽管黏性很小。那么,在黏性很小时,如何保持有限耗散呢? 科学家经过仔细考察,发现流体内部形成各式小涡结构,形成局部的准间断,导数发散,发散的速率正好与黏性的减小率相抵消,形成有限耗散。我们通过这个例子想说明,由于出现奇异摄动,不能简单诉诸经典的直觉,要做精细分析。

首先考察发射源一侧量子朝着狭缝的运动问题。我们还没有从文献中看到一个精细的单量子的奇异摄动分析。我们在这里进行一个猜测性的讨论,一方面为进一步的理论分析提供素材,更加重要的是展示对问题的复杂系统分析思路。

当发射源发射很多量子时,我们知道它们形成一束平面波,平面波的傅里叶表述非常简单。但是,现在的问题是用大数的粒子态来叠加出一个平面波,而将粒子数作为渐近参数,使之趋向无穷大。薛定谔提到的波包可能就是这里说的粒子态函数的一种选择,但应该有许多选择(一个简单的选择是用球面波,其波阵面的对称中心以某一速度射向狭缝);对于每一种选择,其参数必须满足良好的标度关系,否则将不会成功。我们认为,如果薛定谔关于波包的分析在这里所说的极限下进行系统性地展开,那么我们相信,将会有一类参数选择,在适当的标度关系下,能够叠加出良好的平面波。这是一个线性波的叠加问题,不是很复杂,有兴趣并有条件的读者可以做一做。

从上面这一分析中可以得出这样的结论:每个个别的量子也是一个波,这个波就构成关于在这种情形下的单个量子的系统模型(在发射侧的实验设置下,经过多次反射)。这一具有一定运动形态的波(类似于德布罗意波包),就是对于单个量子的完整的系统描述。现在来证明,干涉过程的系综统计性质不随粒子数的减少而变化。我们上面将平面波分解为单粒子波,是对薛定谔方程演化的初始条件做了分类。由于方程是线性的,叠加波的演化与单粒子波的演化行为是一致的。而且,我们猜想(需要今后严格证明),通过狭缝时,这一分解仍然有效,因为干涉行为本身也是波的线性叠加。因此,从整个统计层面上看,许多粒子波单独干涉、然后叠加,还是同时干涉、即刻叠加,结果应该是一样的。

于是,我们这里证明了大数量子的干涉结果与每个粒子一一通过狭缝、然后进行波的叠加所获得的结果应该是一致的,也就是假想的单粒子狭缝实验在理论上是可行的。但是,我们这里的推导遗漏了一个重要的细节,那就是系综的存在性,或者说,上面这句话中的统计层面上看,是什么意思? 技术上,这对应于假设,大数粒子时的空间平均等于少数粒子时的时间平均。这一假设显然成立吗? 不一定! 这是关键之处。这里假设,在两种极限情况(大数粒子与单粒子的长时间累积)下,所对应的系统在时间-空间整体上是同一个系统;只有是同一个系统,才能同一个统计系综,才能使两种平均相等。这就是事物的系统性! 两种平均是否相同,实质是问,空间许多粒子的系统与单粒子长时间积累的系统是否是同一个系统? 在下列情况下,我们可以认为它们是同一个系统,即在单个粒子的实验过程中,系统的量子态不受到任何扰动。也就是说,在整个过程中,不能偷看,不能在一个狭缝上加上挡板,否则这两个系统不一样,这两种平均结果也就不一样。于是,过去经典争论中的悖论消失了。

上述分析还有其他推论和预言。例如,假如我们果然偷看了,那么,量子芝诺效应就会起作用。上述分析可以对效应的大小进行分析,预测,然后与实验进行比较。同样,实验者可以在狭缝处引进人为的扰动,这可以改变屏幕上的干涉-衍射图案,上述分析也可以给出定量的预言,与实验进行比较。总之,这里给出的是一个复杂系统的分析,是一个从实验中提取定量信息,不断完善系统模型的一个思路。这是复杂系统科学的思路,是本书贯穿始终的一个要点。

现在,我们来分析狭缝另一侧的情况,这里发生了所谓的波包塌缩。我们利用上面设计的平面波分解,来为波包塌缩过程提供一个定量的描述,从而使这个问题走出纯思辨的境地。假设平面波被分解为 N 个单粒子波,单粒子波将通过狭缝,产生干涉。这里,我们利用这些单粒子波的参数分布,可以得到不同的演化行为(例如,将单粒子波参数化为中心的移动速度(大小与方向),球面波的波数和波纹)。理论上,需要设置一个单粒子波与狭缝后面的探测仪器的相互作用模型,这一模型应该尽可能地考虑到单粒子波最后落实到对某个位置的探测仪的原子产生激发这一经验事实。在这里,不再是平面波的塌缩问题,而是每一个单粒子波演变为屏幕上局部区域的原子激发的问题。而最后的时间累积结果依赖于什么呢?依赖于时间平均的单粒子波函数的振幅分布,这一分布与许多粒子(即平面波)在屏幕处的振幅分布是否一样,而这一点是上一段已经证明了的。

至此,我们完成了一个可能模拟波函数塌缩并把大数量子与个体量子效应统一起来的路径。但是,需要指出的是,我们进行的是一件数学上很危险的事,即在奇异扰动的极限下,将系综层面上很光滑的平面波表述为无穷多个奇异的单粒子波的叠加,然后,考察每一个奇异波的运动,再在最后将这些奇异单粒子波组建为光滑的系综平均结果。可以设想,这样的组建会对在奇异单粒子波的表述时所犯的微小错误敏感。因此,结果可能是超敏感的。有趣的是,我们似乎可以理解量子场论的无穷大问题了。似乎量子场论也进行了与我们这里同样的过程。而重正化正是以某种固定的法则来消除这里所出现的敏感性。所以预计,我们这里看似简单的计算,其实,也需要用到重正化。因此,这个问题的难度是比较明显的。

上面这个描述的一个重要问题,是单量子波函数的不唯一性,这看似不足,实际上却反映了事物的本质。这对应于复杂系统哲学下的一个重要的认识论原理,即对复杂系统的表述是不唯一的。单量子波函数应该是一个与环境条件密切相关的事物,是一个极为重要的复杂事物。也许只有在为数极少的系统(这里所讨论的系统可能是一个),对它们的完备的数学表述才是唯一的。而且,大多数情形下,重要的并不是单量子波函数,更为实用的是量子基波函数,这是对于整体系统的一个子系统分解,用子系统的波函数作为基来表示大系统的波函数,从而实现对于系统行为的某些机制的认识。这样的投影和基的选择显然是不唯一的。但是,成功的选择表明,系统的行为可以由这些子系统的行为的某种简单组合来理解。因此,经典科学的还原的方法在这里可以继续使用。

顺便提一下单量子波函数的意义,我们可以用傅里叶展开来将单量子波函数进行平面波的展开,于是,单量子波函数就是一个叠加态。叠加态中包含的其他波数的分量,可以认为是围绕平面波的一种弥散的分布,由不确定性原理造成。许多单量子波函数的叠加,又将这些弥散的分量消去了,只留下平面波的主要分量。由于这只是在平面波和单量子波函数之间的线性变换,它们是等价的。

值得指出的是,可靠的基波函数的确定要密切依靠经验数据,即某种基波函数的适用性,要看其叠加的效果是否能够导致对更多的经验数据的理解。当然,在众多经验数据面前,某些新的确定性原理还将涌现出来,成为人们了解量子态相互作用的基本原理。我们的系统哲学思考,为量子力学的研究打开一个复杂系统的方向。这对于研究复杂的量子系统(例如大脑)是极为重要的。

3.1.4　量子波函数的系统论解释

1952 年波恩因为对薛定谔波函数振幅的正确解释获得诺贝尔物理学奖。但是,相对于其他量子力学的创始者(玻尔、德布罗意、海森堡、薛定谔、狄拉克与泡利等)而言,波恩的这项殊荣还是姗姗来迟。这里的原因之一就是这一解释一直给人以一种不满足感:尽管它与实验观察相符合,但是,这么重要的物理量,作为微观世界的主要描述工具,竟然只是对应于一个概率?德布罗意波竟然只是一个几率波,这让重视物理实在的所有学者心有不甘。由于这一概率解释,使得描述单量子的运动变得毫无意义,这让物理直觉难以接受。同时,人们不得不引进诡异的波函数塌缩的概念,如此一来,对量子波函数的振幅平方(概率)的本质的进一步探讨,变得无从下手。至今,对量子力学的解释悬而未决,被彭罗斯称为物理学的一个核心难题。

上面针对狭缝的系统学理解可以告诉我们什么呢?假设人们能够找到某一类函数,来近似刻画单量子波函数,那么,单量子的运动就变得有意义了[①]。这一描述的可靠性,来自于这样一个事实:我们一开始考察的就是包括发射、运动和接受的整个量子系统,单量子运动不是绝对的单量子,而是量子系统的多粒子分解下的极限,这一极限由于某种(重正化)不变性而确定无疑地存在(这一点有待证明)。

---

① 当然,单量子的运动具有很强的间隙性,其统计平均值收敛得慢,大偏差性质明显。这些现象在湍流研究中已有一定的表现。

于是,这一刻画就具有普适性,一是关于粒子数的不变性,二是适用于多种不同环境下的量子性(下面我们将要讨论束缚态)。严格地说,我们给出的是对小数量子系统的描述,并非真正的单量子描述,而且我们将发现一种本质上新的间隙性和不确定性:即量子数与统计可计量性之间的不确定性。这一不确定性具有与海森堡不确定性关系类似的表述,但似乎还没有受到量子物理学家的重视。

由于这一新的不确定性,我们对于量子概率和波函数塌缩有了一种新的理解。目前,人们还在对经典概率和量子概率系统建立不同的公理化系统①,来探索两套概率系统的差异,揭示量子运动的规律。那么,从系统论的角度,我们对量子概率有什么认识呢?波函数就是宇宙基本量子的激发场,类似于光强是电场和磁场的平方一样,该激发场的强度(振幅平方)就是探测器在屏幕处所测到的粒子密度。对于大数粒子系统来说,这就是实验所观察到的结果。所谓几率波是一个误导,这个误导的来源就是我们想当然地仅仅关注单量子的存在,因为只是对于单量子(它不可能同时出现在这里和那里)而言,我们才必须引进几率。岂不知,单量子是不好定义的。如果真正要做单量子的实验,这个几率也是测不到的!

一旦放弃几率波的概念,诡异的塌缩也消失了。对于大数量子系统,无所谓塌缩,因为大数量子本来就包含着大数量子状态,测量过程就对应于一个正常的大数量子态的演化。而也只是对于小数量子系统而言,才会出现塌缩:似乎单量子必须忽然从一个到处都在的(平面波)状态一下子塌缩到某个计数器上(空间某个固定位置)。我们上面的分析表明,单量子系统是极其被不确定的,系统会具有极大的涨落性和统计量的不确定性。对这样的系统,我们不能期望获得稳定的测量值,因此,波函数塌缩只是一个理论上的概念,在实际世界中并没有真正的应用价值。

一个重要的推论是,量子系统具有内在的不可分解性。我们上面所进行的单量子分解是一个数学上的近似描述,对于狭缝干涉这样的线性过程(光子与光子之间是独立的,光的叠加是线性电磁波叠加),这一近似具有现实的对应。而在大多数系统中,量子过程具有内在的整体性,量子波函数是对于整个系统而定义的,是整个系统的状态的刻画,而且是对系统的完整刻画。这是我们对量子波函数的系统解释。

系统论认为,实际微观系统的演化始终是光滑的和连续的,因此,系统波函数的演化也必然是光滑和连续的。当系统量子数非常小时(例如,在研究基本粒子的加速器里),系统的内在统计涨落会很大,在测量仪器处引起的统计不确定性(如事件的有与无)也会比较大。但是,作为波函数的数学表述,无论从概念上还是从定量应用上,都不会出现什么问题。奇异性即使出现,也会像诸多物理、力学问题中

① Hardy L. 自然为什么要用量子理论来描述//Davis P,Barrow. 宇宙极问:量子、信息和宇宙. 朱芸慧,罗璇,雷奕安 译. 长沙:湖南科学技术出版社,2010:20.

的其他奇异性问题,有解决的方法。量子波函数就像经典粒子动力学中的概率分布函数,薛定谔方程就像刘维方程,两者都是线性的。于是,波函数是系统整体量子态的完整表述。

针对上述系统模型的一个关键检验是从事小数量子系统的狭缝实验。上述的单量子分解可以作为一个数学模型,来考察有限量子数在有限时间内的积分效应,不但计算光强在屏幕上的分布,还应该计算光强的统计涨落均方差的分布。这些量都是实验可以观察的,两者的比较可以判别,系统是否存在小数量子涨落,以及涨落幅度的增加规律。

当然,这里遗留下一个重要的问题,就是单量子系统的涨落的本质是什么?我们将单量子运动的随机性与布朗运动相类比,就会导致一个惊人的结论,单量子的随机性本质来自于真空随机涨落,而这种随机涨落的本质是由泡利不相容原理所表述的时空激发态的相互排斥。这一微观随机性也是事物随机-相干二面的一面,是自然界的基本过程之一(见 7.1 节的进一步的讨论)。这种涨落效应随着量子数的增加,变得越来越不重要。于是,量子概率的本质就离经典概率不远了,其定量性质的明显差异,则会启发更有创造力的研究,这一点有待今后量子物理的深入研究来判断。

系统模型的关键一点,是警示对于单量子概念的有限度的使用。这个概念是还原论思维下的一股习惯性产物,因为,系统从本质上可以(无影响地)还原到单个粒子。从系统论来说,任何系统都是一个整体的系统,系统整体的性质(一般都是统计性质)具有规律性。可以从数学上将系统表述为一定数量的子系统的合作,作为一种分析手段,这样的分解是有益的;但对于复杂系统来说,分解手段就不唯一,因此,子系统具有一定的解释功能,但并不具有本质性的意义。特别是对于量子系统而言,当系统本身变得越来越小时,系统会出现越来越大的不确定性,这给出小数量子系统的统计描述的一种限制,也从根本上警示我们,从概念上考虑小数量子系统(如单量子或单原子)的局限性。

至此,系统模型给出波函数的解释是,波函数的振幅平方,对应于统计平均的粒子密度,这与量子场论是一致的,后者赋予波函数以粒子产生和湮没算符的含义。这一解释与量子力学教科书里的解释也是一致的,但是,消除了在波函数塌缩问题上的悖论。下面,我们要进一步展开对量子的波粒二象性的讨论,这涉及对电子束缚态的讨论。这是 3.2 节讨论的内容。

3.2　量子系统论

3.2.1　光的波粒二象性的本质

20 世纪最伟大的认识应该是关于光的本质的认识。普朗克、爱因斯坦的光量子学说,成功地解释了黑体辐射、光电效应等实验,并对原子模型和量子力学理论的建立做出了不可磨灭的贡献。但是,同时,光的波粒二象性也给人们带来了诸多的困惑。波函数塌缩就是光的波粒二象性在光被接受的过程中出现的一个理论困难,这在 3.1 节做了讨论。另外一个困惑来自于光的发射过程,光是由原子发射的,原子是一个个分立的,因此,光子的发射必然是一个个发射的。那么,在发射时,如何来看待光的波动性呢?

这个问题没有像波函数塌缩那样引起关注,但也同样引发了波粒二象性的困惑。让我们从系统论的角度来看这个问题,并深入到具体的物理系统中来讨论问题,避免抽象的、无谓的争论。考虑处于激发态的氢原子系统,电子从激发态跃迁到基态,发射一个相应频率的光子。描述到这一步,大家都很熟悉。但是,对于原子发射光子的具体过程,涉及电子的能态变化和光子的发射,或者说光子的独立波函数的产生,从来没有更具体的理论描述。虽然具体的发射过程是客观存在的,对于大数原子系统,人们观察到的是朝着各个方向运动的光子组成光芒四射的光波,宏观上处于激发态与基态的氢原子数存在一个稳定的比例。整个系统处于平衡态。一切都没有矛盾!

理论上的困惑只是来自于对单个原子处于单个时刻状态的认识。这时,才会出现诸如电子处于哪个能态? 电子的波函数是什么意义? 光子发射时是否产生一个独立的波函数? 这个波函数是什么形式? 其意义是什么? 在 3.1 节,我们已经讨论了单量子波函数的奇异性,因此,上述问题所瞄准的是一个奇异的极限(至少在现有的理论框架下)。因此,从系统的角度讲,这些问题都具有极大的不确定性。具体来说,①某个具体的原子中的光子发射过程在时间上是一个或然过程,电子能级的跃迁时间是不能确定的;②单电子和单光子的空间波函数也是奇异的。这两点给出了这样一个结论,现有的理论框架本质是对于系统的整体描述,是一个系统论模型,不能给出单个原子和光子具体的动力学过程的描述。

因此,光子、电子和原子系统,只有在大量子数时才有稳定的行为,才具有良好的规律性。换句话说,只有在宏观系统层次上才有良好的规律。尽管光子是一个直觉上有用的概念,例如,它在光电效应的解释中,可以被想象为能够与电子发生碰撞的客体。从这个意义上来说,单量子波函数的数学模型仍然是有价值的,可以加深对于光的粒子性的理解。

结论是在宏观上,光的大数量子系统是一个经典的电磁场系统,具有明显的波动性,满足简洁优美的麦克斯韦方程,经典电磁现象的广大物理实验支持这一规律。但是,在微观层次,涉及单个原子、现象的动力学规律还是模糊的。这里的系统分析,有可能成为进一步发展量子动力学理论的基础。特别要指出的是,统计的描述与系统的描述,在哲学认识论上是一致的,都是着眼于对于宏观系统的完整的描述。

3.2.2　原子的一元二面系统论描述

光子、电子、原子系统是自然界最基本的系统,也是大千世界最基本的稳定结构。一个多世纪前,电子围绕原子核的运动曾经长期困扰着物理学家,与这一困扰并存的是对于光的本质认识的困惑。电子绕原子核运动,与地球绕太阳运动相类似吗? 如果是,麦克斯韦的电磁学理论告诉我们,在圆形轨道上运动的电子会辐射电磁波,会损失其动能,动能的损失需要势能来弥补,于是,电子的轨道半径会减小,在很短的时间内,电子将塌缩到原子核中心。这是物理学研究史上的一个著名的悖论。我们注意到,这一悖论涉及对电子和电磁波(光子)这两个事物的本质的认识。在经典的认识中,电子被看成是经典粒子(如太阳系里的行星),而电磁波被看成是连续的电磁场,可以连续地辐射。今天,我们知道,在原子尺度上,这两点都是错误的。

上面讨论过的光子和电子系统,还不是构成地球物质的基本系统,原子才是构成地球物质的基本结构。前面回顾了在针对这一基本系统开展的探索过程中,物理学家所经历的革命性的经历。通过对这一实际的物理系统开展哲学性的描述,我们将重新获得对自然系统的一个完备的、和谐的、连续统的描述。而这一描述中蕴含着新的系统论元素,使之可以顺利地应用于更加复杂的系统:蛋白质、细胞、组织、人体与社会等。因此,我们对世间万事万物的系统论模型,从对原子的描述开始。

所谓原子的系统论模型,除了正常描述原子本身的(量子物理)性质外,它包含对于任何一个系统进行抽象描述的特点,这个特点使得它可以应用于其他系统,尤其是更加复杂的生命系统。

物理学教科书称,原子由原子核与电子组成。但是,原子既能(在电离过程)发射电子,也能(在能级跃迁过程中)发射光子;同时,原子核周围,既有电子,又有电磁场(光子),后者占据了原子核周围的真空,并传递着电子与原子核之间的相互作用。于是,原子这一系统将电子和光子两者完美地结合在一起。因此,我们有必要忘记原子是由原子核和电子所组成的这样一个经典概念。我们的系统论模型说,原子由原子核、电子和光子(电磁场)共同组成。值得指出的是,这一电磁场绝不是经典的库仑场,尽管在电子的拉格朗日(或汉密尔顿)量中出现库仑势,因此,以光子(突出其量子特性)称更加贴切。

现在,我们来正式阐述原子的系统模型如下。

原子整体拥有一个波函数,它描述了原子在空间的运动,它具有上一节所介绍的单量子波函数的特点,这是原子的外自由度。原子内部拥有一个波函数,就是通常所称的电子波函数,电子波函数描述的是原子内自由度,即内部量子的激发态。这个激发态包含两个元素,电子和光子,前者被称为体元素,后者被称为形元素,两者联合起来,才是原子内时空激发态的完整刻画,在数学上就表述为波函数。能够发射电子和光子的原子处于激发态,这一激发态更加确切地说是原子内时空的激发态。正是因为波函数是对于原子内时空激发态的完整描述,才满足简洁的薛定谔方程,方程的简洁性同时表明它对基本规律的有效把握,因为这是宇宙基本秩序的表达。简单优美的理论才是真理!

处于原子内时空中的电子不再是经典的带电粒子,光子也不是经典的粒子,两者不可分离,其共同状态由一个统一的波函数所描述的量子激发态的图像所取代。这一新图像应该是下面这个类似于量子场的描述。

原子内时空是这样一个量子态,它充满了电子和光子,电子与光子数也是量子数,处在动态的、充满量子涨落的状态。霍金描述黑洞也是用了这个图像。如果没有外界的干扰,原子核的电荷量与原子内时空的总带电量(核外电子数)相等,这时,原子处于中性稳定的状态,原子与外界的相互作用最小。但是,我们身边的大多数原子都处于复杂的电磁环境中,也就是处在大量(虚实)光子的环境中。环境中的光子将影响原子内时空的电子与光子的激发状态,形成或极化、电离或能级跃迁等过程,在这些过程中,原子会不断产生和吸收自由电子和自由光子,构成一幅丰富多彩的发射、吸收的复杂动力学。

原子物理所描述的都是有关原子的内时空激发态的性质。量子力学的一个惊人的事实是,通过完整求解电荷集中在中心的电子波函数,考虑到电子是费米子,满足泡利不相容原理,可以刻画自然界的各种原子的基本结构,并对元素周期表给出简洁美妙的说明。从这里的原子系统模型来看,元素周期表描述的是原子的内时空的各种可能的电子激发态(以电荷数为指标)。另一方面,薛定谔方程的解完整解释了氢原子的光谱系列,那是对原子的内时空的各种可能的光子激发态(以波函数能量本征值来衡量)的描述。这是物理学的两个重大成就,其本质在于,中心电荷的薛定谔波函数是对其周围的量子状态给出了完整的、简洁可靠的描述。这些量子状态构成了对宇宙物质的美妙的刻画。

将上面的讨论进一步延续,我们就得到关于时空的量子本源存在论和关于一般系统的一元二面论。

3.3　世界一元二面的本体性

哲学的基本问题之一是,什么是存在?历经几千年的哲学争论,德国哲学家海德格尔于20世纪初声称,我们没有从哲学上解决这个问题。"是否存在上帝? 是否存在自由意志?"这些问题之所以一直悬而未决,其根源就在于,我们没有从根本上界定,存在的定义问题。海德格尔的存在论把存在作为第一预设。这里,我们将系统作为第一预设。换句话说,我们把量子观和系统观作为新哲学系统的两大基石。

系统观是指,世界万事万物都构成系统,因此,都具有系统层面上的相似性。如此,我们暂时告别纯思辨的哲学框架,从物理学的经验事实和逻辑构建中吸取营养,来充实对系统、对存在的认识。

3.3.1　时空的量子本源存在论

3.2 节关于原子的系统模型,把波函数认定为对原子内时空状态的数学表示,强调了这是对某一特定(原子内)量子特性的描述,而不只是对电子(或光子)的描述。这突出了宇宙事物源于时空的本源性,以及事物(原子状态)的整体性和系统性。我们把这一点作为关键之点,它集中反映了从物理的经典实在观向复杂系统哲学观的升华。升华后的哲学系统观,可以应用于各种复杂系统,尤其是生命系统。反过来,由于有精确的量子力学理论作支撑,新的系统观就有了坚实的基石。我们确实将看到,新的哲学系统观已开始对万事万物形成相对完整的、自洽的表述。

从电子-光子到原子内时空,我们完成了类似于康德关于先验认知的时空本性的抽象。让我们回顾一下这个抽象的过程。康德在其巨著《纯粹理性批判》中问了这样一个问题:天空是蓝色的,当把这句话中与经验有关的所有元素都抽去时,还剩下什么? 如果缺乏抽象思维能力的话,很难回答这个问题,甚至无法理解什么叫抽去? 康德的结论是,当与经验相关的所有元素被抽去时,最后剩下的就是人的先天感知的元素,这一元素就是时间和空间。换句话说,时空是人与生俱来的感知能力。时空是认知的本源性事物(先天感知能力)。我们从这里延伸出一个广泛性的结论:时空是一切事物的本源,其存在形式是量子!

于是,原子具有内自由度,这是一个内时空态,这一状态先验存在于原子核周围。内时空态的不同选择构成了不同元素的原子,内时空态的不同能级构成了在外电磁场激发下的不同激发态,它可以吸收和发射电子和光子。离子也是特殊的内时空态。波函数构成了对内时空态的完整描述。

描述内时空态的波函数有一个至关重要的性质,就是其复数表示,这一点在3.1.2 小节中已经进行了说明。因为复数包括了实部和虚部,振幅和相位。因此,波函数的振幅本身,不构成对自然界的完备刻画;只有完整包含振幅和相位,才是对原子内时空状态的完整刻画,也才是对宇宙中万事万物系统的完整刻画。虽然波恩的概率解释是正确的,但是,这个解释没用包含波函数的完整的信息。一句话,宇宙事物从本源上讲是一元二面的系统,这一点对于复杂的量子系统,特别是生命系统,更为重要。后者将要一直强调,意识正是来自于波函数的相位。

我们从现成的量子力学理论中引申出的量子,刻画的是量子场的时空激发态,其中包含了电磁、弱、强三种相互作用,后二者还没有在上面的讨论中涉及。根据大统一理论,三者的区别在于真空态的对称性不一样。我们这里将量子作为系统的本源性概念,是与现代物理理论的表述方向是一致的,因此,是一种最先进的哲学观。

更为重要的是,基于量子态所表征的系统也就成为自然社会万事万物的本源。因为无论事物结构如何复杂,它都是量子态中的一种表现。深刻地理解了这一点,就看到了不同事物之间的相似性和同一性。例如,万事万物都是一元二面的特性,每一个事物既具有其作为事物的存在性(一元),又同时具有其实在和过程的两个方面,前者是在空间的表达,后者是在时间上的表达。因为物质和意识也是事物发展的两面,所以广延性、能量性与信息性等构成相互联系的量子的表征。最终,时间与空间本身就构成宇宙本体一元的二面,这两个方面既相互独立、又密切关联。结构是空间之结构,过程乃时间之过程。宇为空间,宙为时间,两者共同组成我们的生存之地!

3.3.2　微观世界的一元二面论

上面对于原子的讨论认为波函数所描述的是原子内时空态。原子内时空态既不仅仅是电子、也不仅仅是电磁场,而是一种由于大量虚光子所组成的态。我们称之为时空的电磁量子激发态,简称时空量子。因此,真正基本的自然存在形式是时空量子,它伴随着宇宙大爆炸产生,随后,经历了一系列的演化、变迁、进化等过程,形成了原子、分子、生物大分子、细胞、生物、人与社会等,构成了蔚为大观的地球生物圈世界。这一世界的最基础的结构就是时空量子,这才是莱布尼茨希望发现的单子。如上面所述,时空的基态是真空,其量子激发态可以表示为各种基本粒子或场。粒子和场是量子激发态的两种运动形态,是运动性的两面。因此,量子这一基本存在是一个一元二面的系统:一元是量子本身,运动二面是粒子与波!

物理教科书里讲的电子可以处于束缚态和自由态。这里的系统观认为,处于束缚态的电子应该融入原子的内时空,无需单独考虑。所谓电子,就是指处于自由态的电子,它是一个一元二面体,电子一元是其基本属性,这是一个由原子所发射的可以远离原子而独立存在的、具有一个负电荷单位的微观时空量子态。它由波函数来描述。当它独立存在时,应该由一个单量子波函数描述,而关于单量子波函数的形式还未被给出,它具有一定的空间定域性、时间不确定性和系统(统计)不确定性。大数自由电子形成的单量子波群可以组成平面波,这才表现出明显的波动性。这与宏观的波运动才形成更加精确的对应,宏观波动是一群量子的有序运动。于是,我们实现了薛定谔所期望的波粒二象性的统一。

当单个自由电子在介质中运动时,与介质中的其他粒子发生相互作用,在其运动的动量方向会形成一个极化的轨迹,留下一系列可观察的痕迹。这是威尔逊云雾室观察到的(自由)电子(或其他基本粒子)的轨道。从哲学的角度看,宏观观察到的单个电子(或基本粒子)轨道,是电子二面性中的粒子面的展示,形成轨道其实经历了从微观单量子波转化为宏观激发轨道的一个过程。一些物理学家将其描述为波包塌缩过程,对这一过程的详细数学描述仍为当代量子力学研究的课题。我们在后面将要说明,这里涉及一个动力学过程,量子力学的理论还有待于发展为量子动力学。值得指出的是,用物理学的术语说,轨道这一概念是经典物理的近似。

光子的一元二面性具有与自由电子类似的表述。光的粒子性突出表现在其发射过程中(爱因斯坦对光电效应的实验解释),而经典电磁学所描述的电磁波,则是大数自由光子的典型运动状态。经典的带电粒子辐射电磁波的概念,转换为光子在电子周围不断产生和湮没、并持续形成大数光子的过程。如此,在激光管中形成激光应该是一个自然的过程:集中在同一区域的大数光子激发态,必然处于某种整体有序运动态。

原子这个一元二面系统是自然界最为典型的、稳定的系统。处于化学分子中的原子作为一个整体,稳定维持在一定的状态下,这是不争的事实。我们把这样一个时空稳定态称之为原子系统的自组织状态。这就是该原子系统的基本存在,我们把这个时空状态抽象地称之为原子系统之一元本体。通常提到原子这个名词,指的就是这本体一元,它是一个存在,这个存在就是上面所提到的"对外是一个粒子——由一个单量子波函数描述其运动,对内拥有一个稳定的内时空激发态——由电子波函数描述其状态"。从哲学本体上说,原子之一元就是被称之为原子的事物的本体,或者说对这个本体的抽象的表述,是原子这个事物的全部。这个全部是存在的,因此,一元性也是事物的存在性。

在抽象地表述了存在性一元之后,我们就必须开展对于原子的详细的、具体的描述了,这涉及对原子的各个角度的刻画。首先,是内外二面。如上面所陈述的,对外,它是一个具有波动性的粒子;对内,它是一个(相对于真空而言的)量子激发态。其次,原子的内时空状态由电子和光子所组成,电子为实(粒子),光子为虚(场),两者共同组成内量子的虚实二面,或电子-光子二面。再次,原子可以处于基态(静),也可以处于激发态(动),后者将可能发射光子,这是原子的动静二面。注意到,原子整体处于永恒的运动中,因此,只有其内时空状态有动静二面。如此,原子的具体性质将由多个维度的二面性所组成。我们说,原子是一个一元二面多维的系统。

量子场论是亚微观世界的理论,对量子激发态进行了最为精确的刻画。对电子反常磁矩的理论预言与实验测量的吻合程度达到 11 位有效数字,这是惊人的。这一描述是这样的,真空中充满了无穷多的正负虚光子,它们不断产生和湮没,在带电粒子周围形成电磁相互作用的媒介,在基本粒子周围,还形成弱和强相互作用的媒介。这里,量子场这一本体一元同样包括两个相互联结的方面:波矢和算符,分别刻画系统的状态和过程。我们也称由波矢所描述的状态为量子态。真空是波矢的一个状态——基态,更为丰富的是粒子和场的激发态。系统在基态和激发态之间的转换、演变造就了丰富的大千世界。

量子场的相互作用是用费曼图来定量描述的。可以认为,费曼图正是对粒子的时空演化状态的一种渐近展开。无穷大也许可以认为是对单量子波函数的一种极限发散行为,重正化正是对宏观系统所表现的有限性的理性截断。弱相互作用的处理需要选择不同对称性的真空态,源于其所对应的量子基态(真空)不同,或者其单量子波函数不同。

微观世界的一元二面还有一个维度,就是动与静的维度。当今的定量的原子理论研究还只是涉及电子数(电流强度)、光子数(光强)等宏观统计量的预言和观察,是对于静态的描述,还没有开始真正研究电子、光子的发射过程中的复杂动力学过程。坦率地说,人们对于波函数演化的动力学过程还没有细究,波包塌缩还没有一个动力学模型,还只是停留在概念层次的一个猜想。一元二面的哲学观表明,微观系统不但有统计平衡态的一面,也有动力学非平衡态的一面,后者对于大数系统来说不一定重要,而对于小数量子系统来说,将会非常重要。目前的量子纠缠态的研究,似乎会涉及小数量子系统的动力学过程。

事实上,我们身边的复杂世界,充满了复杂多层次的量子激发态,这一激发态涉及大数的离子、电子与光子。正如原子可以形成一个短暂稳定的状态一样,由大数原子组成的分子、细胞、生物体等都维持在一定的自组织状态。无论系统如何复杂,量子的自组织(整体)状态都是可以想象的,甚至是可以从数学上去把握的。对于复杂的宏观世界(3.3.3 小节讨论),系统观就表现得非常重要了,这是寻求在宏观层次新的简单性的最重要的概念。

至此,我们从物理学最为基础、最为精确、应用最为广泛的量子力学理论的(哲学)新解释出发,建立了一个有关自然界基本存在的新的哲学本体论命题:波函数是量子时空状态的完整刻画,量子才是自然的基本存在。这里颠覆了狭义的物理实在观,将实在作为基本存在的一个面——空间结构面,并补充了时间演化的过程面。因此,它是传统的物理实在观与怀特海的过程本源论的结合,两者作为两面结合成事物本体一元,这一元就是量子本身。波函数作为描述这基本一元的数学工具,自始至终拥有一个确定性的规律,于是,爱因斯坦的抱怨得到圆满的回答:上帝果然不掷骰子! 薛定谔方程表述的就是这样一个确定性的演化过程。波函数就是事物的全部。然而,如果我们只关注测量,就只涉及波函数的振幅平方,那么,确有一部分隐藏的元素,就是波函数的相位。后面我们要详细讨论,这一相位场拥有非常多的信息,值得后来者加以寻觅。玻姆的理论已经把相位场的信息以隐参量的方式表现出来了,只是没有用于分析复杂生命系统。此次站在哲学思辨角度的评论,可以接受历史的检验。

最后,我们明确地抛弃了哥本哈根解释中对本体论的表述(但接受其对认识论的表述),因为哥本哈根的本体论,引起诸多的哲学和科学的困惑,大大限制了对量子力学的意义的理解,也因此使这一探索整整晚了半个多世纪。该从认识论的量子力学回归了量子本体论。应该是挽救本体论的时刻了。而且这一挽救同时把意识引进了科学的殿堂,使自由意志等为人类所熟悉的事物,重新进入理性思维和精密逻辑思维的园地,特别是从这一园地中找回责任、义务、感觉和道德。人并非是一台机器,人的一切也并非是铁定的,不确定性的背后有着确定性的本体和复杂的运动轨迹,世界不是仅仅在认识时才存在,人类也并非只能玩数值关系的游戏,而对游戏背后的一切茫然无知。是了解、理解游戏规则并负起责任的时候了!

新的本体论图像有这样一个形象的比喻:大海如同宇宙,是真实的存在;海水分子如同量子,是组成宇宙本体的基本存在;而海水在引力和惯性作用下的高低起伏的运动,水面凸起的部分可以是浪、可以是浪花、可以形成海啸、可以飞溅,它们形态各异,组成一幅绚丽多彩的图案,就是世间的万事万物。海水运动的根源是引力,而引力也是时空曲率效应的一部分,因此,一切都归结为量子本身的属性。

另外一个可以比喻的事物是空中的水汽和云。云是可见的物质,整个水汽系统对应于我们所说的量子基本存在,在温度-热力学相变-对流的作用下,水汽系统在运动,形成云,气流又推动云的运动。云是可见的物质,对应于量子的激发态,对应于量子波函数的不为零的振幅,气流不可见,由量子波函数的相位梯度来确定,它决定了云的运动。

于是,一幅微观世界的一元二面的系统论图案诞生了,而宏观世界以这一微观世界为基础,并且在一元二面上保留着微观世界的完整面目。这是复杂系统哲学的核心假设。换句话说,不能以为微观粒子的随机碰撞是组成宏观系统的唯一途径;恰恰相反,自然界绝大多数有机物质,从化学大分子、到生物、到人、到社会,都不是微观粒子的随机堆砌,而是在更大尺度上的一种有机构成。那么,在更高层次(尺度)上的有机构成遵循什么法则? 就是一元二面多维多层次的系统法则(见3.3.3 小节),而一元二面根植于微观系统的基本性质。

3.3.3　一元二面的复杂系统论

在上述关于原子微观世界的基础上,我们对宇宙中万事万物形成一个统一的命题:宇宙中的任何系统(万事万物)都是量子时空的宏观有机激发态。这一点的依据是任何系统都是由微观粒子和围绕微观粒子的虚空所集合而成。过去,人们仅仅关注着可见的粒子(如电子),时空被认为是描写粒子运动的框架和参照系。事实上,粒子运动的背后是真空,而真空不空,它充满量子涨落。这一真空涨落效应不是一个无足轻重的、局部的现象,而是一个有关哲学的实在观和存在论的大问题。粒子与真空中的场(二面)构成了系统(事物)的全部,上面称之为量子态,它由波函数来完整描述。大数的这样的微观系统集合起来,形成了宏观系统。这一集合不是简单的堆砌,而是在宇宙长期演化和进化过程中,从简单到复杂,逐渐发展而来。每一个新事物的产生都对应于这一进化过程中的一个突变,使组成新事物的微观系统之间形成一种新的耦合。于是,诞生了一种新的量子的有机激发态(相对于真空而言)。这一表述适用于万事万物。

　　既然是量子态,必然是一元二面的系统。一元即事物本体一元,是此事物区别于彼事物之本质,是形成该事物的自组织性的体现。量子态必然从根本上由波函数来描述,因而具有二面性。经典物质系统(如行星)表现出的粒子性,则是一种近似,就像威尔逊云雾室里看到的基本粒子一样。而复杂事物的复杂性来自于事物内部出现跨尺度、跨层次的耦合,而促成这一耦合的基本机理正是量子态的波动性,因为波动态就是系统组元的有序运动态。本书将这一思想应用于各类事物,尤其是生命系统的活动。体和形是宏观生命系统的二面,它直接来源于微观量子态的粒子性与波动性。例如,意识就是人的宏观量子态的一个基本面,无需再进行实证式检验。意识存在于可见的物质(神经元、人)运动过程中。这就是万事万物的一元二面论,缺一不可。

　　量子一元二面本体论,针对复杂事物,提供了一个理解多世界理论的新视角。因为大数的、不同层次的波函数的融合构成了一个平行发展的、重复交叉的波函数世界,就像城市里平行活动的人群、车辆,每时每刻都在产生新事物(新世界)。但是,这里所不同的是,这些事物仍然处于同一个世界里,而且正因为如此,它们可以再次相互交汇,演变出新花样。这样,多世界不再诡异。波函数塌缩的故事也由此终结(见 3.2.1 小节)。量子世界的故事非常类似于人类社会的故事,生命世界本质是一个宏观的量子世界,处处可见相互耦合,人类的记忆和希望,就是时间轴上的整体性的反映。

　　作为宏观复杂事物中的一个突出代表,我们在这里讨论物质和精神的相互作用。一个在后面要进行进一步证明的比喻就是云和气流(见 5.1.3 节)。物质与精神之间,绝不像两个同样的事物之间的作用,如台球与桌子之间的碰撞,而是像云和气。云和气属于高空物理状态的二面,云是实体的一面,气流是虚体的一面,它有一个速度场来描述(在量子系统中,这个速度场是波函数的相位梯度)。因此,云和气是二面之间的共生互动关系,气推动着云运动,云是气的代表。这样的比喻早就是传统中国哲学的内容,万事万物皆有气,这是流传几千年的哲学论断。《黄帝内经》二十余万字,单个字出现最频繁的就是气字,出现了 3000 多次①,可见,对于人体内部的运动来说,气是何能重要的概念。这里,我们找到其科学依据。东方古圣早就对生命世界的另一面有了相当深入的体会和把握,它超越了近代西方哲学偏执一面的倾向。新本体论在逻辑上取得了一个进步。

　　作为人体与精神二面的一元则是人。因此,人就是宏观的一个复杂量子态,是一个一元二面的系统。这就是新近出版的《人体复杂系统科学探索》的核心内容。在这个理论框架下,人群、社会是一个更加宏观的、巨大的量子有机体。于是,我们看到

---

① 张志聪 注．黄帝内经．杭州:浙江古籍出版社,2002:1~481.

了一个希望,即一切自然现象——特别是生命现象的本质已经为量子力学的描述所抓住,我们只需在这一基础上,大胆地研究宏观量子现象,尤其是研究量子相位效应,我们就可能发现宏观世界的诸多内在复杂性的根源,理解各种复杂现象的内在联系。特别是,量子纠缠现象为我们理解复杂社会中的各种利益关系提供了科学的基础。从这里,我们才能发现量子力学的本质意义。

新哲学观符合未来基础科学的发展方向。量子力学描述了以电磁作用为主的量子基本存在的演变过程,而广义相对论描述了大尺度量子的引力作用过程。两者统一的基础是两个理论都描述量子态。因此,寻求两者的统一也可以在本书的哲学观的思想框架内进行。规范场论可以认为是对量子态开展统一描述的一种尝试,弦论、扭量理论等都是在这个方向的努力。这一切都说明,本哲学观是与当代科学的前沿是完全一致的。

新哲学观更是指明未来复杂系统科学的发展方向。对于人和生命系统而言,电磁作用占据了绝大部分的舞台,因此,意识现象和生命现象更多地表现为电磁现象。对于这样一个复杂的电磁量子状态的描述,粒子位置、化学结构、神经电流等等,都是外在的现象,是物理实在,但又是外观表现,内在的联系在场中。在一个有趣的连续统的描述中,这里有出入无常的意识流,这里有闪电般的灵感,这里有火花般的激情,这里又有连绵不断、孜孜不倦、锲而不舍、吃苦耐劳的意志和毅力,还有对生命、社会、宇宙的感恩之心,有道德之源!

我们所面临的世界,不再是一个经典系统;不再是给定一个初始条件,然后在确定性规律的作用下演化的,具有确定性轨道的系统;不再是一个可以借助确定性规律来预测全部性质的宿命论系统。那些只是对于无生命的简单系统的近似描述。相反,在宏观层次上,尤其对于生命系统,本质上是量子关联的系统,既在空间上连绵不断,又在时间上前后相关;尤其在时间的关联上,不一定是前后因果关联,也存在反向决定,这是由于长期进化所形成的量子非定域量子纠缠效应的自然反映,使系统拥有从整体到局部的多层次关联。一句话,我们所面临的是复杂系统,而且是开放的复杂巨系统。我们在第 4 章将详细展开讨论这样的复杂系统哲学观。

第4章 复杂系统哲学新框架

在第 2.1 节,我们提出了一个问题:将近一个世纪了,为什么人们还没有实质性地突破对于量子力学的解释?为什么没有从量子力学的巨大成功中开拓出对宇宙本质的崭新认识?原因是人们(物理学家、哲学家)对世界的看法(也就是哲学观),停留在经典物理的哲学观上,即机械的物质世界观。真正的瓶颈来自传统的西方哲学理念,即自亚里士多德就留下的重实在的世界观,以及文艺复兴初期的哲学,在挣脱神学束缚的过程中被片面绝对化的经验主义。近代哲学对理性认识的恢宏建构,特别是以康德和黑格尔为代表的德国古典哲学,将关注的焦点从自然世界移到了人的认识世界,哲学从本体论哲学走向了认识论哲学。这些对人类认识所开展的形而上的思考,又受到当时迅猛增长的科学知识的影响,尤其是牛顿力学的影响,即寻求最简单的、最本质的、最核心的认识结构,于是出现纯粹理性、绝对观念等。虽然辩证法是认识的一大进步,但是,相对于在人脑中实际产生的复杂思维来说,它也只能是一种理想。后来,柏格森、怀特海等充分意识到世界的多变性,将过程提到存在本源的位置,但是,其论证逻辑依然受制于几百年来所形成的西方学术传统,难以针对复杂世界开展一个足够深度和广度的开拓。详细的讨论见第5 章。一句话,近代哲学始终没有跳出简单性思维的框架。然而,早在两千多年前,东方哲学已经针对自然的复杂世界发展出了一个独特的思路,这一思路又与量子力学的本质息息相关。

4.1 《道德经》之道学

《道德经》是中华传统文化的源头之一,其中包含的思想,长期影响,甚至(在背后)主宰着中华文明的发展(根据道的特性,见这下面的讨论)。复杂系统哲学的基本原理来自于《道德经》,是对其哲学思想的现代诠释。我们认为,《道德经》中蕴含着一个完整的哲学本体论框架,它对万事万物之源头、抽象的道进行了描述,它通过道在社会生活中的具体形象——德——进行的细致的刻画,构成了一幅独特的画面,这一画面中展示了这样一个世界背后的核心,即道。如果所说属实,那么我们就不难理解,为什么它如此晦涩难懂?因为它代表着抽象的内核。为什么它一直为思想家所崇敬?因为它象征着高境界。为什么它被奉为修道者的圣典?因为它揭示了生命世界的未来。本节希望对此略作说明,详细需另文著述。

相较于提纲挈领地对这本五千余言的著作进行描述,我们更倾向于采取引用和简单批注的形式来进行阐述。只是引用总需有一个先后顺序和主题归类,在这个顺序和归类中透着我们对本书的理解。

4.1.1　道之本体

第一章　道之本性

道可道,非常道;名可名,非常名。无名天地之始,有名万物之母。故常无欲以观其妙,有欲以观其窍。此两者同出而异名,同为之玄,玄之又玄,众妙之门。

第四章　道乃象帝之先

道冲而用之,或不盈,渊兮,似万物之宗。挫其锐,解其纷,和其光,同其尘。湛兮,似若存。吾不知谁家子,象帝之先。

第六章　天地之根

谷神不死,是谓玄牝。玄牝之门,是谓天地根。绵绵若存,用之不勤。

第二十五章　道之为物,先天地生

有物混成,先天地生,寂兮寥兮,独立而不改,周行而不殆,可以为天下母。吾不知其名,字之曰道,强为名之曰大。大曰逝,逝曰远,远曰反。故道大,天大,地大,王亦大。域中有四大,而王居其一焉。王法地,地法天,天法道,道法自然。

第四十章　道之动用,若反若弱

反者道之动,弱者道之用。天下万物生于有,有生于无。

第四十二章　道生万物,冲气以为和

道生一,一生二,二生三,三生万物。万物负阴而抱阳,冲气以为和。

第三十九章　道之为一,辅佐万物

昔之得一者:天得一以清,地得一以宁,神得一以灵,谷得一以盈,万物得一以生,侯王得一以为天下贞,其致之一也。

第七章　道之长久

天长地久。天地之所以能长且久者,以其不自生,故能长生。

第十六章　虚极静笃,归根合道

致虚极,守静笃。万物并作,吾以观其复。夫物芸芸,各复归其根。归根曰静,静曰复命。复命曰常,知常曰明。不知常,妄作凶。知常容,容乃公,公乃王,王乃天,天乃道,道乃久,没身不殆。

第三十二章　道常无名

道常无名。譬道之在天下,犹川谷之于江海也。

第三十七章　道常无为

道常无为而无不为。

我们摘录了有关对道的本体的表述。从这短短的近四百字里,我们看到了这么一幅图画:天地产生之始,混沌初开;产生对应于有,而产生之前,还存在一个无,所以,有生于无,天地是有,天地生成之前是无;无亦称先天,有称后天。道是贯穿先天和后天全过程的一个事物。道也是在不断变化过程中的,因此非常道(常是不变的意思,即不是不变的道)。我们可以给它一个名,但这个名也会不断变化,即非常名。道还对应于一种存在,一种寂、廖、独立不改、周行不怠的存在,它可以生长万物,这一存在的一个性质就是大,因为,它是一个看不见边(逝),触摸不到边(远)的事物。最终,宇宙中有四个大事物,天、地、道、王。我们认为,王这里指的是人,或者是人的心灵。王、地、天、道和自然形成一个层级结构,最高端是自然。因此,道还是自然中的一个事物,但是,是比天还高的事物。

道这样一个抽象的事物本源之存在,出入有无,表现玄妙。从无生有,即道生一;从有分出阴阳(二面),即一生二;阴阳对立统一产生一个相互作用的媒介,即气,即二生三;阴阳气三者相互作用、耦合、涌现,则产生出世间的万事万物,即三生万物。万物化生于道,道隐藏在万事万物之后,这就是万物的一,万物之共同之本性。如果把握住道,则天清、地宁、神灵、谷盛、万物丰登、国家安泰。道敞天地,天地运行是遵循道的;只有符合道的规律,才能像天地一样长久生存。

在芸芸万物的运行中,道隐藏在哪里呢? 道在事物运动的根处,乃天地根和象帝之先,而根处正是运动的对立面,即静。万事万物皆为实,其对立面是虚;万事万物皆在运动,其对立面是静。一旦致虚极,守静笃,我们就能够看到事物复杂运动的规律,即观其复(看到它的复杂性),即复命(回归生命之真谛),即知常(认识到不变的规律)。如此,我们就能主动容(理解),公(为公),王(贡献社会),天(与自然和谐),道(回归大道),久(长久生存),没身不殆(健康长寿)。道处在天地之间,是天地之本源,就像川谷相对于江海而言,前者为后者提供源源不断的水源。同时,道看上去无为,其实无所不为,它是万事万物之本源,它产生万事万物,故它有大为。

这就是中华民族的祖先对于宇宙、世界、世间万事万物的本源的思考和描述,至今已有数千年。这样一个抽象的道,与西方哲学家心目中的本源有什么内在的联系? 这是本书的核心。我们在后面要逐渐展开。在这里先简短地谈几个要点。首先,道的存在确认了一个自然秩序,一个存在。其次,道是抽象的,隐藏在万事万物之后,是万事万物的本源。这与西方学者所寻找的对象是一致的。但是,道是非拟人化的,它是自然中的一个存在,是最遵循自然规律的那个存在,道法自然。再次,道是无常的,道处在变化之中,因此,与强调过程、变化的学者(如怀特海)有共通之处。最后,正因为万事万物的运动变化,其本源之处是静。这一点恰是东方文化的关键之点,是西方学者完全没有把握的! 短短的几百字,阐述了这几层含义,一层深于一层,实令后人崇敬。

4.1.2　道与万物之关系

第四章　道乃万物之宗

道冲而用之,或不盈,渊兮,似万物之宗。挫其锐,解其纷,和其光,同其尘。湛兮,似若存。吾不知谁家子,象帝之先。

第五十一章　道生万物

道生之,德蓄之,物形之,势成之。是以万物莫不尊道而贵德。道之尊,德之贵,夫莫之命而常自然。故道生之,德蓄之,长之,育之,成之,熟之,养之,覆之。生而不有,为而不恃,长而不宰,是谓玄德。

第八章　道利万物

上善若水。水利万物而不争,处众人之所恶,故几于道。

第十一章　道之利用

故有之以为利,无之以为用。

第六十二章　道为天下贵

道者万物之奥,善人之宝,不善人之所保。

第七十九章　天道善人

天道无亲,常与善人。

这里,我们摘录了六章有关对"道与万物"关系的表述,不到三百字。这里的大意是道相对于万事万物而言,似有似无,万事万物尖锐纷争,光闪尘器,道往往起着一个中和性的、平衡性的作用。道似乎是在万事万物背后的主宰,是中心,也是核心,尤其是当事物发展走向极端之时。因此,道表现出来的作用,往往与外在的表现是相反的,体现了宇宙自然有无相互转化的规律。因为它是万物之源(万物皆生于道),因此,万物莫不尊道;同时,德是道的化身,隐藏的道在万事万物中显露的部分就是德,万事万物生于道之后,成长于德,因此,德就是道的有形延伸体,二者是事物发展的共同责任体。所以,万物莫不贵德。道产生事物而不占有事物,德辅助事物而不主宰事物,两者共同作为而不自恃,这就是道德! 上善若水,水是最好的例子,它辅助万事万物,但从不争功;它总是处在最下面,故非常接近道。当人们拥有道会获得利益,但人们没有觉察到道时,道仍然在悄悄地起作用。道是万事万物中最为奥妙的事物,善良的人会很珍惜它,不善良的人也要依靠它来保全自己。它对世间万物没有亲疏之分,但却常常在善良的人们那里看到它。

这里,我们看到,道是如何在万事万物的运行中发挥作用的,从这些作用中,我们可以初步理解道这样一个事物(它本身也是一个事物)的一些特性。应该说,这些性质并非很直观,甚至是非常抽象,表现得晦涩难懂。但是,一旦我们认同它的存在,我们对照着这样认识,再来看我们自己,看社会,看世界,看宇宙,就会有一种豁然开朗之感,原来世间万事万物背后确有这样一个事物的主宰。这与我们说,我们是由原子组成的,具有同样的真理性。而我们进一步说,道正是原子(量子)在宏观的对应!

原子是自然科学经过数百年的努力所发现的,那么,古人是如何发现道,又为何对道如此了解呢?于是,我们进入第三篇,来看一看,道在人身上对应于一个什么事物?古人就是在人身上发现道的。而这也印证了一个事实,人是一个宏观的量子体。

4.1.3　道之为物

第二十五章　道之为物,先天地生

有物混成,先天地生,寂兮寥兮,独立而不改,周行而不殆,可以为天下母。吾不知其名,字之曰道,强为名之曰大。大曰逝,逝曰远,远曰反。故道大,天大,地大,王亦大。域中有四大,而王居其一焉。王法地,地法天,天法道,道法自然。

第二十一章　道之为物,惟恍惟惚

孔德之容,唯道是从。道之为物,惟恍惟惚。惚兮恍,其中有象;恍兮惚,其中有物。窈兮冥,其中有精。其精甚真,其中有信。

第六章　天地之根,玄牝之门

谷神不死,是谓玄牝。玄牝之门,是谓天地根。绵绵若存,用之不勤。

第十五章　道者,玄妙之士得之

古之善为士者,微妙玄通,深不可识。夫唯不可识,故强为之容:豫兮,若冬涉川;犹兮,若畏四邻;俨兮,其若客;涣兮,若冰之将释;敦兮,其若朴;旷兮,其若谷;浑兮,其若浊。

第十章　道者,专气致柔,明白四达

载营魄抱一,能无离乎?专气致柔,能婴儿乎?涤除玄览,能无疵乎?爱国治民,能无为乎?天门开阖,能无雌乎?明白四达,能无知乎?

第十七章 功成自然

太上,不知有之;其次,亲之誉之;其次,畏之。其次,侮之。信不足焉,有不信焉。犹兮其贵言。功成事遂,百姓皆谓"我自然"。

第三十五章　道之不可见闻

道之出口,淡乎其无味。视之不可见,听之不可闻,用之不可既。

第十四章　道若希夷,视不见听不闻

视之不见,名曰夷;听之不闻,名曰希;搏之不得,名曰微。此三者不可致诘,故混而为一。其上不皦,其下不昧,绳绳不可名,复归于无物。是谓无状之状,无象之象,是谓恍惚。迎之不见其首,随之不见其名。

在《道德经》第六章到第三十五章(一共八十一章),一共有八章,明确地描述了一种物质,也被称之为道。如"有物混成,先天地生,寂兮寥兮,独立而不改,周行而不殆,可以为天下母。吾不知其名,字之曰道,强为名之曰大"。这一段,已经出现在上一部分,用于描述道之本性;这里,我们又引用它,以反映道也是一个具体的事物。但是,这一事物非常抽象,"先天地生"。又如"道之为物,惟恍惟惚。惚兮恍,其中有象;恍兮惚,其中有物。窈兮冥,其中有精。其精甚真,其中有信。"这种象、物、精和信就是针对这一物质而言的。试问,这还是前面二篇所讲的道吗?是同一个道吗?这个疑问应该是学者两千多年来一直有的困惑,曾引起了许多的猜测和争论。这里,我们当然必须直面这个问题。

我们认为,这里讲的道之为物,应该是落实在人身上的一个事物,本质上与前面讲的万事万物本源之道是同一个事物。换句话说,宇宙之道,在人身上应该有对应。从系统论的基本原理出发很好理解。宇宙是一个系统,人也是一个系统,道是任何一个系统产生之初就存在的事物,也同时是贯穿系统的产生、发展、消亡全过程的(抽象)事物(因为这一过程是此起彼伏,连绵不断的)。因此,在人身中,并在人的一生中,都存在这样一个道之为物之物。那么,这一物的踪迹在哪里呢?上面几段描述了,它的踪迹就在人的一些特殊思维状态下,即恍、惚、窈、冥,这些都是用现代语言所描述的人的下意识的思维状态。这里所传达的意思是,道可以在下意识思维状态下被(人)感知,感知的结果是有象、有物、有精、有信。为什么?这应该是意识科学未来要研究的内容。历史上,这些描述构成中国传统修道修真文化的源头。道家就是从这里出发,几千年来孜孜不倦地探索如何在人体身内部恢复这一物质,他们不停地追问,这一物质在人身上是以什么形式存在的?有什么性质?有什么功能?如何以人的主观能动性来创造这一物质?所谓,修道,就是在修这一物;得道,就是在人身上终于产生的这一物。这是中国传统的修道文化,今天可以来讨论了。

《道德经》继续阐述如下:这一物质具有夷(视之不见)、希(听之不闻)、微(搏之不得)等三个特点,常人对这几句话可能不理解,那是因为这里的视、听、搏是指人处在特殊下意识思维状态下所进行的观察行为,非一般人的正常的思维状态,而所谓不见、不闻、不得也是特指在那种状态下的行为之果。这些描述对于实际修炼的人士而言,无疑是对修炼实践的指导,故此,他们认为,《道德经》是一部指导修炼的书,这话确实不假!至于后面的描述,如不曒、不昧、不可名、无物、无状之状、无象之象、迎之不见其首,随之不见其名、绵绵若存、营魄抱一、专气致柔、涤除玄览等皆是对修炼者在下意识状态下的感受的一种描述。这些词句的意义,形成了中国道家微妙玄通,深不可识的学问体系,是中华民族的宝贵文化遗产。虽然它们暂时还离常人的感受甚远(故称为玄学),但是,随着现代知识的普及以及系统哲学观的建立,有可能会被更多的人所理解,就像大众也可以逐渐理解量子的波粒二象性一样。

从这些描述中,我们对上一篇提出的问题,即古人是如何发现道的有了一个答案。那是因为,道这样一个万事万物的本源,也自然的存在于人身上,在人的生命发展过程中,它必然起着重要的作用(如果我们假设它存在的话)。人一生中会发生许多事情,这就构成一个万事万物之系统。在这些事物中,道都在起作用,后来的古代学者将之称为真气、元气等名词,以区别于那个最高境界的道。从事长期实践的修炼者会发现,当人处在高度入静的下意识状态时,就能够体会到这种感觉,就能够感知到这样一个事物,这个事物具有一系列的特征,与上一篇所描述的相同,如"先天地生"(它在事物未发之前就存在,故是事物之本源)、"寂、廖、独立不改、周行不怠"(高度入静下的意识高能量畅通流动,犹如低温超导之电流)、"常无为而无不为"(下意识没有具体的意识内容但圆满地调节了人的身心)等。对于人来说,天和地就是人体内部的心理系统和生理系统这两大系统,而王正是人的心灵系统。因此,《道德经》中讲域中四大,我们就把它对应于四大系统,即心理系统(天)、生理系统(地)、心灵系统(人)和道。这一解释就是出自系统论的解读,是否正确? 可以在实践应用中来检验。

这里所说的这部分内容通常被称为东方玄学。但是,离开了这部分内容,就难以理解古代道家从什么途径感受到道,并对道进行了如此细致的描述,而且将道与万事万物建立了广泛深入的联系。从我们的分析看,道家是中国文化中与当代科学最接近的,它拥有一个严谨、精确、实证、实践的思辨系统,虽然只有一小部分修道之士对之有深刻的理解。许多概念,对于没有相当实践基础的人士说,非常抽象。但是,如果抱着客观的态度,深入接触这些修道人士,我们就会窥探到这一巨大学术体系的端倪,而一旦发现这一宝库(很像考古之发现一样),我们对于道学的由来之疑惑就释然了。

我们知道,相对于现代人而言,古人的生活范围是很小的,接触的事物的种类似乎也必然较少,那么,他们何以对事物发展产生了如此深刻的见解呢? 原因就是他们以人体作为实验室,以人的感知(神经活动)作为科学探索工具,以人的内省、内视、内观、呼吸吐纳以及导引等作为活动内容,对人的生理、心理、思维、意识与心灵等各个层次的活动展开探索。因为入静并不需要特殊的条件,深呼吸、导引、观想不需要特殊的设备,感知、总结、提炼以及抽象等都是人所天生拥有的心的功能,因此,古人对人身中之道的研究非常深入,而且,实践经验代代相传,日益丰富,形成蔚为大观的中国修道文化。这些内容,应该与现代的神经科学、认知科学、思维科学相结合,共同创建未来的意识科学。这将是对人类文化的一个极大的贡献,是中华民族奉献给人类的一项宝贵思想,其意义远远超过四大技术发明。一旦东方玄学不再玄了,就意味着人类文化的一个重大的突破,而要实现这一突破,就要将道与量子实现有机的结合,这便是东、西方文化的完美融合,是本书的核心。

4.1.4　道之德性

第十八章　道废仁出

大道废,有仁义。智慧出,有大伪。

第三十六章　柔弱似道

柔胜刚,弱胜强。鱼不可脱于渊。人不可须臾离道。

第三十八章　上德不德

上德不德,是以有德。下德不失德,是以无德。上德无为而无以为,下德为之而有以为。上仁为之而无以为,上义为之而有以为。上礼为之而莫之应,则攘臂而扔之。故失道而后德,失德而后仁,失仁而后义,失义而后礼。

第四十三章　道之至柔

天下之至柔,驰骋天下之至坚。

第七十三章　天道不争

天之道,不争而善胜,不言而善应,不召而自来,坦然而善谋。天网恢恢,疏而不漏。

第七十六章　柔弱处上

强大处下,柔弱处上。

第七十七章　损有余而补不足

天之道,其犹张弓乎? 高者抑之,下者举之;有余者损之,不足者补之。

第七十八章　水柔弱无以易之

天下柔弱莫过于水,而攻坚强者莫之能胜,其无以易之。

我们继续这个发现道的征程,这里收集了八章的内容,阐述了道的一些性质。我们从这些性质中要更加深入地体会,作为万事万物本源之道,还有哪些特点? 深刻地理解这些道理,对五千年中华文明就有了更加深入的理解。

这八章的内容集中概括起来有下列几点。

(1) 道是最高境界的价值,大道废,有仁义。即使像中国文化中被十分尊崇的仁义,也只是当道的规律没有被标准执行时的补救措施。为什么这么说呢? 当事物运行遵循道的规律时,一切都是依据自然秩序的,这时,没有必要提倡仁义。换句话说,仁义之说,来自于人类社会偏离了事物发展的规律,这里尤其是指当私有制产生以后,人类社会所出现的各种钩心斗角、相互残害之事,因此,才有必要提倡仁义。

(2) 道的本性是柔弱,是不争,是损有余而补不足,这与当今人类社会的主流文化恰好是背道而驰的。当前,人类总是在求发展,社会是成功者的天堂,所谓成功的标志,是比同伴做得更加出色。整个社会倡导的是竞争文化,虽然说是鼓励公平竞争,但是,本质上鲜有真正的公平。人们认为,只有竞争,才能优胜劣汰,才符合生物进化的规律。岂不知,我们同时也是竞争规范的制定者,我们似乎在行使自然的权力。这些行动所造成的影响,正在随着人类的强大而变得更加危险。我们对资源的使用、在发展经济上的不遗余力、对于不同观念、不同信仰者的鄙视和压制,都在随着我们的力量的强大而日益引发争议,而且,这种情况有失去控制的可能。于是,用道来进行一个对于当代以西方文明为主导的人类社会的重要修正是有益的。这就是道德文化的复兴(见9.4节),也是时代需要的使然。

(3) 柔能胜强,这个道理似非而是。在牛顿力学的框架下,这当然是荒谬的。但是,在一个非线性的世界里,在一个量子规律所控制的世界里,在生命的世界里,这应该是一个重要的规律。东方文明在这一点上与西方以力服人的文明形态形成了鲜明的对比。如果说,牛顿定律决定了粒子作用的规律,那么量子场、生命场、意识场的规律应该是场的规律,是流体运动(如水和气)的规律。东方文明重视的是后者。这里,我们获得了对于一个重要问题的答案:为什么气构成华夏文明的一个核心概念? 因为它是无形的水,是几近于道的事物。当然,它是与生命息息相关的。水(和气)为什么强大? 因为"其无以易之"(没有什么可以变的,又可以说,没有什么不可以变的)。这就是水(气)强大的根源。掌握这一点,才能掌握东方文化的精髓,才能在追求自由和幸福的道路上开辟一个广阔的大道。这里,我们获得了同样的结论:如果合道,则人本来就是自由的。

(4) 社会道德规范具有一个层次结构:"故失道而后德,失德而后仁,失仁而后义,失义而后礼"。这里构造了社会道德层次变化的图景,也给出了社会道德演变的一个图景,对于今天的社会发展有很重要的参考意义。两千年前孔子讲礼,就意味着道的隐藏。今天的社会还在继续发展,以讲法为主,这是礼难以为继的结果。因此,在《道德经》的这句话后面,我们针对今天的社会,可以加上一句:"失礼而后法"。这是人类文化的自我约束的最后一道防线了,因为,每个人都可以判断,失法以后是什么情况。官员的腐败、社会治安情况的恶化等,并非是个别制度的问题,也不是哪一批领导人的不努力,而是社会物质文化发展导致人们欲望膨胀的必然结果。社会有识之士和权威人士应该警醒,事情不能总是朝着一个方向走,自然、社会的演化必然要峰会路转。而思想家更要未雨绸缪,探索在前,为未来社会的改革和进步认真思考:如何回归道德文化? 如何找回人心灵深处的理性的力量? 社会观念、人心的返璞归真,才能迎来人类发展的新局面。这正是道德文化复兴的迫切性所在。

4.1.5　中国道学的现代表述

德国哲学家海德格尔的《在通向语言的途中》中说:"老子的'道'能解释为一种深刻意义上的'道路',即'开出新的道路',它的含义要比西方人讲的'理'、'精神'、

'意义'等更原本,其中隐藏着'思想着的道说'或'语言'的'全部秘密之所在'"①。哲学家和历史学家杜兰特在其洋洋十二卷本的《世界文明史》中如此赞颂《道德经》:"它所蕴涵的思想,在思想史上,的确可称得上是最迷人的一部奇书……或许,我们将要焚毁除了《道德经》外的所有书籍,而在《道德经》中寻得智慧的摘要"②。英国科学史家李约瑟博士在其名著《中国科技史》中说:"(道家)对中国科学史有着头等的重要性。""道家对自然界的推究和洞察,完全可与亚里士多德以前的希腊相媲美,而且成为中国整个科学的基础。"

事实上,中国的古人是从对人的认识反推到宇宙,才形成关于道的哲学概念。完成这一推广的基本理论框架就是系统论。那就是,既然人这一小系统是这么运转的,宇宙大系统也应该是类似地运转的。小系统与大系统虽然在具体内容上不一样,但是,在系统结构形式上却是一致的,这就是系统观。这是复杂系统哲学的基础。我们是将这一思想彻底贯彻在新的本体论的建构中。

《道德经》对事物的演变给出的是:"道生一,一生二,二生三,三生万物"。道是事物的本源,从这个本源生出一,就是我们所看到的事物。而道是这个事物生成之前的本源。结合我们在两种自然观中所总结的当代科学的最新认识,我们认为,道就是事物的量子性,甚至可以说,道就是量子。因为,任何事物都是量子在宏观上的表现。而量子具有二面性,实与虚,振幅与相位等。而且,由于量子的本体非定域性,任何由大量量子所集合而成的宏观事物,与其他事物都是相连通的。由于分子的随机碰撞导致的所谓"退相干化"确实损失了一部分相关,但是,对于更多的系统,特别是生命系统,这种相关是客观存在的。这是宏观意识场存在的科学基础。宏观的二面性,由此就产生的三,即二面之间相互转化的一种力,一种相互作用,一种场。从这里,我们看到,宏观的量子系统,从原则上可以完全展示出上述道学所描述的事物演变的图像。只是,相关的非线性场论和宏观量子动力学的研究还没有充分发展起来。这里提出的观点将推动这一前沿研究的启动和深入。

让我们在这里把道与量子再进行一次细致的比较。

(1) 道生万物,是万物的本原。"似万物之宗"(第 4 章)"可以为天下母"(第 25 章)。"天下万物生于有,有生于无"(第 40 章)。量子是组成所有事物的本源,所有事物都对应于时空中的一组量子事件。

(2) 道在时空中无处不在。这是道生育万物、辅助万物的一个重要条件。在时间上,道先于事物本身而存在,即"吾不知谁之子,象帝之先"(第 4 章)、"先天地生"(第 25 章)。任何事物发生之前就存在一个对应的量子时空系统,任何事物的发生都是这个量子系统的演化的结果。在事物产生以后的所有演化过程,这个量

① Heidegger M. 在通向语言的途中. 孙周兴 译. 北京:商务印书馆,2009
② Durant W. 世界文明史 1:东方的遗产. 台湾幼狮文化 译. 北京:东方出版社,2003:456~459.

子系统始终伴随着事物。量子性在微观,隐在宏观可见的事物背后。只是,微观与宏观之间的耦合规律(即道),是宏观事物的演化从没有完全脱离微观量子性。

(3) 道处于永恒的运动之中。即"周行而不殆"(第 25 章)。世上万事万物皆是微观量子结合成原子、分子、大分子、晶体等多层次构成的,在微观层次上,量子的运动是永恒的,从不停歇,此起彼伏。量子系统处于永恒的运动过程中。

(4) 道学文化称,道是先天一元,气是后天一元。"道生一,一生二,二生三,三生万物。万物负阴而抱阳,冲气以为和"(第 42 章)。所谓后天,是指事物诞生以后的系统,后天一气是指,在任何生命系统的运动过程中,都有一种"气"伴随着事物的发展和演化。那么,从量子场来看,"气"的一个对应是量子波函数的相位场。非线性薛定谔方程的理论告诉我们,物质密度场是在一个流场的推动之下运动,而这个流场的速度就是波函数相位的梯度。换句话说,对应一些宏观量子场,气的速度就是波函数相位梯度。这里,我们看到这样一个前景:传统道学提供了对生命系统运动的经验描述,而非线性宏观多体量子论给出了生命系统的科学描述,两者可以针对人这一生命系统进行有效的对话,从经验和理性两方面加深对人的生命活动的理解,尤其是对人体高境界的研究。

(5) 在道的宇宙中,万事万物都是相互联系的、相互依存的。万事万物都是"道"之子,万事万物同根、同源。而联系的媒介就是"道"或者气,"万物负阴而抱阳,冲气以为和"。在量子所组成的世界里,量子场本身是非定域的,是整体的。在宏观层次上所表现的经典性只是一种近似,量子场本质上是一个整体。宇宙的波函数具有比原子波函数更加基本的意义。因此,从哲学上讲,量子与道具有本质上的一致。

(6) 生命中的道是高度有序的存在,它包含物质、信息和能量。"道之为物,惟恍惟惚",道的运动似乎包含着一种不确定性,也可以说道的运行是一个创造性的过程。但是这个创造性的过程并非完全随机——否则我们就难以见到这个生机勃勃、充满秩序的大千世界。道本身是有结构的,即"惚兮恍,其中有象"。道既然能生万物,自然就包含着万物的"质料",或者说道包含着物质的成分,即"恍兮惚,其中有物"。道不但能够生育万物,它还能维系万物的存在(具有一定的稳定性)与运动,因此它必然包含能量,即"窈兮冥,其中有精"。如果这种能量是真实存在的,它又不会造成事物混乱无序的运动,那么道必定包含着信息,即"其精甚真,其中有信"。正因为道具有上述性质,因此它的作用无穷,"道冲而用之或不盈"(第 4 章),"用之不可既"(第 35 章)。从这里的阐述中,我们实实在在地感受到,下一步深入研究宏观量子系统的意义,这里拥有生命现象中非常多的有待定量描述的现象、规律和解释。

在《道德经》所表述的宇宙中,自然界并不像是由基本组元组成的机械的世界,而更像是一个动态的、类似生命的关系网络。在这个网络中每一个部分都是无限复杂的,一切事物都以一种几乎无限复杂的方式相互作用着。每一个部分,都不是刻板僵硬的存在,而是有生灭过程的、不断与宇宙的其他存在进行着感应。在根本上,一切事物都是相互依赖、不可分割的,并且都是同一终极存在——道的暂时构象。

同时,《道德经》把自然界的一切变化都看成是阴、阳两面有机互动的表现。并且,任何对立的双方都构成两面的关系,两面中的每一面都与另一面能动的联系着,共同构成同一个整体的表现。五千余言的《道德经》,对事物二面性有详细的刻画,罗列了四十多个二面性的概念,来刻画宇宙、社会与人生。关于事物的一般性和普遍性的概念包括阴阳、有无、虚实、正反、形体、黑白、雌雄;关于事物的空间结构性的概念包括天地、高下、内外、左右、前后、曲直、主客、彼此、母子;关于事物的时间运动性的概念包括动静、进退、刚柔、治乱、寿夭、生灭、兴废、有为与无为、争与不争;关于事物的度量性的概念包括大小、多少、长短、轻重、清浊、不足与有余;关于事物的社会价值性的概念包括成败、得失、损益、利害、吉凶、福祸、荣辱、贵贱、美丑(恶)、善恶(不善)、明昧、巧拙、难易等。上述的各类二面性概念可以应用于分析一个具体的复杂系统。这些成对的二面性概念可以扩展为一个丰富的认识空间,形成对具体系统(包括人)的细致的刻画。

《道德经》中所述的以道为核心的宇宙生命有机体的思想,奠定了中国古代自然观的基础。李约瑟对此曾有了一定深度的把握:"在古代和中世纪,中国人认为物质世界是一个完美的连续体。在任何重要的意义上来说,聚集在可感知之物中的'气'都不是颗粒状的,但是个别物体与世界上所有其他物体相互作用……其方式类似于波或振动,取决于两种基本的作用——阴和阳,在所有层次上有节奏的交替。个别事物从而有了自己内在的节奏。这些都与宇宙和谐的图像结合成一个整体"[1]。

进一步,《道德经》给我们展示了一个多层次的系统图景:"道生之,德蓄之,物形之,势成之"(第51章),给出了包括宇宙万事万物普遍的自组织状态的基本描述。万物都是由"道"而生。同时,万物都是由"德"所滋养的,宇宙中没有任何一物是绝对地孤立于任何其他事物而独立存在的,每一事物都与其他事物保持着一种耦合关系,与其他事物一起支撑着一个事物的存在,即德蓄之。事物的形体又以物质原料的聚合所显现,即物形之。所有的事物又受周围的大环境所支持,以保持其存在,如"大势所趋"、"应运而生"、"时势造英雄"等,即势成之。因此,宇宙中的任何存在都必然是复杂的,有其来源、有其稳定存在的支撑,它的演化又受到环境的影响。

---

① Needham J. Science and Civilization in China. London：Cambridge University Press,1956：8,9.

　　既然宇宙中任何一个事物必然与宇宙中的其他存在保持着耦合(相互支撑)关系——或者说"德"的关系,那么如何衡量这种耦合度呢?《道德经》给出的答案是,这种耦合度是多层次的。以个人与世界的耦合关系为例,《道德经》指出,"修之于身,其德乃真;修之于家,其德乃余;修之于乡,其德乃长;修之于国,其德乃丰;修之于天下,其德乃普。故以身观身,以家观家,以乡观乡,以国观国,以天下观天下。吾何以知天下之然哉? 以此"(第54章)。认为,家、乡、国、天下是个人生命有机体的延伸,个人生命是生命共同体的有机组成部分。如同细胞、组织等人体局部的形体结构之于人体生命有机整体,人类个体的整体量子波函数与生命共同体的整体波函数之间,通过"德"的作用可以形成高度的耦合,从而实现个体的健康和人生的圆满,即"圣人不积,既以为人,己俞有;既以与人,己俞多"(第54章)。

　　在这个意义上,《道德经》指出"重积德则无不克,无不克则莫知其极,莫知其极可以有国,有国之母可以长久。是谓深根固柢长生久视之道"(第59章)。通过不断行德、积德,就能克服个人和团体发展中的种种困难。在个体和团体内部以及个体和团体与生命共同体的耦合是没有止境的。只有与生命共同体的高度耦合,个体和团体才能巩固根本,其生命才可能长久。甚至达到个体的体结构的死去并不意味着个体生命的消亡的境界,而是如"水滴入大海"一般融入了生命共同体之中,即《道德经》所说的"不失其所者久,死而不亡者寿"(第33章)。

　　上面介绍的中国传统的道学,是中华文化的精华,展示了东方古圣对人和自然关系的深刻理解,两千多年来作为核心的价值观,指导着人们在各个领域的活动,从帝王将相到平民百姓,从农工商学到三教九流,无一不刻着其烙印。而且,作为一门哲学,它一直不间断地指导着国人(统治者和大众)的思想,使中华民族这一人口众多的大国,生生不息,延续至今,成为四大古文明中唯一没有出现重大文化断层的国度。究其深刻内涵,来自于中国传统学术背后的一整套的思想之中,蕴含着宇宙、生命和社会运行的多层次的基本法则。

　　道学对于宇宙本源、生命的本质和社会运动法则的阐述,具有其内在的价值,具有与西方哲学类似的特征。因为,康德哲学围绕纯粹理性而谈,黑格尔围绕绝对观念而谈,莱布尼茨围绕单子而论……所不同的是,东方哲学强调更多的是理想、是超越,其中没有充分地展开对于生活常态的讨论,或者说,作为方向和指导,它具有至高无上的价值;不过,与广大民众平时的生活食粮差距甚为可观。在东方文化中,社会大众的思维,就依靠社会组织结构内部的连接来提供,而这套哲学指导着社会组织的领头人。因此,中华文明的发展的跌宕起伏,极大程度上依赖于社会带头人的道德修养和悟性。今天,时代变了,政治民主了,社会力量的格局发生深刻变化了,不能仅仅依靠少数人来带动大多数人了,现在是全民觉醒的时候了……复杂系统哲学,以及在其指导下发展的复杂系统科学,希望不仅仅要关注理想,也要关注现实,更要架通理想与现实之间的桥梁。这是新时代学人的使命。

　　下面介绍的一元二面多维多层次的复杂系统本体论,就是对中国古人阐述的宇宙事物发展变化的形式概括,反映了我们在现代科学知识的背景下,对《道德经》的经典表述开展的解读。一元二面多维多层次,与东方自然哲学的直觉性的抽象表述(道、一、二、三、万物等)保持了形式上的高度一致,也必然具有内涵上的接近。但是,我们没有停留在形式上,我们建议的本体论模型,具有针对具体事物开展科学建模的意义,为开展复杂系统的科学描述开辟了广阔的思路。将东方的直觉性表述与西方的逻辑性刻画(因果、机制、机理、量等)相结合,这是新本体论的核心。因此,这是一个试图融汇东、西方哲学的本体论。

4.2　一元二面多维多层次的本体论

　　古代哲学探讨的是人与自然的关系,是一个整体性的探索。中世纪哲学较多地探讨宇宙本源-上帝,近代哲学探讨的更多的是知识、自由、心灵、义务、价值等的问题。康德以来的哲学视角,始终离不开对过去思想的批判,在某些程度上来自于自然科学发展以来的学术传统,所不同的是,哲学家具有更加抽象的思辨能力,因此,可以远离现实社会,从事高深莫测的讨论分析。另一方面,科学技术的发展和社会文明格局的复杂化,给人们呈现出前所未有的复杂性,这使得包罗万象的大作变得越来越困难,即便是造诣很深的大作也难免有支离破碎、甚至挂一漏万之处,为敏锐的后辈学者提供了争议的战场。今天,随着信息的暴涨,知识的堆砌,学科交叉的日盛,东、西方文化的交融,人类统治自然的危机日益显露之时,一种对知识进行综合、对心灵开展理解、对价值重新审视的呼声在急剧上升。复杂系统哲学正是应这一需求而生。

　　本体论-形而上学是关于自然和人的本质性认识的学问。本体论试图针对世界的终极本质作出回答,因此一直与宗教结缘。但与宗教的不同之处在于,它明确提出其公理性假设。本体论预设的公理不是直接来源于生活和实践经验,而是在经验基础上提炼出来的抽象性的命题,这些命题具有内在的简单性、一致性和精确性,并且命题之间的关系符合逻辑上的严谨性。这是它与宗教的最大区别。由于其内在思辨的精确性,本体论思想是不太容易被个别的经验所证实或证伪的;它的吸引力主要来源于它的原理的简洁和自洽。随着世界呈现给人类的复杂性与日俱增,从事本体论研究的难度也在增加。在古代,这些学问不知不觉中被注入神话的内容;在近代,又不可避免地与哲学和最尖端的科学相伴。历史上伟大的学者皆在本体论上有所创见,因为他们对自然、生命、人的认识达到这样一个深度,能够为我们提供具有内在吸引力的思维模式。

　　本体论的重要性是十分明确的。本体论是关于终极存在的公理性假设,是其他哲学命题的基础。传统上,本体论被定义为作为存在本身的科学,在系统哲学中就是系统本身的一般性理论。本体论将揭示存在的意义,并构建人们理解世界的基础。在这一基础上建构起来的认识论包含了最普遍的知识原理,用于指导人们去获取新知识,并开展有目的的活动。本体论原理是公理性预设,从这些原理出发系统性地为各个学科构建协调一致的一般性理论,就成为现代哲学研究的内容。

能够流传至今的古代哲学论述都在创建本体论上有建树。那时,人类还没有形成对自然和人的完整的思想,人类中的杰出人士-古圣先贤,在特殊的机遇下,通过他们对经验、人生、文化的观察和体悟,总结出诸多真知灼见。至今,古希腊哲学的光辉依然闪烁在西方哲学著作的字里行间,而在东方,在《道德经》、《易经》、《黄帝内经》等传世巨作中所传载的思想,在中华文明发展的历史长河中被证明是精湛的、深刻的。东、西方文化都有着自身明显的特色,西方文化的基本精神是批判,而东方文化的传统是继承和发展,两者形成了强烈的互补性。

由于鲜明的批判精神,使得西方哲学中出现了许多学派:一元论、二元论和多元论,唯物论和唯心论,唯灵论和机械论,等等。经历了若干个世纪的探索,形成的著述已浩如烟海,因此今天,任何人所提出的任何思想,都能在前人的著述中找到足迹。从西方哲学的发展史看(见第 5 章),近代哲学已经丧失了探索本体论的热情,更多的是探索(已知的)本体论原理和(当代的)经验之间的联系。这是因为,科学的发展给人们带来了许多有待理解的认识上的问题,人们在经验和理性这两大思维道路上摇摆,又在理性和意志这两个问题上徘徊,以至于失去了思考背后本体的力量和勇气。另一方面,人们对于本体论原理的表述的要求也越来越高,不但需要其说明广大的观察事实,也需要简洁。于是,在当代,发展本体论成为一个巨大的挑战。

但是,真理的光芒早晚要露出来,而一旦露头,人类就不会袖手旁观。随着量子力学的诞生,人类有机会重新思考自身的实在观。虽然,哥本哈根学派秉承了近代哲学的重视认识论,摒弃本体论的立场,以认识论的宇宙来取代本体论的宇宙,错过了这个认识自然的大好机会,但是,亡羊补牢,为时未晚。现在,我们站在东方哲学几千年的实践与理论的基石上,来重新审视量子力学成功描述现实物理世界的意义,将之提升到复杂系统哲学的高度上,具备了重新构造本体论的条件。这是东方哲学与西方科学的结合,以东方系统思维与西方精确逻辑思维的共同智慧,来提升自身对宇宙、生命、人和社会的认识,所形成的就是系统论与量子论相融合的智慧。这就是复杂系统哲学观。

复杂系统哲学的本体论旨在把常规意义上的原理与经验的关系本身也概括在原理之中,这与海德格尔将存在与存在者共同考虑的思想有着一定的契合。一元二面多维多层次的本体论预设,没有强调世界的本质到底是什么,而是强调,如果要对其表述,那么,它是一个一元二面多维多层次的事物,这进一步提高了表述的抽象性,也同时提升了表述的普遍适用性,它最大限度地将牛顿的实在论与弗洛伊德的本我和超我有机地结合起来。进一步说,与其将经验观念本身划分为从好到坏的一个范围,不如构建这样一个知识宝塔,将各种见解有机地放置于其中的某一层和某一面。这就是复杂系统本体论的思考。

这样的系统本体论是否只是被动地接受各种见解,而毫无建树? 恰恰相反,它给出事物本性的结构性表述,或系统性表述;它指导人们分维度分层次地从诸多的两面去认识事物,去提炼经验元素。这恰恰完成了本体论的使命:虽然不告诉我们世界是什么(这个问题的答案有很多),但是它指导我们如何看待经验! 这是系统本体论的一个新的创意,拉兹洛称之为系统范式,是对世界的一般性看法中今天可获得的最好的观念。这一本体论以其实用性、描述的精确性、和逻辑的简洁性作为其内在价值。

一个基于量子论和系统论的本体论表述是这样的:

宇宙的基本存在形式是量子,真空(虚空)是宇宙的基态,一切事物是宇宙的激发态。宇宙的基本存在显示在两个方面,即实在与过程,两者共同来刻画宇宙,共同来表述宇宙中发生的事物。宇宙基本存在的本质一元是宇宙系统自身,量子是其表现;实在与过程是量子表现的二面,而物质与虚空构成量子表现的另外一个维度。以系统论的术语来表达,宇宙和宇宙中的万事万物都构成系统。系统之一元是系统的抽象本质,这一抽象本质由众多维度上的二面来共同表述。宇宙系统的哲学维度的二面是实在和过程,数学维度的二面是波矢和算符,物理维度的二面是空间和时间,等等。宇宙中的所有事物都是宇宙系统的一个子系统,正像宇宙本身是一个一元二面多维度的系统一样,宇宙中的每一个子系统都自身构成一个一元二面多维多层次的系统,同时,和宇宙中其他系统之间保持一种关联。万事万物都是宇宙中发生的事件,都在诸多维度上形成二面。割裂二面、强调其一是导致诸多悖论的根源。

宇宙一开始就是一个整体,虽然经历了长期的演化,形成了星系、恒星与行星等天体系统,但仍然是一个整体;地球生物圈是一个整体,虽然经历了一系列辉煌的进化过程,生成了众多表现各异的原子、分子、大分子、植物、动物和人,进而衍生出许多相互联系又相互独立的各类系统,特别是进化出拥有一定自主性、遗传性、智能性的生命系统,组成一个色彩缤纷的生命世界,但是,它依然是一个整体。这些名目繁多的系统,都具有一元二面多维度的性质,而且,随着生命系统的诞生,小系统组合成大系统,大系统内也分裂成诸多小系统,大、小系统之间保持着功能性的耦合。这便形成多层次。宇宙、地球日益成长为一元二面多维多层次的复杂系统。这便是对宇宙系统最普遍的、最本源性的系统论表述。

上述系统论表述扎根于中国文化,集中反映在中国哲学对一个动态进化的宇宙(地球)的认识。中国文化对世间万事万物都有两面合一的表述:如事与物、生与命、宇与宙、天与地、乾与坤、阴与阳、动与静等。这些表述适用于万事万物,因此,中国文化从古至今,就对世界提出了一个具有统一性、普适性、广泛性的系统论描述。可以说,中国文化本质上是一个系统论文化。我们今天将这一传统东方哲学观以系统论的命题来进行重新表述,那就是:世间任何事物都构成一个系统,这个系统的最一般特性是一元二面多维多层次,而多层次是复杂性的基本表述。

我们的本体论命题是:自然和社会中的任何事物都对应于一个存在,它是一个具有一元二面多维多层次的复杂系统。

4.2.1　系统的一元性

首先,我们秉承的是东方哲学的一元论,这是一个拥有体和形二面性的一元论,这个一元设定了一个抽象的存在——自组织中心。《道德经》称:"万事万物皆生于道,道生一,一生二,二生三,三生万物"。这里的道和一是对事物存在的抽象表述,这个一就是事物的一元,是事物作为系统所表现出的一个整体性特征。而道是处于系统背后、支撑系统的那个(抽象的)东西。我们后面将要阐述,这个东西就是宇宙的最基本的存在,即量子本身。二乃事物的具体表现形态,就是我们后面要详细加以阐释的二面性。三被理解为一加二,即综合包容事物的二面性表征和其自组织中心,形成相互作用、相互平衡的三个方面,也就是通常讲的对立统一,既包括矛盾的两个对立面,又突出两者相依相存的中心。这三个方面化生出万事万物,这就是万,它表现事物的具体属性。

我们所秉承的一元论,是充分强调二面性的一元论。一生二,表现了事物从一元出发,必然要生成对立的二面,而对立的二面又时刻烘托出事物的一元,也就是中。这是中国传统自然哲学对世界的认识。西方哲学在物质与精神、经验与理性、实在与认识、人与上帝、肉体与灵魂等二面性的话题上经历了太多的曲折往返的争执。在中国传统自然哲学中,这两面性早就统一到一上来了,这个一也被称为太极。太极的背后还有无极,对应于道。因此,我们的祖先在坦然面对事物的矛盾的两面时,抓住了两者中间的核心,给出了最朴素和最彻底的对立统一观。道可道,非常道,对事物的一元(无论是一,还是道)的表述是渐进的、非永恒的、非常态的。对事物本源的认识应该是一个多次迭代,逐步近似的过程,这是复杂系统的思维观。

其次,我们在继承中国传统自然哲学的思想基础上,融合了自然科学对宇宙结构和本质的最新认识。这就是微观世界的量子物理学理论和系统科学的非线性动力学理论。量子力学对光子、电子运动的精妙的数学表述,即波粒二象性,并非仅仅是微观世界的特征,而是系统的一般性特征,这是系统二面性的基本根源,下面要对此进行详细讨论。同时,宏观非线性系统的一个典型特征是自组织。任何系统都在宇宙中产生、演化、发展和转化,在这些过程中贯穿始终的一个原理是自组织原理。没有自组织运动,系统将分崩离析,就不再成为系统。当然,一个系统即使解体,又会有新的系统形成,又会有新的自组织运动出现。因此,万事万物的运动都离不开这样的自组织运动。我们称之为自组织原理。自组织原理是维持系统性的原理,因此称之为系统运动的第一原理。在自组织原理主导下形成的系统一元,也称之为系统的自组织中心,它就是系统的基本存在,即海德格尔意义上的存在。自组织运动是系统得以存在的依据。

4.2.2　系统的二面性和多维性

系统的一切性质都围绕着一元化中心展开,其中最重要的一个性质是其两面性,即对立统一的两面性。中国传统自然哲学对事物的两面性进行了形象的、全面的刻画,如形与体、虚与实、阴与阳、静与动等。这一全面性是以多个维度来体现的,上述每一个表述都对应于事物的某个维度。例如,形与体是对系统在空间表现形态上表述,体对应于一种凝聚性的形态,形对应于一种弥散性的形态。动和静是对系统运动状态的表述;虚和实是对系统的可观察性的表述;阴和阳则是一种广泛的、普适的、形象的刻画,可以用于对各种形态的刻画,它是中国传统文化中影响最为广泛的概念。阴对应于静,对应于体,对应于实,阳对应于动,对应于形,对应于虚。天属阳,地属阴;上属阳,下属阴;外属阳,内属阴;发散的运动属阳,收敛的运动属阴,等等。万事万物都具有阴阳属性,这是中国古人对世界的总结和概括。今天看来,这是从哲学层面上对事物两面性的精妙表述。而由于事物的二面性是系统的普遍属性,因此,阴阳概念才具有普遍性价值。

在量子自然观中,系统的两面性得到最清晰的展示。时空的量子激发态是由波函数来精确刻画的。从薛定谔到狄拉克,物理学家对波函数有了更加完善的理解,物质与反物质恰好体现了真空状态的物质性。由大数量子所构成的宏观系统,从原则上秉承了微观量子系统的波函数描述,即密度矩阵与相位场,这是宏观事物的二面。相位对于化学结构,对于有机晶体的生长,扮演重要的角色。可以想象,对于复杂的生物大分子,相位信息可能对于维持宏观的多层次耦合的功能起着更加重要的作用,因为,没有这样的信息,是难以想象生物大分子如何实现复杂的生物功能的。于是,我们从逻辑上推论(也建议从科学实验上证实),宏观事物,尤其是涉及生命的事物,拥有量子的二面性。而且,随着事物的复杂度提高(系统内部的层次数增加),事物的二面性将在多个维度表现出来,展示出一个丰富多彩的世界。

4.1 节中,我们对《道德经》关于道的描述进行了介绍,这奠定了本书关于一元的哲学观的基础。这本五千余言的著作,还对事物二面性有详细的刻画,我们在上一节也作了介绍。让我们对《道德经》所概括的二面性所涉及的事物的属性(维度)再进行一个梳理,以此为基础来展开一个复杂系统学的框架。《道德经》上面提到的两面性可以归结为五大类:一般性、空间结构性、时间运动性、度量性、社会价值性。我们在后面要论述,这些特性囊括了系统的所有的重要方面。对于从系统学的角度来研究一个事物,这就构成一个比较完整的理论框架。我们在这里进行一个简约化处理,从每一类中简约出几个应用面特别广的几个维度如下:事物的一般性维度包括:阴阳、虚实、形体;事物的空间结构维度包括天地、内外、主客;事物的时间运动维度包括动静、进退、生灭;事物的度量性维度包括大小、长短、轻重;事物的社会价值维度包括吉凶、善恶、难易等。这构成我们思考、研究、分析、推导复杂系统特性的完整的理论框架。

我们认为,《道德经》是古人对宇宙、社会、人生等诸多事物的认识的经验概括,我们对这一经验进行了一个梳理,提出五大类的分类假设。这样的分类是否完善,有待今后的研究来进行评判。可以进行修正,这是复杂系统学(一门科学)的基本研究态度。尽管不一定完善,已经可以在其指导下,开启一场对事物的复杂系统性的研究和探索。

4.2.3　系统的多层次性

层次性是复杂系统的一个核心概念。我们认为,层次性也是所有系统的核心概念。可以说,与生命相关的系统都是复杂系统。系统可以在某个层次上表现出相对独立的、单一的特性,传统的机械论就是一直将系统的研究局限在简单性上,因此,一直强调建立单层次的模型。例如,对于生物,发现了普适的 DNA,便欣喜过度,以为凭借它就能理解一切,这就是简单系统的思路。简单性是相对的,复杂性则是绝对的。因为我们所接触的系统,都是经历了宇宙长期进化的产物。层次性是在宇宙进化的历程中形成的,对层次性的理解应该从系统演化、发展、进化的角度来加以理解。层次性的产生机制是涌现,这是系统科学近几十年研究所产生的最重要的概念,我们的思想以此为基础。

首先,让我们罗列一下广为大众熟知的人体多层次结构:生命科学揭示,人体在物质层次上至少包括核酸分子、蛋白质分子、细胞、组织、器官、循序系统、人体等多层次结构。这构成了形体二面中的体世界。当代生命科学的研究几乎完全聚集在体世界,即使是针对感觉、认知、精神、意识有关的主流研究,也是以神经元等体世界的结构为主要思辨对象。这是因为,体世界属于人类可观察的世界,现代科学重观察,重现象,重事实,重逻辑,因此,无论研究对象是什么,研究必须落脚在体世界的可观察的事实上。本文的哲学观无意打破这个传统,只是主张在思辨的对象和思辨的内容上,应该囊括体世界的另一面,即形世界。

那么,人的形世界的多层次结构是怎样的呢?由于西方科学还没有系统地开展这方面的探讨,我们将结合中国传统文化中的相关内容,对之进行一个刻画。与体世界的结构性相对立,形世界表现为弥散性的特点,其数学形式通常以场来表示,其运动形式通常以波来表征。因此,形世界与体世界形成了鲜明的对照和互补。形世界总是与意识、思维联系在一起,中国古文化中称之为心,而这个心是拥有多层次结构的。《黄帝内经》在"灵枢"部分的"本神"篇中指出,"所以任物者谓之心,心有所忆谓之意,意之所存谓之志,因志而存变谓之思,因思而远慕谓之虑,因虑而处物谓之智"。这里,心是对人的意识活动的总体概括;意被描述为意识活动留下的痕迹(记忆);志被描述为意识痕迹升华后的较为永久性的结构(存);应该理解为形成的观念;思被描述为运用这些观念所开展的思维(存变);虑被描述为对未来开展预测(远慕)所引发的感知(因思);智被描述为将感知应用于行动(处物)的意识活动。这里,我们看到了一个对意识活动的多层次过程的形象刻画。

与体结构相对立的应该是形运动。因此,体是空间结构的表现,形是时间运动的过程,两者也是互补互生,形成这个世界的完整的二面性表现,缺一不可。体世界的层次结构就以空间尺度的大小来表征,分子、细胞、组织、人体,其尺度逐渐增加。那么,形世界的层次结构就以时间尺度的大小来表征。感觉、记忆、观点、观念、理想、思想、价值、意义等,这些就构成意识形世界的多层次结构。对这些意识形结构的变化、演化和进化过程的研究,将是 21 世纪意识科学研究的核心内容。这些新的科学成果将成为未来更为完善的社会科学理论的基础。

任何系统的多层次性的涌现根源于系统演化的某些临界态的动力学。在这些临界态,系统内部的相互作用,使系统的整体结构产生重组,其结果是在宏观上产生新的对称性,产生新的涌现。每一层结构都来自于一个独立的涌现过程。涌现体现了从底层到高层的一种自组织,在底层产生一个新的自组织力,在高层形成一个新的凝聚机制。这种自组织机制将底层和高层之间构建了一个耦合机制。一个多层次的系统一定经历了漫长的进化过程,经历了诸多的涌现过程,制造了一系列的中间层次,拥有了跨层次、跨尺度的结构和功能。正因为多层次性,才构成系统的复杂性。多层次性是复杂的自组织性的体现,层次的数目刻画了系统的复杂性。跨越了若干个层次的系统结构之间的关联性,就越发显得隐晦,越发难以理解。例如,与基因相关的疾病,一般都是复杂性疾病。因此,跨层次的关联是复杂系统研究的难题。一元二面多维多层次的哲学观,主张从事物的两个方面、多个维度、多个层次对系统的现象进行解读,为突破这一理论难题提供新的道路。构建系统跨层次的耦合,是复杂系统研究的重中之重。

至此,我们建立了一个以中国传统自然哲学思想为基础,并充分吸收量子力学与非线性科学的研究成果,具体表述钱学森的开放的复杂巨系统特征的一个新的本体论框架。这一框架已经被应用于解读人(《人体复杂系统科学探索》),从形和体两个方面以及从多个维度、多个层次来认识人这一开放的复杂巨系统,构成了一个研究人的全新的理论框架。在这个框架下,我们将人放在宇宙、自然、社会这个大系统里进行考察,将人的微观量子过程、宏观化学、电、热等过程分层次地进行考察,并寻求建立对人的宏观状态开展多层次定性和逐级定量的描述,以此来建立人体的复杂系统模型。特别是,将人的意识状态作为人的宏观状态的一部分,与其生理、心理、思维等开展统一性的描述,形成对人的完整认识,完善人的科学图景。将上述思想综合起来,就是这样一个命题:人体是一个一元二面多维多层次的开放复杂巨系统。

4.3　复杂系统哲学的认识论

第1章,我们介绍了创建复杂系统哲学的动力:社会发展需要思想上的创新,知识上的综合,文化上的交融。第2章和第3章,我们基于物理学的最新发展,对自然世界的量子时空给出了新的理解。这一理解是从东方哲学的视角来看的。在4.1节,我们较详细地介绍了中国的道学,其中对道的阐述与量子场论中对量子的阐述不谋而合,于是,有了我们将在第3章对量子力学的新理解,与量子场论的理论和观察事实相符,但解释的视角有别于传统的实在观和过程论,是将两者组合成一元二面的系统观。在4.2节,我们将这个系统观发展为一元二面多维多层次的新的系统本体论。本节,我们将在这一本体论基础上完整阐述这一新哲学观的认识论。

4.3.1　复杂系统的认识论原理

在一元二面多维多层次本体论指导下,我们来分析认识系统本身,提出若干命题,作为复杂系统哲学的认识论原理。这四个命题是目前的一些提炼,分别是:①认识主客体的相对复杂性原理;②认识真理性的时空相对性原理;③理性知识的层次性原理;④理性认识的知识宝塔原理。

1. 认识主客体的相对复杂性原理

认识主客体的相对复杂性原理是指,认识主体必须拥有更大的复杂度,才能概括和表达客体的复杂系统特点。科学哲学家雷舍尔指出,"认识论最基础性的原则之一就是,较低智商必定被更高智商所迷惑"[①]。从积极角度看待这个现象,我们得出的结论是,应该充分提高认识主体的认识复杂度。譬如,针对一个复杂系统的科学模型,需要引入足够多的参数,以及足够灵活的知识模型,才能描述一个复杂现象。也就是说,科学模型的复杂度必须覆盖现象的复杂度。保留一定的冗余度,并非是不足。这一复杂性认识原理,是与传统自然科学寻求最简单的、反映事物本质的、揭示事物内核的理想化模型的思路是相反的,或者说是与传统科学建模思路是互补的。如何来理解这一原理的内涵和意义呢?

---

① Rescher N. 复杂性:一种哲学概观. 吴彤 译. 上海:上海科技教育出版社,2007:32.

事实上,随着对自然界的深刻认识,我们对基本原理的挖掘已经有了相当的深度。目前,科学面临的挑战的性质不同了,更多的是要说明宏观层次的复杂现象。从微观量子场到宏观事物之间,更多的挑战是描述复杂性,上述原理是为迎接这一挑战而设置的。这时,不要期望依靠简单化的、基本性的若干原理,就能奇迹般地精确刻画五彩缤纷的(生命)现象。传统自然科学(如物理学)过分偏爱简单的模型,结果就限制了可以定量描述的对象。流体力学著名的湍流问题就受制于这一理念,长期以来不能突破,才形成了一个世纪难题。未来,难题的解决一定要伴随认识论的进步。当然,在这个过程中,还会有普适原理的诞生。例如,随着复杂系统哲学的应用,系统相似性原理将会成为一个新的普适性原理,在生命、人、社会现象中被广泛验证和应用。但是,能够精确定量描述复杂现象的科学模型,本身必然要有足够的复杂度。意识到这一点,并将之主动应用于科学模型的建设,将对复杂系统模型的发展有重要的参考价值。这就是上述认识论原理的意义。

一个关于认识论的推论是,为了研究一个复杂系统,首先必须界定问题的性质和其复杂度,然后,选择适当的研究工具,也包括选择适当的研究主体。钱学森提出,"从定性到定量的综合集成法"是认识开放的复杂巨系统的正确的方法。为什么? 这是因为,开放的复杂巨系统拥有与外界的不可控制的影响以及多层次耦合所导致的复杂效应,这些复杂性反应为系统行为的高度灵活性。大脑、人、社会就有这个特点。那么,科学的认识如何开展呢? 我们要集中各个方面的信息(从定性到定量),完整表达各个层次的状态,引入层次间相互作用的模型,并引入外界影响的模型,对系统开展多参数、多状态、多耦合特征、多环境影响的定量模拟,从中发现事物演化的结果的多样性和各个状态出现的条件。这样才构成对复杂系统的较全面的描述。换言之,时刻抓住一元二面多维多层次的思想是关键。

2. 认识真理性的时空相对性原理

真理的一个实用性定义是人们公共的、一致的认识。这样的认识是如何形成的呢? 每一个认识都经历了从感觉、到概念、再到认识的完整的发展阶段,真理是这样一个成熟的、稳定的认识,它是被认识个体所认同的,因此必定是与个体的经验相吻合,也同时还与一群人的认识相吻合,否则难以稳定存在。这是因为,认识不仅仅对应于认识个体的认知神经回路(实),还拥有一个具有非定域性的意识场(虚),某种认知结构能够稳定存在,必须有一个宏观广延的意识场作为支撑。这一意识场,与个体的意识场产生有效的共振作用,共同维持某一意识结构的稳定存在。换言之,真理对应于一群人的公共认知回路(实)和一个意识场(虚),是一个开放的、动态变化的一元二面多维多层次的系统。

于是,我们对真理的命题是:真理不仅具有时间上的相对性,而且具有空间上的相对性,因为稳定的意识结构在人类社会只是相对的。对于自然科学的简单系统,其存在形式相对单调,人们有可能形成普遍一致的看法。例如,氢原子的原子核就是一个质子,水分子包含两个氢原子,一个氧原子,等等。对这样的系统,真理是唯一的。但是,对于复杂系统,尤其是生命和社会系统,人们面对的现象、人们业已产生的部分的认识、人们产生认识的动机等都随着时代、文化、历史的不同而不同。因此,复杂系统普遍可以出现多种概念、多种思路、多种解读。只要个体的认知结构与其自身周围(团队、社会、民族)的认知结构相一致,它就能稳定地存在,就形成对于其局部范围内的真理。这就是真理的空间上的相对性。

这一现象可以用近代非线性动力系统理论的术语来描述。对于一个维数足够大的非线性系统,可以存在多个稳定的吸引子,将空间划分为多个区域。一个具体的轨道,随着初始条件的不同,可以落在其中任何一个吸引盆里,最后稳定在相关的吸引子附近。不同的轨道,最后可落在不同的吸引子周围,具有不同的终态。一个典型的例子是,人们对于世界终极本源的认识,自然、上帝、老天爷、佛、道、理等就是各个不同的文化所给出的答案。复杂系统哲学认为,不能区分,谁是或谁不是真理。对于复杂系统事物的认识,就应该像植物园里的花卉和树木,五花八门,才是健康和正常的。否则,就不是复杂世界里的复杂事物。生命世界和文化的多样性发展,必然带来认识的多样性,这是复杂系统科学相对于目前自然科学真理观的挑战,值得深入探讨。这一原理对未来世界大同、多元文化和谐共存的生存图景有着重要意义。

历史告诉我们,没有恒定不变的认知结构,真理具有相对性。复杂系统哲学认为,神经回路和意识场的密切互动是推动“真理”这个认知结构产生演化(观念进化)的动力。人类文明的发展自然会做出选择,就像主宰动力系统演化的非线性相互作用一样,决定着每一种认识的发展。每一种有价值的认识,都是人类文明长期进化过程中的涌现,它拥有(实的)相应的神经回路和(虚的)意识场。因此,未来对认识的研究应该采取虚、实并进的思路,从认知神经科学与量子意识场两个角度进行动力学研究,充分吸收非线性动力系统研究的成果。这是新时期意识科学发展的一个特别有意义的研究(见第7.3节)。尤其是针对社会群体意识场研究,与语言智能搜寻工具相结合,对社会意见展开定量的、动态的机制研究,将是社会科学研究的重要内容之一。

为什么真理可以为少数人所掌握,也在这里得到说明。处在思想创新期,真理往往掌握在少数人手里。这是因为,少数人由于其独特的经验(与实际系统的深入接触,接受到某些充分的信息),使他们的认知回路优先产生了改变。而此时,大多数人尚没有接触到这些经验,还在传统的认知回路中。这时,掌握真理的是少数。随着视野的打开,人们能够接触到新的信息,因而,大家的认知回路都受到触动,这时才迎来真理被普遍接受的阶段。

3. 理性知识的层次性原理

理性知识是人类拥有的一类特殊认知结构。在古代文明中,哲学是表达理性知识的基本形式。近代科学的发展极大地拓宽了人类的知识面,丰富了理性知识体系。今天随着信息化时代的到来,人类知识体系在急剧膨胀,似乎正在出现一个剧烈的井喷。理性知识的集合自然也是人类社会的一个事物,也是一个一元二面多维多层次的系统。围绕着知识整体的抽象的一元,我们特别要指出的是其二面性和多层次性。二面性在上一个原理中已经阐明,即以语言、图像、视频等信息工具所表达的(实的)知识载体和(虚的)意识场。同时,由于其复杂度的攀升,它必然形成一个多层次的结构。后者就是理性知识的层次性原理。

理性知识系统还是一个多维度的系统。其中的一个维度是与人的意识三层次结构密切对应的理性知识三层次。对应于心理意识的理性知识就是心理学,对应于心智意识的就是有关人的各种自动化调节系统(如免疫系统等)的科学认识,对应于心灵意识的就是各种神学的、宗教的知识。未来意识科学的充分发展,将会推动上述各个层次的知识进一步理性化、实践化、实用化、系统化。认识到理性知识的多层次结构,有利于发现知识盲点,有意识地拓宽理性知识的体系。

区别理性知识的多层次性,有利于解除知识之间的相互矛盾。目前的心理科学还存在混淆不同层次的心理现象的情况。例如,对应人的特异思维状态,人们会一股脑地说成是心理效应,而不去深究。仔细的分析表明,当前的心理学只是覆盖了人的意识现象的很小的一部分,意识的多层次现象的客观存在性,催生着新的意识研究学科的诞生。这里所阐明的哲学观,对于创立新的学科领域有指导意义。

4. 理性知识的知识宝塔原理

随着科学技术的进步,人们可以从多个角度对于同一个事物开展观察,获得信息,并产生见解和知识——由于复杂性,在一般情况下,从不同层次获得的知识和见解之间存在冲突,这是复杂性的来源。理性知识的知识宝塔原理指出:存在一个多层次的复杂知识宝塔,将互相冲突的知识安置在合适的层次和层面。换句话说,对于一个复杂事物,来自不同侧面的知识一定是可以集成的。这是因为,事物的存在性一定拥有其自组织性,一定拥有其一元,它的存在决定了完整的知识宝塔的存在性,它的质心位于宝塔的正中。换句话说,无论系统如何复杂,它在现实世界中围绕自身之一元形成一个有机的整体,知识宝塔是与这个现实的整体最贴近的表述。相互冲突的见解,如果它们在客观上是合理的,就是对事物的不同侧面和不同层次性质的反映。发现知识宝塔,就是找到了综合这些合理见解的途径,也就解决了冲突——在更高层次上统一了相互冲突的知识。

上述认识论原理无论对于认识复杂系统现象,集成观察数据,开展科学建模,以及指导实践都具有指导性意义。如果用于指导研究思维本身的具体的和微观层次的规律,这就是思维科学的内容。

4.3.2　一种新的思维观

拉兹洛指出,"当代生活方式中的精神抑郁大都来自于自然科学和人文科学之间的裂隙"①。这种裂隙是一种知识的裂隙,弥补这一裂隙,学术界责无旁贷。如果说,科学的发展(通过增加交叉学科)不断在裂隙处进行修修补补,那么,哲学的使命将是对知识框架开展新的设计,甚至对知识家园里的楼阁草木重新安排。钱学森先生提出现代科学技术体系之举,可以说是在这方面做出的宏伟举动。但是,要完成这一使命,其前提是对人类知识的整体有一个新的认识。这里展示的是继拉兹洛之后,以系统哲学为标题所开展的一个尝试。那么,新的尝试新在何处呢?

首先,我们以古代东方哲学为基础,开发一个明显与当代西方哲学体系不同的视角。古代东方的道家哲学,以长期的生活经验为基础,尤其是以修道者刻苦修炼的人生体验为依据,总结出一批源于生活又高于生活的学问。以今天学术发展的标准看,可以认同为经验哲学,也曾被称为自然哲学。《道德经》五千余言,概括了一种对自然、社会、人生的综合性的理解。它没有太多的分析,有的只是对真理的陈述,这些陈述又受到后来数千年东方文明发展历史的支持。我们认为,一个新的哲学视角的构建需要返璞归真,重新启用东方古代哲人的思路,重新审视过去数百年来科学文明发展的成果和趋势,为知识的综合构建新的框架。而这里首当其冲的对象就是人,而研究人的新思路是系统观。

当我们把对象锁定在人身上时,曙光立刻显现。一方面,自然科学对人的认识是片面的、零碎的,改革势在必行。另一方面,对人的思考,历来是哲学家的领地,因此,对人的讨论必须从哲学观上进行推敲,这样的思考必然需要有深度和广度,这就与知识综合这一宏大使命相匹配了。第三,认识自然难,认识自身更难。随着科学揭示自然本质的努力取得辉煌进展,认识人自身这一重大使命的登台也属于大势所趋。最后,东方道学、儒学、佛学正是在对人的认识上有独到之处,天人合一不只是一个口号,现在,揭示其内涵的时机已经到来。东、西方哲学的汇合,已经为这一场思想革新奠定了基础。

其次,与拉兹洛不同,我们不想在原来的实在框架下修修补补,十分艰难地论证心灵系统的实在性,以及它与物理系统的等同性,等等。我们直接针对海德格尔的存在论,提出一个命题,即存在另一个基本的互补面,即事物发展的运动论,两者合起来,构成认识世界、认识生命、认识人的完整哲学框架。简短地说,我们不但要问,什么是存在? 我们还要问,什么是过程? 前者并不比后者更为基本。以此为基

---

①　Laszlo E. 系统哲学引论:一种当代思想的新范式. 北京:商务印书馆 . 1998;356.

础,我们提出,空间与时间、能量(质量)与信息、原子与虚空,等等,它们是在哲学上同等基本的两面,而两者的中心,构成事物的本质一元,构成系统本身。这就是新的系统观,是一个新的本体论框架,称为一元二面本体论。这一本体论是对东方哲学观的抽象和提炼,它来自对基本哲学面的思考,适用于任何事物。至此,我们为认识世界和人构建了新的哲学观。它与拉兹洛所阐述的系统观是一致的,但更加明确,相对于他的物理-心理系统,我们提出了更为基本层次上存在-过程观,特别是明确提出两者都是事物本质一元在空间-时间面的表现。完整地说,我们的命题是,万事万物皆是一元二面多维多层次的复杂系统。这是一个经验性的阐述,是对世界认识的一个公理。尽力开展演绎,来解读这一皆是的内外含义,将是本书的使命。

再次,追随东方经验哲学的轨迹,我们暂时离开抽象思辨高度发展的西方哲学家园,以自然科学的研究成果作为思想创新的经验基础,特别是以当今世界认识上最前沿的量子时空论为基础,来开展抽象的提炼,来重新核实我们对世界存在的认识。人们已经越来越感觉到,对人的研究,不能离开对意识的研究。而近几十年来,大多数对意识的理论思考,都要关注到量子论。我们在关注量子论的同时,还将集成非线性系统科学的认识成果,尤其是非平衡、宏观复杂非线性场论的研究成果,来探讨这样一个问题:大数量子系统将会具有什么时空特性呢? 这样的思考,更多的是科学的推演,需要相当的经验知识,是哲学书院里的学者所难以具备的。换言之,我们力求站在(理论)自然科学发展的最前沿,不但完成应有的(抽象)哲学思辨,同时为未来生命科学、社会科学的研究指明方向。哲学必须指导解决科学问题,这是系统哲学、系统科学的使命。这里列举几个未来的重大科学问题:生命是如何起源的? 意识的本质是什么? 什么是智慧? 等等,它们将是 21 世纪科学探索的重要内容。系统科学的发展,应该为这些科学问题的研究提供新的视角,为针对这些问题的认识提高做出应有的贡献。

最后,我们建构复杂系统哲学的目的,是发展复杂系统科学。钱学森先生晚年大力倡导发展对社会建设具有重要意义的复杂系统科学,为此,提出了现代科学技术体系、开放的复杂巨系统、从定性到定量的综合集成法以及大成智慧等一系列概念。这些建构基本上都是在哲学观上(复杂系统观)、认识论上(复杂性、层次性)、方法论上(综合集成法)等方面的思维成果。为了推动系统科学的深入发展,必须深入耕耘系统观的哲学园地,建立分析、综合、集成、实践复杂系统研究的平台。这里,我们将提出一套从系统角度研究对象的本体论、认识论、方法论和科学原理,尤其是在一般系统论之上,提出复杂系统观,提出针对具体人体、思维、社会复杂系统开展深入的科学研究的一个轨道。即使是描写这一轨道本身,就将是一个宏大的工程。但是,这一使命意义重大,任重道远,目前,我们还只是完成了初步的框架设计,还需要长期的努力,也有待众多有识之士的共同参与。

　　我们正在步入一个复杂性科学的时代。信息在剧烈增长,知识在急剧膨胀,人类认识世界的欲望也在迅猛地成长。这就是我们生活的时代。这对知识的综合带来巨大的挑战。无怪乎,怀特海说,自然也许不像我们能够想象的那样清晰;拉兹洛还补充到,只有在能够清晰地思考自然本身的时候,我们才能理解它的任何一部分。这时,无论从事哪项与知识综合有关的工作,都需要具备一个平台复杂思维观,才使我们在面对不清晰的自然时,或者在仅仅抓住了其中一部分内容时,不至于过于困惑和沮丧。这一复杂思维观的核心是多维多层次,以及与存在论相提并论的过程论。前者容易理解,它使我们不十分强求完整的认识,后者从根本上否定在有限时间内实现完整认识的可能性。它告诫我们,完整的认识,对于复杂系统来说,是不存在的,更加重要的是过程。一切既是存在,也是过程,我们对复杂系统的认识应该更加重视过程,就像人的生命价值,应该更加重视精神和意识一样。这样一个思维观,使新时期的科学和思维能够跳出那份信息社会所带来的纷繁、嘈杂和混乱,体现了系统哲学的意义。

　　复杂系统哲学应该发展成一个平台能够为广大面对生命和社会复杂系统的有智有识的研究者提供方法。复杂系统哲学不但要创新概念,更加重要的是寻求问题的解决。系统哲学应该团结各种不同兴趣的经验科学家和哲学家,来开展合作研究。由于它拥有一个知识的一般性框架,因此能够为不同领域内的研究者们所提出的理论提供集成的平台。我们称为知识宝塔。这一集成将促进知识的交融,提升知识的品位,克服学科之间的壁垒。

　　复杂系统哲学这一平台的普适意义,不在于它对任何事物的具体说明(具体的知识总是处于不断更新过程中),而在于它对事物的系统性的把握,在于为事物提供了一元二面多维多层次的一般性前提。在这一前提下,任何知识,尤其是争议很大的有关心灵认识的知识,能够从知识进化路径的不同(根源)中得到理解,这些根源构成认识的不同维度和不同层次,从而为多样化知识的和谐共存和有机集成提供了平台。

　　作为一种哲学,复杂系统论扩大了传统科学知识的研究对象,尤其是提倡对生命系统开展研究,把意识融入对于神经活动的理解和定量描述中,并且,把心灵、美、感觉、价值等精神领域的话题纳入讨论的范畴。注意,我们绝不是要立刻对后者给出一个定量的、机械的、完整的科学阐述,这不但不现实、也不符合科学,我们所提倡的是在新的哲学观指导下的一种新型的科学,它将增进我们对心灵现象的理解,通过增进对心灵感应的发生、变化、运动的过程的了解,我们可以更加深入地探讨信仰的本质,以此来推动关于观念、理想、信仰的讨论,减少不同观念之间的对立,提高相互尊重度。

　　作为一门学问,复杂系统论是一种思维方法,它倡导从整体的一元着手,但是,兼顾事物的两面,并且从多个维度、多个层次开展探索。这样一种复杂系统观也不是时刻贯彻，许多时候，人们只关注系统（事物）的某个维度、某个层次的特性，往往被关注的维度和层次是关注者与事物联系最为紧密的方面。今天，各门学科对人体所开展的探索，也表现出这种特点。只是，当我们希望对知识开展综合时，希望对系统的认识进行整体把握时，系统观的影响和作用就表现得不可替代了。这时，对于业已形成的对事物的各个方面的解读，需要有一个适当的、统一的框架来表述，然后，又需要进行有机的集成，即利用已有的知识来回答一些关键性的问题。例如，如何提升人类的健康水平？如何提升人类的智慧？这些问题与发展某个药物来对抗某个疾病，或者实施某项教育改革来提高中学教育水平等，是属于不同层次的问题。系统观、系统论、系统思维方法与系统模型等，将为提出和解决这一类综合性的问题，开展新的视角的探索。

对于生命和意识，只有对象选择得合适，问题提得恰当，这时，开展深刻严密的和条理精细的分析，才有意义，才能完成哲学思维所应该完成的任务。例如，揭示认知和行为过程之间的精细结构，是很有意义的，但是，对象仅仅是神经细胞吗？或者，对象是抽象的意识吗？两者都不全面，结合起来才是完整的系统论。又如，具体的意识对象是什么呢？是一个可观察的场？不完全是，应该从根本上包含一个运动过程中的场。场与运动合起来，才构成意识这个事物的二面。科学对象的正确选择，需要哲学本体论的指导，这一点，对于意识、心灵与精神等抽象事物更为重要。

重视过程，将为我们的思维带来一系列崭新的目标。例如，我们将从什么是意识这个迄今为止越讨论越含糊的问题，转移到意识活动的形式、过程长短、范围大小、效应深浅等等有关过程方面来。对于这些过程，神经科学的工具将是十分有用的。但是，应该建立一元二面的完整系统观，使我们不至于沉溺在过程之中，过程是观察存在本性的手段，过程与存在合成一元，才是意识的全部。于是，我们对上述过程的研究，还要结合对意识的本体论模型（例如，非线性场运动的模型）的建立，来理解对过程的分析。这样的探索，将凸显我们世界的动态事件集的一般特征，体现了我们追求事物发展一般性原理的宗旨。

第 5 章 融合传统西方哲学

西方哲学的发展历经两千多年,形成了一个蔚为大观的学术体系。在这中间,经历了许多的争论、批判、重构等。近代西方哲学在论述事物本源的同时,还注重对社会发展提出自己的建议,为社会形态的建设贡献自己的智慧。我们站在系统论的角度,将哲学认识作为一个系统,把它放在人类探索宇宙和自身的本源的努力中看,带着一元二面多维多层次的本体论观点来分析。可以说,哲学思辨的本质是理性认识,而整个哲学史,就是一幅理性主义的奋斗史。在这中间可以看出许多维度的对立的两面:理性与感性,唯理性论与唯经验论,唯理性论与唯意志论等。本章无意对各种哲学观点评头论足,而是站在科学发展的角度,力图吸收一切优秀的思想和观点。在这个过程中,我们论述的复杂系统哲学观构成了一个综合传统西方哲学的有机框架,对于人们理解复杂世界和研究意识,可以起到一个指导性的作用。

5.1 古希腊与中世纪哲学

一般认为,古希腊哲学代表了西方哲学的起源。亚里士多德认为,哲学起源于诧异,哲学家追求的是非实用的、但是深刻的智慧。正是在这种精神指引下,希腊人创造出一种特殊的文化形态——哲学。希腊哲学的基本精神是理性的沉思和超脱的静观,这与东方哲学极其相似。但是,这种优越性也同时孕育着危险:极端的理性导致自我满足,普世的情怀导致与宗教、道德和政治实践的结合而难以超越。前一种情况下,纯理性思辨难以克服内部的争论和冲突,其中蕴藏着自我毁灭的危险;后一种情况下,伦理化的哲学一旦难以跟上时代前进的步伐,会导致自信的丧失而全面崩溃。今天,哲学也同样面临着现实的这两种挑战,它警示人类不能放弃思想的创新,它呼吁一种新的综合和发展。

5.1.1 从德谟克利特到柏拉图

古希腊的原子论者德谟克利特认为世界的本原是原子和虚空[①]。原子的原意是不可分割,它被用来表示充实的最小微粒。但是,在传统的解读中,虚空的意思与充实相反;人们把原子作为存在(是者),而把虚空作为非存在(非是者)。这使原子

---

① 赵敦华. 西方哲学简史. 北京:北京大学出版社,2001:24.

论者面临一个困难:要么承认本原就是存在而放弃虚空,要么坚持虚空而承认本原也可以是非存在。第二种说法虽然听起来不合理,但却是他们唯一的选择。在这里,虚空与充实成为基本存在的二面,两者相反相成,这是东方哲学的基本世界观。

苏格拉底认为,"对于哲学家来说,还有一个远比树木和石头,甚至所有那些星辰更有价值的课题,那就是人的心灵。人是什么? 他能成为什么?"德尔菲神庙的铭句是"认识你自己",苏格拉底以此要求首先研究人自身,通过审视人自身的心灵的途径研究自然。那个时代也正是东方玄学启蒙的时代,这一理想在东方哲学中得到了彻底的贯彻。它不仅仅落实在哲学思考上,而且深入贯彻到修身修心的实践中去,从中发展出一整套修身养性的玄学。

柏拉图是对世界两面性认识最彻底的古希腊哲学家。他指出,正如世界有可见与不可见两种,人也有可见与不可见两部分。可见的人是人的形体,不可见的人则是寓存于人的形体之中的内在的人。后世的身心二元论构成对柏拉图的误解,把灵魂与身体看做是两个相互独立的实体。事实上,柏拉图始终认为,每一事物既是形式又是实质。他从未否认灵魂与身体之间的相互作用。柏拉图把人的本性归结为灵魂,在他看来,灵魂统摄身体①。

柏拉图的杰作之一是理想国。在这里,政府帮助大众达成其梦想,领导人们朝着理想的社会前行。在理想国里,政府从个人和集体的双重利益来说服民众遵纪守法,在紧要关口,能牺牲个人成就整体的利益。这样的理想的前提是社会普遍拥有思想,拥有理想。"没有思想的地方便会出现混乱。"这是一句至理名言。没有知识来指导人们的行动,杂乱无章的欲望就会泛滥,人群就成为没有秩序的乌合之众。"唯有知识、科学和哲学的力量,在受人供养和得到保护后,才能担当起智力国家的重任"。只有哲学式的领袖人物,才适于领导一个国家,"要么哲学家当上国王,要么世上的国王和王子具备了哲学的精神和力量,并集智慧与领导才能于一身。只有在这种情况下,城邦才能免于瘟疫的侵袭。人类亦复如此"。②

我们评论如下:

从上面简短的介绍中,能够看出古希腊的哲人们对自然是抱有一种整体性的看法,从理想国的设想中可以看出他们思想深处的那份和谐、平静和深刻。这也表现在苏格拉底面对毒酒时的那份坦然。苏格拉底的统一观与复杂系统新本体论中,都强调人的一元和二面性,可以说,新本体论不但继承了东方古代的哲学思想,也与古希腊思想一脉相承。就灵魂(精神、意识)与肉体的关系问题,新本体论认为,考虑到宇宙生态生命世界的多样性,智能层次越高的生命体,意识和心灵的作用就越大。因此,对人来说,意识确实比肉体更加重要,而心灵作为意识结构的核

① 赵敦华. 西方哲学简史. 北京:北京大学出版社,2001:53.
② Durant W. 探索的思想. 朱安 译. 北京:文化艺术出版社,1996:28.

心,扮演了更加重要的角色。这一意见应该说与古希腊哲人们的思想是一致的。

柏拉图认为,世间存在两类事物,一类是总是存在而没有生成变化的事物,另一类是总是处于不断变化过程中的事物。他说,第一类事物是智慧能够理解的,它们代表了存在;而第二类事物只能借助于感觉而不加推理所感知,因为它们"总是处在不断的生长和泯灭过程中","它们来去匆匆,生成后就消逝了"。物质就是第一类事物,而意识就属于第二类。理解第一类需要理性,理解第二类需要心灵。机械科学论把第一类事物认同为宇宙实体的全部,而排斥了第二类事物。我们今天要在量子力学的科学框架下,将两类事物完全统一起来、加以研究,并在理性和感性统一的基础上,对它们获得一致性的理解。

随着人类文明的发展,知识、理念和认识的多样性也迅猛增加,显得越来越支离破碎,人类在呼唤文明早期的那份纯朴、那份天真、那份完整。一元二面多维多层次的新本体论正是顺应这一趋势,回归自然,回归纯朴。在第 9.5 节,我们阐述了我们关于人类社会公正的理性图案。

5.1.2　伊壁鸠鲁与斯多亚派物理学

伊壁鸠鲁是德谟克利特的原子论的忠实继承者[①]。面对各派自然学说,他不仅维护了原子和虚空的真实性,还对德谟克利特的原子论作了重要的补充。伊壁鸠鲁认为,原子除有形状、秩序和位置以外,还有重量这一性质。原子相互碰撞组成了原子团,所有的事物都不过是大大小小的原子团,都是无序的碰撞造成的结果。他在否认目的论、宿命论的同时,甚至把神本身也当做原子运动的结果。

斯多亚派物理学的基本原则是:有两种本原,一种是主动的,另一种是被动的,它们在不同层次上构成世界万事万物[②]。在微观层次上,万事万物均由元素构成,并消解为元素。这里的元素可以理解为我们所说的系统,进一步他们认为,在可感的宏观层次上,事物分被动与主动两个方面,被动的本原是质料,能动的本原是理性,两者结合为运动着的形体。这与一元二面的系统论也十分契合。理性所对应的形体分为生命物、植物、动物、人和神。这是一个典型的多层次刻画。理智是最高级的理性,是人与神共享的活动力。斯多亚派认为,只有神才具有完全的理智。人介于神和动物之间,他与神分享理智、与动物分享灵魂。这些描述,在新哲学观看来,是非常接近真实的。借助于现代科学的工具,我们可以对各种精神现象展开研究,形成对多层次理性结构的认识,为提升人类的理性而努力。

可以看出,我们的哲学观与斯多亚派物理学有诸多的相似之处,对一元二面的基本看法是一致的,只是我们基于量子论,对其本源进行了阐述,使之建立在坚固

---

①　赵敦华. 西方哲学简史. 北京:北京大学出版社,2001:84.

②　赵敦华. 西方哲学简史. 北京:北京大学出版社,2001:87.

的科学经验基础上。另外,新哲学观下的多层次意识结构,将勾画出一幅多姿多态的复杂系统动力学;这里,既包括大尺度意识结构的主导性(所谓神的旨意),又不排斥小尺度意识结构的自主性。这里再次看到,新哲学观是回归(古代)纯朴的自然哲学观,与古希腊哲学的诸多方面异曲同工。

5.1.3　亚里士多德哲学

亚里士多德是人类思想发展过程中最具综合能力的思想家。亚里士多德把古代希腊思想界物理和伦理这两大主线扭结在一处,抓住了苏格拉底以前的希腊科学的发展线索。亚里士多德的哲学是面向实际的哲学,相对于擅长于抽象思辨的他的前辈(柏拉图)而言,他的哲学可以说是一个实用哲学、科学化哲学。他在继承前人工作的基础上,补充的大量的观察细节,最后汇总形成了一个宏大的有条不紊的科学体系。他的《形而上学》、《物理学》曾经主导西方哲学长达上千年,他的著述涉及逻辑学、形而上学、物理学、生物学、伦理学和政治学,几乎在每个方面都开创了西方哲学和科学的一个学术领域,在西方哲学史上是绝无仅有的。在此意义上,他使形而上学哲学成为科学。今天,我们需要以亚里士多德的精神来进行开拓。

亚里士多德强调要发展第一哲学,即本体论。并明确把第一哲学的对象归结为是者,这是一大突破;但是,也带来了不可回避的偏颇,即忽略了不可见的那部分。这也是为什么他对哲学心理学的两大关键问题——意志自由问题和灵魂不朽问题一带而过,语焉不详但草草收场,而且经常自我矛盾的原因。有时他像宿命论者,"我们不能直接凭意志变为与现在的我们不同的人"。有时,他的观点却相反,认为我们可以通过改造我们的环境来选择我们的未来。通过选择朋友、书籍、职业、娱乐方式,可以自己塑造自己的性格。而另一方面,他又认为,灵魂是全部有机体的绝对重要的根本原则,是它的力量和变化过程的总和。植物的灵魂是一种专司营养(新陈代谢)和繁殖的力量;动物的灵魂是一种灵敏而又主动行动的力量;人的灵魂则是感性、理性和智慧思维力量的总和。这些观点,一来反映了当时的传统对灵魂的重视,二来反映了他在关注有形物质的同时,对不可见、不可深究的事物的一种回避心态。

亚里士多德在对艺术的把握时表现出他独特的洞察力。他认为,艺术的目的不仅在于反映事物的外部表象,而是在于挖掘它们的内在含义。因为艺术的实在正是后者,而非外在的特征和细节。这里流露出明显的二面观,即艺术重在刻画事物隐藏着的、虚的、形的一面,而不是表面的表达方式。艺术作品应把形式(实)当做努力的目标,注重整体的一致,因为它是结构的脊梁,是形式的透视点。然而高出一切的是,艺术的功能在于感情精华(虚)。他完整诠释了了艺术那种几乎近似神话的力量,令后人受益无穷。

亚里士多德学说自产生之后就长期主导着西方思想。它拥有思想的系统性和丰富性,以及在天文学、植物学和动物学方面与经验材料充分结合而来的具体性。

但是文艺复兴之后,亚里士多德的思想遭到了普遍质疑。在物理学方面,哥白尼、伽利略等通过实验证明亚里士多德的众多观点都是错误的,并以近代物理学取代之。在生物学方面,他的学说被后世的植物学家和动物学家所继承、修正和发展。他关于人体的观点,则被后来的解剖学、生理学所取代。而亚里士多德的综合哲学的地位,也被培根、笛卡儿等开创的分析哲学所取代。此后在本体论问题上,西方哲学长期处于唯物、唯心和二元论三大流派的争论之中。

亚里士多德以后长达十多个世纪的西方中世纪文明,在精神上发展了基督教文化,在物质上延续了亚里士多德传统。而在遥远的东方,发展了以儒释道为核心的道学、理学和心学,这些学说的首要目标是指向人的心、思维、意识,其至高至深之处则被称为东方玄学。东方哲学也是一门重视实际的哲学,但是,其重视的对象是人,是人体复杂系统。因此,它发展的内省法,对人体的内在运动规律开展了细致的探索,动用的科学仪器就是人的神经系统。由此,东西方哲学所面对的对象出现分叉,古希腊哲学(亚里士多德)面向外部世界,在两千多年前东方玄学面向人的内部世界。今天,现代科学的发展,尤其是量子力学的发展,使两者产生了汇合的可能,而复杂系统哲学就是它们在哲学上的统一。这一新哲学观继承了亚里士多德哲学的实用性,力图在神经和意识活动的统一性上为两者的科学研究开辟一个新领地。

例如,亚里士多德曾把他的本体论用于解释生命。他认为,生物的躯体就是质料,而形式则是灵魂。这一点与我们的量子二面观比较契合。具体地说,质料由密度矩阵来描述,灵魂(意识)由波函数的相位来刻画。但是,我们并不赋予意识以本原性的角色,它只是系统一元的一个方面。亚里士多德认为有三个层次的灵魂(意识):对应于营养部分的植物灵魂,对应于感觉部分的动物灵魂,以及对应于理智部分的人类灵魂。此三种灵魂还可以结合成一个单独的灵魂整体。我们在第6章中也给出对于意识三层次(心理、心智、心灵)的描述,也有一个类似的、但不完全一致的表述。在多层次的观点上,我们也有一致性。

亚里士多德哲学曾是西方哲学史上一项伟大的复兴,是一项雄伟的工程,在思想史上前无古人。亚里士多德哲学的独特之处,就在于它的目标是实践,是特定的具体事物。今天正是一个重功利、重实践的时代,因此,追随亚里士多德的精神恰逢其时。复杂系统哲学是以东方哲学的世界观为基础,集最新科学研究对自然世界的认识成果,并将关注点集中于物质和精神并重、意识现象为重要标志的人体和社会复杂系统的新哲学体系。

5.1.4　奥古斯丁、托马斯与司各脱

奥古斯丁是中世纪哲学的一个代表性人物。他认为,人类知识的可靠性是显而易见、无可置疑的事实。于是,他竭力想探究,人的知识为什么会有这样的确定性?知识是从哪里来的?他的结论是,上帝是真理自身和人类真理来源。奥古斯丁按照

新柏拉图主义的思想,把人的感觉分为外感觉和内感觉,外感觉看外部有形事物,内感觉以外感觉为对象,理性又以内感觉为对象。这样,他把有形事物、外感觉、内感觉和理性构成了一个由低到高的等级系统,把握住了事物的层次性,而理性来源于上帝:作为理性规则的真理具有独立于感性经验的来源,是上帝之光压在心灵上的印迹①。

托马斯是西方中世纪最重要的哲学家。他肯定只有一个世界、承认精神实体(天使)与物理世界有关系,从这里我们看到了朴素的一元二面的思想。而且,他认为,神学和哲学有着共同对象,如上帝、创世、天使与拯救等,不同的是哲学以理性认识它们,神学靠天启认识它们。他有一句名言:"凡是自然的东西不会完全枯萎",人的理性属于自然,因此,人总是可以通过自然理性的努力实现自己的目标;人同时依靠恩典而获得启示,没有启示的帮助,人很难仅靠理性而被拯救。但恩典的赐予是以自然属性为基础的,上帝只赐福给努力实现自己的自然禀性的人。自然与恩典相辅相成的关系是人类同时需要哲学和神学的根本原因②。

作为一种哲学,托马斯主义是一种形而上学,他对第一原则,即存在的解释是形而上学历史上的一场革命。形而上学是以是者意义为中心的实体论。托马斯的形而上学以存在和本质关系的学说为枢纽,对实体的等级、构造与类别作了全面论述。他把实体分为三类:上帝是最高实体,第二类是精神实体,第三类实体是物质实体。托马斯从存在与本质、形式与质料关系入手,把实体看作由高级到低级的等级系统。上帝实体没有存在与本质区分,精神实体含有存在与本质区分,物质实体含有存在与本质、形式与质料双重区分。

西方哲学的主流传统是理智主义,但与之相对立的意志主义也不断有所表现,司各脱就是中世纪这方面的代表。司各脱从本体论出发,从讨论无限存在和有限存在的关系入手。上帝被证明为无限存在,因此,他在理智和意志两方面都是无限的,理智的无限性在于它包含着无限多的理念,其中有些理念与实际事物相对应,有些理念则还没有实际对应物。与此相对应,人的理智与意志是有限的,而且意志支配理智。当然,从根本上说,人的意志是受上帝的无限意志所支配的③。

我们评论如下:

中世纪哲学家思考的核心主题是理解上帝,但是,他们力求找到一条理性的途径去认识上帝,将上帝的存在融入对万事万物的理解之中,并突出其核心的价值。今天,我们还是能够在上述思维的大逻辑体系中发现一些合理的元素。首先,我们把每个人作为一元二面多维多层次的系统来分析,意识是与人体所对立的另外一面,它本身拥有多层次结构。这与奥古斯丁的多层感觉和理性系统形成一定的对应。尤其

---

①　赵敦华. 西方哲学简史. 北京:北京大学出版社,2001:110.

②　赵敦华. 西方哲学简史. 北京:北京大学出版社,2001:137.

③　赵敦华. 西方哲学简史. 北京:北京大学出版社,2001:151.

是,我们认为,意识最内层的核心结构是心灵,如果存在上帝,那里应该是通向上帝的地方。因此,就意识结构的分类而言,奥古斯丁的思考中不乏真知灼见。

进一步,我们把包括人类在内的地球生物圈作为一元二面多维多层次的系统来思考,我们不难看出,生命世界是由生物体和广义的意识场二面所共同组成,人类整体也必然存在其意识场结构,而正像个人拥有心灵这一意识核心结构一样,人类整体意识也拥有其心灵。甚至,整个生物圈也拥有包括人类整体心灵在内的核心意识结构。一句话,自然生命界存在多层次的意识结构。中世纪哲学家将之称为上帝,如果从意识核心结构的功能来说,它确实有统领其他事物的可能。人类已经成为地球生物圈的主宰,从一个侧面说明了其心灵、智慧所发挥的作用。

但是,从本质来说,我们与中世纪哲学持这样一个不同的意见,即人类整体核心意识结构来自于人类自身。因此,当今天我们看到人类自身心灵正在释放的巨大而复杂的影响力的话,我们要更加自觉地担负起责任。这是新本体论所持的自然主义哲学观所带来的结论。

另外,我们还发现,托马斯所指出的理性和感性两种获取知识的途径,也可以从人类生命世界的意识结构的开放性来获得证明:意识来自于量子的整体性,人类意识一定是非定域的,是与周围世界存在多层次的量子纠缠,感性的启示来自于个体的内层意识结构与群体之间的量子纠缠态的涌现,而理性是大脑皮层认知神经的涌现结构。托马斯的恩典是人的心灵层面的感悟,而理性是人的认知层面的思考。两者同属人的意识活动,但处于不同层次,它们之间应该具有某种互动,且各有特点,不能完全偏废。当然,这些描述还有待未来认知科学和思维科学的发展来进一步精确化,但却能够告诉我们,古代哲学家思辨的合理性,和新本体论的科学实用性。例如,我们可以问,在心灵层面的活动是否也有普适的规律? 是否可以被理性层面的思考所把握? 这似乎不是不可能的。随着人类知识的积累,朝着这个方向的前进也是必然的。至少,这将成为人类提升理性层次的一个努力。本书第1章所提出的需要,展示了这一提升的迫切性。

最后,我们认为,司各脱的系统旨在说明人类社会似乎受一种超力量的支配,同时,也对人类社会持一种发展观,即从有限向无限的发展观。我们指出,这样一种超力量来自于地球生物圈的整体意识结构。至于意志与理智的相互主导问题,属于各执一词。我们认为,这是事物的两面,而且是相辅相成的两面:有些时候,理智支配意志;另外一些时候,意志支配理智;更多的时候,个人的理智和意志追随这集体和环境的理智和意志。事物是复杂的。任何绝对的说法只不过是一种自我陶醉的愿望而已。

5.2　文艺复兴时期的哲学

文艺复兴时期是西方自然哲学的繁荣期。自然哲学家从古代哲学中吸取了物活论、生机论和泛神论的因素,把自然看做是生机勃勃的运动实体,自然和神连成一体,研究自然与研究上帝属于同样的工作。通过这样的方式,宗教信仰激起了人们研究自然的兴趣,过去人们在神学研究上花费的时间和精力被引导到对自然的研究上。不但研究目标变了,还增加了新的精神,如对未知世界的探索精神;重视经验知识的求实精神;重视量化、追求精确、最后是力求完整地理解世界的严谨精神。今天,回顾这一时期的精神,科学和哲学都从思辨走向实践,走向实际;都开始高度重视经验的作用。这一时期的哲学的主要建树不是对旧哲学的批判,而是对新兴科学的迎合和推进。近代哲学家非常自觉地从自然科学的新发现吸取养料,并把科学的需要、科学的成果作为建构哲学理论的动力。

5.2.1 第一次文艺复兴的科学与哲学精神

第一次文艺复兴时期的理性开始具备自然科学的精神,这一时期的哲学也充满同样的时代精神。近代理性主义哲学在其表现特征、研究对象和问题方面无不与当时的自然哲学相关;反过来,自然科学的发展也受到当时哲学思潮同样深刻的影响。这一时期的自然科学表现了如下几个方面的精神:

首先是对未知世界的探索精神。科学家们希望通过自己的探索来建立对未知世界的理解。而且,求知的动机来自于两方面,一方面是个人好奇心,另一方面是改造世界的功利心。科学认识自然的目的是为了认识自然,进而改造自然。这一目的决定了科学家不仅仅关注原因,而且关注过程,已达到能够运用对过程的了解来修改过程,达到改变自然的目的。

其次是重视经验知识的求实精神。科学家充分利用实验手段,作为发现和检验假设的方法。科学可以开始于假设,而假设必须接受实验的验证;同时,科学也可以从收集资料开始,然后运用归纳的方法,从资料中提炼假设。两者都必须紧密依靠经验数据。实验是填补感性和理性间差距的主要方法,实验的方法具有目的性、选择性、可操作性、可重复性等特点,从而使经验观察结果能够起到发现和证实的作用。科学的经验并不排斥理性。理性的假设并不都能立刻得到检验,但它们可以成为不断从事新实验的动力。

再次是重视量化而追求精确性,最后是力求完整地理解世界。与古代和中世纪的思辨相比,早期自然科学(牛顿力学)将世间万事都视为等同,认为只有运动具有普适规律。这样,世间万物必然都像一架大机器中的不同部件,遵循同样的运动规律。近代科学的这样一幅简单性的、机械论的图示,符合奥康的经济思维原则。有意思的是,针对自然界的认识,它被一次次证明了其光辉性:牛顿定律、热力学定律、麦克斯韦方程、吉布斯系综、爱因斯坦场方程、薛定谔方程直至 DNA 双螺旋结构等,无不表明自然界存在着简单的秩序,可以诉诸清晰的、漂亮的定律,这成为当今科学的佳话。这一幅幅成功的画面背后藏着几朵乌云,那就是意识和心灵,这里还没有发现活力,一切都按规律的设置在机械地执行。这显然是一幅片面的图案,丢失了复杂性、层次性、灵活性、进化性等生命的主要特征。今天,重新温习科学的精神,根本是应该继承当初科学大师(伽利略、牛顿、达尔文与爱因斯坦等)的精神,继续开拓。

这一时期的哲学的发展与科学大致同步,它在如下方面追随着科学的精神。首先,适应科学发展的需要,哲学的大方向发生了转移,转向了认识论问题,目标是建立新型的科学观,为自然科学的发展提供必要的、不可取代的保障和导向。

近代哲学认识论分解成为两大阵营:经验派和唯理派,这两派都属于理性主义,两者都推崇人的理性,但在方法上侧重点不同。唯理派以数学为知识的模型,把公理作为知识的起点,重视严谨推理得到的结论,把推理过程的内在自洽性作为真理的标准。经验派则把实验作为知识的模式,提倡实验和直接观察,把经验作为知识的来源,重视或然真理,把受到经验的检验作为真理的标准。经验派和唯理派都关注知识的基础问题,注意区别知识、无知和伪知识,确切的知与不确切的知,都强调知识的可靠性,都强调命题的简洁和无可置疑,使用分析与综合的方法,对整体与部分、原因与结果的关系进行探讨①。

同时,近代哲学和自然科学一样,有浓厚的机械论的特征。机械论是近代哲学的普遍特征,唯物论把人的精神活动归结为感官活动,并最终还原为机械运动,得出了人是机器、心灵是物质这样彻底的唯物主义的结论。唯理派把心灵作为与物质不同的实体,心灵活动和物质运动属于不同的因果系列,因此产生了身心如何相互作用的问题。经验派把因果关系等同为观念之间的关系,因此质疑因果联系是否普遍有效。可见,涉及心灵的问题和结论,一直困惑着近代哲学家,并一直持续到现在。唯物辩证法倾向于身心是具有密切相互作用的,是对立统一体,但并没有提出有效研究这种相互作用的手段和方法。

最后,近代哲学的理论是以自然科学为范式而建立起来的。从这点而言,近代哲学是科学意义上的理论,具有系统、确定与简约等特点以及一定程度的经验实证性。

这一时期的哲学继承了古代和中世纪哲学的思辨精神,但也表现出了前人所没有的实践精神。他们和希腊哲学家的不同之处在于,他们不仅追求纯粹的智慧,他们还积极谋求经世济用的智慧。在他们看来,个人的思辨与建功立业、满足好奇心和对人类事业作贡献是一致的。近代哲学的功利性也从另一侧面反映了它与科学之间的亲缘关系。科学的理性的最大特点就是把科学作为理解自然的工具。近代哲学以改造和控制自然的科学为榜样,培根发出的"知识就是力量"的口号表达的是工具理性的力量,提出了改造和控制社会、人性乃至个人生活的方案。哲学在

---

① 赵敦华. 西方哲学简史. 北京:北京大学出版社,2001:172.

工具理性的时代,表现出前所未有的改造世界和改造生活的巨大力量。

5.2.2　奥康与尼古拉哲学

奥康哲学应该是英国经验论的先驱,他关于经验证据与逻辑推理、简单认识与复合认识、偶然知识和必然知识的区分,开启了重视经验的新科学观。它的一个重要推论被称作经济思维原则。他把知识分为两大类:自明知识和经验知识。在这里,自明知识是从可靠的公理严格推导而来。他倡导,可用经验证据直接说明的东西不需要用非经验的原因解释,用他的话说:"如无必要,切勿增加实质",这就是奥康的剃刀。奥康的剃刀锋芒所向,直指实在论哲学家所假设的普遍实质。在他看来,无论出自逻辑理由,还是出自经验理由,都没有必要在经验事物之外设立普遍的实体或实质,同样没有必要为了解释普遍概念的性质而设立与之对应的普遍实在[①]。看来,奥康对抽象的学问持悲观的看法。

新柏拉图主义倾向的德国哲学家库萨的尼古拉从神学出发,得出了要通过数学认识自然的结论。为了回答人如何认识上帝,他悟出有知识的无知的新思想。就是说,关于上帝的学问归根到底是一种无知。不过,这种无知不是一无所有的状态,而是以无限为对象的知识。他明确地说,绝对的无限是上帝实体,相对的无限是宇宙,两者在现实中统一为:上帝在万物之中展开。展开就是运动,既然事物运动都是上帝的展开,那么研究自然的运动过程就可以提供比神学更多的关于上帝的知识。他认为,"上帝亲手写的书就是到处都可以看到的自然之书"。更重要的是,自然这本大书是用数学符号书写的,因为数学中充满着极大和极小的协调统一。对自然的数量关系知道得越多,就越接近于上帝和宇宙的对立统一的本质[②]。这一用数学研究自然的思想为近代自然科学开辟了道路。

我们评论如下:

上面两位哲学家所关注的主要是人的认识,这是本体论思考之外的内容,即认识论的内容。但是,新本体论是一个系统论,而人的认识本身也是一个系统,也应该是一元二面多维多层次的系统。这是因为,认识是人围绕自然事物(认识对象,包括人自身)所展开的系统,而自然系统是各式各样的一元二面多维多层次系统。这一点是与库萨的尼古拉的思想非常接近的,除了他把上帝等价于自然这一点上。自然之书正是包含了万事万物,每一件都在系统层面上具有类似性,这一系统性当然会反映在认识系统上。因此,不同事物的认识系统也必然具有一定的共性。其中之一是从认识这一活动的特性而言的。认识是一个意识活动,可以按照意识活动的性质来分类。奥康的知识分类正是对后者进行的,即按照感性和理性的不同

　　① 　赵敦华. 西方哲学简史. 北京:北京大学出版社,2001:157.
　　② 　赵敦华. 西方哲学简史. 北京:北京大学出版社,2001:165.

认识方式来进行的,与对象无关。

　　撇开库萨的尼古拉的绝对的无限不谈,当我们把宇宙看做是人类接触和了解的宇宙,而且(量子)宇宙是具有物质和意识二面性的自然有机体,拥有永久的活力,库萨的尼古拉关于万物中无限展开的运动的观点是很有价值的。今天,我们普遍认同,宇宙从诞生之后,一直在量子场演化规则主宰下演化、进化,那么,其中必然包含着极其深刻的数量关系,对这些关系的了解使人类越来越确认宇宙秩序的存在。但是,重复的量子纠缠造就了一个复杂世界,多层次的自组织在一定程度上在重塑秩序和简单性。这些过程在人类面前展开了一个千奇古怪、美妙丰富的生命世界。人类应该从这里来深刻认识自己的位置、影响、使命和重任。这是科学理性的必然归宿。

　　奥康的剃刀是一项行之有效的、对感性或理性认识进行价值判断的工具。应该说,这一工具深刻影响着近代科学的发展。在科学职业内,处处能够感知到奥康的剃刀的作用,在某种意义上保证了科学这一知识体系的严谨性和实用性。它是怎么产生的呢? 为什么它受到科学家群体的如此认同呢? 如果我们对人类整体知识结构进行一个分析就清楚了。人类整体认识结构,或称知识大厦,是一元二面多维多层次的系统,它犹如一个多层宝塔,有中心(质心),有层层的建构,还有朝向各个方向的、面向事物不同侧面的具体表述,如果所表述的是复杂系统,这一知识宝塔就具有相当丰富的结构,不同的朝向和不同层次的建构就会有不同的表现,它们之间还可能有差异。例如,一个竖直的圆柱体,从顶端往下看是圆面,从侧面看是矩形。这是因为,我们要用一个平面来描述一个立体时,就有可能遭遇到这样的不唯一的表达。奥康的剃刀针对的是任意增加的原理、假设、预设等,这些事物相当于给每一个观察的侧面建立一套理论,其结果必然使知识宝塔变得臃肿不堪。科学和哲学的目标在于,尽可能用最少的材料和简洁的设计来构建知识宝塔。

　　但是,自然界确实存在着复杂系统。事物的复杂性,使得许多潜知识处在自明知识和经验知识的中间地带,而且,不同文化、不同人群的经验知识还会出现相互矛盾的地方,甚至相互对立。例如,不同的宗教理念之间就会就事物的本源提出不同的说法,每一种说法都能找到其经验支撑和道理。如同生命、意识等复杂事物,我们必须更加智慧地把握,如何有效地使用奥康的剃刀,真正起到推动知识的进步? 这是一个时代的课题。另外,经济思维的思想对于思维科学的发展有重要的意义,在不远的将来,应该能够从思维的神经网络动力学的角度来揭示奥康的剃刀背后的科学原理。

5.2.3　培根和笛卡儿哲学

　　关于培根:

　　培根认为,"要想驾驭自然,只有服从自然",于是,我们首先要学习自然的法则。"哲学家应当勤奋地研究风俗、实践、习惯、教育、榜样、模仿、竞赛、交游、友谊、称赞、指责、告诫、名声,以及法律、书籍、学习等因素的能力和能量,因为这些事情统辖着人们的道德行为,它们形成了并压抑着人类的精神"。然而,面对实践的思考,决不能仅仅是思辨的学问,应该是以假设、观察、验证与讨论等为手段的学问①。这就是过去几个世纪在广泛发扬光大的科学精神。我们明确倡导的是,以科学的精神来思考哲学的问题。

培根认为,我们必须走向自然,而不是书本、传统和权威。当人们想知道什么是热的时候,他应该着手去寻找与热的增加同时增加、与热的减少同时减少的某种因素。通过资料的不断积累和分析,我们就会发现某种待定现象的形式——即其隐秘的特性和内部本质。这就是归纳法。当代科学仍然在沿用这一方法。

培根旨在发展一门学问,它将少数人的技艺可以教给所有人,这就是科学。培根说,"没有什么是科学不屑一顾的,也没有什么是科学力不能及的"。知识就是力量就是他给人类带来的豪迈口号。无论什么地方,只要征服自然的精神战胜了听天由命的论调,那里便有培根的影响。甚至,巫术、梦幻、预言、心灵感应等一切身体现象,都必须接受科学的考察。"因为现在尚不知道在什么情况下和在多大程度上导致迷信的结果中包含着自然的原因"。这一观点在四百多年后得到了詹姆斯的回应,在"人的能量"一文中,詹姆斯提出要测量人的各种潜能的界限。但是科学的发展,并没有按照这种真知灼见前行;大多数的科学工作者,依然选择在容易取得成果的地方投注力量。自然科学诞生之初的天真和开放,逐渐被保守和功利所占据。哲学和科学,都需要一次复兴。

培根说,"人不是直立的动物,而是不朽的神明"。培根的意思是说,人人都具有神性:如果人类至善的能力发挥出来,再给我们短短几个世纪,我们将能够实现人类不再互相残杀的理想。培根对人的欲望进行了多层次的分析,他说,"第一种属于那些想在自己国家内部扩展势力的人;这是一种庸俗的、堕落的野心。第二种属于那些想把他们国家的势力和个人统治扩展到全人类的人;这种野心当然多了几分尊严,却同样贪婪。然而,如果一个人努力想要在宇宙间确立和扩展人类的势力和统治,他的抱负无疑比另外两种更有益、更高尚"。用更为现代的语言来说,培根所说的更高级的抱负、远大的抱负,是指一个人的生活应该为宇宙的生态平衡作出贡献,这才符合人的不朽的神明的万物之灵的地位。低级野心,实际上是降低了人在宇宙中的地位。

培根认为,哲学最伟大的复兴,只是一件很简单的事——那就是停止撒谎。这与中国传统哲学的宗旨不谋而合。中国传统的道家学说讲究修真,《黄帝内经》开篇既是"上古天真论",倡导人们返璞归真。这件事情虽然简单,但却最难。

---

① Durant W. 探索的思想. 朱安 译. 北京:文化艺术出版社,1996:280.

关于笛卡儿：

笛卡儿建立了近代哲学的第一个体系。他以普遍数学为方法论，按照分析和综合的方法论规则，把自我作为第一原则，建立了明白清楚的真理的内在标准，一步一步地推导出关于心灵、上帝和物质的确定知识。笛卡儿把我思故我在作为哲学的第一原则，把心灵实体作为最先确定的认知对象，把天赋观念作为知识的基础，这些认识论的观点被称为唯理论。笛卡儿看出了心灵中理性和非理性因素的对立，但他是理性主义者，要求用理性克服非理性，使非理性服从理性。他的天赋观念论、理智至上的立场以及身心二元论都表现了唯理论的基本特征，对后来哲学产生了巨大影响。

笛卡儿关于实体的定义是："一个不依赖其他任何东西而自身存在的东西。"他认为，上帝是唯一的实体。但是，他又说，心灵和物质也是实体。按照笛卡儿的原则，我们只能通过属性认识实体；思想和广延是我们最为熟悉的无所不在的属性，因此，从认识论的意义上说，只有心灵和物质才是实体。由此，笛卡儿得出了二元论的结论：心灵和物质是独立存在的两个实体，它们之间没有相互作用。笛卡儿的二元论对于自然科学没有妨碍；相反，这一理论把灵魂、心灵、上帝的意志等前科学的假设从自然物中驱逐出去，还有利于自然科学的发展。但是，根据二元论的原则，身体和心灵不能相互作用，这一理论与人的心理与生理活动的协调一致的事实明显不符。笛卡儿的二元论留下关于身心关系问题的绵延不绝的哲学争论①。

笛卡儿认为科学的统一性在于方法，因此哲学首先要研究科学方法。他的方法论规则是：第一，不接受我未加验证为真的东西；第二，把难题分解；第三，从简单处、容易处入手，逐渐接近主题；第四，列举各种可能性。现在科学基本上就是照着笛卡尔所阐述的思路在发展。

我们评论如下：

培根和笛卡儿处于文艺复兴、科学思维启动之时，他们应科学发展的需要，从哲学的高度认真思考，为科学的深入发展奠定了方法论基础。培根发展了归纳法，笛卡儿阐述了分析法和综合法，它们分别偏向于经验和理性。实验科学更加需要前者，理论科学更加需要后者。作为科学的旗手，培根对科学的豪迈精神的建立贡献卓著，也充分体现了从神学框架下解放出来的人类理性对未来所充满的期望。他的人人拥有神性的思想与东方佛学的众心皆佛的说法异曲同工，他对人类未来怀着乐观的心态。至今，仍是绝大多数科学工作者所秉承的哲学观。

但是，看清知识系统一元二面多维多层次的复杂性本质，可以使我们对他们的见解进行一定的扩充和延展。首先，经验与理性的方法应该相互结合，并在多层次

----

① 赵敦华. 西方哲学简史. 北京：北京大学出版社，2001：190.

上有所侧重。在较具体的层次和接触新事物的认识初期,经验更为重要,归纳法使用得更为普遍;而在较抽象的层次和对事物的认识进入到一定的深度时,理性的综合更为重要。对于复杂系统,归纳法的局限性会很大,因为存在诸多影响要素,数据点不集中;应该从一般性的原理出发(如一元二面多维多层次的法则),最大限度地调动相似性法则,建立本体论模型,然后演绎推理,运算预言,与实际系统开展定量比较。这一方法论的转变,也意味着哲学观的变化。

本书基于量子论的新本体论,理所当然地全盘否定了笛卡儿的二元论,而取而代之以一个具体的身心一元二面、如云气般相互影响的具体图像。但如在 8.1.1 小节中所言,宇宙生态生命世界中,智能层次越高的生命体,意识和心灵的作用就越大。因此,对人来说,意识确实比肉体更加重要,而心灵作为意识结构的核心,扮演了更加重要的角色。从这个意义上讲,我们部分同意笛卡儿对意识的重视。科学对于意识还缺乏深入的研究,笛卡儿的一些观点,例如,他关于松果体的猜想,都有一定的意义,值得深究。我思故我在,虽然过于绝对,但对于具有自主意识的人类,在与自然的相互关系上,它把握了二面中的一面;只要不忘记另外一面,即非思世亦来,就把握住了一个平衡。

5.2.4　斯宾诺莎、洛克和贝克莱哲学

关于斯宾诺莎:

斯宾诺莎用一元论代替了笛卡儿的二元论。斯宾诺莎根据身心对应的道理,得出了结论:"发生于身体内的东西无一不被心灵所知觉。"他的心物平行论肯定思想和广延是不同的因果序列,坚持心物之间的二元对立和区别、同时,他又说明了两者对应协调的关系。他的目的是运用普遍的自然规律和法则去理解人的本性和情感,他把人的情感看做是出于自然的同一的必然性和力量。

斯宾诺莎的自然观是严格的决定论,他认为一切事件都发生在因果系列之中。他认为,自然中没有任何偶然的东西,一切事物都受到事物的本性的必然性的决定。他提出并论证了"自由是对必然的认识"的著名命题。最高知识是关于神的知识,它伴随着心灵的满足与快乐,产生对神的爱,对永恒真理的爱,并融合在永恒之中。人们一旦获得最高知识,就能从情感的奴役下解脱出来。因此,寻求关于神的知识也是拯救之路。他的伦理学对完善性、对上帝之爱、自由、拯救、不朽等传统的宗教主题做了理性主义的哲学解释①。

斯宾诺莎说,哲学的目的在于获得最高的幸福。他所说的真正的幸福、最高的善是精神幸福,使得斯宾诺莎的幸福成为精神幸福的代名词。实体是斯宾诺莎哲学体系的第一个真观念,它符合最完满、最简单和自明等方法论的要求。按斯宾诺

---

① 赵敦华. 西方哲学简史. 北京:北京大学出版社,2001:199.

莎的术语,实体、神、自然是等同的,可以相互替代的概念。他把唯一的、无限的实体等同于神,这符合犹太——基督教的严格的一神论传统;他把实体等同于自然界整体,这又符合新兴的自然科学关于自然的概念。人们崇拜、热爱神是对永恒真理的追求和热爱。

关于洛克:

总的说来,洛克的哲学有两大贡献:一是经验论的认识论,一是自由主义的政治哲学。洛克把观念分为简单观念和复杂观念。简单观念构成复杂观念的方式有三种:分别是相加、并列、相减。知识可以分为三类。一、直觉知识;二、证明知识;三、感性知识。洛克在政治思想领域的贡献奠定了民主政治的理论基础,这个基础就是社会契约论[①]。

他的经验论具有温和、适中的风格,他的哲学思辨不脱离常识,对矛盾或不协调的观点采取宽容、调和态度。比如、他的双重经验论、两种性质的学说,处处都表现了温和、适中的风格和宽容、调和的态度。可以说,洛克是英国经验论的真正的逻辑起点。可以沿着洛克的思路,抛弃常识,得出彻底的、前后一致的唯心论和怀疑论,这是贝克莱和休谟的立场;也可以从洛克的经验论出发,站在常识的立场,抛弃与常识不符合的唯心论和怀疑论的因素,这是苏格兰常识哲学派的立场。

关于贝克莱:

贝克莱决心在哲学上一劳永逸的驳倒无神论。他把存在的意义限定于认识对象,然后用被感知来解释认识对象。从经验论的前提出发,他合乎逻辑的得出了存在就是被感知的结论[②]。狄德罗把贝克莱比作一架发疯的钢琴,但他也痛心的承认:"这种体系虽然荒谬之至,可是最难驳倒。"在与常识观点的辩论中,贝克莱处于不败之地;但这不意味着他的主观唯心论是不可克服的,而只是说,站在常识或经验论的立场上是驳不倒他的。

贝克莱为什么排除物质实体,实质是为了强化心灵的实体观,在心灵的基石上建立实在的哲学。但是,这一方法不够经济,因为它需要借助于万能的心灵。而机械唯物论的本体论走向了另一个极端,它们完全排除了精神实体,幻想用可见的世界来解释和理解整个世界的行为,这是当今行为主义和唯物主义依然面临的困境。

我们评论如下:

斯宾诺莎的自然一元观是与我们最接近的,它的自然也是一个有机的自然观,与我们从量子世界进化而来、包含生命在内的、尤其是包含人类在内的宇宙一元二面多维多层次系统具有极强的可比性。他的自然/上帝就是一元本身,而他的心物平行论与我们讲的实体与意识的二面也具有一定的可比性。只是,在我们的本体

---

① 赵敦华. 西方哲学简史. 北京:北京大学出版社,2001:220.

② 赵敦华. 西方哲学简史. 北京:北京大学出版社,2001:221.

论中,心物是相互依存的,而不是相互对立的,就像空中的云和气流一样。他希望运用普遍的自然规律和法则去理解人的本性和情感,我们倡导意识运动也存在着规律性,应该深入开展意识科学研究,两者之间具有一定的可比性。他的理性伦理学原理与我们对人类心灵的善的解读是一致的,因此,从本质上来说,我们拥有与斯宾诺莎非常接近的宇宙观和生命观,只是由于时代的不同,所选择的词汇不太一样。

我们与洛克的立场还是相当的接近。尽管洛克被认定是一个经验论者,但是,他实质是一个十足的二面论者,他的双重经验论、两种性质的学说,就是例证。我们从复杂系统的思维观出发,更加重视理性的思考,以及对复杂系统的本体性模型的构建。我们的观点是在科学发展 500 年以后,人类对自然和对自身已经积累了相当丰富的知识的背景下,以及人类认识的对象已经进入了关于生命、意识这样的开放性的、多层次的、动态变化的系统而言的。这时,应该对人类已经积累的知识开展充分的综合,并以综合的知识来指导对未知事物的认识。譬如,当我们开展对于意识的认识时,我们可以运用云与气的模型,以气推动云运动的模式,与意识影响实体(如神经电流)运动进行类比,来推断两者之间的关系,做出预言,与实验进行比较。对于哲学观影响社会,我们与洛克持同样的乐观态度,并希望以对人的一元二面多维多层次的理性认识,建立一套社会发展的理论(见第 9 章),从而推动社会朝着更加有机的方向发展,并实现斯宾诺莎的幸福。

最后,我们就贝克莱能够在常识观点的辩论中处于不败之地,进行一点解释和说明,尽管他的观点是极端的。成就贝克莱的是人类常识的有限性。换句话说,感官可感知的世界(贝克莱的存在)与产生的常识(已理解的事物)相比永远是无穷大,因此,他总是处于不败之地。更进一步,如果加上心灵可以想象的世界,更是一个无穷大。另一方面,人类能够触及的存在也都包含在贝克莱的世界里了,只是他将之绝对化、极端化,就显得荒谬了。这里,我们认为,首先要把贝克莱的主观世界扩充为人类全体的意识世界,其次,从人类意识世界的不断发展性中论证他的主观世界是一个开放的、进化的、与环境处于不断互动中的系统,那么,其他方面的争论就不重要了。

5.3 德国古典哲学

从文艺复兴以后到德国古典哲学时期的意识形态,是德国文化的兴盛时期,形成所谓近代德国文化。从历史来源上说,它受到古希腊、古罗马和基督教文化的影响,但同时它还广泛吸取了当时在世界上处于领先的中国文化。这一点集中反映在莱布尼茨和沃尔夫两位大思想家的思想中,中国文化由此成为近代欧洲和近代德国文化的渊源之一。这两位学者又是德国古典哲学的创始者,是近代德国文化的开端。

德国古典哲学在哲学史上具有超越时空和集大成的意义,其思想中包含了德国民族追求综合统一的精神气质,尤其是其中与东方哲学的融合,在当代仍具有鲜明的时代价值。康德在对经验论和唯理论的总结下发展的批判哲学,与黑格尔对哲学体系的总结和梳理,都标志着西方哲学的一次大飞跃。由于德国古典哲学家的努力,哲学史研究才真正成为一门科学。

"我生性是个探求者,我渴望知识,急切地要知道更多的东西,有所发明才觉得快乐。我曾经相信这才能给予人的生活以尊严,并蔑视无知的普通民众。卢梭纠正了我,我想象中的优越感消失了,我学会了尊重人,除非我的哲学恢复一切人的公共权利,我并不认为自己比普通劳动者更有用"[1]。康德的这段话深刻地揭示了一个道理,哲学家可以达到人生的高境界!

5.3.1　莱布尼茨和沃尔夫哲学

关于莱布尼茨:

莱布尼茨的方法是分析与综合的结合,他使用分析法找到一个最基本的单元,然后用综合法,以简单的单元来解释复合的万千世界。这个观点就是还原论的基础,因此,莱布尼茨应该是科学还原论的鼻祖。他把这一最基本的单元称为单子。他的单子论就是按照这样的方法建构出来的理论体系。莱布尼茨把单子的精神活动说成知觉灵魂,单子的能动性在于表象活动。单子按照表象的清晰程度,分为三个等级。莱布尼茨把有知觉能力的单子当做构成万物的实体,他把世界看作生生不息、常变常新的有机体,而不是无生命的需要外力推动的机器[2],在一定程度上恢复了古代的生机论思想,也在黑格尔哲学中得到进一步发展,最终在怀特海的过程哲学中被当做是宇宙的本源。

莱布尼茨从单子论出发,提出了一种独特的时空观。他认为,时间和空间既不像牛顿所说的那样,是心灵以外的绝对的、客观的时空,因为时空是单子对于世界整体的表象。单子间的连续性解决了困扰二元论的身心关系问题。人的心灵由最高级的单子构成,身体由低一级的单子构成。因此,心灵与身体以特别密切的方式相互依存。并且,由于构成心灵的单子比身体中的单子的表象的清晰程度更高,心灵可以自觉的支配身体;身体中的单子对于心灵的表象表现为身体对心灵的不自觉地影响。莱布尼茨说,"上帝一旦安排好了自然的规律,便不用随时插手"。莱布尼茨认为自然的惩罚不是对人类的有意伤害,它的存在的充足理由是事物之间互相补偿的平衡。"绝不会有不受报偿的善良行为,也不会有不受惩罚的邪恶

---

① Smith N K. A Commentary to Kant's Critique of Pure Reason. New Jersey:Humanities,1918:vii.
② 赵敦华. 西方哲学简史. 北京:北京大学出版社,2001:204,205.

行为"。

莱布尼茨与中国理学：

欧洲是从中国元、明两朝开始引进中国文化的,此时中国的文化正是理学居统治地位时期,对理格外重视。博学的莱布尼茨接触到儒学对理的论述,尤其对天和理两个范畴相当感兴趣,努力将其与上帝相结合,并由此而引入德国哲学。他下面这段阐述充分地表现了他的深刻理解,基本上符合理学家本意:"中国人称他们的'理'为'球'或'圆',我认为这与我们的表达方式是吻合的,因为我们也说上帝是一个球体或一个圆球,处处为中心,无处为周界。他们称理为事物的自然,我认为这就好比我们说上帝是原生的自然,也好比我们说自然是智慧之神。中国人赋予'理'以'真'和'善'的特征,我们的形而上学也同样赋予 Etre(本质、上帝)这一特征。显而易见,既然理是非凡的 Etre,那它也就拥有非凡的'真'与'善'。中国人还赋予理以各种各样的完美的特征,以至天下再也不可能有更为完善的东西,它是至高无上的力量,是至高无上的公正,是至高无上的纯洁。它是至高无上的精神,至高无上的不可感知;总之,是那么完美,无以复加。这就说明了一切。"①

从这一段话可以看出,莱布尼茨比较准确地对理进行了探讨,理的抽象,深刻地影响了欧洲文化,特别是德国古典哲学的形成与发展。由于莱布尼茨在德国文化史上的关键地位(莱布尼茨与斯宾诺莎学术交往密切,马克思、恩格斯极度推崇莱布尼茨,贝塔朗菲与维纳直接说他们的学说受莱布尼茨的启发),这种影响是内在的、深远的。

关于沃尔夫：

沃尔夫也是德国重要的启蒙思想家,他把莱布尼茨的哲学系统化、普及化,并把它搬上大学的讲坛,形成所谓莱布尼茨——沃尔夫体系,使莱布尼茨成为康德以前德国哲学的主流。他把哲学分为理论哲学(本体论、宇宙论和自然神学)和实践哲学(伦理学、经济学、政治学)。他首次提出本体论的概念,称本体论是第一哲学。他特别推崇孔子的伦理学,认为这一伦理学并非建立在超自然的启示基础上,而是建立在人的理性的基础上,很好地把握住东方哲学的基础。他据此认为,伦理学应该依据道德而独立于宗教信仰,只要人们畏惧道德,伦理学便无需依赖上帝。他比莱布尼茨更为明确地宣传理性,高举理性的旗帜,对德国,乃至整个欧洲的哲学和文化产生了巨大的影响②。黑格尔评价沃尔夫体系的基调是理智形而上学的独断论③。康德的批判哲学所针对的,也主要是沃尔夫的独断论。经莱布尼茨和沃尔夫等的作用,中国古代哲学的理等范畴,已被吸纳进正在创始时期的德国古典哲

①　莱布尼茨.致德·垫蒙先生的信//艾普田.中国之欧洲(上).郑州:河南人民出版社,1992:431.
②　刘永佶.辨证历史.北京:中国经济出版社,1999:50.
③　Hegel W F.哲学史讲演录(第四卷).贺麟,王太庆 译.北京:商务印书馆,1981:188.

学,并成为其中一个基本因素。

我们评论如下:

莱布尼茨的哲学是最接近东方哲学的,也是与本书倡导的一元二面多维多层次的哲学观最为接近的。我们所说的量子,就与他所提出的单子具有一定的可对应性;只是,量子得到了物理学的大量实验和理论的支撑,更加具体化、精确化。世界确实是在量子时空基础上构造起来的,而这个构造是一次自然的进化过程,"上帝一旦安排好了,就不轻易插手",反映的是他的关于自然进化的思想。

如果说单子是为了说明系统的功能、机制而设置的,那么,自然界最基本的单子是量子,它们是时空的最基本的激发态。当代科学研究的最为详细的是电磁量子,对强弱相互作用场的量子也有一定程度的刻画,对引力量子的研究还处于探索阶段。从概念上来说,这些量子都具有莱布尼茨的单子的含义,由它们组成了更大尺度的系统。但是,复杂系统哲学强调系统的多层次性。在系统的进化过程中,不断有新的层次涌现,出现多层次耦合的复杂系统。这时,系统的性质不直接决定于最基本的量子,而是有中间层次的单子所组成,这些当然就不是莱布尼茨意义上的单子,但却是科学用来理解系统行为的元素。我们主张,继续沿用单子的概念,但将其扩充为决定系统整体行为的基本单元,如此,自然界就存在多层次的单子。特别是对于生命系统,DNA 就是其单子。而且,人们可以问,意识是否有其单子?

关于单子的能动性以及组成普通实体的单子与组成灵魂的单子的区别,这对莱布尼茨来说是一个难题,他需要构造不同等级、不同层次的单体。如果我们把量子类比为单子,我们也面临着同样的问题,什么是意识的量子场结构? 什么是心灵的量子场结构? 幸运的是,我们将这些问题交给科学,而哲学在这里与科学形成一个连贯的思想体系。结合量子力学、神经科学、心理学、心灵学以及行为学等诸多学科,我们可以将这一量子意识学大大发展,不但形成一门理论-实验科学,发现复杂意识(心灵)的基本量子结构,开展对于意识(心灵)的宏观自组织系统的定量描述,而且构建基于人的心理、心灵基本运动规律的新伦理学、法学、管理学、经济学、政治学等。这里,我们看到一个更具实用性、知识性、进化性的哲学框架。

5.3.2　康德哲学

康德哲学达到了近代西方哲学历史上的一个制高点,它对上一个时期自文艺复兴以来的西方哲学起到了一个集大成的作用,也因此对后来西方哲学的发展起到了重要的引领作用。但是,从本体论的发展来看,康德将哲学研究从本体论上引开去,将关注点集中到认识论上。由于他对人的认识结构的细致考察,他的思想才成为后来者的一个不可忽略的参考点,这便是他至高无上地位的来源之一[①]。今

---

① Durant W. 探索的思想(下). 朱安 译. 北京:文化艺术出版社,1996:1~30.

天,人类又进入知识综合的关键时期了,到了需要从根本上梳理对宇宙、人、意识的认识的时候了,需要回归本体论了。

前康德的思想铺垫:

据说,康德走过了一条从没有宗教信仰的理论理性到没有理论理性的宗教信仰的道路。培根笃信科学和逻辑的力量最终将解决一切问题,人类可以无限地臻于完善。表达了十八世纪对知识和理性的崇尚。斯宾诺莎将理性的信仰演绎为一套几何学和逻辑学的宏大结构,不但宇宙是一个完整的数学体系,人的认知思维也同样如此,可以通过对已知原理的推论,以演绎的方法来把握人类对事物的认识,包括宗教的信仰。伏尔泰开启了一场启蒙运动,以百科全书般的形式对各门各类知识进行了梳理,极具震撼力地展示了一个理性时代。

洛克把培根的归纳法用于心理学,使关于情绪、情感的知识建立在现象的直接观察基础上,从而平静地宣称:一切知识来自经验。沿着这一思路发展下去的本体论,自然地承认物质的第一性,继续前行的终点是极端唯物主义。但是,一些所谓的先天性的知识,例如是非、上帝等观念,似乎先于(个人的)一切经验,生来就具备。同时,精神统领物质,这是笛卡儿等延续的整个西方哲学的主流思想。洛克也说过,我们的全部认识都来自感觉。我思故我在,也是强调了感觉、知觉、思维在认识过程中的独立地位。于是,认识本身具有非凡的意义。沿着这一条路线前进,其终点必然是极端唯心主义。贝克莱将唯心主义思辨推向极端,试图证明物质根本就不存在,唯一可靠的、有把握的是精神。休谟反驳说,可以应用这一逻辑,得出结论,精神也不存在。如果说贝克莱有效地消灭了物质,那么,休谟也有效的消灭了精神。这时,出现了康德,他的使命是从理性中拯救宗教,同时又从怀疑中拯救科学。他试图解决形而上学的所有问题、顺便拯救科学的绝对性和宗教的真实性。

康德哲学的概述:

康德以构造一个新的认识的形而上学体系轰动世界,他曾经研究星体、地震、火、风、乙醚、火山、地理与人种学等课题,显然,在如此广阔的兴趣背后,蕴藏的是对世界本源的深刻认识的入迷的探讨。他曾著文《论通过坚定意志的精神力量控制病感》,展示了他对人的精神、意志、认识这一面的实在性的认真研究。他谦逊、谨慎,但他的头脑中蕴藏着并产生了近代哲学史上意义最为深远的革命。在五十七岁那年,他完成了近代哲学史上的巨著《纯粹理性批判》。

我们从康德理论中解读出的核心的概念是,人类对自然运动的认知系统,是一个多层次系统,它与自然的运动之间存在不同程度的相互作用,这些相互作用使人类的认知可以部分接近于自然运动形态,又可以使之部分游离于自然运动之外,保持其一定的独立性。前者是自然科学所追求的真理,后者是浪漫主义学派所倡导的个人意志独立的基础。依据认知与自然运动的关系紧密程度,可以划分为感性、知性与理性等层次,而纯粹理性更是理性层次认知的极端,我们可以将之描述为学者的最为抽象的哲学思辨。康德研究的最终结论是指出了抽象的哲学思辨的局限性。有意思的是,康德在打破纯粹理性的神话的同时,恰恰牢固地建立了纯粹理性思维的至高无上的地位,因为这样的思维是诸多认知过程中最具有内涵和普遍性意义的过程,是形而上学的基础。正是这一点,奠定了康德在近代哲学史上的地位。

换句话说,虽然纯粹理性不是无所不能,但却是人类从收集资料、建立关联、产生概念、发现规律,从而进一步提出猜想、构建模型、开展演绎、重新解读事实,最终抽象普适结构、从事广义推理、确立价值、完善思想体系等一系列思维活动的最高端。在这一高端思维活动中,看不见明显的经验事实,甚至无需过多的文字游戏,它凭借一种直觉、一种本能、一种与实在之间的内在(而非表面的)联系而畅通无阻、直指人心、震撼心灵。我们的这一解读并非是康德的原语,也难以见诸于经院哲学对康德的批判性解读,可以认为是对思维的复杂科学过程有浓厚兴趣的系统科学研究者,从康德的哲学思辨中获得的启发。

康德认为,纯粹理性是可能的,因为人们可以产生凌驾于通过扭曲了的感官途径而获得的知识之上。纯粹理性是独立于感官知觉的知识,它是我们的精神所固有的属性和结构。换句话说,知识也会形成一个独立进化的系统。

为了刻画复杂认识的全过程,康德发展了一个系列的认识论,包括先验的感性论,先验的分析论……最后是纯粹理性,还发展了先验的辩证法,并在实践的理性批判中应用于分析社会。我们在这里对之进行一个概括,并通过对人的一元二面多维多层次的认知系统展开分析,以神经网络系统为具体平台,理解康德所介绍的抽象概念,并对康德刻画思维的两个过程(见下一段)给出一个具体的科学的设想,对他的抽象描述给出一个合理的解释,并从这一解释出发,提出一系列有关思维的科学问题。

康德的先验哲学:

康德发展的先验哲学是基于以下的精辟论述:从感觉的原料到思维的成品之间经过了二个加工过程。第一个过程是运用知觉的方法,即时间与空间,使感觉相互作用,形成知觉;第二个过程是运用知觉所形成的概念(或称思维范畴),使知觉相互作用,形成概念和一系列高级的思维产品。康德认为,选择和协调感觉相互作用的力量来自于人的两个本能:空间感或时间感。空间和时间不是人们感觉到的东西,而是感觉的方式。空间和时间是感觉的工具。空间和时间是先验的,因为一切有秩序的经验都与它们有关,并以它们为前提。没有它们,感觉永远不可能上升为知觉。因果律也像时间和空间那样是认识过程的内在法则。

第二个过程是十分复杂的:当感觉和知觉的广袤原野进入思维的昏暗斗室,即先验的逻辑以空间和时间为工具把感觉整理成感觉形,感觉形进一步在原因、统一性、相互关系、必然性、偶然性等范畴的指引下发展成(关于物体和事件的概念)的知觉形;这些范畴就像计算机里的程序一样,是加工知觉、形成直觉的不可缺少的东西。通过它们,知觉被分门别类、形成有秩序的思维概念。这些都是心灵所从事的本质性的活动,也就是一类精神活动。它们的作用就是对处理经验(或称对经验进行协调)①。

于是,康德对人的认知过程进行了一个多层次的表述:感觉是无组织的刺激;知觉是有组织的感觉;概念是有组织的知觉;科学是有组织的知识;智慧是有组织的生命。就它们的顺序、连续性、统一性程度来说,一个强似一个,给思维昏暗的海洋带来了光明和秩序。康德说,"没有概念的知觉是盲目的"。

康德并不怀疑物体和外部世界的存在。但他认为,除了知道物体的存在以外,我们没有任何确切的知识。科学毕竟还比较简单、幼稚;它以为自己在与物体本身打交道,而这些物体又具有客观的、一成不变的实际性;哲学则稍微复杂些,它意识到科学中的事物是由感觉、知觉和概念组成的,而这些东西并不是事物本身。叔本华说,"康德的最大功绩就在于他把现象从物自体中区分了出来。"叔本华说的现象,是人所理解的现象,是康德的认识体。而所谓的物自体是关于物质实在的本源。这里,康德指出了人的意识还存在一个独立演化的空间,而正是在这个空间中储存着我们对世界的所有的认识。人们的观点之争,只是在各自的认识空间中的产品的不同。这一点,我们在下一节还要进行详细分析。

于是,物质、原因和必然是心灵运用于感觉经验的有限的范畴和排列、分类的方法,它们只运用于这类经验中的现象(人的认识),而不能(简单地)直接认同为本体世界自身。相对于文艺复兴以来哲学所崇尚的知识的现实性和真理性,康德指出了认知的内在局限性,它必然是在一定的逻辑(范畴、原则)指引下,对感觉所进行的加工。只是,这个加工过程是分层次的,有知觉的加工,也有理性的加工,更有纯思辨的、抽象的、纯粹理性的加工。这些加工过程一个比一个抽象、一个比一个更加独立于外部世界、也同时一个比一个更加依赖于人自身的范畴。因此,具有自身的局限性。这是纯粹理性批判的基本精神。

康德得出的一个重要结论是,无论是科学和神学,都不能成为宗教的基础。这一基础应该是一个关于永恒价值的基础,它又该是什么呢? 是道德,这是康德的答案。他认为,一个普遍的、必然的道德标准应该不依赖任何经验的条件。这必然是一种内在的、先验的结构,这就是人的主宰意志,人的道德感,它不是源于经验。我们再次回归到他的先验哲学,他走完了一个奇妙的历程! 一切又回到原点,人类社会的发展还是应该依赖其最原始的本能,返璞归真是真谛! 真是一个奇妙的逻辑!

他说,世界上唯一绝对美好的东西是好的意志——不顾个人得失而遵守道德法则的意志。不要计较你的快乐与否,尽心尽责吧。如果我们遵守这样的原则,我

---

① 注:这里,感觉形和知觉形是我们引入的概念,没有出现在康德的原著(的翻译本)中,而且,叙述方法也相对于原著(的翻译本)进行了一些调整。

们很快就能产生出理性生命的理想社会。要产生这样的社会,我们就得按照自己似乎早已属于这种社会的成员这一意念去行动,就得尽善尽美地实施这种尽善尽美的法则。这种行使责任的绝对命令来自于人的自由意志;如果我们没有自由感,又怎能想出义务这种字眼呢? 我们都是自由的,至于这一点,我们只能感觉、无法验证。"我们虽然不能验证,但却能感觉自己是不朽的"。于是,我们说,康德铺设了一条从没有宗教信仰的理论理性到没有理论理性的宗教信仰的道路。

5.3.3　黑格尔哲学

　　黑格尔出生于德国斯图加特,是德国古典哲学的集大成者。他的核心思想是,万事万物,包括思想、宗教、艺术、科学、经济、制度、社会,都始终处在变化之中。事物变化的基本原因在于任何情形内都包含着矛盾因素,必须辩证地看问题。他强调矛盾运动、变化、发展。其哲学思想的主要内容概括为一个词,就是辩证法[①]。

　　黑格尔哲学的基本的出发点是思维与存在同一论,亦称思有同一说,精神运动的辩证法以及发展过程的正反合三段式。思维和存在统一于绝对精神。绝对精神是一独立主体,是万事万物的本原与基础。他的哲学分为逻辑学、自然哲学和精神哲学三个部分组成。逻辑学是研究观念(理念)自在自为的科学,将质量互变、对立统一、否定之否定作为思维的规律加以阐明。根据思有同一说,概念的辩证法也就对应于客观事物本身的辩证法。自然哲学是研究观念他在或外在化的科学,即将由观念演绎所得来推测客观世界的运动,这里出现了一些错误理论,但也包含一些合理的思想。精神哲学是研究观念由他在回复到自身的科学,即把观念演绎到社会政治、伦理、历史与美学等方面提出一系列的观点和主张,并试图找出贯穿在历史各方面的发展线索。其中,把观念演绎到人的感性,就产生他的美学理论。

　　黑格尔把绝对精神看做世界的本原。后人已经认识到,实质上,绝对精神并不是超越于世界之上的东西。自然、人类社会和人的精神现象都是它在不同发展阶段上的表现形式。因此,事物的更替、发展、永恒的生命过程,就是绝对精神本身。黑格尔哲学的任务和目的,就是要展示通过自然、社会和思维体现出来的绝对精神,揭示它的发展过程及其规律性。实际上是在探讨思维与存在的辩证关系,在绝对精神统领下揭示二者的辩证同一。黑格尔在论述每一个概念、事物和整个体系的发展中自始至终都贯彻了这种辩证法的原则。这是人类思想史上最惊人的大胆思考之一,使"近代德国哲学在黑格尔的体系中达到了顶峰",恩格斯说,"黑格尔第一次——这是他的巨大功绩——把整个自然的、历史的和精神的世界描写为处于不断运动、变化、转化和发展中,并企图揭示这种运动和发展的内在联系"。

---

　　① Durant W. 探索的思想(下). 朱安 译. 北京:文化艺术出版社,1996:40~50.

黑格尔的这份自信来自于他对绝对精神的无限超越的能力的把握,即所谓真理在手。因为,绝对观念是宇宙之源,万物之本。世界的运动变化乃是绝对观念自我发展的结果,他的哲学就是绝对观念的最高表现。马克思、恩格斯批判地继承了黑格尔辩证法的合理内核,创立了唯物辩证法。我们只需将绝对观念认同为大千宇宙自然本身,那么,生生不息的世间万事万物的内在秩序就处在这样一个绝对的位置。

逻辑学与辩证法:

哲学的首要任务在于分离我们在思维中经常摆弄的基本概念。其中,最捉摸不定的当推关系;每个理念都是关系的组合;我们在考虑事物时,总是使之与其他事物相关联,并找出其中的异同。一个没有任何关系的理念是空洞的;在所有关系中,最普遍的是对照或对立。思维或事物的每一状态——世界上的一切观念和现象——必然导致其对立面,然后与对立面结合,成为更高级、更复杂的整体。真理(像电子一样)是各个对立面的有机统一。

事情的每一状态都包含着矛盾,这种矛盾必须通过演变中的调和统一体加以解决。那个高层次又将滋生矛盾,升华为更高层次的组合形式,复合体和统一体。思维活动和事物运动一样,在每一过程中,存在着从统一性经过多样性再到统一的多样性的辩证发展。

在复杂系统哲学中,把一元二面提到了本体论的高度,为辩证法提供了坚实的本体论基础。辩证法的科学性在于它正确地把握了宇宙和生命本体的规律,因此,一元二面是对对立统一所做的本体论阐述,它受到量子物理学研究的坚实支撑。因此,对立统一就不仅仅是认识的法制,而是万事万物变化的法制。

5.3.4　对康德和黑格尔哲学的评注

鉴于康德和黑格尔思想的重要性,我们在此将新本体论下对整个认识结构的思想进行一个总结。一方面与康德和黑格尔理论形成一个对照,以便充分理解他们的一些抽象的(让多数人感觉到晦涩难懂)阐述,吸收其有机成分;另一方面也对他们的观点和理论体系展开一个剖解(它们本身也可以作为系统来进行分析),从而看出其特色和不足之处(这是系统论的优势)并指出深入发展的方向,以及如何借助经验来完成这样的深入。一句话,发展康德的认识论势在必行,这是意识科学发展的时代需求。

从复杂系统哲学看认识:

人的认识是自然进化的产物,是人这一高智能生物在进化到一定阶段时在人内部自然产生的、与外界保持着密切互动的、又相对独立于外界的一种意识运动形式。这样一个一元二面多维多层次系统拥有不同维度的二面,有实在与过程的二面。而实在部分,又分内外二面:其外存在形式是语言、文字、数据、图表甚至更加高级的影像、视频,其内存在形式是人脑中的复杂神经回路的电流。两者之间的联系是一套规则,类似于计算机程序。在人脑中,这套规则是什么呢?它拥有一套多维多层次结构,而且其结构还在演化(进化),人的认识在日益复杂化。具体的多层次结构,正是未来思维科学需要揭示的。

上述二面统属实在(物质)一面。而在意识一面的表现同样丰富,甚至更为丰富。认识在人的意识多(三)层次都有表现:在心理层次,它表现为认知意识;在心智层次,它表现为人的免疫等自动化反馈机理,以及康德的先验认知过程;在心灵层次,它表现为信仰、道德、绝对观念、纯粹理性等至高无上的认识结构。心灵统领心智;心智统领心理;但是,心理也反作用于心智,心智也反作用于心灵。三者是一个整体。这些描述不仅仅适用于个别人,同样适用于社会这一大系统。社会整体是一个更加高级的智能有机体,也具有意识三层次结构,和众多活动着的大脑和以音像文多种形式存在着的信息产品,构成一个庞大的认识系统。这是一个开放的复杂巨系统。

对感觉和知觉二过程的神经科学解释:

康德对联系外界刺激与知识之间的这套规则进行了细致的设想,这就是他所发明的从感觉到知觉、再到理性的一步步的过程。上面说道,康德将从感觉的原材料到思维的成品之间划分了两个过程。第一个过程使感觉相互作用,形成知觉;第二个过程使知觉相互作用,形成概念和一系列高级的思维产品。我们在上述复杂系统观指导下,用神经科学的语言来对之进行一个解读。

康德的第一个过程涉及将复杂的神经刺激转化为神经回路的过程。这来自于神经元的天生的网络结构,以及神经激发的天生的量子信息过程,是每个人都具备的先天素质。因此,康德把运用知觉的方法称为运用时间和空间。但是,还是需要后天的训练,把握社会文化所形成的思维范畴。中国人把这个过程叫做识字。第二个过程对应于神经回路与神经回路之间产生一个竞争、碰撞,逐渐一些回路取代另外一些回路,从而胜出,把许多局部的回路联通为一个大回路,形成一个回路组。它对应于知识。

于是,我们看到了一个可能性,就是把感觉描述为神经元在外界刺激下的初激发,把知觉描述为局部的神经回路,把知识描述为回路群所组成的大范围的认知自组织结构,以此构成一个知识的多层次系统的可能性。这里自然产生了一系列的复杂网络动力学过程,一旦被认识,可以诉诸计算机模拟来进行验证,并与日益发展的神经科学互动,可以对早期哲学家们争论不休的问题给出科学的、理性的讨论。这将形成一门科学,那就是钱学森先生所倡导的思维科学。

黑格尔与东方理学:

黑格尔集大成的德国古典哲学的主要特点就是强调理性,并将理性系统化。这个理性的来源,一是古希腊哲学,特别是柏拉图学说,再就是中国的理学。中国理学对传播到黑格尔的渠道是多方面的,也经过了各种环节的改造,以致他几乎不能明确自己思维中的理性与中国儒学的关系了,不过他明确承认道家学说的理性精神。而他的绝对理念,则与朱熹的理更为接近:"宇宙之间,一理而已,天得之而为天,地得之而为地,而凡生于天地之间者,又各得之以为胜。物有此理,便有此气,天下万物万化,何则不出于此理。自下推而上去,五行只是二气,二气又只是一理;万物分之以为体,万物之中,又各具一理。所谓'乾道变化,各正性命',然总有只是一个理。"

在论述理性与现实的关系时,我们看到了黑格尔的基本思想:理性是本原,也是不断变化的事物形态中永久的东西。理性在现实中达到实存,显现出无限丰富的形式和现象。理性是本质,也是内容。这与朱熹关于理与物的关系的论证具有明显的相似性。虽然黑格尔在其著作中未提到朱熹,但两者的理论体系确实具有明显的相似性。朱熹的理与黑格尔的理性有许多相同处,虽然不能说完全是同一个东西。朱熹关于理的思想通过莱布尼茨等人的渠道,影响到形成中的德国古典哲学,并在集大成的黑格尔那里有所体现,这也很正常。黑格尔体系无所不包,是继亚里士多德之后对人类知识体系的又一次全面梳理,与一元二面多维多层次的系统模型非常接近。黑格尔体系的薄弱环节是其自然哲学,我们在本小节结尾处要进行讨论。

现象与永恒:

黑格尔有这么一段重要的论述:"凡是合乎理性的东西都是现实的;凡是现实的东西都是合乎理性的。每一个天真意识都像哲学一样怀着这种信念。哲学正是从这一信念出发来考察不论是精神世界或是自然世界的……所以,在有时间性的瞬即消逝的假象中,更为要紧的是以认识内在的实体和现在事物中的永久东西。其实,由于理性的东西(与理念同义)在它的现实中同时达到外部实存,所以它显现出无限丰富的形式、现象和形态,它把它的核心用各色包皮裹起来,开始时意识在包皮里安家,而概念则首先贯穿这层包皮以便发现内部的脉搏,同时感觉到在各种外部形态中仍在跳动。"

我们对这一段进行一个重新解读,从中也可以看出新本体论的应用:在万事万物的瞬息万变的过程中,重要的不是事物的形态,因为它们总在变化,重要的是主宰变化的规律和规则(主宰涌现的产生和层次的耦合的原理),以及承载变化的基本实体(量子时空),这些是永恒的。一旦抓住了这些永恒的东西,现实世界中无限丰富的形式、现象和形态就能够得到理解。作为这一规则的例子之一,是意识活动的三层次,心理、心智和心灵。它们之间的互动的规律是,心灵统领心智,心智统领心理。另一例子是意识存在的必然性:量子世界是基本规则是事物的一元二面性,实体与意识是生命世界相依相存的二面。

从这一段解读我们可以看出,在对事物变化的认识上,新本体论的思想与黑格尔和中国理学是一致的。

心灵是道德的本源：

上一节中特别提及康德的一个结论，即关于人类普世价值的根源，不来自于科学和神学，而来自于人的道德感，它来自于人心中的一种内在的、先验的结构，这一结构主宰了人的意志。这一命题到底是一幅漫画，还是深刻的启示？从本书第1章所阐述的时代需求来看，康德的结论对于今天社会发展具有头等重要的意义。康德所说的道德感正是当代社会所缺乏的，它蕴含着人类社会突破自身日益膨胀的物欲的契机。但是，在康德的道德律里，道德、自由是从天而降的。我们试问，在康德的道德律背后，是否有存在的支撑，或者说，是否有本体？确实，如果缺少了本体，意义就成为空中楼阁。为此，我们要从复杂系统哲学的角度，来证明，确实是存在这样的本体，希望这一点为社会未来的道德水平的提升提供借鉴（见9.5节）。

复杂系统哲学的基础是量子本体论，其次是一元二面多维多层次的构成论。关于康德的命题，可以给出下列这样一个逻辑的、思辨性的解释。生命世界来自于自然的进化，进化的力量来自于量子世界内在的整体自组织性，一种向着整体功能优化、降低能耗、便于长期生存的复杂多层次性发展的自然趋势。生命就是这一自然发展趋势下的产物，人类的智能也是在这一趋势下自然进化而成。后者不仅仅表现在大脑神经系统的发育、生长和功能日趋完善，而且与人这一物种的整体意识发展密切相关。智能、智慧的发展是在体和形二面同时进化。在体空间的发展对应于日益发达的神经系统，在形空间则是意识结构的日益丰富化、多层次化和多方位耦合性。人的心灵正是与人类整体意识场最为接近的个体意识结构，它包含着整体生命追求完善的愿望和智慧。当人追逐自身（个体）的局部利益时，心灵就被泯灭了。无论是基督耶稣、还是佛祖如来，都在启迪人类要看到一个大我，看到自己的心灵。东方修真修道学派，更加明确地提出明心见性、天人合一的口号，就是将发现人的心性、本性作为明了真理、与自然形成有机整体作为人生的最高境界。因此，走向心灵深处，就意味着发现道德律。这里，我们给出了一个对康德命题的逻辑论证；同时，这一论证也为东方文明的修炼实践和东方玄学起到一个正名的意义，后者需要更加系统的历史研究来补充。总之，康德命题可以得到东方哲学的发展史和一部鲜活的东方思想进化史的支持。

从我们为康德的奇妙逻辑提供的证明中所得到的启示是，人类应该返璞归真，回复到心灵的朴素的层次。人类文明的科学、技术、文学、艺术，并没有改变人的心灵，并没有改变心灵联通天地、联通社会、联通整个生命界的事实。人类应该从自己的力量中看到自己的责任，并用这颗责任心来压制自己的欲望，调整自己的习性。这是未来的希望，不管我们愿意还是不愿意。

从"心有同一性"到"心有层次相似性"：

康德的伟大功绩之一在于，他证明了外部世界是作为感觉被人们所认识，但心灵不是一张白纸或被动的成为感觉的牺牲品,相反,它是一种决定性媒介,具有对经验进行选择、重新排列的能力。通过考察思维的多层次的复杂过程,他似乎找到了自然运动的复杂性的根源。于是产生了这样的遐想:思维规律与现实规律是否可以等同(这正是所有唯心主义者的特征)? 这一观点在稍后的黑格尔的思有同一性的观点中得到最充分的阐发,使黑格尔借助这套思维体系(实质是一套认知规则或程序),发展出一套洋洋大观的自然哲学和精神哲学体系,包罗万象。于是才有康德将一个完整的哲学系统传给黑格尔之说。

思有同一性饱受争议。批评者持这样一个直觉:现实规律(所谓客观世界)似乎是无限的,其复杂性应该远远大于思维主体(即主观世界)的复杂性。用今天的知识来比喻,虽然计算机中的数字世界里可以被制造出精彩绝伦的戏剧故事(如好莱坞产品),我们却不能声称,我们已经完全掌握、穷尽了人类社会的情感、认知和力学世界,尽管数字世界完全出自我们之手(从编剧到编程制作)。因为人类社会的情感世界是一个处于不断进化过程中的开放的复杂巨系统。

对之,复杂系统哲学给出一个答案。我们认为,社会是相对于人的外世界,人的认识形成一个认知世界,显然,前者的复杂性大于后者;但是,后者有一种特殊的能动性。当外世界是机械的、无生命的物件时,认知世界能够、也事实上抓住了前者的一些本质性规律。例如,对于时空、量子、原子、太阳系、化学分子等。人类已经获得相当可靠的知识,形成与外世界相当符合的认知世界。两者具有极高的相似性。而当外世界走近生命、走近人、走近社会、走近意识之时,人的认知世界与社会系统的外世界也拥有一定程度的相似性。一方面因为人的认知世界是社会系统的一部分,另一方面由于前者与后者时刻处于积极的互动之中,人的认知世界不断在调整,以适应外部世界。通过这样的多次迭代,逐步近似,两个世界的相似度在不断提升,尽管完全的同一只是一个理想。因此,总的说来,复杂系统哲学持心有层次相似性的观点。

问题是,这一相似性有多大? 可靠性如何? 是否随认识个体而变化? 对这些问题,复杂系统哲学认为,这正是思维科学需要深入研究的问题。答案一般随认识个体的变化而变化,答案还会随着研究的深度变化而变化。我们给出的基本研究思路是,认识是一个意识现象,具有宏观的量子纠缠特性。因此,具有跨越时空的耦合性,这是相似性的基础。然而,事物又处于积极的运动过程中,意识结构更是处于动态的变化中。人的心灵意识比认知意识具有更强的非定域性和灵活性,具有更快地把握变化、把握整体的能力。因此,智者具有丰富心灵活动和整体意识,善于把握全局、把握变化,其认识世界与社会外世界具有更强的相似性。最后,心理认知结构是认识中的最稳定的结构。具有高级的思辨能力、逻辑能力的智者拥有丰富的认知意识结构,能够对各种意识结构,哪怕是比较奇异的想法,加以表达,梳理出关系。

　　一个高明的哲学家总是善于用最准确的语言来表达直觉。因此,深刻把握世界运动规律的哲学家具有高级的心灵,而且拥有高度发达的理性(心理意识)。同时,在这两者之间还需要拥有良好的桥梁产生互动,这就要求有畅通的心智。高级的心灵来自道德情怀,就是康德所说的道德感和美好的意志;发达的理性是向社会学习的结果,这构成丰富的知识,构成表达意识结构的精湛的工具;而畅通的心智来自于内部的心身平衡,就是东方文化中的气血畅通,神清气爽,一般情况下来自个人的长期内省。这几条是东方文化几千年的实践经验的总结,也是复杂系统哲学的自然推论。

　　为什么康德能够将一个完整的哲学系统传给黑格尔? 又是什么成就了黑格尔的集大成? 我们从上面系统论的分析就有了一定的答案:他们多年的对外观察和对内自省的意识活动成就了他们的高级的心灵、畅通的心智、发达的理性,成就了他们的一个与外部世界具有高度相似性的个人认识世界,拥有了与外部知识世界(包括哲学、历史、科学、文化)之间的良好的互动、和谐和相似性。同时,他们把握了一个重要的意识活动本质,就是人的认识系统本身是一个能动系统、有机系统、有进化能力的系统。康德的从感性、知性到理性的详细论证过程就旨在证明这一点。因此,他们深知,人是具有制造知识的能力的。于是,康德构造了一个完备的认识论体系,但是,他没有来得及彻底运用心有同一论(显然他是有这样的设想的),这一点在黑格尔手上得到贯彻。当然,黑格尔在逻辑学上的突破也给他带来了这份自信。他坚信,这个世界就是按照他的设想在运行。这一自信,在他们的认识世界与周围的大千世界之间加强了一致性(准确地说相似性),最终在心有同一性的旗帜下进行了充分的发挥,成就了人类哲学史上的一段佳话。

　　从心有同一性到心有层次相似性,我们既可以分析他们的成就,也可以分析他们的无奈和局限。康德曾撰写了一个洋洋大观的提纲,囊括一切,但后来大部分内容不了了之。到底是他心血来潮? 还是所想不真? 还是精力不济? 黑格尔的两大体系自然哲学和精神哲学就远没有他的逻辑学受到重视和赞赏,尤其是他的自然哲学受到德国科学家的冷遇,是他的理念不对? 思路出偏? 还是过于自信? 这些因素都有。因为是相似性,不是一致性,所以必然有偏差;同时,认识结构具有多层次性。一个博学的学者也只能够在其中某些层次深入地把握相似性。康德的提纲是极其高明的,反映了他综观认识全局的能力,但是,他不是在每一个具体细节上都有同样的造诣。因此,撰写提纲与撰写有同样深度的细节绝非同样的难度。他如果有亚里士多德那样的条件,成就可能会更大。黑格尔对自然系统的把握不深,故此,想当然的味道就很浓;而自然科学又十分较真,因此,他的自然哲学的命运也就不言自明了。

　　今天,我们看到,自然系统的复杂度低,因此,自然科学知识的精确度高,应该更多地依赖与外部世界的接触,即依赖经验;而对于意识和社会系统,复杂度高,实验条件难,应该更多地运用理性思维,利用心灵、心智把握全局的能力,充分发挥直觉思维。在科学界曾经引发的以大脑研究大脑和以意识研究意识的悖论,它在科学界依然有影响。这一悖论实质上是对意识多层次结构的复杂性认识不足而带来的困惑。因为意识的多层次性,高层次的意识结构可以把握低层次的意识结构;而且,由于意识结构的高度复杂,其研究方式就不同于传统自然科学的实证法,需要运用量子力学的研究方法,即设计、预言和验证。最后,对于复杂意识现象的认识不能希望一蹴而成,要做好长期奋斗的思想准备,不能以一时的成败来论是非。

总之,复杂系统哲学认为,对意识的研究,就要模仿康德和黑格尔,大胆去设想、构造和预言。因此,意识科学的研究必须是本体论模型为先导。在新本体论指导下,继续康德和黑格尔的进程,大有可为。

5.4　20 世纪哲学

5.4.1　海德格尔的存在论

海德格尔哲学的思想核心是存在。由于唤醒了人们对这一最基本的哲学概念的思考,他被认为是 20 世纪最伟大的形而上学哲学家。海德格尔提醒人们,哲学史遗忘了存在,它只是以认识存在者的方式去把握存在,忽视了存在与存在者之间的存在论差异,因而存在问题始终没有得到解决。确实,文艺复兴以来的主要哲学争论都集中在认识论方面,而他坚持把所有的技术问题都与存在问题联系起来思考,以探索存在真理的显现为目标①。

海德格尔对真理的概念作了现象学的分析。传统的认识是,真理需要一个认识主体,而现象则独立于主体之外。海德格儿认为,现象和真理二者都发生于存在的过程。存在首先是人的存在,揭示存在的意义即恢复存在的自我显示的内容。由于对存在的揭示和哲学的自我显示都发生于人的存在,那么主观和客观就不可能发生分离,当然也就无所谓二者的统一。传统哲学依主观和客观的关系来说明真理,但却忘记了真理的源泉——存在。笛卡儿曾把人类知识比作一棵大树,形而上学是树根,但他却忘记了扎入树根的土壤。海德格尔说,存在就是知识和真理扎根于其中的土壤。现象学的中心问题不是认识论,而是存在论。

海德格尔把西方形而上学统称为本体论——神学传统。根据这一传统,实体之间只存在着等级差别,人是各类存在物中的一类,所有实体皆因与最高实体的关系而得以存在,人也不例外。自笛卡儿始的近代哲学也没有分清存在和存在物的区别,实体仍是形而上学的对象。不过,存在不再是在事物的意义上所说的实体,而是在事物的本质的意义上所说的实体。本质必须是可以用数量来衡量的东西,

---

① 赵敦华.现代西方哲学新编.北京:北京大学出版社,2001:118~120.

是一种数学化的共相。他认为,尽管传统形而上学对存在意义做了歪曲、片面地解释,仍不失为可贵的探索,因为,歪曲和片面性也是自我显示过程中的环节,它们是从一个方面、层次和角度揭示了存在的意义。对形而上学的批判不是全盘否定,而是解构,在摧毁它的同时,保留合理成分。

复杂系统哲学与海德格尔不谋而合,在上述诸观点上极为相近,我们现在来进行一个说明。传统的本体论是把实在与灵魂割裂的,最终只能杜撰一个最高实体,依靠它与所有实体之间的联系来建立万事万物之间的关系。近代哲学只关注认识,把认识的主体撇在一边。海德格尔语境中的存在,应该是在最本质和基础的层次上来说明实在,并指出,这一本质可以用数量来衡量。复杂系统哲学也正是在寻找这样一个更为本质的存在,并提出,这就是量子,是自然时空的最基础的激发,这一存在的数学表达形式就是波函数。量子的多维多层次结构在宏观表现出相干与随机互补、结构与功能并存的丰富多彩的形式,形成了我们所看到的万事万物,形成了各式各类的实体。人是一类特殊的时空激发,它拥有生命,它拥有智能,它能够认知和描述各类事物,甚至制造工具、材料,发明思想与技术等。因此,人与其他事物有定性的区别,而这一区别就在于量子场的多层次相干耦合,形成了智能性的意识场。心灵是这一意识场的最高形式,它与万事万物在量子本性上是同源的,但又有本性的差别。它也是与最高实体最为接近的事物,具有联系万事万物的能力。至此,一元二面统一了存在与存在物,多层次揭示了最高实体与万事万物的区别。存在的自我显现就是一个自然的量子演化过程。关于宇宙本源的数学共相就是量子场论,这是迄今为止最为精确的数学物理理论。

海德格尔的基础本体论是要探寻存在的意义。他认为,只有人才能追问存在意义的问题;而追问存在的意义问题的本身,就蕴涵着此在的概念。莱布尼茨就曾追问过关于存在的一般意义的问题:“为什么总是存在着一些东西,而不是什么都不存在?”接着,他根据理由充足律,认为上帝是存在的原因。海德格尔认为,莱布尼茨提出了正确的问题,但却给了一个错误的答案。他认为,其实这个问题本身就已包含着问题的答案。于是,他构建了存在三问:第一,问题是针对什么提出的?答案是存在物;第二,问题所要解决的目标是什么? 答案是存在的意义;最后,问题的提出者是谁? 答案是人。人是唯一关心其他存在物的存在,能够对于存在的一般意义提出问题的存在者,一个与存在的意义最贴近的存在者,这就是此在。当人们提出存在意义的问题时,他就已经成为此在了。此在是存在论的出发点,对人的分析把存在与存在物沟通起来,是对一切存在物的存在所做的存在论分析,是存在论的基础与入门,因此被称作基础本体论。这是海德格尔哲学中最有新意、最为深刻的精华。

上面这一段饱含哲学味的论述,可以用复杂系统哲学的语言来进行一个通俗的翻译,是否准确,读者见仁见智。海德格尔的存在三问,涉及存在物、存在(性)、人、存在的意义等四个概念,我们在存在后面加上"(性)",意在表明,海德格尔用存在来表达的是事物的存在性,以区别于事物(存在物)实在的一面。我们把莱布尼茨之问与存在三问都作为一个完整的事物(系统)来看待,就可以较为通俗地描述上面这一段文字所包含的精妙要义。为什么总是存在着一些东西,而不是什么都不存在? 这一莱布尼茨之问指出,①有"东西"存在;②这一存在是有原因的。最后的答案是,原因是上帝。莱布尼茨的东西就是海德格尔的存在物,莱布尼茨的存在也是海德格尔语中的存在,莱布尼茨的原因就是海德格尔语中的意义。于是,我们看到,存在三问相对于莱布尼茨之问,所添加的概念是人,是提问题的主体。海德格尔利用这一主体,将存在、存在物、意义三者连接起来,并指出,给存在物赋予意义就是提问题的人。相对于莱布尼茨的答案而言,海德格尔强调了,意义可以属于一个有提问问题能力的人,而不一定只属于上帝。我们可以比海德格尔走得更远,意义属于任何有智能的意识体。因为,智能就是一种多层次耦合的量子相干意识场结构,智能意识体的演化呈现非机械化的、精妙的、艺术性的规律。提问题本身就是一个智能活动,智能体的存在大大拓宽了存在的意义。揭示这一意义正是哲学、科学以及其他认知活动的目标,由此成就了人类发展的美妙进程。

总之,海德格尔在传统哲学的概念以外,发展了一系列的有关存在的概念:存在、此在、烦、畏、被抛状态以及本真等都是他的理论中的核心观念,整个理论自成体系,环环相扣,主要论述存在的问题。他认为,存在问题不仅仅是一个理论问题,而且对我们来说是性命攸关的:我们是因存在而存在,并且通过对存在的领悟而存在的,所以对存在的领悟就决定了我们的存在方式。

我们认为,对存在的领悟就是揭示事物的本体性,它具有头等重要的意义。通过量子论与系统论的建立,我们明确了,世界(量子)是客观存在的,大数量子的宏观相干态,构成了包括人在内的万事万物,事物都构成以事物本身为中心的一元二面多维多层次系统。化学物质、生物细胞、人与社会等都组成复杂度不同的、但在系统性方面类似的复杂系统,正是事物的共有的系统性,也才对存在一词的含义给出了明确的支撑。对此的深刻理解,有助于人更加科学地把握自身与万事万物的关系,把握与生物圈系统、与人类整体意识场的关系。这就是意义的核心所在,也就是道德律的来源。

5.4.2 柏格森、怀特海的生命哲学

生命哲学是广泛传播于西方各国,并贯穿于 20 世纪的哲学流派。它的主要代表人物在德国有狄尔泰、奥伊肯,在法国有柏格森,在英美有怀特海,他们都赋予生命以本体论的意义。他们认为,生命的本质不是自然科学所研究的物质,也不是传统意义上的精神,而是一种富有创造力的活力。生命哲学用通常表述意识现象的一些概念,如直觉、记忆、领悟与精神等,来表示生命的本质,他们强调的是超越理

性、支配生命的创造力。生命哲学提供了一种与传统哲学不同的世界观。传统形而上学的中心点是存在,它的意义是本体、本质;生命哲学的中心点是生成,它的意义是过程,是创造。与传统形而上学世界观的精致、孤立、非连续性和机械性相对应,生命哲学认为,世界是一个充满生机与活力的整体,有形事物在时间和空间中的独立存在性来源于人为的分析。生命的本质是活动,活动的本质是自由创造。世界不是冷漠、孤寂的,它是有价值的、人化的世界。

　　生命哲学家把人的生活称之为狭义的生命,把大千世界的生命称之为广义上的生命。因此,生命哲学带来了一种新的人生观和道德观,几乎所有的生命哲学家都涉足伦理和美学领域。生命哲学家们普遍认为,人的道德生活应当是创造,而不是服从;应该是实践,而不是沉思;应该是进取,而不是保守。柏格森有一句名言:"我们做什么取决于我们是什么,但必须附加一句,我们是自己生活的创造者,我们在不断地创造自己"①。

　　生命哲学反对机械的唯科学主义,因此,它提倡一门新的科学的诞生。19世纪末生物学的发展激发了生机论的复兴,这是生命哲学产生的一个理论背景。生命哲学家往往站在生机论的立场上批判机械论,企图为科学提供新的理论基础,改变科学的发展方向。但是,由于没有量子力学的支撑,尤其是宏观量子复杂动力学研究的深入,生命哲学对自然科学的发展没有产生重要的影响。生命哲学产生的一个重要影响是把科学的概念由自然科学领域扩大至人文社会领域,研究的对象是一切有生命力的事物,特别是社会和人的精神现象。根据这个精神,狄尔泰做了精神科学与自然科学的区分,并且强调研究人的生活的精神科学比自然科学更为根本,更为重要。生命哲学家中有两位诺贝尔文学奖的得主——奥伊肯和柏格森,足见这一哲学思潮曾产生的影响②。

　　柏格森的名字是生命哲学的象征,他的学说是最典型的生命哲学。柏格森对传统的形而上学的中心概念作了新的诠释。在他看来,存在既不是精神,又不是物质的实体;存在只是流动和变化。从字面上分析,生成是正在进行中的,尚未完成的存在,是既非存在,又非不存在的半成品。柏格森说,在现实中,运动变化比事物更恒久、更根本。他把宇宙看做连续变化的过程,而不是孤立存在的事物的总和。这种连绵不断的生成状态,从无到有的运动称作生命之流,又称为绵延。在绵延中,分别不出彼此相连的事物,因为在这里不分彼此。连续出现的每一个状态都包含了过去,预示着未来,但又与另一状态有质的不同,如同乐曲中一个个音符的机连续又有差别的状态一样。很明显,绵延就是真正的时间。任何生命状态都是在时间中的绵延之流,称作精神。在《创造进化论》等著作中,柏格森把变化和进化的

---

① Bergson H. 创造进化论. 姜志辉 译. 长沙:湖南人民出版社,1989:10.
② 赵敦华. 现代西方哲学新编. 北京:北京大学出版社,2001:32,33.

动力称为生命冲动,它似乎等同于上帝,但又不是人格化的造世主。他明确地说:"神并没有创造任何事物,神只是一个永不止息的生命力,是行动和自由。可见创造并不神秘"①。柏格森后期的思想接近了万物有灵论和泛神论②。

　　本书在复杂系统哲学的框架下所阐述的宇宙和生命的量子场演化理论,与上一段所介绍的柏格森的理论是异曲同工。差别在于,我们用了物理学的概念和语言,而柏格森时代,这些概念还未完成其建构。世间万事万物皆是宏观量子场的演化,而量子场在本质上是整体性的,相互独立的事物本来就是人为的近似。时空的量子激发是此起彼伏,连绵不断。只是,我们强调了多维多层次观,通过复杂度、层次性、相干耦合等概念,将不同类的事物做了区分,把无生命物质与生命体、低等生命体与高等生命体、动物和人作为不同层次的事物进行了区分,把柏格森的抽象的绵延、生命冲动等事物具体化,引导出下一步科学思维的内容。总之,在基本思想上,我们是一致的。

　　柏格森提出的创造进化论,强调了生命冲动的自由创造本性,批判了达尔文进化论的消极面。当代生物学家在研究基因的突变与遗传时,关注突变而忽略达尔文所强调的自然选择,部分来自于柏格森的生命哲学所强调的观点:生命的进化取决于内在的创造动力,进化的方向应该由生命内部的冲动,而不是由外部环境来决定。同时,由于进化的动力是生命的冲动力,因此,进化就不是渐变的,而是突变的。我们从一元二面的系统论来思考,认为柏格森的观点还是存在一定的偏颇,忽略了生命体的多层次性。生命意识的内层与环境存在更深的相干性,环境对于生命体的影响会通过意识内层的作用而加以体现。这一分析对于未来生物进化的研究有一定的参考意义。事实上,生物突变的进化理论还没有定量地建立起来,还有待于引进多维多层次的系统观。

　　柏格森所解释的生命之流,与一元二面本体论中所建议的意识流有很大的契合。为了解释生命之流与有形事物之间的关系,柏格森区分了两种时间:纯粹时间和物理时间。纯粹时间是真正的时间,它是绵延、无形、超空间的。我们认为,这应该就是意识场演化中的时间,而物理时间则是实体演化的时间,最终,这两个时间可以在量子力学的框架下建立有机的联系。柏格森认为,这两种时间对应于两种认识途径:直觉和理智。直觉通过对内心意识状态的体验把握绵延,通过细密的、专心的关注自我(内省),便可以意识到存在于内心的精神。而在直觉中,本能和实在融为一体,精神直接地洞察精神,达到了主观和客观的一致。而理智的特征是分析,是从整体到部分、从运动到静止的几何与逻辑的方法。理智的对象是空间中的事物,这是人类为解决日常生活问题而不得不采取的方法。

---

① Bergson H. 创造进化论. 姜志辉 译. 长沙:湖南人民出版社,1989:10.
② 赵敦华. 现代西方哲学新编 北京:北京大学出版社,2001:34~36.

我们认为,柏格森对于直觉的描述与意识场的演化非常贴切,意识场的演化拥有玻姆所发现的量子势,表现出极大的非局域性和整体性,对柏格森的直觉论是极好的支持。柏格森指出,直觉不但是艺术和哲学自由创造的基础,也是圣者的神秘体验。我们认为,这就是意识动力学的一般形式。只是,艺术家与哲学家的意识世界较常人而言,表达得更为丰富而已。理性的思维也同样是意识的活动,也满足意识场的运动规律;机械论、目的论和决定论的思维,是一种较为稳定的、形式较为简单的意识结构。从理智走向感性、直觉,并没有巨大的鸿沟,不必要将两者如此对立。这是我们与柏格森的看法的不同。

有意思的是,柏格森的哲学充满着成对的二面概念:生成和实体、绵延和广延、连续和连贯、时间和空间、理智和直观、哲学和科学、纯粹的和机械的记忆、开放的和封闭的社会,这与我们所强调的一元二面性产生极大的共鸣。我们与之对应的多维的二面性是过程与实在、时间与空间、机械与灵活、内部和外部等。柏格森认为,前者高于后者、统摄后者,而我们认为,二面都是存在的基本面,只是不同的事物有其不同的侧重点。一般来说,复杂度越高,生命性越强,意识的、整体的统领性就越强。目前,自然科学还停留在简单性的框架内,故此,难以真正理解生命,理解社会。我们与柏格森的一个巨大区别是,他始终未脱离传统形而上学的窠臼,我们在一元二面方面彻底告别了传统的形而上学。

怀特海,英国著名数学家和哲学家,19 世纪至 20 世纪欧洲杰出的思想家,创建了过程哲学。怀特海坚持传统哲学立场,从哲学的纯思辨出发,致力于发展严密的形而上学体系,终于在前人的基础上,对宇宙基本实质给出了自己独特的见解,这就是以过程为本源的形而上学体系。他满怀热情继承了古希腊的哲学思想,尤其是柏拉图的思想,其有机体的思想与希腊前辈一脉相承。柏格森的《创造进化论》对怀特海的著作产生了持久的影响。怀特海现时事态的形而上学——实存本身的建构性自我组织的条件,实际上就是柏格森绵延原理的原子化:把柏格森连续的创造过程个体化为可分析的、自我组织的部分。

怀特海的过程哲学,也称有机哲学,是对自然变化过程,尤其是生命系统的生生不息的运动过程的高过一切的重视。在认识论上他偏爱直觉,也因此必然走向了心灵主义。他对科学的唯物主义和由此推导出的局部的规律不屑一顾,走向了唯心的极端。怀特海对牛顿和笛卡儿机械论宇宙观(及其思想学派所引发的认识论问题)的批判,构成了他的形而上学体系发展的土壤。他的全部形而上学体系最终都是根据康德的构造观念——诉诸一个自我组织、自我整理的原理——建构起来的。康德从认识论上把这一建构原理规定为认知经验的一个基本特征(我们如何规整世界),而怀特海则从本体论上把它规定为我们所经验世界的一个基本特征(世界如何规整自身)。怀特海的思辨形而上学,把实在或实存本身规定为一个创造性自我建构的框架,他强调在宇宙高度变化无穷的事物背后,存在着一个永恒客体,似乎对应于主宰客观自然运动的法则。

怀特海与柏格森的主体思想是一致的,因此,与我们对于宇宙生命的基本理解也是一致的。只是,怀特海对生命哲学的形而上学化,走到了一个极端,过于强调了过程的重要性,而忽略了实在本身的价值。我们的一元二面论,强调任何事物围绕着其中心一元包裹着多个维度的二面性,实在与过程只是诸多二面之一。这样的本体论能够接受柏格森和怀特海的诸多精妙的思考内容,但是,提出了一个更加平衡的、新的形而上学框架。这一框架能够对许多问题展开深入的讨论,并与物理学理论相联系,也提倡进一步发展量子力学理论。

一个颇受关注的问题是自然是否是自我进化的?"进化是从不可感知的连续统到越来越分立的个体的过程"。对此,我们的观点是,所谓不可感知的连续统,就是宇宙整体,起初是一片混沌;其后,不断的对称破缺,产生了时空结构。在空间维度的结构是实体,在时间维度的结构是过程。这些结构就是个体,它们日益表现得分立,但是,细致的观察还是可以感知到此事物与彼事物之间的联系。人们所寻找的秩序就是这样的联系,足够多的联系让我们回归对于事物的整体性的认识。虽然,我们习惯于经典的机械论的观点,我们看到实物和周围虚空,粒子绕着中心核高速旋转。这是一幅空间结构的图案。未来,随着信息、电脑时代的到来,人们对于世界上接二连三发生的事件和事件的潜在性这一概念将不会有什么障碍。于是,时间结构-过程的观念也将深入人心。

很多人把怀特海的著作视为传统机械论世界观的颇具前景的替代,因为他为一个由相互依赖的关系网络构成的世界提供了一幅详细的形而上学图画。由于对自然界事物发展规律的深刻理解,怀特海涉猎了许多社会的问题,被誉为七张面孔的哲人。《教育的目的》就是一本被广泛阅读的书,这本书则从其哲学观念出发,另辟蹊径,完整阐述其教育思想的力量之源,是一本从根上去思考问题的力作,所谓返本开新。怀特海说:"我们在世界中,而世界又在我们之中"。虽然他被称为唯心主义,但是,我们应该看到,对于一些以心为主的事物,例如教育,他的见解是深刻的、有原创性价值的。社会是由人所组成的,人的行为是受思想、意识驱动的。如果我们重视事物的运动,渴望了解与认识、意识相关的运动变化过程,那么,怀特海的思想的确抓住了相当多的真理,这是我们从复杂系统哲学所给出的解读。我们在第 9 章(第 9.4.3 小节),对教育也谈了我们的想法。

5.4.3　拉兹洛的系统哲学

拉兹洛于 1967 年到 1972 年间完成了称为《系统哲学引论》的著作①。在此之前,大多数哲学家都是逻辑或语言分析哲学家和新实证主义者。一种对知识的综

---

① Laszlo E. 系统哲学引论. 北京:商务印书馆,1998:1~400.

合被看成是某种形式的形而上学而受到鄙视。70年代前后,情况有所变化,混沌论、协同论、耗散结构论等科学新思想在启动一场对科学知识的综合。拉兹洛所要创建的是一种综合的哲学。这种哲学从现代科学纵横交叉的发展中吸收知识,而试图遵循哲学的方式,将这些专门知识中的宝贵的片断构成一幅完整的画面。他在这本书中声称:"进行探索和寻求秩序的心灵能获得和采用的最首尾一致、同时又最具普遍性的范式就是系统范式"。在该书出版后的15年至20年内,许多研究者从拉兹洛所提出的系统范式中汲取了灵感,而拉兹洛的《系统哲学引论》仍然是对系统思想的哲学基础作了最全面阐述的著作。它在两个方面受到广泛的承认:①人和他的周围世界形成等级性的动态系统,这些系统尽管多样且复杂,但是,它们的状态和组织功能之间拥有普适的系统性;②等级性的系统观是解释和整合大量与人和周围事物的经验事实的最佳框架结构。

拉兹洛在这部著作中长篇讨论了关于实在的本体论问题。他的结论是,实在的基本构件是系统,更确切地说,是自然-认知系统。为了获得这个结论,他从三个方面进行了论证:①物理事件和精神事件的相互不可还原性;②物理事件组和精神事件组都可以建立模型;③这两类模型具有同型性。模型同型性的存在性是根据双透视自然-认知系统的概念综合得到的,它是拉兹洛的本体论的基本原则。因此,对自然-认知系统的双透视性质的假定,使他认为自己已经奠定了系统哲学这个复杂大厦的基础。然后,通过讨论由不同类型的自然-认知系统构成的等级层次结构,他勾画出一个新的自然哲学的框架。

拉兹洛的系统范式(或系统哲学),是包括实体和精神两类系统结合而成的一般系统论,它倡导直接面对人类发展过程中的事物,譬如人类社会过去的历史和经验以及未来演化所遇到的问题。对于拉兹洛来说,系统哲学是一个概念框架,对经验、知识、艺术、宗教、评价、自由、道德、品格以及哲学所关心的各种问题都要在一个统一的框架内进行经典哲学分析。拉兹洛认为,物理—精神同一性命题是一元论的过激论述,而笛卡儿的二元论解释模式也不能令人满意。因此,应该提倡一个中间道路,即大脑-心灵的相关性命题。这一命题把有机体中的物理事件和意识精神事件之间建立关联,以此为基础提供一种关于自然界中物理和精神现象的统一的看法。

大脑-心灵的相关性命题假定,心灵事件和物理事件的性质是不同的,但它们相互关联。那么,两者的相互关系究竟怎样呢? 拉兹洛认为,认知系统构成心灵,而自然系统则包含了整个地球表面的微观层次体系,尤其包括了人类,即其躯体。心灵不能被公众观察,但它生存着。虽然心灵不能被直接观察,但是可以被间接观察。当某人的观点发生改变时,他的认知系统就很可能成为一个能够被外界观察的物理事件系统。承认这一点,人们就获得了一张从心灵和意识的王国到物质和自然界的王国旅行的通行证。那么,如何运用这一通行证呢? 拉兹洛做了这样的假设:人存在一个内在的、有观察力的物理系统(例如神经生理系统),也即人具有内省的能力。人内省时,他通过自己的内在的物理系统来感知他自己的认知结构。或者说,心灵事件能够被具有物理属性的观察点(如神经生理现象)所解读。

上述观点的演绎使拉兹洛产生了一个本体论的基本概念:自然-认知(即心理-物理)系统的概念。他认为,这样的系统不是二元论的,而是双透视的:它们是一个单一的系统,是一个整体,但又是可以双向进行观察的。当这一系统生存着时,它既是心灵事件系统,即认知系统,又是物理事件系统,即自然系统。系统内的自然事件组和精神事件组是相互关联的。拉兹洛将这个本体论框架的心理-物理命题可以表述如下:不可还原的各种精神和物理事件组构成一个同一的心理—物理系统,它可以通过各自的理论的不变性来揭示。他将这一系统作为系统哲学的基本实体,即非二元论的心理—物理系统,并称之为"双透视的自然-认知系统"。

拉兹洛是在二元论的背景阴影中创立了系统哲学,因此,他论证得非常艰难。他花了大量篇幅讨论物理事件和心灵事件,力图给心灵事件一个位置。他首先指出,认知系统的表现形式是内省,内省当然是心灵事件,但表现为经验性事件。其实,对物理系统的认知也涉及心灵事件,心灵事件果真如此神秘吗?从系统本体论的观点看,心灵事件是一个实实在在的量子物理过程。冯诺依曼就曾对量子测量过程进行了与意识相关的理解,现在看来,冯诺依曼的直觉是完全正确的。

物理事件只能置于认知系统的环境中,虽然认知系统仅仅是建构,而不包括这种环境。认知系统所包含的内容是知觉表象,许多不同类型的概念以及意动。这种系统的认知组织是一系列建构的总和,它来自知觉表象的涓涓细流,或来自于记忆库的默默回想。通过逐渐学习的过程,它就能描绘出非精神环境的图景:外观上的客观现实的物理世界。物理事件与心灵事件的本质差别在于,前者的复杂度低,涉及的耦合层次少,比较稳定;后者涉及的耦合层次多,微小的影响会导致大的改变,因此,心灵事件表现得变化无常。但是,众人的心灵事件的总和还是有规律的,还是有稳定的性质,是可以开展精确研究的。

拉兹洛特意为人的心灵系统构建了这样一个心理-物理系统,作为一个本体论预设。这一预设就人的认知结构的研究而言,与我们的新的本体论认识是基本一致的。然而,我们的一元二面多维多层次的本体论预设更为普遍,囊括了从基本的光子、电子、原子,到生命的化学场、蛋白质、细胞,到复杂的意识场、细胞组织、人,再到更加复杂的文化、人群、社会,也自然地囊括了意识、神经、认知等等诸多的无生命、有生命、低级生命和高级生命现象。进一步,我们是从最基础的量子力学的宇宙观发展而来的思想,而不是从哲学思辨的概念体系中推演出来的。我们认为,心灵事件一定要在运动中进行描述,即从一个人的行动中来观察其心灵的作用,就像从云的运动中反推云周围的气流的运动一样。

一个人们普遍关注的问题是,精神事件和肉体事件是否等同?澳大利亚思想学派(斯马特、阿姆斯特朗、普莱士等)持等同的观点。他们认为,两者具有同一性,但是这一同一性不是逻辑上的(因为它们的特性不同),而是经验上的(有条件的同一性)。我们这里无意在传统的哲学思辨框架下对其内涵和外延进行详细的论证(因为这一论证不可避免地显得冗长),而在新的哲学本体论框架下,进行简单的表述。结论是,一定存在着等同的精神肉体事件,它们是同一现象(事物)的两面!

这一论证的关键首先在于明确主体一元,即事物本身,或现象本身。围绕这一事物(现象),我们从精神(意识)和物质(肉体)两面去构造其存在的图像,或者对这一事物的理解。在这一理解中,意识和肉体具有等同的含义。那么,如何去构造一个完整的图像呢?要放在以量子波函数所描述的时空激发的一元二面系统的全过程中来考察,这一推论与澳大利亚学者的观点是一致的。但是,在我们完成这一完整图像的构建之前,我们得到的将是一幅残缺不全的精神或肉体的图像,这时,完整性和等同性就无法体现。今天,由于经典科学的哲学观的影响,大量的对精神相关的现象的理解是片面的。以这样的片面的图像来证实或证伪上述的等同性命题,是十分不妥的。这一点需要引起注意。

一般系统论的创始人贝特朗菲对拉兹洛的这本《系统哲学引论》大加赞赏。他在生命的最后时刻亲自为这本书写了序,他写到:"拉兹洛的这本书是'系统哲学'的第一本包罗万象的著作,任何一个超越其自身专业和狭隘兴趣观察事物的人都不能否认这种探索的合理性。显然,这是一项大胆的事业,需要广博的知识以及一个同时具有综合性和批判性的头脑。而这些正是我们这位作者的工作的特点。我们衷心希望他的著作将得到最广泛的承认。我们毫不怀疑,他的著作将会把我们院校的哲学从封闭和墨守成规中拯救出来,把它带到现代科学潮流中去,并对解决科学和社会所面临的紧迫问题作出巨大贡献。"

5.5　复杂系统哲学:现在与未来

本章对自古希腊以来的西方哲学进行了一个简短的回顾,对二十三位有重要影响的哲学家的观点进行了梳理,并与复杂系统哲学的论点进行了对比。可以看出,宇宙的量子时空本源论和一元二面多维多层次的系统本体论给出的宇宙和生命的图像,与历史上大多数哲学家的理性思想认识是一致的,与他们的观点背后的思路是相通的。这说明新哲学观有机地集成了他们的思想,而对于他们的一些抽象的(直觉)观点,在量子观与系统观下面也得到了更加具体的认识,并纠正了他们的一些相互之间矛盾的偏激观点。总的说来,新哲学观符合自然科学最新的研究成果,并有机地将之延伸至生命、意识和社会系统,为未来的复杂系统科学研究奠定了良好的基础。而复杂系统哲学本身也提出了对于哲学发展的一些新的思路。这一节下面的内容是针对哲学的未来发展所提出的展望。

5.5.1　三大哲学新主题：量子、生命、心灵

传统哲学的思索对象是宇宙运动的终极本源，近代哲学的探索内容则聚焦于人的认识结构。20 世纪的哲学又出现回归基本本源问题的倾向，以柏格森的进化哲学、怀特海的过程哲学、海德格尔的存在论为突出标志。今天，我们延续了这一趋势，从东方自然哲学的视角来看世界、看生命，并以自然科学的最新知识成果——量子论为基石，完成了一个本体论的构建。基于这个本体论，我们面前展示出这样一个画面，关于宇宙本源的认识的三大主题应该是量子、生命、心灵。这是相对于上帝、自由意志、永生、认识等传统哲学主题的一个新发展。

量子是自然世界的本体基石，是人类文明发展至今所认识的自然界最基础的、也是最精准的事物。人类对电子、光子的认识已经达到了令人惊讶的精确度，因此带来的技术革命和产业革命已经彻底改造了世界，而且正在深刻的改造人类自身。新的哲学观必须深刻认识这一发现的意义，并把哲学的大厦建立在这一可靠的知识基石上。

但是，人们对量子的意义依然是低估了。物理学习惯于处理理想的、简单的概念系统，不善于面对复杂事物，似乎一旦复杂，就不具备了物理学的美，这一习惯思维是根深蒂固的。对于所谓的多体量子系统，物理学家习惯于一种退相干的回归简单性的描述。金斯堡-朗道对超导和超流的宏观唯象描述应该受到尊重，应该将这一传统延伸到更加复杂的生物大分子的行为中去，从中提炼出生物大分子的新的量子特性。作为一个科学猜想，我们提出，生命体是宏观的量子系统。这是因为，生命系统具有明显的一元二面性，而二面性正是微观量子系统的基本属性。如果我们的猜想得到证实，那么，量子论的哲学意义就会得到进一步的挖掘，因为量子构成本书所揭示的哲学本体论的基础。

在复杂系统哲学观下，量子是世间一切复杂系统的基石，是组成万事万物的基石。量子的复杂性不在于存在多少种不同的量子，这个数目一定是可数的（是一个二位数）。量子的复杂性在于大数量子组合成各种不同的状态，组成众多的一元二面多维多层次的复杂系统。明确具体的事物是怎样由合适的量子态所组成，这是科学的使命。复杂系统哲学对科学研究可以起到一定的指导意义。

生命是人类存在的根基。自哲学诞生以来，聪慧的思辨家们发展了诸多概念，其实围绕的核心还是，什么是生命？上帝被赋予了生命，自然也被赋予了生命。但是，我们没有论证什么是生命，就像海德格尔所宣称的一样，我们一直忽略了什么是存在这一基本问题。对生命的认识将集中到回答，什么是生命物质的本源（第一存在）？什么是生命精神的本源（第二存在）？我们的教科书中的生命物质是 DNA 和 RNA，它们只是化学物质，还不是生命物质的本源；我们心目中的生命是在植物园中成长的千姿百态的植物和花卉，是在地球生物圈的食物链中生存的各种动物。

到目前为止,科学只给出了对经验和现象的表述,而我们的哲学概念还从没有给出生命与非生命的差别。

本书所建构的新本体论,对生命与非生命体进行了一个简单的表述:即生命体是量子相位场(意识)与振幅场(实体)高度耦合,使实体化学结构能够与环境形成互动,从而形成从牛顿力学向达尔文力学转换的量子场。这一陈述对于研究生命起源,即 DNA 和 RNA 分子的形成过程提出了方向性的意见。而意识场与实体场的多层次耦合,也同时是高级生命体的特征。这一进化过程持续发展,直至智能生命体的诞生。一元二面多维多层次的本体论不但适用于非生命体,也适用于生命体,同样适用于智能生命体。高级生命体拥有更多的相互耦合的层次,和更高的复杂度。从低级到高级的生命进化过程是宇宙演化的必然结果。

最终,我们将研究焦点集中在人(第三存在)自身,我们会发现,过去自然科学对事物的理解显得多么的肤浅和粗糙。涉及人对事物(包括自然和上帝)的感受、思维、认知,包括我们的哲学思想本身,其实都是生命现象的一部分,只是它们生活在人类的思想家园里。今天,我们有可能从量子出发,理解生命的本质;并从生命发展的规律,理解自然,理解复杂。因此,我们提出,在海德格尔的存在论基础上,哲学要关注生命,真正解决生命物质的第一存在、生命意识的第二存在和人自身这一地球生物圈中的主宰者(第三存在)的本质问题。

心灵到达了人类意识世界的最高层次,只有理解这一点,人类才能迈向通向自由和幸福的大道。人类是地球生物圈中发展最为奇特的生命,受到上帝的额外眷顾,就是因为人拥有心灵。心灵位于意识的核心。人只有找到自己的心灵,才算真正成为人。心灵也是人通向宇宙、自然和上帝的通道,只有理解心灵,才能理解生命的真谛。人类只有找到公共的心灵,社会发展才能找到方向。只有实现对心灵的认识,才能真正解决上述的第三存在的本质问题。

完善这个把量子(自然),生命(人)和心灵(上帝)三者贯穿一致的学问,并实质性地推动对第一存在、第二存在与第三存在的认识进步,就是复杂系统哲学的使命!

5.5.2　复杂系统哲学的展望

复杂系统哲学集成了东、西方文化中精湛的思想。它以道与量子为根基,以系统的普适存在律为依据,对万事万物的本源、秩序、认识途径、意义进行了总体性的囊括,排除了众多争论不休的困惑之题,为进一步认识世界、尤其是认识人自身、认识精神与意识提出了新的日程表和路线图。这一系列的完成首先体现在哲学观上。复杂系统哲学的未来发展,需要将本书所开启的有关哲学的话题进行延续,在西方哲学的学术框架内,系统性地注入东方哲学的新鲜血液,整体提升人类哲学思想的内涵和外延。具体地说,在下列四个方面,值得进一步开拓。

1. 构建实在与过程相统一的本体论

柏格森与怀特海的生命哲学吸收了达尔文进化论的思想,发展了生命有机体的概念,与道学的无常思想和永恒的运动观极为一致。但是,以过程来取代实体,并形成一套形而上学的框架,是走向了一个极端,最终导致了实在的泯灭。复杂系统哲学的本体论以抽象的存在一元为基石,以实在与过程、空间与时间、虚与实、形与体、表与里、动与静等多维度的二面性来构建一个新的本体论框架,将过程论与实在论实现有机的统一,既继承了过去几百年科学对于物质世界的认识,又为今后重视意识、运动、过程等新科学开辟了广阔的道路。这一新框架是令人神往的,但是,未来具体的建构还有大量的工作需要开展。

要完成一个完整的本体论建构,学者需要分辨不同层次的意识现象,需要解读存在与过程二面之间的相互关系。尽管量子波函数的振幅与相位的分解,为物质场和意识场构建了基础的物理表述,这一表述需要针对具体系统来落实,针对具体的科学对象来完善。从概念上,我们提出多层次的耦合是智能意识的特征,学者还需要完成典型的模型建构,来说明几个典型的意识现象和智能特性。这些都是科学层面的工作,对于完成下一步严谨的本体论的逻辑建构具有重要的意义。特别是,新的本体论应该有助于将万事万物进行一定的归类,因此,它们都对应于宏观量子场的演化,这启发了新的语义逻辑学的研究。

一个引人入胜的问题是世界的整体性命题。如果宇宙在本质上是整体的,那么意识整体结构就是不言而喻的。那么,对应于人类意识的整体结构对应于什么?这样的整体结构在人类进化史上起着什么作用?万事万物与之是什么关系?这些关系可否有定量的表述?等等。这些问题既是哲学问题,又是科学问题,或者介于两者之间。从这里将发展出一整套社会学的、人类学的、语言学的理论。新本体论延续了生命哲学的发展,但将生命哲学与物质科学进行了有机对接,将更大幅度地推动新生命科学的诞生。

2. 丰富关于存在的理解以及其数学表述

海德格尔的存在论是 20 世纪的另外一个划时代的形而上学构建,他的基础本体论是海德格尔哲学中最为深刻的精华,他在传统哲学的概念以外,发展了一系列的有关存在的概念:存在、此在与本真等,整个理论环环相扣,详尽论述了存在的哲学问题。他的存在三问,创造性地论述了作为连接存在与存在物的人的重要性,并自然地引出了此在的概念。此在是存在论的出发点,对人的分析把存在与存在物沟通起来,是对一切存在物的存在所做的存在论分析,是存在论的基础与入门。由此我们体会到,什么是哲学的辉煌建构。

基于量子和道的本体论把海德格尔的存在论扩展了。如果说,海德格尔的此在实指人,那么,新的本体论把此在的含义扩展了,扩展到人以外的其他包含意义的事物。这一点在第 5.4.1 小节进行了一定的阐述。甚至,我们找到了海德格尔所期望得到的表述存在的数学。那么,这一新本体论应该如何加以充实和完善呢?这里提出一些初步的设计,供参考。

波函数是对存在的抽象的、数学的描述,其实在论意义曾受到玻姆的关注,但挖掘的还相当不够。当我们赋予波函数以存在的理解后,有可能并有必要对传统的在的含义进行深入阐述。有实在,也有虚在,真空就是虚在。海德格尔提出此在的概念,很有创意,我们认为,也许还应该提出彼在的概念。这并不是在玩弄语义,而是指出,此在是与存在的意义相对应的局部,它并不能囊括意义的全部,彼在正是填补了这一空白。因为有波函数,我们这里的讨论,可以针对具体的物理和生命系统,落实到定量的刻画,并开展对系统行为的实际预言和检验。这在启动对于复杂的宏观量子系统的定量认识的同时,发展出一个后海德格尔的存在论。由于这一研究是依托具体的物理和生命系统,哲学和科学交叉影响,相得益彰,将从根本上续写古希腊的哲学篇章。

3. 延续康德、黑格尔关于思维的认识,发展意识科学

康德的伟大功绩之一在于,他证明了外部世界作为感觉进入人的思维。但心灵并非仅仅是被动地接受,而是拥有对感觉进行选择、重新排列的能力。这个能力的发挥产生了多层次复杂的思维过程,并从中找到自然(社会)运动的复杂性的根源。黑格尔继承了思有同一性的观念,用思维构造出一套洋洋大观的自然哲学和精神哲学体系,包罗万象,给后人留下康德将一个完整的哲学系统传给黑格尔之佳话。康德和黑格尔的理论让多数人感觉到晦涩难懂,因为,它们阐述的是人的思维的内在过程。特别是,前面介绍的康德的思维二过程,即知觉产生过程和知觉的复杂作用过程,在复杂系统哲学的框架下得到系统的阐述,并引发了一系列神经科学的新命题。

复杂系统哲学以量子论和系统论为基础,重新解读康德所发明的从感觉到知觉、再到理性的一步步的过程,将其与人处理信息、形成知识的全过程中间的这套规则进行了细致的对应,使人们能够看出其特色和不足之处,并指出如何借助经验来实现对于认识的深层次认识。我们把知觉产生过程感觉描述为神经元群体在外界刺激下的形成初激发,进而转化为局部的神经回路的过程,而用回路转化为回路群的过程来阐述知识的形成过程,以此构成一个知识的多层次系统的可能性。这里,第一个过程的可行性来自于神经元的天生的网络结构,以及神经激发是天生的量子信息过程,第二个过程给出的是一个由神经回路所表征的量子信息场的相互作用(竞争、碰撞、优胜劣汰)。后者是一个开放的动力学过程,与周围环境(社会文化)密切相关。

这里所描述的过程有待于神经意识科学的进一步验证,在数学上有待于发展一系列的复杂网络动力学理论。一旦被认识,可以诉诸计算机模拟来进行验证,并与日益发展的神经科学互动,可以对早期哲学家们争论不休的问题给出科学的、理性的讨论。

总而言之,康德的认识论的进一步发展势在必行,意识科学的研究应该以新的本体论模型为基础,继续康德和黑格尔的进程,并运用量子力学的理论和神经科学的实验,大胆地建立模型,去设想和预言,将可以大有作为! 这是意识科学发展的时代需求!

4. 完善对于物质与意识的关系,发展神经科学

当代哲学和科学思考的主旋律之一是充分理解物质与精神的关系。事实上,精神现象是多层次的复杂现象,对其进行绝对的、完整的、多层次的解读是难以实现的,我们对其所能企及的是阶段性的、片面的、部分层次的解读。建立物质与精神的等同性命题,是拉兹洛等前期系统哲学家和神经科学哲学家所偏爱的。以此为基础,人们可以通过研究物质(大脑神经活动)来解读精神(意识)。但在实际操作时会不断遇到困境。我们认为,强调绝对的等同性,并不具有实际意义,尽管逻辑上是成立的(因为一元二面)。

一个例子是对云和雾的认识,如果观察者距离云雾足够远,看到的是云——不断改变形状的棉絮般的东西;如果观察者不断接近云,看到的就是悬浮在天空的水沫或微粒——霭和雾。随着观察层次的改变,我们的认知在发生改变。机械的认识论从中会得出这样的结论:认识是不可靠的。而我们却认为,不论是云还是雾,都是对系统的片面解读,同时也都是正确的解读。因为,本来云系统就是一个拥有多层结构的复杂系统。"横看成岭侧成峰,远近高低各不同,不识庐山真面目,只缘身在此山中。"中国传统文化中对这一多元认知现象早就有所阐述。一元二面多维多层次的哲学本体论强调,不要因为多维多层次的现象,而失去了对系统一元的把握;不要机械地把握二面,二面是相辅相成的二面,是相得益彰的二面,不是机械等同的二面。多维多层次是复杂系统的常态,对事物的片面认识和理解也是正常的,只是需要及时加以补充,避免极端和执著。

上述认识对于神经科学的深入发展有重要的意义。我们在第 8 章要详细展开讨论。总而言之,当复杂系统哲学完成其哲学框架的建构后,系统科学大厦的具体设计和建造的工程就提上了议事日程,对伦理学、社会学、人类学的意义就变得更加明确,详细讨论见第 9 章。

第 6 章　复杂系统学之科学技术体系

钱学森指出,完整的科学技术体系应包括哲学观、基础科学、技术科学和工程实践。复杂系统哲学是直接服务于复杂系统科学和技术思想体系的。本章我们秉承钱学森先生的科学技术体系的思想,完整构建复杂系统的基础科学、技术科学和工程实践方面的理论体系。

6.1　复杂系统学之方法论

复杂系统科学面临着几个突出的方法论问题,即如何构建复杂系统模型? 以及如何集成关于一个复杂系统的经验的、理性的、片面的、历史的各种知识? 因此,就出现了复杂系统科学的方法论问题。针对目前自然科学占据主流的还原论,我们必须发展一套方法论和方法体系,这是复杂系统哲学的使命。首先,我们对还原论的思路进行一个回顾。

6.1.1　还原论的方法论

还原论是一套系统的哲学观。本体还原论认为,系统是由少数几种物质(实在)所构成的,即整体等于部分之和,它是机械论的自然观的一种表现。在这一观点主导下,人们立足于发现系统的基本组成部分及其运行规律。如分子是由原子组成的,原子是由原子核和电子组成的,生物大分子是由 DNA 和 RNA 所组成的等,这些皆是还原论发展的巨大成就。

与上述本体论对应的认识论就是,要认识系统,就必须认识系统的组成要素,认识了系统的组成要素以及要素之间的相互作用,就认识了整个系统。认识还原论还有一条准则,即较高层次(如分子)的定律和理论完全服从低层次(原子)的定律,最终服从基本物理定律(量子力学)。这一条准则一直是价值观的最高指示:如果人们能够通过最基本层次的规律(如量子定律)来解读很高层次(如社会),那将是一项了不起的成就。这一价值观至今仍是科学界的信条;事实上,很少科学理论具有如此大跨度的适用范围。

因果律是科学的主体逻辑,即现象归因于原因。科学研究旨在发现现象背后之原因,并对原因产生结果(现象)的过程进行精细的刻画。还原论的基本因果逻辑是自下而上的,即从小尺度的基本组成部分的行为来决定大尺度系统的行为。此因果律应用的一个极端是:尽可能构建忽略环境因素的理想系统,来理解和说明系统的行为。对于人体而言,这就是解剖学发展的哲学基础。在过去长达三百多年的历程中,人们由粗到细,先后精细刻画了人体的系统、器官、组织、细胞直至分子。那么,如此的细分是否将导致对生命现象的有效和深入的理解呢?目前看来,情况并不乐观,随着积累的数据以指数式上升,人们一直困惑于找不到合适的分析手段,来处理海量数据,从中提取对系统整体(人)有深刻价值的信息(垃圾信息一直在被提取和报告,但是,似乎离一个清晰的人的图像越来越远)。这种情况导致了对还原论方法的普遍质疑。

还原论思想主导了自然科学三百多年的发展,在大到宇宙,小到基本粒子以及对人们身边的声、光、电、磁、热等现象的理解,做出了重要的贡献,而且引发了一波又一波的产业革命,尤其是信息产业的革命。这一系列的成就,使人们(尤其是主流科学家)深刻地接受了这一套哲学观。当今的人类几乎完全生活在基于还原论的现代科学的成果中。因此,我们决不能简单地排斥还原论。今后,在涉及对物质运动的理解上,还原论仍然应该被使用。但是,对于复杂系统,它应该得到重要的补充。

例如,在对复杂性疾病(包括癌症)的认识上,基因决定论、染色体论、血管紊乱说、生活方式说、环境有害物质论等多种观点相互争执,学者们往往各执一词,都希望以本质自居。在还原论的唯一真理观的思维框架下,不同机制机理的集成面临着不可逾越的障碍。我们认为,由于复杂系统多维多层次的特点,它一般都涉及多个层次之间的耦合。因此,因果律就不是简单地从下到上,而同时也是从上到下。后者还没有在自然科学的研究中形成系统的理念、方法和手段,值得在复杂系统的框架下进行深入探讨。同时,复杂系统哲学的认识论(知识宝塔原理)就是针对如何集成各种观点而发展的。在给出复杂系统科学的方法论之前,让我们将要回顾一下过去几十年系统科学方法论的发展。

6.1.2　经典系统论的方法论

系统科学,自一般系统论发展以来,已经形成了一定程度上的科学方法论。为了讨论复杂系统科学的方法论,我们首先对一般系统论发展以来的复杂系统研究的方法进行一个回顾。为概括起见,我们称之为经典系统论。经典系统论包括以下重要的概念,即整体性、涌现、信息、反馈、控制论、层次性、自组织、混沌、适应性系统、遗传算法和元胞自动机等。近年来,人们热衷于复杂网络等概念。我们通过深入的分析,将经典系统论的内容归结为三方面:一是还原系统论,二是抽象系统论,三是工程系统论。目前,大量的工作集中在第一和第三方面。而以统计物理、动力系统为主的理论,则属于第二方面的工作,它是定量系统模型的主要落脚点。

1. 一般系统论

以贝塔朗菲为代表的系统学家所采用的方法是经验论的方法,即通过直观地把握系统的结构,依据经验来构成子系统,将观察到的经验事实抽象为对子系统的某些规则性的说明。这里有两种情况,第一种是子系统有直接的物理实在的对应,我们称之为第一类子系统;另一种情况是抽象的没有实在对应的子系统,我们称之为第二类子系统。前者本质上是还原论,只是没有把系统还原到最基本的层次。桑塔菲复杂系统研究所过去几十年所倡导的主体模型,就是一般系统论的这一思路,它最接近于还原论的思维。因此,最容易受到西方学者的重视和接受。我们下面将这一学派称之还原系统论。

2. 还原系统论

用子系统的行为来说明母系统的行为,也许是西方思维自亚里士多德以来形成的传统。它不但具有直觉的可信心,也具有逻辑的严谨性。尤其是计算技术发展以来,这一类模型突破了对子系统的数目的限制,对大数系统的集体行为的数值模拟,具有了可操作性。这一类研究中出现的一个典型概念是涌现。这是从大数粒子中产生的一种宏观整体行为,与粒子之间相互作用的规则没有简单的联系,即使当相互作用规则非常简单的时候。桑塔菲学派针对一些宏观的复杂系统(如免疫系统、经济系统等),发展了一系列基于主体的模型,通过计算机模拟证实了涌现是这些大数系统的普遍特征。而且,对于具有一定有机性的主体(主体的运动规则包含一些有机的成分),宏观系统会出现适应性特征,他们把这一类系统称为适应性系统。可以说,适应性系统的涌现行为和适应性特征,应该是自动力系统的混沌现象研究以来,在动力演化系统方面的最为重要的进展。

这方面研究的显著进展来自于美国的桑塔菲学派。其研究方法是把复杂系统划分为适应性和非适应性的两类,免疫系统、生态环境、城市管理等属于复杂适应性系统,桑塔菲只研究后一类系统[①]。他们的基本命题是适应性造就复杂性。桑塔菲学派的主流研究方法是自下而上的计算机模拟,是上述的第一类系统论方法。其系统的基本元素是一种具有主动性、适应性功能的主体(agent)。这些主体有具体的实体对应,如免疫系统中的细胞、城市交通系统中的市民、股市中的投资者,等等。通过构建主体间相互作用的规则,再付诸于计算机模拟。他们对宏观的整体行为进行刻画,力图发现一些有别于简单巨系统的行为,如对环境不断适应的行为,以及各种趋向于特定目标的行为等。这样一类系统就被称为复杂适应性系统,

① Gellman M. 夸克与美洲豹:简单性和复杂性的奇遇. 杨建邺,李湘莲 译. 长沙:湖南科学技术出版社,1998:1~355.

它们表现出实际免疫系统、生态系统、政治系统、经济系统等的某些特征。但是,这一研究始终是在从简单性这一端向复杂性进军,离开真正的生命世界还很遥远。

直到现在,基于主体的模拟仍然是国际复杂系统研究的主流。Grimm 等认为,自下而上的模拟建立了一个虚拟实验室①,数值模型在物理学的相互作用基础上,添加了一些达尔文的自然选择的机制,用来解释分子、生态和经济中的动力学系统是如何从底层过程中涌现出来的。人们期望这些研究改变整个科学理论的观念,但是,需要改变哪些观念? 还不是很清楚。

基于主体的自下而上的还原系统论研究方法,面临着两个重大挑战:第一是复杂性;第二是不确定性。主体模型的结构常常是任意选取的,没有固定的法制,以能否模拟出宏观的整体的行为来后验性地建立。这是一门学科还处于工程性研究的标记。由于子系统的数目巨大,即使能够计算模拟出相关的宏观行为,这一类研究也很难展示数学的优美性和推理的力量,对已经观察到的宏观行为还是缺乏理性的解释。目前,绝大多数的复杂系统研究所采用的都是这样一个思路,而遇到的公共瓶颈是如何对计算所得到的(大数子系统的)海量数据进行分析,提取有用的信息。

所有在还原系统论指导下的(类似于元胞自动机的)二层次模型的模拟方法的共性问题是主体简单、层次不够丰富、难以获得有效的自上而下的指导。而真正的复杂系统(如免疫系统)的性质特征往往是多层次的、多维度的。希望用简单的主体间作用规则来实现多层次、多维度的整体行为,其弱点会越来越暴露。现在还处在能够定性模拟一些粗略的系统行为的兴奋期,随着这个兴奋期一过,人们对模型的定量化和准确化的要求离实际问题越近,这种弱点会越来越明显。因此,人们还是迫切地需要新的思想。

3. 抽象系统论

另一个接近复杂事物的方法是构造抽象的子系统,来说明母系统的行为。由于子系统是抽象的,无需与实体相对应,其选择的自由度就很大。一般以选择最小的数目,以能够解释和理解母系统的行为为准则。系统学家阿什比等所采用的演绎的方法,就属于这一类方法。阿什比倡导②,对一系列系统抽象出公共要素,并将要素的数目压缩到最小。一旦产生了一个有价值的系统构建,这类研究往往会展示出优美的数学逻辑,并对揭示事物的规律有明显的收获。大多数宏观事物的动力系统模型就是沿着这一思路前进的硕果。在这一类模型中,系统的整体性、层

---

① Grimm V,Revilla E. Pattern-oriented modeling of agent-based complex systems:Lessons from ecology. Science,2005,310:987~991.

② Bertalanffy V. 一般系统论:基础发展和应用. 林康义 魏宏森 译. 北京:清华大学出版社. 1987:88.

次性、涌现性等概念,都是基于经验-直觉而人为的构造出来的,不是系统内自动产生的。这一类方法的良好运用需要对于事物有深刻的直觉,只有在对事物长期认识的经验积累基础上,才能找到合适的动力系统变量,将已有的深刻认识转化为数学,形成定量模型,并在细致的验证中发展出完善的理论。

20 世纪 70 年代数学家托姆(Thom)的突变论,应该是抽象系统论的一个辉煌。他发展出一套数学理论,对非线性动态系统中的突变事件模式进行了系统的分类①。数学上为什么能够进行一个普适的分类呢? 这是因为,在突变事件发生的前后,系统一般进入了几种典型的稳态,这种稳态的特征是,系统参量的微小变化就会使系统突然转向另一种稳态。这样的稳态的形式是有限的。故此,托姆可以概括出所有基于双变量和三变量系统的一个拓扑学分类。这一分类被证明,确实抓住了某些生物的行为。

被称为耗散结构和协同学的自组织理论也是 20 世纪 7、80 年代有广泛影响的进展。耗散结构理论的要点是:受驱动远离平衡的开放系统似乎能够自组织并达到一种新的有序状态。自组织的结果使复杂性朝着更大的方向演化。普里高津和哈肯分别从不同的角度对这种宏观的自组织现象作出了解释。普里高津因为对化学动力学的成功解释获得了 1977 年诺贝尔化学奖。对于远离热平衡的系统,普里高津所建议的动力系统应该被认为是一个抽象的系统论模型,只是他的抽象具有非平衡态热力学的理论基础。同样,哈肯对热对流、激光腔的描述,都是基于对宏观物理态的一种统计物理描述,具有抽象系统论的特点。事实上,处理宏观物理系统的统计理论,尤其是处理复杂的平衡态(如相变)和非平衡态(如湍流)的统计物理学,也可以纳入抽象系统论的范畴。

20 世纪 70 年代以来获得巨大发展的动力系统理论,也是抽象系统论的巨大成就。这里,人们发展了混沌、奇异吸引子、分叉等重要概念,在确定性规律与不可预测性的混沌现象之间建立了必然联系,解决了科学认识论上的一个困惑。把一个自然界的系统简化为一个动力系统,就是建立系统的抽象系统论模型的过程。非线性科学在这方面积累了丰富的资料,为下一步建立意识模型奠定了基础。

从抽象系统论来考察宏观系统,有两个核心的问题。一是如何表征宏观系统的状态,即状态变量的设置,二是如何构建解释宏观状态的机制元素。后者对于系统状态的形成构成深一层的理解和解释。前者已经在统计物理的框架下开展了广泛研究。在凝聚态物理中被广泛采用的序参量的概念,就是在对系统状态变量选择上的突破。因为合适的选取,才使得系统的对称性等性质得到完整的体现。尤其是针对一批原先没有被很好地理解的现象,例如水与冰之间的相变,在合适选取序参量的情况下,水和冰之间的分子结构的对称性变化得到充分的展示,精确的定

---

① Thom R. An Outline of a General Theory of Models. Reading, MA: Benjamin. 1975: 1~348.

量理论也就应运而生。存在这样的描述系统整体对称性的序参量,就为抽象系统论的实用意义给出了重要的证明。

当然,抽象系统论不仅仅满足于对宏观序参量的对称性的刻画,还要求进一步发现产生对称性变化的更深一层次的元素,即破坏对称性的机理。这些更深一层次的元素将构成一个桥梁,与更加微观层次的子系统的性质产生耦合。如此,抽象系统论就形成一套自上而下的对复杂系统的描述。其优点在于实用性。因为,它总是与系统的整体性质紧密关联,所以与工程实践贴得最近(工程始终关心的是系统的整体功能)。其难点是抽象性。尤其对于复杂系统,无论是把握系统整体状态(如序参量的选取),还是对系统元素的把握(解释对称性的机理),都是高度抽象的思维。经常是发现了好的序参量,还难以发现其组成元素,需要许多年的摸索,才会产生实质性的进展。

4. 抽象系统论的新发展:湍流的结构系综理论

最近,在抽象系统论方向取得的一个新进展是在湍流研究中的突破。湍流是经典物理的世纪难题,困难的根源就在于其复杂性。复杂性来自于流体系统内所产生的多尺度涡运动,形成既混乱、又存在潜在规律性的复杂运动。这是科学所面临的需要精确处理的最复杂的运动形式,至今理论还停留在对经验规律的总结上(主要来自于工程领域的学者),使把流体力学作为物理学一个分支领域的物理学家心有不甘。杰出的理论物理学家海森堡、朗道、李政道等都曾深入思考过湍流问题,但都没有取得实质性进展。因此,物理学将之列为经典物理的最后一个难题(因为流体运动是宏观运动,属于经典物理的研究范围)。

由我们所发展的结构系综理论在湍流的认识上提出了几个新的想法。首先,将湍流研究的对象锁定在一个完整的湍流系统,它应该是一个包含湍流产生、发展、输运、耗散的完整的实际湍流系统,例如圆管。这样的系统通常构成一个良好的统计系综,具有稳定的平均运动特性和规律。这就已经对过去半个多世纪的湍流基础理论研究模式提出了挑战,与最近周恒,张涵信两位先生的见解有一定的吻合[①]。传统的湍流运动理论研究秉承的是还原论的思路,将复杂的湍流系统肢解为几个部分,希望将各个部分理解清楚以后,再来组装。例如,将湍流研究对象划分为均匀各向同性湍流、均匀剪切湍流、平面湍流等,对每个系统提炼各自的科学问题。实践证明,这没有解决问题,反而使人们越来越困惑,导致或者持悲观主义的态度,或者将自己局限于技术性的枝节问题。结构系综理论提出系综二字,就是要明确,湍流作为一个完整的系统,自然有其自组织性,就有其稳定的特性,就有其系综。

---

① 周恒,张涵信. 号称经典物理留下的世纪难题"湍流问题"的实质是什么? 中国科学:物理学,力学,天文学,2012,42(1):1~5.

其次,新理论定义了一个新概念,称为序函数,它是描述流动脉动结构特性的统计序参量。因为,完整的湍流态一定是一个空间的多层结构态,涉及对称性的连续变化,必须有一个连续的序函数来表达。序函数给出了局部脉动结构的完整的统计对称性结构,也就是抽象系统论中的状态变量。最近,已经获得的成果非常令人激动。我们发展了广义李群分析方法,完整给出光滑和粗糙圆管湍流平均速度剖面和平均动能剖面的近似解析解,首次获得普朗特-冯卡门经验对数律的理论证明,由此获得卡门常数的新解释和测量新方法,并从实验和计算数据中获得卡门常数为普适常数的证据,新获得的卡门常数为 0.45。而过去实验测到的经验值从 0.38~0.43 的一个范围内摇摆,甚至使许多学者怀疑,卡门常数是否为常数。在这里值得一提的是,卡门常数不但是工程中应用非常广泛的常数,而且也在大气科学、环境科学中有广泛的应用。

目前,结构系综理论还刚刚解决了抽象系统论的第一步,还没有完全实现第二步,即找到能够解释多层结构态的抽象子系统元素。这样从还原系统论研究所总结出的抽象系统论,到底有多大的价值呢?最终,人们要看的是,抽象的理论模型在解释、预言和驾驭那些新现象方面的功能。结构系综理论在完成了对平均速度和平均动能的解析理论的同时,给出了一系列的新发现。例如,从对实验数据的分析中,发现了二个临界雷诺数(雷诺数是描述圆管湍流流量的一个参数),在这两个雷诺数前后,平均速度和动能的行为产生了大的变化。前者影响圆管的摩阻,后者影响湍流能量沿着半径方向的分布,在大于临界雷诺数时出现动能分布的第二个峰值。其次,理论还预言了粗糙圆管的不同粗糙行为,和同一类粗糙行为下的摩阻变化的定量规律。再次,理论还被推广到可压缩壁湍流的情形,对高速气流在壁面附近的温度和密度变化效应进行了刻画。总之,抽象系统论的最终成果反映在对系统的复杂行为的更加精细的分类,这样的分类对于合理预言系统的定量行为有着最核心的意义。有了这样精细的理论(事实上,工程师们已经凭着直觉这么做了),人们就无需再回到还原系统论的大数系统中去,用大量的计算和数据来刻画系统了。

5. 工程系统论

上述介绍的思路是理论研究的思路。事实上,在复杂系统领域,更多的是经验的、应用性的研究。这大量出现在与工程相关的学科领域,如信息论、控制论等。信息论和控制论的基本思想都源于统计力学。信息论用熵(无序)的减少来解释组织化的复杂性。系统(例如生命体)从外源吸取能量并将其转化为模式或结构,就可实现熵减。在信息论中,能量、信息和模式都相应于负熵[①]。1948 年数学家和控

---

① Shannon C, Weaver W. The Mathematical theory of Communication. Urbana: University of Illinois Press. 1949:1~117.

制工程师维纳在《控制论》中引入了三个重要的概念：控制、交流和负反馈，丰富了对系统的动力学作用机制。相对于贝塔朗菲指出的生物目的性行为的存在，维纳则进一步揭示了动物和机械中目的性行为机制，即负反馈。在系统实现一个目标行为的过程中，关于与现存目标产生任何偏离的行为信息被传送出来，然后根据这个信息采取纠正行动使该行为恢复到指定目标的方向。控制论的思想在揭示生理现象的体液、体温调节的机制中获得了具体运用。

工程系统论就是从工程（实验）能够测量到的量之间，建立经验的关系，并运用这些关系来进行预测（或开展工程设计）。这里，只有然，没有所以然。因为没有所以然，所以然的适用范围是未知的，是凭经验（直觉）来认定的。工程领域研究工作的主体就是这么做的。我们这里的分析将这一类思维和推理纳入工程系统论的范畴，可以更加清晰地认识这类研究和其他类型的研究（例如还原系统论和抽象系统论）之间的区别。最终，我们是要构建一个集成的系统。这就是 6.1.3 小节与 6.1.4 小节要介绍的复杂系统研究的方法论。

6.1.3　从定性到定量的综合集成法

五十年来的复杂系统研究，已经形成了一个态势，就是将整体观和系统观逐渐深入到各个具体复杂系统的研究领域，并且正在发展一些新的工具。但是，至今，在具体复杂系统的研究上，还无法鉴别出那个重大的科学发现，或者说，尚未在解决重大的复杂性问题上产生突破。在某种程度上，研究陷入了困惑。这个困惑有赖于重新对认知和思维进行新的理解，也就是对认知规律和思维规律的重新把握。一个见解是，复杂系统研究最需要的是新的认识论和方法论，这些认识论和方法论，需要在解决自然科学和社会科学的重大问题上有突出的建树，例如经典物理的湍流世纪难题、复杂思维的计算机模拟问题、意识的运动规律问题、生命的起源问题等。让我们结合这些问题的突破，来思考和建立复杂系统研究的方法论。

钱学森早年从事空气动力学的理论研究和工程控制论的创建，中年以后从事国家航天飞行器和研究和工程实践的管理，长期接触工程第一线的复杂系统问题，在成功完成"二弹一星"的国家任务的基础上，开展了更加深入的系统论的提炼，提出了从定性到定量的综合集成这一处理开放的复杂巨系统的方法。这一提法背后反映的是钱学森先生对复杂系统的运动本质的认识。我们站在上述的新哲学观的基础上，就比较容易理解，他为什么提出这一方法，这一方法的内涵和外延到底包含哪些内容。

首先，我们来论证，从定性到定量的综合集成法是认识开放的复杂巨系统的正确的方法。这是因为，开放的复杂巨系统拥有与外界的不可控制的影响以及多层次耦合所导致的复杂效应，这些复杂性反映在系统的行为的高度灵活性。大脑、人、社会就有这个特点。那么，科学的认识如何开展呢？我们要集中各个方面的信息（从定性到定量），完整表达各个层次的状态，引入层次间相互作用的模型，并引入外界影响的模型，对系统开展多参数、多状态、多耦合特征、多环境影响的定量模拟，从中发现事物演化的结果的多样性和各个状态出现的条件。这样才构成对复杂系统的较全面的描述。

其次，我们要着重讨论定性二字的含义。通过对钱学森的一系列讲话的分析，我们认为，综合集成法的原意在于把专家集体（以直觉的形式存储在）大脑中的知识和实际收集、测量、分析所产生的（存储在计算机里的）关于系统的定量信息有机结合起来，开展综合推理、模拟和分析。这一方法重在把人的思维成果、经验、知识、智慧以及各种情报、资料和信息加以综合利用，最终实现集成，产生一个既包含整体性的、又拥有局部精确的定量认识的系统阐述，实现对系统的完整认识。这里，人的直觉认识一定是一个定性的认识。钱学森主张，对于复杂系统，必须首先依靠人的直觉来进行定性把握，因此，定性在前。事实上，所有从实际事物出发的科学研究，特别是对新事物所开展的开拓性的研究，都是从人的定性认识启动。

再次，让我们来讨论综合集成的含义。对于一个事物能否完成综合集成，首先取决于认识主体对事物是否有一个完整的图像，或者说，是否存在一个整体性的知识。在4.3.2小节所讨论的复杂系统认识论中所给出的知识宝塔原理，为之提供了原理性支撑。这一原理声称，不管系统是如何复杂，知识宝塔是存在的！换句话说，任何复杂问题都是近似有解的，都是可以在集成系统的多样化知识基础上来建立一个知识宝塔。因此，综合集成需要对于系统产生这样一个知识宝塔的概念。对于有些复杂系统，所获得的信息非常稀少，难以形成一个充实的知识宝塔，这时，综合集成的时机就尚未成熟。明确知识宝塔的概念，对于复杂系统建模具有头等重要的意义。因此，从一开始，研究者应该在心目中大概明确，所研究的复杂系统包含几个层次，有几个不同角度（维度）的描述，等等。如果没有这样一些概念，就表明，人们对这一事物的认识还处于盲人摸象的阶段。盲人之所以盲，就是因为心中对认识对象没有一个（由视觉所产生的）整体的形象。目前，对于大脑、人、社会的研究，还处于这样的阶段。

最后，让我们来讨论定量的含义。完整的复杂系统理论应该表现在对事物的定量的、精确的描述上，不是含含糊糊的。即使有些量是不能预测的，理论也要明确指出这一不可预测性的根源，和相关动态变化的范围，就像在量子力学中的测不准原理。没有定量的描述不成为科学，这是复杂系统科学区别于其他形式的思想、理论等的区别。钱学森先生把这一点十分明确地提出来，指明了复杂系统科学的目标。那就是：对于任何复杂系统，要实现这样的集成，即得到一个与方方面面的经验事实都吻合的、对事物发展趋势有相当深刻认识的一个靠得住的认识，这才形成对复杂系统的科学理论。

通常的科学研究过程中，在科学家的头脑中，不断进行着这样的从定性到定量的综合集成方法的运用。这一事物对于科学家来说,并不陌生。尤其是对有所成就的学者而言,必然是这么做的,只是,科学工作者本人不一定对这个过程有充分的概括。钱学森明确倡导这一方法,意在构建一个群体创新的模式。这里需要运用我们在 4.3.2 小节所讨论的另外一项认识论原理,即认识主客体的相对复杂性原理。这一原理认为,只有当认识主体的复杂性超过认识对象的(局部现象所涉及的)复杂性时,才能完成集成。对于复杂度很高的系统,例如人体和社会系统,必须依靠一个专家群体,运用多学科的综合知识,才能构建全面和深入细致的理解,形成有价值的模型和较为全面的实践方案。那么,这样一个专家群体的共同研讨,必须贯彻从定性到定量的综合集成思路。大家如果有这个共识,这个群体的研讨就富有成效。这是一个方法论层面的内容。

上面对钱学森的综合集成方法给出了一些具体的解释。这一解释是以新哲学观和其认识论原理为基础来实现的,因此,澄清了一些认识。同样,我们要继续运用新哲学观,来讨论如何具体实施综合集成法,来构建具体的科学模型,并实现多学科的知识集成?下面,我们对复杂系统研究方法进行进一步的说明,并提炼出一定的方法论原理。我们就把具体实施综合集成的方法称为知识宝塔方法。

6.1.4 知识宝塔方法

综合起来,任何一项复杂系统研究,包含三个步骤:①首先形成大体的知识宝塔的系统观和层次观;②在知识宝塔的思想指导下,来分别处理各个层次、各个维度的定量信息,并根据其局部特征,构建起合适的定量模型;③将局部定量模型的认识集成到知识宝塔上来,实现各个定量模型之间的有效对接,特别是与知识宝塔整体的有效对接,由此实现对事物的整体的知识宝塔认识。这就是知识宝塔方法。

实现(或部分实现)对事物的知识宝塔认识的有效性。一方面,由知识宝塔内部各个局部知识之间的自洽性来决定,以集成一个完整的、和谐共存的认识为目标;另一方面,由知识宝塔所表征的此事物与他事物之间的清晰关系为标志。后者更加重要,这是根本。我们认识任何一件事物,都不是孤立地认识它,而是从发现该事物与他事物之间的关系去认识的。知识宝塔帮助我们去发现这种关系。因此,我们说,对于任何一个复杂系统的科学认识而言,其理论目标就是建立其知识宝塔。

建立知识宝塔的第一步在建立正确的定性认识,这也是钱学森综合集成法的第一步。现在,我们有了具体的工作目标,就是通过确定该事物诸多维度的二面来把握其本体一元,这些不同维度的二面构成对该事物认识的广度;其次,从微观量子层次出发,来构建一直到宏观系统层次之间的多层次性,这是事物的深度。这两点合起来构成了对事物所形成的系统观和层次观。这是有效集成多学科知识的前提。

复杂事物往往表现出多个方面的特征,让我们一时难以把握其本质。对于大脑、人、社会、意识等都存在同样的问题,在本书后面几章里,我们还要详细讨论。一旦对于所研究的复杂系统构建了合适的知识宝塔,即使还存在许多需要深入探讨的细节,我们也从大局上、整体上把握了这个事物的主体、核心和本质。在这个意义上,我们本书后面的讨论,将部分展示我们对大脑、人、意识、心灵等事物所构成的知识宝塔。

现在,我们具体来回答:如何突破目前生命科学(硬科学)的人体观?生命科学的人体观可以这么来表达:人拥有一批可以追踪的组织、细胞、体液、分子、离子,同时人又生活在一个包含阳光、水、空气、微生物等组成的生态环境中,保持着一种内外平衡的运动。最新的研究又打开了一个新的窗口,即人的神经系统。从这里,我们可以追踪由于人的认知、思维、甚至感觉和更高层次的情绪运动所留下的足迹。生命科学主张通过细致分析这些资料,来认识人的生命活动的过程和规律。但是,我们不难看出,所有这些,都没有给出一个完整的知识宝塔,一个作为人的知识宝塔,一个有别于其他动物和生命体的知识宝塔,缺了这一点,那研究对象就不能被称之为人。至今,这一知识宝塔还没有被建立。尽管,在这一知识宝塔中,上面提到的这些知识都可能有一席之地。

下面进一步讨论,如何运用知识宝塔的方法来认识人体系统?如何综合集成有关人体的各门学科的知识呢?我们所倡导的是,从工程系统论,到还原系统论,再到抽象系统论的三部曲。首先,从工程系统论入手,因为,工程系统论把握的始终是系统的全部,而且是与系统的实际运作密切相关的。工程系统论是一门以实践为特征的经验科学。对于人的工程实践,首推医学,它是一门工程学,一门经验学。工程系统论给理论研究提供了大量的素材和资料,并为理论研究指明了研究的方向。

其次,将还原系统论和抽象系统论两类系统模型进行综合使用。在没有形成太明确的(抽象)科学模型之前,人们通过运用大数系统来开展数值模拟。因为,大数系统的子系统拥有相对简单的规律。然后,人们将数值模拟的结果与经验数据进行比较,一方面完善还原系统论的子系统刻画,另一方面积累对系统宏观行为的认识和理解,为构建抽象系统论的子系统做准备。湍流结构系综理论的发展,就是遵循这样一个思路。所谓的湍流直接数值模拟就扮演者还原系统论的角色。我们从连续介质的基本方程出发,数值计算(模拟)宏观的湍流运动行为,既建立了连续介质方程描述实际湍流系统的可信性,同时,也为研究抽象系统论提供了第一手的资料。而我们站在抽象系统论的角度(即物理的平均场理论)来分析和提取能够反映系统宏观统计对称性的元素(序函数),最终构建出符合宏观运动规律(平均速度和平均动能)的定量理论。

我们模仿湍流研究中综合运用还原系统论和抽象系统论的思路,来设计一个构建人体系统知识宝塔的流程。这将是一项意义重大的系统工程,需要一个有计划、有步骤的长期努力。我们的设计包含如下四个部分：

（1）在细观层次上延续当今生命科学的研究，继续开展分子生物学、神经科学、生物化学的研究，积累有关细观过程的资料以及经验定律。这些都构成工程系统论的第一手资料。但是，我们要进行补充的是，意识应该成为工程系统论模型中的一个重要的要素。在分子生物学中，要关注生物大分子动力学中量子相干效应，不能一味地用经典物理的逻辑来理解和解释生命现象。

（2）着力构建人的一元二面多维多层次的系统模型，也就是人的知识宝塔的初步模型。这里，尤其要明确人的意识和心灵的位置和作用。这一模型的构建，有利于集成数千年来人类医学实践的内容，有利于重新审视当代生命科学的研究思路和路线，建立人体内部各个元素之间的有机联系。这是实现正确的定性认识。本来，这一步应该放在前面，之所以放在第 2 步，是考虑到当今（机械论主导的）科学思维的惯性，以及新的哲学观的建立和应用需要一段时间。

（3）在第 2 步的思想指导下，我们对第 1 步的知识开展重新的解读。人体是个多层次系统，有组织、细胞、分子等多个层次，在同一个层次上还具有多个维度上的表征，我们心中保留这样一个多维度谱。就可以对不同学科（化学的、生物的、生理的、心理的）的知识对应于不同的运动模态，对它们之间的关系开展集成。这是一个发展抽象系统论模型的阶段，没有抽象系统论的建立，这些不同学科的知识就如一盘散沙。中国传统医学中的五行模型，就是一个典型的抽象系统论模型。从这个角度去认识，我们就能对传统医学知识开展新的解读，去粗取精，去伪存真，在科学求真的精神和逻辑的指引下，逐渐获得有价值的抽象系统论模型。一方面用以指导医学实践，一方面发展当代科学演绎推理的功能，产生更多的预言，来经受科学实验的检验。

（4）在第 3 步所形成的局部可靠的抽象系统论模型的基础上，我们就能够进一步完善整体知识宝塔的建设，构建整体人体系统的抽象系统论模型。值得指出的是，系统论的基本公理是：一元二面多维多层次是世界上万事万物的普适系统论模型。因此，局部的抽象系统论模型具有对整体系统论模型的重要借鉴意义。完成第 3 步，离第 4 步就不远了。然而，人体复杂系统将是一个长期研究的对象，因此，第 4 步除了构建一个整体的人体模型以外，更加重要的使命是建立新的知识增长点。换句话说，是发现人体系统的知识盲点。并重复上述这个过程，循序迭代。

在这个过程中，特别需要挖掘的。也正是目前系统论研究中十分缺失的是回答什么是复杂系统运动的基本原理。我们认为，这一基本原理不是表现在系统最微观的层次（这是还原论的假设），而是表现在各个层面和层次之间的关联耦合，甚至更主要地体现在，宏观层面如何约束微观层面的运动。后者就是系统自组织原理的运用，我们称之为层次耦合原理。湍流的层次相似律就是一个层次耦合原理。将系统的自组织原理表述为一系列层次耦合原理的合成，将是系统论发展的必然。

这里,自组织原理是十分具体的、对定量理论有直接应用价值的。

系统层次耦合原理的产生机制是涌现。当前,对于涌现的研究是自下而上,运用大规模数值模拟的技术来展示涌现现象的存在性,也没有看到对于涌现规律的深入讨论。值得指出,在非平衡态、非线性场论研究有很长历史的领域,如湍流研究,这些涌现造就被发现(被称为拟序结构),而且受到极大的关注。因此,涌现的确认不是问题的关键,关键是对所产生的涌现结构的具体描述,以及它们的出现所带来的影响。从这方面讲,湍流研究已经积累了非常丰厚的资料,可作参考。

最后,我们把运用上述知识宝塔的方法总结出下列的方法论原理,即多层表述、逐级定量,多次迭代,逐步近似。什么是多层表述? 就是对现象要进行多层次的刻画。在多层次表述中,要超越还原论的线性因果描述,而代之以双向因果、甚至多向网络因果。什么是逐级定量? 就是在多层次因果网络表述下,根据系统不同层次的复杂度和当前的认知水平,不断推进表述的精确性和定量性,以把握对于系统状态预测的精确性为准则。什么是多次迭代? 复杂系统的认识论告诉我们,对于复杂系统的认知不是一劳永逸的。因此,在复杂系统模型的构建过程中,需要不断在不同时空背景下的知识之间进行迭代、在认识与实践的相互检验中迭代。在多层表述、逐级定量、多次迭代的循环往复的过程中,我们逐步推进对复杂系统的阶段性的近似认识。

6.2　复杂系统学之基础科学

根据钱学森先生有关科学技术体系的理论,一个体系必然包含基础科学这一部分内容。关于系统的基础科学就是系统科学,关于复杂系统的基础科学就是复杂系统科学。但是,至今为止,在国际学术界,自称为系统科学的学者寥寥无几,更不必谈复杂系统科学。那么,这门学科存在吗? 它有必要存在吗? 它与其他学科是什么关系? 这些关键性的问题,一直未曾有明确的回答。当然,这些都是充满哲学味的问题,过去的学者们尽量在避开这些问题。今天,在这本专门讨论系统哲学的专著中来讨论这个问题,正是时候!

6.2.1　什么是复杂系统科学

我们首先谈一谈,什么是系统科学? 从本书所陈述的内容来看,系统观是一种思维观,是一种看待自然的方法。它研究的对象可以是自然、社会中的任何系统,因为任何事物都构成一个系统。带着系统观去研究这些系统,就构成系统科学。钱学森认为,系统科学构成一个与自然科学和数学科学类似的一大门类,我们非常同意这样的说法,在这里对此进行一个论证,并在论证中回答上面提出的问题。

自然科学被认为是一个大门类,有些人认为是依据研究对象而言的,即物理、化学、生物等，这种以对象为分类标准是没有哲学依据的，因为，对象本身就需要有一个复杂的哲学界定。科学大门类的划分应该依据思维、认识的模式来进行。因为，关于后者是由哲学的认识论（以及本体论）直接决定的。发展迄今的自然科学秉承的是笛卡儿的二元论，并将研究对象锁定在实体这一元上，有时也被称之为物质科学。其实，在对象的背后，是二元论的本体论。一旦自然科学开始研究人，就形成了极大的困惑，原因就是对于人来说，不能将实体和精神两者割裂开来研究。保守的（主流）学者还在勉强地沿着这个方向往前走，例如，只关注在小白鼠和人身上所共有的生物学规律，以及只关注在猴子与人的大脑活动中所共有的神经活动规律，从这些研究中期望发现所谓的普适的生物学规律。但是，这些一定只是关于人的一部分，还有更加重要的一部分，是人与小白鼠，人与猴子的区别，那是万万无法获知的。对于这一部分的研究，一定要走出笛卡尔的二元论的框架，这里所主张的一元二面多维多层次的系统论提供了一个新的框架。如果在这个框架下来研究，就是系统科学。

即使是仅仅局限于生物学的规律，传统的机械论逻辑也面临着巨大困难。因为，系统中出现了多层次之间的耦合。在微观决定宏观的因果逻辑之外，还应该引进宏观对微观的约束，甚至跨越多层次耦合的复杂网络逻辑，这是一元二面多维多层次的系统观所带来的新认识。以这种观点来认识研究对象，自然有一个知识宝塔的概念。可以说，生物学已经对传统的自然科学的机械论观念形成挑战，"生物学的唯一规律是总存在例外"这句在生物学界广泛流传的话背后，流露出人们对自然科学的逻辑的嘲弄。我们说，复杂的生物体遵循的是以知识宝塔所表征的系统规律，而以建构知识宝塔为目标的科学，就是系统科学。

我们认为，自然科学正在面临着一个从传统的机械论模型走向综合集成的系统模型的趋势，这一趋势正在复杂的生物学和生命科学中缓慢受到重视。系统生物学这门交叉学科的诞生表明了这一趋势。但是，这一趋势还未形成一股潮流。系统生物学在使用网络这一工具，但是，对于包含几百个节点的复杂网络能够对认识系统带来什么本质性的突破？人们还处于迷茫之中，而根本原因是系统哲学观的缺失，需要有一个哲学观所统领的认识论和方法论，才能形成一系列有力的工具和方法。一元二面多维多层次的系统观，以及在这一系统观下所形成的认识论、方法论（如知识宝塔方法），正是为迎接这一挑战而产生的。

至于涉及与人的高级认知和思维活动相关的研究，自然科学的方法论更是明显的不适用了；也正因为如此，这些研究被自然科学长期排斥在科学的大门以外。今天，随着神经科学的发展，简单的阻拦和排斥转变为一种以机械观来解释的努力。这就是当前神经科学、心理科学和行为科学的公共特征，那就是将注意力集中在一些特别简单的现象和逻辑上，力图论证这些现象背后有简单的解释。这一状况不代表其他，只代表人们试图继续沿用自然科学的认识论，认为简单的就是本质的,甚至是永恒的。但是,可以预见的是,人们不会一直满足于奖励(或者外在的诱惑)是形成习惯的机制这样主宰低级生物功能规律的探索,而完全放弃去认识人的道德观从哪里来这样对人和社会发展来说更加本质性的问题。只是对于后者,自然科学还根本没有找到入口。如果说,系统科学能够提供这样的入口,那么,科学界是否会尝试呢?我们认为,一定会!本书就宣称,一元二面多维多层次的系统观就指出了一条探索人类高级思维、人类意识活动规律的道路。沿着这条道路发展起来的科学,就是意识科学(见 7.2 节),这一科学将是系统科学。

自从 20 世纪后期,国际上兴起了复杂性科学的热潮以来,复杂系统科学一直是一个具有争议的名词。支持者通常罗列各种复杂现象,指出现有的理论和方法对于认识这些现象是如何的无能为力,因此需要发展新的复杂系统科学。反对者声称,复杂性自自然科学诞生之日起就存在,人类的认识就是一步步从复杂走向简单,眼下的复杂性只是暂时的现象。言下之意,不提复杂性科学也罢。其实,这里大家混淆了两个层次的需求,一个层次是理论概念创新的需求,另一个层次是认识论创新的需求。对于认识一些局部的生物现象,只需要理论概念上的创新,这是可以在自然科学的框架下实现的;但是,对于涉及多层次耦合(例如,量子相干如何主宰细胞的复制,或者如何产生意识)时,就需要新的思想、新的观念、甚至新的认识目标和方法论,这是无法在自然科学框架下面解决的,这就需要一门新的科学,这就是复杂系统科学。上面几段所阐述的内容,已经充分说明了复杂系统科学产生的必然性。

诚然,并非系统巨大就一定出现崭新的复杂性,需要用新的复杂系统研究方法来研究。钱学森学派对于简单巨系统和复杂巨系统的区分是具有哲学意义的。我们对此再进行一点分析。首先,所有的宏观系统都是巨系统,但并非所有的系统都具有多层次耦合。其次,从系统论的角度看,宇宙系统本质上是(量子)关联的。但是,演化、进化过程中的复杂量子纠缠效应,导致巨系统内部的相干性和随机性的二面对立。

这种情形很像湍流运动,湍流的流体运动的极端复杂性导致一种等价的退相干,导致部分系统与其他系统的解耦,导致一种简单的统计规律。但还存在更有意义的湍流运动,它们中存在宏观的有序结构,例如瑞利-贝纳热对流中所产生的对流元,这时,系统的运动就是复杂的,而非随机的,这时会出现更加高级的统计规律。这就是从简单巨系统到复杂巨系统的转变,而这一转变所带来的效应就是形成多层次结构,并出现多层次的耦合。正确地处理这样的多层次耦合,需要新的科学概念,例如引进新的对称性。如果将这一思想引入来讨论意识动力学,就需要在思想上产生质的飞跃,例如将意识的影响表达为一个网络逻辑,以产生全新的数学和系统的刻画。后者就是复杂系统科学的新创意。

综合地说,复杂系统科学以一元二面多维多层次的系统观来认识世界,在始终关注事物抽象一元(即什么是系统)的前提下,对系统的行为、现象、变化过程开展多维、多层次的刻画。并以知识宝塔为平台,以系统一元性为基石,实现不同层次的知识的集成,最终形成对于自然、社会的事物的完整认识。这是一个对于系统的完整认识,形成系统科学。可以说,复杂系统科学是未来自然科学和社会科学发展融合的高级形式。这一天还未到来,还需要一段时间,一方面,对新哲学观的理解还需假以时日,另一方面,将其运用于处理和分析复杂事物更需要一个过程。因此,复杂系统科学立刻被世人完全理解是不现实的。但是,它的诞生也是必然的,它会在推动自然科学和社会科学的发展中成就自身。

6.2.2 复杂系统学之科学原理

复杂系统科学拥有若干基本的科学原理,这是在系统层面的一般性的科学原理,它们在复杂系统的具体运动过程中起着基础性的作用。这些原理是从大量观察事实中提炼出来的,具有充分的事实基础,也是与哲学观的基本原理一致和互相支持的。这里,我们将所总结的人体生命现象中的五条基本科学原理进行一个表述,即自组织原理、开放性原理、层次结构原理、能量原理和进化原理。这些原理的提炼是为了指导人体系统科学研究,去提炼和发现新的科学问题。这五条原理适用于广泛的生命复杂系统,今后还可能发现新的具有普遍意义的原理。

自组织原理是任何系统保持其一元本性的基本科学原理。生命体、人体(高级智能的生命体)中,自组织原理具有更加重要的意义,它是生命(人)系统在遭遇到可能导致其解体的威胁情况下表现出凝聚力的科学原理,特别是人体康复的主要科学机制。例如,一个生命体在生命受到威胁时表现出一种保持自身生存的愿望,这一愿望(一种神经活动)会产生一系列生理和心理反应,也统称为人体的自组织过程。植物、动物与人都具有自组织过程,但尺度和强度不同,因此也就表现出层次各异的自组织能量。对于人体复杂系统,其自组织性的突出表现为自修复、自更新、自适应等高级功能。

开放性原理是一个主宰复杂系统生存、演化、发展的基本科学原理。复杂系统一般都处于非热力学平衡状态,而非平衡和有组织的状态必然受到周围各种物质能量与信息的支撑,这就是开放性原理。例如对于人,饮食、光照等构成系统生存、生长过程中的必要的物质能量支撑;再例如,人与人之间的交流和文化学习活动为人提供了必要的信息支撑。人的生理、心理和行为受到周围自然、社会和文化环境的影响等。长期的生物进化,在人与环境之间形成了一些广泛的物质、能量、信息的通路,为人充分利用外界的物质、能量和信息提供了支持。传统的科学研究也不能说已经充分地揭示了这些渠道和通路,一个特别重要的通路是意识通路,与量子纠缠现象相关的意识通道还远没有受到物理学家和生物学家的关注,这正是在开放性原理指导下的人体科学研究内容。特别值得指出的是,人体小系统的自组织中心与社会（自然）大系统的自组织中心之间必然存在一种相通和关联，我们把这一自组织中心称为人的心灵。人的心灵与人类整体意识场的联系，更是一个尚未被充分认识的开放性通道，将成为今后需要认真研究的内容之一，这是人体一元二面多维多层次开放系统的一个核心内涵。

层次结构原理指出，任何复杂系统必然以多层次的形式出现，这是宇宙演化、生物进化演变的必然趋势。大系统中形成越来越多的层次，既增加了系统的复杂性，也增强了系统的功能性。每一个层次的诞生都是因需而生，都对应于一个涌现，都拥有一定的功能。分辨相关的层次，并充分认识这些层次的必要性和其功能，是在层次结构原理所指导下的复杂系统研究。现在已经拥有一定认识的人体复杂系统包含分子、细胞、组织、器官、系统、人体等，而包含人在内的更大的生命系统包括社会、文化、生态等。对于多层次的复杂系统，各层次之间存在自下而上和自上而下的双向因果作用关系，甚至存在跨层次的网络关联。充分发掘层次关联的形式，也是针对层次结构需要深入探索的研究方向。例如，人的意识对大脑和行为所产生的塑造性作用，就是一种跨层次的相互作用。理想、信仰对于人的行为的作用是与知识的作用不同的，也与利益、欲望的作用不同。正确地解读这些不同的作用，对于社会复杂系统的研究意义重大。层次结构原理与开放性原理相结合形成多层次的开放性原理——系统各个层次的要素不但与其他层次存在多层次耦合，还在各个层次与外界有关联，这对于理解生命现象有重要的意义。多层次开放性原理，是认识人体复杂系统的金钥匙。

能量原理是物理世界的普遍性原理，它也可以表述为拉格朗日原理、变法原理等其他形式。这一原理指出，物质活动普遍具有能量性，而由于复杂系统的多层次性，能量性也具有多层次性，复杂系统的运动就在实现多层次能量之间的一定的转换。能量原理的提出，旨在强调定量地研究这一类转换，并非只存在一种能量，这是突破物理学的机械论思维的一个关键点。具体到人体，在分子层次有化学能，在细胞中就存在多种形式的能量。目前对于这些能量的认识，无论在定性和定量上，都还存在很大的提升的空间。特别存在一类与量子场的相位运动相关的能量，可以被称之为意识能量，尚未被人们所承认，还有待一段艰苦的探索来明辨是非。这里，有许多理论概念有待澄清，例如，信息与能量的关系，等等。复杂系统的能量原理认为，意识场的能量同样具有多层次性。意识的内层结构（心灵）与整体生命系统相连接，能量最大；中层结构（心智）是人类公共的进化产物，也拥有大尺度的能量；外层结构（心理）中的个体结构能量较小，但是，具有真理特性的认识与人类共同的知识相一致，就拥有较大的能量。心理能量的大小如何取决于人与周围的相互作用？这将是人体系统能量过程的重要研究课题。

进化原理是生命系统运动的普遍原理，首先出自达尔文。达尔文进化原理指出，生命系统具有选择优化其生存空间的进化能力。因此，生命系统不再是机械演化,而是拥有类似于期望和行为控制方式的进化能力。我们这里提出的进化原理,对达尔文原理进行了哲学上的推广。我们提出:宇宙最初是一个整体,一个大系统,它的演化是朝着复杂性的方向在进行,它的所有的子系统也都在日益复杂化。从简单向复杂的演化,就是宇宙整体的进化。而局部子系统的进化与该系统的状态有关,与系统退相干(或退量子化)的程度有关。一个孤立的、准封闭的、退量子化程度高的经典热力学系统,其进化方向就是朝着熵增的方向发展,这样的(自然)系统实际是很少的。大量的系统是开放的、拥有一定量子相干性,这样的系统的进化方向是朝着多层次化方向发展,即朝着复杂度大的方向发展。因此,一个重要的概念是,进化也是多层次的。

人体神经系统的进化,是下一阶段科学研究的最重要的内容之一,它将成为意识科学的物理基础。这里将揭示出人的思维和智能在进化过程中的特殊的自主性。首先,在个体层面,神经科学所揭示的神经系统的可塑性,与意识活动对人体功能的塑造性作用,形成了人体系统的多层次塑造;其次,在群体层面,由于意识活动的开放性,类似的多层次塑造成为人类群体进化的重要因素,其进化过程还未被精确认识;最后,在地球生态系统层面,生命系统的表观规律随着进化也在缓慢地变化,生命系统的多样化还会造成表观规律随物种变化而变化。病毒、细菌、植物、动物与人,都生活在地球这一生态系统中,各种生命既遵从普适的生物学原理(在蛋白质与遗传学层次),又拥有各不相同的功能性原理,但又相互依存、相互影响。

上述科学原理,已经部分凝练在一元二面多维多层次的本体论阐述中。自组织原理就是系统的一元性,层次结构原理就是多层次的表述。开放性原理是系统二面性的一个应用,即内和外的并存。既有一元(内),也必然有外。因此系统必然处在与外界的作用下。封闭系统是人为的理想化和近似,而开放性才是宇宙中任何(子)系统的基本特征。进化原理被认为是复杂性原理的一种重新表述。从这个角度看,开放性原理与进化原理已经充分体现在钱学森开放的复杂巨系统的基本概念中。最后,能量原理是我们结合量子物理的普适性而提出的。虽然这五大原理的完整性还无法得到彻底的证明(这一证明也不具有太大的意义),但是,它们来源于我们对宇宙本体的基本认识,这一点是非常明显的。

这些科学原理的提炼,为开展复杂系统的科学研究提供了指导。如何运用这些原理呢? 我们这里以自组织原理为例加以说明。在一元二面多维多层次系统观指导下,我们对自组织原理所主导下的现象,可以提出新的科学问题。例如,如何评估人体自组织能力? 如何定量刻画个体的自组织能力? 如何量度病人的康复能力? 什么因素会削弱人体的自组织机能? 哪类因素有利于人体自组织能力的提升? 具体到一个典型的生理现象——睡眠。睡眠与失眠是这个事物的一个二面性,失眠正是机体自组织能力下降的表现。为了深入探讨这一现象,我们将系统的其他一些二面的维度加以罗列,如白天与黑夜,运动与静止,体表与内脏,思虑与休闲等,这些都是与睡眠的自组织理论相关联的维度。将这些维度联立分析,如白天黑夜的思虑和休闲的生活方式是否受到干扰?体表和内脏的运动与静止的节奏是否可以调整?于是,一系列的问题就打开了我们对这一现象的分析的思路,多维度联立就形成了我们描述失眠患者的人体运动状态的一个相图,它可以给出失眠这一病理现象的系统科学的诊断。

由此可见,复杂系统科学原理是指导我们从系统论的宏观层次上提出科学问题的基本准则。这些科学原理也与前面几节所阐述的方法论和方法合起来,推动当代复杂系统研究的深入开展,尤其是推动与人相关的生命科学的研究。随着复杂系统研究的数据呈爆炸式增长,人们急需发展分析、处理海量信息的工具和方法。检验这些工具和方法成效的标准就是,是否能够揭示系统整体的功能?复杂系统科学旨在主导这一整理、归纳海量复杂系统数据的努力,提炼包括人在内的事物的复杂运动规律。因此,系统论的概念比以往任何时候都显得重要。多层次、开放性、量子相干、意识等将催生一个个新的研究领域,发展出符合系统论的、具有综合集成能力的思想和理论。

6.2.3　未来重要的系统科学领域

一个科学哲学观的使命是对于未来科学的学科发展开展设计和规划。为什么?因为哲学的思考是站在事物产生的本源和发展的大趋势上来思考问题,应该对世界的变化,包括科学的发展产生一些必然性的结论。我们这里所开展的是复杂系统思维,这一思维告诉我们,重要的不是具体结论的正确与否,而是其对于指导行动和实践的价值。后者主要通过实践的效果来判断。现在,我们来开展一个思考,尝试回答下列问题:哪些领域和科学问题,特别需要复杂系统哲学的指导?在回答这个问题的过程中,我们就形成了对未来的学科领域和方向的建议,就构成对未来重要的系统科学领域的设计。下面就是我们开展这一探索的初步设想,供大家批评和参考。

1. 建立系统细胞学

当前主流的研究生命系统的科学领域是生物学。生物学曾经的主要领域是细胞生物学,因为细胞被认为是生命的最基础的组成元素。细胞的功能中包含着生物体的诸多极其关键的功能,如发育、生长、衰老等;细胞还是组织的基本元素,不同组织拥有不同的细胞。虽然细胞是组成生物体的主要元素,但是,人们还未能建立起类似于对化学元素认识的量子力学理解;换句话说,在人们面前,细胞的种类显得相当复杂和没有规律。于是,人们将目光投向组成细胞的更加微观的层面上,即生物大分子和蛋白质。

与从生物大分子和蛋白质中寻找细胞的规律不一样,系统论应该是从宏观上探讨,为什么生命体会形成这些类别的细胞? 这些细胞是如何进化而来的? 生命体是否还会生成新的细胞? 目前,系统生物学正在设法从系统整体的角度来认识生物运动的规律,人们从自组织的概念出发,利用复杂网络作为工具,来刻画生物的一些功能。这里。人们达成了一个共识,即生物的功能是一个整体性的概念,需要从整体上用系统论的方法来研究。我们建议,就细胞的功能而言,重点发展系统细胞学。系统细胞学的研究目标是从系统学的原理出发,来阐述细胞这样一个生命基本体的产生、功能和相互作用模式。系统细胞学将从系统哲学的基本原理(如一元二面多维多层次的本体论阐述)出发,其经验数据既包含细胞作为一个整体的诸多表征,也包含它的任何有价值的分子的诸多表征,但对于这些数据的分析是在细胞的复杂系统模型的框架下进行的。换句话说,系统细胞学非常关注对于细胞的基本系统模型,在与经验数据的碰撞中不断改善、改良这一模型。

重要的一点是,细胞的系统模型不是一个简单的模型,而是一个拥有多维二面和多层次的复杂系统模型。其中一个重要之点就是量子意识场在细胞功能中的作用。这一点在目前的生物学中还没有展开,将会在系统细胞学受到关注。详细的讨论,见第 7.3 节。

2. 建立系统意识学

当前的神经科学开展得如火如荼,而且,部分神经科学家也开始关注意识。仔细分析,可以看出,当前的神经科学所采取的仍然是简单性科学的思路,即将局部的神经现象(或意识现象)抽象为一个理想化的模型,在理想的因果律下提出问题,进而寻找实验证据,证实或者证伪演绎的推论。例如,对于自由意志的存在问题,人们细致地观察和刻画各种意识发生的时间,设法区分每一种意识产生的原因,最后给出一个证据:"在人们所感知的意识活动之前若干时间,就存在一个前意识活动的征兆"。这一结论为自由意志的存在建立了一个基础。可以说,这样的逻辑是严密的,但是,每次确实迈出了很小的一步。对于简单系统而言,这一步可能就是决定性的,但是,对于复杂系统而言,也许永远不存在这样的决定性的一步。这从一定的程度上指出了,传统科学的方法论对于生命系统研究时所遭遇到的困难。

我们倡议,发展系统意识学。系统意识学的研究目标是从系统学的原理出发,来阐述意识这样一个生命现象的产生、功能和作用模式。系统意识学将从系统哲学的基本原理(如一元二面多维多层次的本体论阐述)出发,其经验数据既包含神经科学对于神经活动的诸多表征,也包含生命体多个部位、甚至多个生命体的神经活动的相干态的诸多表征,但对于这些数据的分析是在意识量子场的复杂系统模型的框架下进行的。换句话说,系统意识学非常关注对于意识整体量子场的基本系统模型,在与经验数据的碰撞中不断改善、改良这一模型。

重要之点是,意识量子场的理论是一个演绎性理论,是一个类似于量子力学的理论,神经科学的实验观察就类似于原子、分子的光谱实验。这一研究的方法论和方法与当今神经科学的主流研究方法有明显的不同,因此,我们称之为系统意识学。详细的讨论,见第8章。

3. 建立系统人体学

当前对于人体的研究也是基于简单科学基础上的生理学和心理学,其局限性与上面两段所阐述的大致一样,这里就不展开分析了。我们倡导开展系统人体学研究。系统人体学的研究目标是从系统学的原理出发,来阐述人体这样一个生命体的组成、状态和运动模式。系统人体学将从系统哲学的基本原理(如一元二面多维多层次的本体论阐述)出发,其经验数据包含人体的生理心理的各类数据,也包含人体更加微观层次(如细胞、神经元)的诸多表征,但对于这些数据的分析是在人体复杂系统模型的框架下进行的。换句话说,系统人体学非常关注对于人体整体状态的基本系统模型,在与经验数据的碰撞中不断改善、改良这一模型。

重要之点是,系统人体学是一个演绎性理论,它将集成东方人体模型的许多有益的假设和命题。它将针对环境、文化等复杂外界条件下的人体状态做出预言,并接受实验数值的验证。系统人体学将成为系统医学的基础科学,后者都是系统人体学的技术科学,它运用系统人体学的知识,发展改良、改善人体健康的技术方法。

另外一个重要之点是,系统人体学将自然地将人体的生理与心理统一在一起。确切地说,它将特别擅长于描述人的生理与心理存在密切关系的生命现象。这是由于它所基于的哲学本体论(本书中所阐述的复杂系统哲学本体论)自然地将二面联系在一起,因此,从系统论的角度来说已经形成了统一。当然,两者的科学规律还存在很多的差距,科学模型的建立还有待于今后具体的攻关。详细的讨论,在《人体复杂系统科学探索》一书中有诸多的讨论。

4. 建立系统思维学

当前对于思维的研究,正在从基本的记忆、认知、注意力等转向更加高级的思维形式。但是,由于传统科学的方法论的局限性,这一转变将充满着困难。我们建议,建立系统思维学。系统思维学的研究目标是从系统学的原理出发,来阐述思维这样一个智能生命现象产生、运动和作用模式。系统思维学将从系统哲学的基本原理(如一元二面多维多层次的本体论阐述)出发,其经验数据包含与思维相关的神经科学的各类数据,特别是包含人体多个部位和多个人体的神经元事件的相干数据,但对于这些数据的分析是在思维复杂系统模型的框架下进行的。换句话说,系统思维学非常关注对于思维整体状态的基本系统模型,在与经验数据的碰撞中不断改善、改良这一模型。

重要之点是,系统思维学是一个演绎性理论,它将集成东方传统文化中诸多有关思维的有益的假设和命题。它将针对人的认知需求建立多层次的思维模型，并接受实验数值的验证。系统思维学将成为系统教育学的基础科学，后者是系统思维学的技术科学，它运用系统思维学的知识，发展改良、改善人类知识智慧水准的技术方法。详细的讨论，在《人体复杂系统科学探索》一书中有诸多的讨论。

5. 建立系统社会学

社会是一个高度复杂的系统。社会还包含了诸多方面，如经济、管理、教育、医疗等，每一个方面都非常复杂。那么，系统社会学研究什么内容呢？系统社会学的研究目标是从系统学的原理出发，来阐述社会的一般复杂系统的产生、运动和作用模式。系统社会学重在运用系统哲学的基本原理，即一元二面多维多层次的本体论原理，对社会系统开展分析和建模。特别是提炼管理、经济、教育等系统背后的系统学共性，这样的共性是存在的，因为它们都是一元二面多维多层次的系统。这样一种对于社会整体的研究，更加突出作为社会整体的功能和作用。例如，对于公众意见的分析，对于社会利益集团相互作用规律的探讨等。系统社会学的特点是，对于社会学经验数据的分析是在社会复杂系统模型的框架下进行的。换句话说，系统社会学非常关注对于社会整体状态的基本系统模型，在与经验数据的碰撞中不断改善、改良这一模型。

重要之点是，系统社会学是一个演绎性理论，它将对东方传统文化中关于社会的有益的假设和命题提炼为多层次抽象系统模型，针对社会的整体需求建立多层次的社会系统模型，并接受实验数值的验证。系统社会学将成为政治学和经济学的基础科学，后者是系统社会学的技术科学，它运用系统社会学的知识，发展能够促进人类文明进步的政治和经济系统。这方面的详细讨论，将在今后的著作中进行展开。

综上所述，钱学森先生所倡导的系统科学，在新的哲学本体论的指导下，已经有了一个可见的轮廓。针对未来的复杂系统和未来需要发展的各门复杂性科学（生命科学、意识科学、社会科学等），系统学的方法将会起到举足轻重的作用。

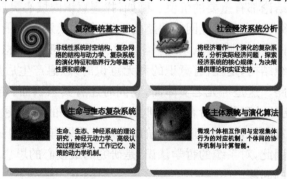

图 1　北京师范大学系统科学系的研究方向

　　图1是北京师范大学系统科学系的研究方向的介绍。生命、生态、神经、经济等复杂系统是具体的研究对象,非线性系统时空结构、复杂网络、多主体系统等是基本理论和方法。试问,这里创建的复杂系统学对这些研究发展的意义何在?

　　我们建立的是系统学的基础——哲学本体论、认识论、方法论和基本原理。哲学思想最重要的价值在于对科学研究的方向和意义的指导,对具体的复杂系统模型给出其价值判断。目前的神经网络研究注重于确定子系统元素(神经元)和系统结构(网络整体),这只能解决一部分问题。通常的科学方法论指示人们:首先要界定系统的哪些关键性质是描述的对象;其次,决定这些有待描述的性质如何取决于子系统的组织结构(网络连接的拓扑结构,权重分布等)。综合集成方法论包含了这些内容,但是还包含更多的内容,从多维多层次的本体论出发,就可以对这些特色内容开展设计。例如,有意识地建立研究对象的多维多层次模型,有意识地积累不同层次的模型或者不同视角的模型的预言,与实验事实进行比较,甚至设计针对不同维度和不同层次的实验观察。集成就是对不同维度和不同层次的性质的集成;甚至,可以有意识地对来自二面的认识进行集成,例如对神经事件的意识场的解释与对神经信号变化的解释同步进行,二者之间的综合集成可能引发重大的观念变化,因为这个领域的科学认识还是很肤浅和初步的。

　　进一步,关于神经系统的理论研究,我们会提出,它正用于解决什么问题? 这一问题的价值在哪里? 为了回答这个问题,必须对神经系统的本质产生深入的理解。从一元二面多维多层次的系统论看神经系统,有下列认识:①它是人的感知-认知系统的一部分,具有感知性;②它是人的通讯-调控系统的一部分,具有信息编码性;③它具有可塑性,它受大尺度意识结构的影响;④它拥有丰富多变的网络结构;等等(这个条目可以继续延伸)。重要的是,它执行着人的生理活动所赋予的(自动化调节)功能,以及人的意识活动(情感、认知、精神和心灵活动)所赋予的功能。通过后者,我们可以揭示意识活动的规律。例如,意识活动的三层次结构,目前来说,还是一个理论上的猜想,通过与神经科学的实验(或模拟)结果相比较,证实或者修正这些结论都有重要的价值。譬如,找到意识内层心灵层次的科学证据。又如,注意力能够有效实现神经网络回路的重组,使人焕发出力量。自由意志是神经科学正在研究的内容,那么,从系统科学怎么来看问题呢? 意志来自于人的意识系统的一种自组织结构,是在(有意识的和无意识的)意愿产生后形成的神经系统的一定的网络回路。这是一元之实体面,它同时还有其意识面,与意愿的内容(也即意义)更加密切地关联着。后者一定涉及发愿者以外的一个更大的系统。把握住这几个层次的复杂性,就会对取得的阶段性研究成果有正确的认识,就不会在研究中迷失方向。因此,对系统的哲学认识,是研究的最核心的思想,把握住这一点,其他就是技术性的问题。

6.3　复杂系统学之技术科学

什么是技术科学？从现实的意义上讲,技术科学是将基础科学原理转化为实践的中间桥梁科学。19世纪,人们对热的研究进入了相当的深度,发现了热与动能、内能转化的关系,这一成果逐渐产生了热力学原理,即所谓热力学第一定律、第二定律等。与之同时,具有工程应用理念的学者,如卡诺,发现了卡诺循环,将热系统内部的能量转化过程以等压过程和等温过程为理想过程,构成了一个完整的循环,完成一个循环,即完成一次转换,这就是原始的蒸汽机的理想设计。这一成果就是技术科学的成果。随后,这一技术成果再经过工程师转化成为具体成品的设计图,后者就是工程实践的内容,在第7章再进行探讨。

本章从哲学本体论和认识论的角度来分析技术科学的特点,即回答,就复杂系统科学来说,为什么必然产生技术科学？技术科学的要素有哪些？如何发展技术科学？阻碍技术科学发展的瓶颈是什么？等等。这些理论分析不能作为定论,而只是启动对这些问题的思考,对于从事技术科学研究的学者和从事技术应用的工程师(医师,教师)具有一定的参考意义,并稍后结合复杂系统技术科学的发展来进行修订、补充和发展。

6.3.1　技术科学的概念

钱学森先生是技术科学的开创者,他多年来发展的技术科学的概念深刻影响着我国工程科学的发展。二弹一星曾是我国工程科学的骄傲,今天,随着神九与天宫的对接,我国航天科学与工程的巨大成就已经为全世界所瞩目,这里就包含着钱老在内的老一辈科学工作者们所奠定的基础,而在这基础中重要的一部分就是钱学森关于技术科学的思想。这一思想是站在整个科学技术的知识体系的高度,以哲学的思维所提出的。它与培根对科学的实用性的阐述是一致的,即科学研究的意义在于改变人的认识,同时改变人所从事社会活动的工具和手段,也就是从认识世界到改造世界,进而改造人自身。而把科学研究的(基础性的)认识转化为改造世界的任务,就落实在技术科学身上,这就是技术科学存在的必然性。

传统的技术科学就是工程科学,即针对工程实践中的技术问题开展研究。技术科学是一个桥梁科学,一头是对自然事物的科学认识,即所谓的基础科学,一头是人们社会实践的工程需求,即所谓工程技术。技术科学并非是直接发明技术,而是针对在发明技术之前的一些核心的科学问题展开攻关。

例如,风力发电是一项人类目前所开展的利用清洁能源的活动。为了成功实现风力发电,需要解决一系列的技术问题,制造风力动力装置,将无规的风力转换为一种规则的运动形式。后者可以与常规的发电机组进行对接,将风能转换为电能；前者涉及风力发电所特有的一些新现象，与水力发电不同。水力发电时，人们是利用筑坝等方式，将水蓄到一定的水位，在一定的落差情形下，将水的（稳定的）势能差转换为发电所需要的动能。而风的速度变化比较大，而且脉动幅度比起平均动能要大很多（即湍流度比较大），由此引发一些普遍的科学问题，例如，怎样设计风机叶片，以保证其旋转的速度能够基本保持稳定？如何在保持风机叶片稳定旋转的情况下提高风能利用效率？最有意思的问题是，一群风机如何摆放，才能提高风能利用效率？这些问题是针对风力发电而提出的，它们就是技术科学所研究的内容。而这一研究显然要利用基础的流体力学知识，尤其是湍流研究的内容。

　　钱学森的技术科学思想对于我国的力学研究的发展起到了重要的指导性作用。今天，我国的力学研究形成了基础科学和技术科学并重的特色，力学学科承载着整个工程科学的基础，就像数学承载着整个自然科学的基础一样。这一建构在国际理论和应用力学界是颇具特色的，它与钱学森的技术科学思想有莫大的关联。上面所介绍的工程科学是发展比较成熟的技术科学领域，它也是应重大工程的出现而诞生的，也就是说针对复杂工程的需要而诞生的。

　　当前，西方科学知识体系中没有刻意强调技术科学的含义，相关科学领域通常用应用科学或工程科学等哲学上模糊的词汇来描述。因此，技术科学是一个带有东方系统论特色的学术创新。强调技术科学的一个出发点是对于事物复杂性的认识。复杂性造成了我们不一定能够把对事物的基本规律的认识，轻而易举地转化为改造世界的技术。其中包含了诸多在开发技术方面的科学问题，需要认真地分析，这才需要有一个被称之为技术科学的研究领域来承担这一使命。

　　这样说来，钱学森的技术科学思想不仅仅适用于机械和材料力学，对于其他技术学科也有同样的指导性意义。因为，系统思维是各个学科所共有的特征。例如，基础的医学研究应该是一门技术科学。一方面是医学实践的需要，一方面是对人的结构、功能的基础性认识，医学基础科学是横跨在这两个桥头堡之间的桥梁学科。同样，基础的教育学研究是横跨在教育实践与人的思维、认知基础科学之间的桥梁学科。基础经济学也是横跨在经济政策制定与人在经济活动中的思维和行为的基础科学之间的桥梁学科。

　　总之，从技术科学的概念中，我们看到，目前社会科学的主要研究领域都是属于技术科学的范畴。教育学、经济学、管理学、法学等，都是以改造社会为目标，都是基于对人的基础研究知识为背景。明确地指出这一点，有利于我们开展更加细致的分析，哪些基础研究内容不够扎实，需要怎样进行夯实？认真回答这一问题，对于思考未来如何建设这些学科，应该具有重要的意义。为了明确这一点，下面我们对技术科学的含义开展进一步的分析。

6.3.2　技术科学的复杂性本质(兼谈教育学)

相对于当前的交叉学科林立的情形而言,强调技术科学这一体系建设就是强调学科建设方面的综合集成。这里,值得指出,复杂系统哲学认为,无论是学科整体建设,还是交叉学科建设,都要遵循复杂系统的规律,即需要"多次迭代,逐步近似"的原则。整体思维和交叉思维都是可取的,不存在哪一个绝对的好。现在,我们以一元二面多维多层次的系统观,来分析技术科学的内涵,将钱学森的技术科学思想发扬光大,产生一个真正能够指导医学、教育学、经济学、管理学等学科发展的完整的思想。

首先,技术科学的一元性就是其存在的必要性,上面已经进行了分析。因为事物的复杂性,我们不可能一下子从基础知识走向技术,还必须建立这样的桥梁科学领域,来研究如何将基础知识转化为技术的诸多问题。这是技术科学的本质,无论是否用这个名字,其含义是必然存在的。

其次,技术科学的二面性告诉我们,由于它是桥梁学科,两种思维都是很重要的:一种思维是从基础走向技术,由于基础知识是细致的规律,是从局部所提炼出来的,因此,这一思维具有从局部走向整体的倾向;另一种思维是从技术走向基础,由于技术是解决问题的手段,是实现一个功能,是满足一种需求,需要带有整体性的特征。因此,从技术走向基础,是从需求出发一步步细化科学问题,具有从整体到局部的趋势。那么,技术科学要实现的是把两种思维实现对接,最终解决在对接中出现的各类科学问题。

例如,教育学中既要重传统,又要重现实。传统的思维比较重整体,比较偏向于教书育人,偏向于重视学生的内在素质;现实的思维比较重局部,比较偏向于就业的需求,偏向于重视知识和培养学生的社会竞争力。这两种思维形成一种张力,左右着教育理论的发展和教育学的发展。从复杂系统哲学来看,要客观地看到这两面的客观性及其意义,那么,就要合理安排好如何连接传统和现实、素质与知识、整体全面发展与局部知识储备等方面的需求。在每一个需求下,都有许多具体的技术问题需要研究,较好地把握人的本性、需求,将会对这些技术问题之间的关系有更深的把握。

再次,技术科学是包含多层次的复杂性科学,尽管具体的技术可能是简单的。人的需求是多层次的,不仅仅受教育者本人(学生),包括其社会环境(家长,教师,社会赞助者),都拥有多层次的需求,这也是为什么难以出现放之四海而皆准的教育理论和具有普适意义的教育实践。复杂系统哲学深刻地认识到这一点,将对教育理论的研究和教育实践进行充分的对接,并非为了实现一种理想的教育模式,而是寻求改良、改善现今的教育模式。后者是现实的,对教育的理解应该多维化和多层次化,要体会到社会各界的多层次的需求,要调动社会各界的多方面的资源,要设计针对社会复杂需求的多层次的课堂。将思想道德建设、文化知识积累、求知天然动机、应对社会需求、健康体魄建设等各个涉及受教育者内在需求的内容,以多种形式付诸实践。特别是,要建造提升教员素质的体系,使教师队伍建设成为教育体系建设的核心之一。社会应该调拨相当资源从事这一工作。

信息社会文明的发展使社会进入了一个知识的时代,但同时也在出现低智能化的趋势,这是由于信息爆炸,知识综合度不够所造成的。对此,一元二面多维多层次的系统观的意义将显得更加重要。建设一个技术学科(如教育学),既要看到多层次的复杂性,同时也不应忘记为社会育人的一元本体性,两者相互补充:道德素质教育是内在的,知识逻辑能力是外在的;素质教育的原则(道德教育)具有跨越时代和社会制度的稳定性,因此,它的教育形式也就更需要具有时代性,应该表现得更加灵活,这样就达到了平衡;知识逻辑能力的训练方式,随着知识的进步在更新,其教育形式反而表现得更加稳定。这样的全面思考都来自于对于教育功能的思考而产生,是对事物一元性的把握。进一步说,由于我们充分把握教书育人的本质,教育方式是可以多元化、多样化的。

上面这段针对教育的多层次特征展开的思考,适用于其他社会复杂系统,从而构成对于技术科学的一般性的理解。可以说,当代技术科学的本质就是复杂性,多维多层次就是对于复杂性的一般表述。发展技术科学需要发展对技术的复杂性内涵的认识。特别是,技术是人类改造自然、社会、自身的技术,后者在人类文明发展进程中处在一个动态的变化过程中。因此,技术不断在更新,关于技术的科学也就与基础科学表现出不同的特点,最大的特点就是其动态发展性,或者其进化性。深刻把握当代技术科学的这一特点,可以避免不必要的统一思想,更加注重于多元化建设,形成文化的大繁荣。

最后,从技术科学的基本概念出发,我们认识到,技术科学的价值准则与基础科学的真理性存在明显的不同。技术科学强调的价值是实践性和实用性,技术科学的成果是能够广泛应用于社会建设的知识。这也是复杂系统科学的价值所在。复杂系统理论没有简单的真理标准,而重在看其实践价值。一些理论只有阶段性的实践价值,但其历史作用是辉煌的,应该得到肯定。因此,密切联系实际,是技术科学,也是所有复杂系统科学发展的金科玉律。

6.3.3　复杂系统学下的医学

作为一个典型的技术科学,我们来深入探讨一下医学的现状和未来。

首先讨论医学的学科建设。目前的医学研究是在西方生理科学和自然科学的基础上建设的,其中似乎也综合了关于人的生理、心理的基础科学的研究,和医学作为一种治疗疾病的手段的技术研究不完全一致。一方面,这样的设置似乎缩短了基础科学与应用的距离,而另一方面,这一缩短似乎反映了对技术科学的认识不够。西方科学的整体发展都是遵从自下而上的群体思维模式,即充分信任学者们的创新热情,依据他们对事物的理解深度和广度,依靠他们来创建新学科、开拓新领域。在这一思想的指导下,出现的学科发展态势是一个重局部、重交叉、重创新的模式。因为,学者自身的视野一定是有限的,而新学科又十分强调其创新性和独立性,因此,必然出现越分越细,学科越来越形成一个庞大的蜘蛛网,琳琅满目。极少有人能够关注整体的设计和发展。在这样的情形下,东方思维的顶层设计可以起到一个重要的平衡性的作用,而综合集成所应用的正是这样一个思维。

那么,如何在系统性思维的指导下,来加强学科的科学性建设呢?我们首先尝试来回答,一个技术科学发达的医学是什么呢?医学的最初的动机是更好地服务于人类的健康事业,即为了提高人类的健康水平提供科学和技术支撑。而现在的医学,大量资源投放在对药品的研究和对诊断技术的开发,因为,这两者代表极大的商业价值。这些研究虽然取得了一些进步,但是,在把社会推向一个昂贵的医疗系统方面扮演着一个主要推手的角色。当我们把医学作为一门技术科学来思考时,我们有必要重新审视一下,医学如何更好地服务于人类的健康?

首先,支撑医学发展的基础科学本身面临着极大的不足。一个基本的问题是,什么是健康的人?这个人体科学的最为基本的问题被忽略了。在《人体复杂系统科学探索》一书中,我们就人体的问题展开了较多的思考。我们认为,人的健康不是不生病,不是时刻都保持旺盛的精力和体力,不是不能有一些难受,这种狭义的健康观正在左右着医学的科学研究。为什么药品的研制越来越昂贵?就是因为它们在追求一种不符合人体规律的疗效,以机械的、简单性的思路来对待人体。其实,很多时候,人需要休息,需要停顿下来;整个社会也不能无节制地发展。一些身体的反应正是对这一需求的反映,正是可以用来调节正在失去控制的生活节奏。从这个思路出发,针对疾病的手段、方法就多样化了,许多方法远比昂贵的化学药物更加有意义、更加具有可持续性。而出现这样的认识,来自于针对人进行研究的基础科学。因此,我们首先得到的一个结论,需要大力发展研究关于人的基础科学。

但是,基础科学的发展需要哲学观的支撑。西方科学的哲学观是笛卡儿、培根的哲学,应用于人就表现出极大的不足。在《人体复杂系统科学探索》一书中,我们把一元二面多维多层次的哲学观应用于讨论关于人的科学图景的建设,提出人体系统科学的新框架,倡导对人的生理、心理、生物、神经科学以及东方人体系统学的诸多方面的知识开展集成,形成人的复杂系统模型,用以指导医学科学。这一人体基础科学中必然包括意识科学的内容,对人的精神和心理、心灵现象给以同样的关注,也必然会充分运用这方面的知识来服务于人体健康事业。

对医学科学作为技术科学的本质认识,也催生关于医学目标的思考。当前的医学目标纯粹锁定在以治病为目标。实际上,人是不可能不生病的,保护生命不受疾病的威胁,才是医学的目标。后者还可以被阐述为,医学的目标是保健,治病的目标也是保持健康的生活。由于将目标锁定在保健,因此,吃药打针手术就不是唯一的手段,甚至不一定是主要的手段。于是,社会资源的分配也应该保持一定的平衡,医学科学的关注面也应该保持一定的平衡,而不是将大量资源用于研制药物,用于追踪变异的病毒,以及发展极其昂贵的诊疗设备。长此以往,必然导致社会医疗资源的不公平使用。

其次,医学研究要重视人的二面性,即生理与心理的二面性,人体内部能量与信息过程的二面性,物质与意识活动的二面性,以及人体内环境与外环境多层次作用的二面性。这些二面性的研究,一方面指导如何集成现有的人体知识,另一方面提出新型的研究方向。例如,人体神经活动的研究还主要停留在信息过程上,如果发展关于能量过程的定量研究,将对于测量提出更高的要求,催生新的研究方向。又如,对于生理过程的研究主要关注的是可见的物质的输运,还很少关注意识在其中所起到的作用。意识的作用应该是无处不在的,只是还没有找到切入口。一元二面的本体论确立了其存在性公理,就避免了无谓的对意识的实证性的讨论,而将注意力集中在思考如何(用量子相干理论)描述意识的作用,并如何与定量的实验测量结果进行比较。当然,这些内容不是纯粹的医学-技术科学的内容,而是与人体学-基础科学的内容重叠的。但是,这些内容才构成未来人体生命科学的创新思想。

再次,医学科学研究要重视人的复杂性。因此,医学科学不应该只是研究抽象的人,应该开展多层次的研究。尤其是人的心理过程,包含着明显的文化的、自然环境的因素,需要重视人体知识的多元化发展。东西方医学模式存在着明显的差别,来源于东、西方文化对人体认识上的差异,未来的医学思想应该集成东西方的先进理念。具体地说,应该从整体到局部,从宏观到微观,将人体的信息进行集成,探索最为有利的康复途径。

可以说,西方科学主要是由简单性所主导的学术体系,这在描述人体运动的复杂性上是很艰难的。东方的系统论注重于对人体的宏观状态的描述,利用一定数量的系统元素(例如中医里的阴阳、五行、虚实表里等),来刻画人体状态,由粗到细地展开。这一描述具有更加复杂的成分,难以掌握,于是,学习的过程就比较漫长。这两个学术体系,可以在当代信息科学发展的基础上进行整合,以东方的系统模型构建框架,以西方的微观模型和理论提供具体的知识。目前,这一整合的工作还没有展开,《人体复杂系统科学探索》中提出的复杂概念网络的工具,可能可以提供一个建立人体复杂系统模型的平台。在这一平台基础上所构建的人体模型,可以媲美于基本粒子的标准模型,为人体健康提供强大的支撑。

最后,作为医学-技术科学发展的未来目标,我们提出创建医学系统学。医学系统学的目标是建立上一段所提出的人体复杂系统模型,它是以作为基础科学的人体系统学为根本,而人体系统学将人视为一个一元二面多维多层次的复杂系统,从系统的各个层次、各个维度的二面性来阐述人体的运动规律。医学系统学旨在将人体系统学所建立的规律用于人体的康复事业,重在探索系统医学作为一种综合医学的道路。在系统医学中,西医、中医以及其他特色民族医学的模式得以充分融合,根据患者的特点,选择不同的医学模式。同时,系统医学模式将发挥患者的各个方面的潜力,来实现康复。尤其是充分关注者的生活模式和习惯思维,综合性的对患者开展治疗。最后,系统医学模式还以尽可能地节省社会资源为目标,大力改变当前以利益驱动的、大量浪费社会资源的医学模式。

综合地讲,在医学系统学支撑下的系统医学,是相对当前的人类医学模式而言,较为理想的一种医学模式。实现这一医学模式还要经历几个过程:其一,是人类对自身的复杂性的认识的提升,这需要复杂系统哲学和科学的发展;其二,是人类对于维护自身健康的理念的提升,从不惜一切代价到有代价、有节制地改善、改良自身的健康状况;其三,对于自身生活理念的提升,从一味强调自由、追求刺激、无节制地享受到有节制地、理性地追求自由和幸福。这些提升和转变显然意味着人类文明的一个大的提升。意味着人类认识水平和智慧的大提升,因此,系统医学与人类的未来密切联系在一起,其意义就不言而喻了。

6.4 复杂系统学之工程技术

按照钱学森先生的建议,科学技术体系应该包括工程技术。所谓工程技术,是将技术科学的内容付诸实践,真正转化为人类改造自然、社会和自身的技术工具。复杂系统学之工程技术,突出了技术的复杂性内涵和外延。这里,我们将以两个方面的技术来探讨,复杂系统学之工程技术的含义。一是人提升自身素质的技术,二是社会如何进步的技术。不难证明,这两个系统(人和社会)都是复杂系统,改善人和社会的技术也必然是复杂性技术。我们要探讨的学问是,复杂系统学如何看待这两项技术?复杂系统学是否能够在推动两项技术的进步方面起着关键性作用?

在《人体复杂系统科学探索》一书中,我们将经过梳理的各种提升人体素质的传统的经验、方法、学说等,概括为人体系统优化技术。在一元二面多维多层次的系统观的指导下所发展的人体系统科学,对人类长期积累的保健、卫生、康复、锻炼的经验学说开展了系统梳理,并结合实践来全面认识这些经验学说的意义、价值和逻辑。人体优化技术包括体育锻炼、中医养生调理、呼吸吐纳以及高级内功训练,其中蕴含着中国传统文化关于人体的系统学说。今天,在现代科学技术框架下,结合人体的知识和数据来理解这些技术,将会产生对于人体复杂系统的全面认识。下面第一节,我们将对这些技术进行一个总结性的介绍,并开展一个宏观的哲学观和系统论的分析,为它们提供更加基础的支撑。

社会活动是个体生命意义和价值实现的场所,而社会系统工程是在系统科学的框架下对社会群体活动所进行的科学化阐述。复杂系统哲学认为,应该在对人体系统学深入研究的基础上,运用人体的生命运动规律,来进行社会活动的规划、设计、运行和反馈,这样将提升社会活动的科学化水平,有利于理性化地、有步骤地实现社会的和谐和幸福。我们在人体系统科学理论的基础上,提出一个循序推动社会进步的五大工程的设想,即温饱工程、幸福工程、健康工程、道德工程和智慧工程。本章6.2节将重点介绍这一部分的内容,希望这一讨论能够推动社会管理的新认识和新发展。

6.4.1　优化人体素质之技术

人的生理心理功能是人体的最重要的功能态,人体素质是这一功能态的客观表征。优化人体素质指的是提升人体的抗病力、康复力、耐劳力等生理能力,也包括提升人的自信心、同情心、理解心、乐观意志、淡定意志和超脱意志等心理能力,还包括建立更为高级的理想意识、慈悲意识、理性意识等智慧意识。6.2.3小节倡导建立系统人体学,对人的心理生理心灵等过程开展细致的科学知识的梳理。这一项工作是在复杂系统哲学观的指导下进行的,一方面需要开展科学的观察,另一方面需要总结历史的资料,因为它们是人类宝贵的社会实践的经验。过去几千年来,人类在改善、改良、提升人体素质方面已经开展了深入的探索,积累了丰富的技术,它们深藏在历史文化之中,尤其是深藏在东方道学的宝贵文化遗产之中。在这里,我们在新哲学观的指导下,把一部分内容进行提炼。一方面完善对于科学技术体系的建设,另一方面为未来发展系统人体学准备资料。同时,这些知识给人们提供一定的参考资料,了解并运用正确的方法来提升自身素质和提高生活质量。

人体系统优化技术的内涵是:应用人体系统科学的原理,在认识人体运动规律的基础上,开展一系列规范化的思维和行动,实现对人的健康素质、学习素质、交往素质、信心素质和道德素质的全面提升。这些素质的提升需要有目标、有方法、有路径、有伴侣,才能有所成就。

首先探讨一下目标。古人云:"求乎于上,得乎于中;求乎于中,得乎于下"。人生的目标是许多人一生思索的内容,这里,我们用本书建立的哲学观,对中国传统文化进行一个解读,勾画一幅人生理想的目标,供参考。

一个理想的、圆满的、幸福的人生是这样一个高能量的功能态,在这个状态下,人与社会和自然生态环境达到高度的和谐。这一和谐态有两个方面的含义(二面性):第一,人体内部达到高度的有序与和谐,那就是细胞组织处于低消耗、低流量的状态(经络畅通),神经元间的电流处于无阻碍态(心中坦荡);第二,人与外部世界保持良好的互动,尤其是与外界大系统、大能量源保持深刻的联系和互动,这是使人保持清醒、自信、淡定、包容的心理心灵能量之源。什么是这样的大系统和大能量源？不同的文化有不同的解读。中国传统文化的儒家学说提出天地君亲师五大系统。天代表了地球整体意识，地代表了地球物质世界，君代表了国家和社会，亲代表了生物传承，师代表了学识传承。这五大系统概括了人的心灵的五大归宿。中国传统文化推崇人要与这些系统保持高度的和谐和共振，以便实现能量（或者负熵流）的可持续性传输。这是中国古代知识人士修身养性、明心见性的方向和目标。通过长期的努力（修炼），人达到自己身心内部的通畅，并使个人的心身小系统在人类社会和自然的大熔炉中实现转化，产生心身高度健康的状态。这就达到理想圆满的人生。

显然，这样一个理想的人生是难以一蹴而成的。大家都知道，人生不应该锁定在一个目标上，更应该体会这个过程。这一真知灼见如何在我们的生活中贯彻呢？我们需要的是，通过经历这样的过程来明了人生，进而欣赏和感恩人生。运用人生优化技术的关键是让我们走上这样一条优化人生的道路，而复杂系统哲学与人体系统科学就提供这样一个阶梯，沿着它，人们可以理性地达到一个理想的高度。

我们把人的生命的活动状态归纳为如下九大活动：行、卧、呼、观、意、思、静、空、灵等。行指走、跑等身体整体的运动态；卧指包括坐在内的身体静止的状态；呼指呼吸，观指包括视觉和嗅觉在内的神经活动；意指人体全身丰富的感觉神经的活动；思指人的认知思维的神经活动；静指人的外层感觉神经（有意）停止活动的状态；空指人的中层神经（有意）停止活动的状态；灵指人的内层神经（有意）停止活动（而所达到的高度灵活）的状态。这一描述颇具一定的独创性，是在把握生命体意二面、动静二面、内外多层次的概念基础上，对人的活动的一个刻画。对于这些活动，人是可以主动开展调节的。开展这些主动调节活动的技术方法，就构成人体优化技术。

人作为复杂系统，其优化技术突出的特点是复杂性。同一方法，不同的人使用的效果不一样，原因是各人的基础条件不同，各人对方法掌握的熟练程度不同，方法的细微变化可以产生效果的较明显的不同，所谓失之毫厘，差之千里。复杂性的另一层意思是，人体的多层次性也决定了优化技术的多层次性，不同技术所作用的人体层次不同，产生的影响深度也就各不相同，效果各异，效果持续的时间也很不相同。由此，可以对人体优化技术开展定性的分析，根据其作用层次的深浅、调整幅度的大小、持续时间的长短来鉴定不同技术的能量级别、负熵流大小等，这为未来系统人体学研究提供一定的经验数据。

在一元二面多维多层次的本体论指导下，人体优化技术可以从外到内，从生理到心理，从认知到心灵归纳为下列四个阶段：体育锻炼，认知训练，表象训练，身心训练①。这最后一项涉及对人体意识的心理、心智、心灵三层系统开展训练，通过

---

① 佘振苏，倪志勇．人体复杂系统科学探索．北京：科学出版社，2012：229～232.

持续的努力,最终使三大意识系统达到和谐、通畅与良性互动,这将极大地激发全身多层次的神经系统的能量,达到身心系统的高级优化,趋向于上一段所描述的理想境界。四个阶段的人体优化方法,从上到下,能量级别、信息含量逐级提高,人体优化的效果也逐级提高。在这个过程中,人体内部出现多层次的运动,也与人体外的社会和自然的意识场产生越来越大范围的共振,作用的过程也越来越复杂。下面,我们将这四个阶段分段阐述,使大家能够认识各项技术的作用层次、范围和深度,把握这些方法的多层次性和逻辑性,并为探讨高级优化工程技术奠定必要的基础。

(1) 体育锻炼,是以运动来促进身体各个部分之间的耦合,如改善循环。体育锻炼所带来的精神放松,也改善脑部的血液和输氧的微循环。上面介绍的健美操主要是体育锻炼。运动会带来一定的消耗。一些传统锻炼方法中的动功(如太极、武术等)也有类似的效果。舞蹈(dancing)和健美操(fitness exercises)也是一种体验锻炼活动,但是它融入了有关人的意识的内容,它融体操、音乐、舞蹈于一体,实现改善体质、增进健康、塑造体型、控制体重、愉悦精神、陶冶情操等三健目的。旅游、登山也可以认为是一种体育锻炼,也是一种融合生理与心理需求的一种锻炼。

从人体系统科学的角度看,传统的体育锻炼重生理运动,现代的运动倾向于生理和心理的综合性运动,后者避免了枯燥。但是,大多数人所从事的体育活动都是娱乐性的,或者即兴开展的,这是没有增强体质的效果的。运动过量还带来疲惫,需要若干天的恢复。任何一项带来稳定效果的体育活动都需要长期的、有规律的坚持。这样一种坚持是一般人所难以做到的。人体系统科学认为,长期所坚持的一项运动,其中主要的含义并不是运动本身,而是意识和意志。换句话说,长期坚持的体育活动(哪怕是走路),也是一项高级的锻炼。从下面的讨论中可以看出这一点。

(2) 认知训练,是以脑神经活动为主要形式的运动,来增加神经系统活动的和谐度,改善脑部的微循环,以调整、抑制由于不正确的思维所带来的对生理心理状况的干扰。心理咨询也是一种认知训练。通过知识学习,增强信心,减低不安和惶恐,是认知训练的中级形式,是从大脑皮层通向心灵深处的初步。对一些大道理的深刻理解,达到刻骨铭心的深度,是认知训练的高级形式,涉及高能量。但是,如果停留在认知层次,能量级别终究不高,形成的结构(信心,理想等)不稳固。人的内省也是一种自我认知训练。一个学术有成的学者必须有深刻的自我内省能力,长期的学术生涯就是一个内省训练的途径。

在心理治疗中,心理师运用心理学的原理和方法,帮助病员发现自己的一些自觉或不自觉的有损自身的思维和意识,并帮助病员有意识地改变不良的认知结构和行为模式,挖掘病员自身的心理潜力,从而增强自身对生活的适应能力。人本主义心理学家罗杰斯认为,病员的康复是心理师与病员双向相互作用的结果。这与人体系统科学的开放性原理是一致的。进一步,我们认为,病员要突破重大的心理障碍,是需要耗费心理师更多的心理能量。心理师本身需要经常注意,保持(或训练)自己的积极心态。心理师的人生观、宇宙观,对于保证自己的健康十分重要。相关的科学研究应该深入。

(3) 表象训练,是以脑表层神经以及一部分深层次神经系统的系统化规范化运动为形式,来提高神经系统运动的力量,增强神经系统对于生理心理活动的调控能力,形成在神经活动主导下的自我修复和进化过程。用于体育训练,能够加快神经认知系统的形成速度,提高训练效率。瑜伽、冥想、静坐、观想等都是一类表象训练技术。不同的表象训练的深度与有意识的(大脑皮层)活动能够进入的深层次神经系统的深度,而这一深度取决于训练的能量级别。一方面,这一能量级别与俗话讲的入静深度有关,另一方面,这一能量级别也与入静的时间长短有关。两者取决于训练的内环境与外环境,内环境包括自身的定力、慧根、理想和毅力,外环境包括所处的社会环境的和谐度、激发度、认识深度等。这后者与指导者的心性修为有关,所谓有否明师指导。

瑜伽是从印度梵语"yug"或"yuj"而来,其含意为一致、结合或和谐。瑜伽是一个通过提升意识,帮助人们发挥潜能的技术。瑜伽姿势历史悠久,一些技术有其深刻的哲学支撑,是一项可能到达心灵深处、达到高能量级别的运动。瑜伽的能量级别与瑜伽师对该技术的认识层度有关。冥想代表一类通过训练意识,获得深度的宁静状态而增强自我认知,提高心灵能量的运动。一些冥想的技术要求人们集中在自己的呼吸上,保持一定的身体姿势,并调节呼吸,逐渐将外部刺激的影响降低,由此产生特定的心理表象。冥想分有为法和无为法两种,前者进行一系列规定的意识活动,后者什么都不想。自 20 世纪 60 年代以来,冥想开始进入西方科学的视野,成为科学研究的对象。早期对冥想所产生的生理变化的研究达成了初步共识:不同于睡眠、催眠和自我暗示,冥想期间人体处在的一种觉醒但代谢减缓的生理状态。研究表明,冥想能缓解疼痛、集中注意力、增强免疫力、降低血压、抑制焦虑、改善世面症状,甚至还可能有助于防止抑郁。

中国传统文化中佛家的禅坐和道家的静坐,与冥想在形式上有一定的相似之处。但本质上的差异是存在的不能等同。像瑜伽一样,冥想技术的运用效果与心灵能量的强弱有关,与冥想教师的个人修为和哲学认知有莫大的关系。

(4) 身心训练,这是涉及对意识外中内三层系统在内的神经系统开展系统的、综合性的、开放性的训练。真正标准的身心训练必然包含表象训练的各个有机因素,并且能够持续进行,修炼结合,最终将促使三大意识系统的和谐、通畅与互动,极大地激发整个神经系统的能量和运动,达到身心系统的高级优化。

身心训练的传统方法被称为心身并练与性命双修,这是中国传统文化的一部分。它是融哲学、人体理论、技术于一体的养生健身体系。性指人的心性、思想、秉性、性格、精神等;命指人的身体、生命、能量、命运、物质等。身心并练、性命双修是在一种哲学观指导下,对自己的认识、意识、意念进行调节,不但包括一定形式的静坐和观想技术的运用,也包含在日常生活中对名利是非、志向理想、生活态度等各个方面的修养、修正、优化、提高、升华。对性命双修的生命状态的记载见诸于《道德经》(见 4.1 节)和《黄帝内经》中,魏晋之后逐渐形成完整的理论体系,记载于《周易参同契》、《钟吕传道集》、《性命圭旨》等著作中。唐代以后,中国的道家吸收了儒佛两家的心性学说,又发扬了传统的养生学说,遂形成性命双修的修炼理论。性命双修又分为性功与命功两种,性功与儒、佛相通,而命功则是道家独有的传统。性命双修包含了一个综合的修习过程,它至少包括以下几项活动:①理性认识活动,读书、请教、反省,不断改善自己对社会和自然的认知,提高自己与环境的融洽度;②修心活动,升华自己的理想和追求,养成利他、利众习惯,和谐人际关系,增强仁爱之心;③形体锻炼活动,包括吐纳、导引、运动、营养及良好的生活方式;④社会实践活动,主张在社会上建功立业,为社会做贡献。传统的性命双修强调内外双修、功行两全,不仅要修性功、命功,还要利物济生、苦己利人、奉献社会、积功累德,在日常生活中做出实在的贡献。在长达数千年的历史中,这一中国传统生命优化的理论观念已经部分渗透到日常文化之中,例如醍醐灌顶、脱胎换骨等词语均来自性命双修学说。

上述系列的优化技术,从上到下,对于人体健康和思维的优化幅度越来越大,效果越来越显著,但是,所需要的条件也越来越复杂。这也是为什么自古至今,如此理想的修生养心学说不能在社会上广泛流传,圆满的人生难得一见。人体系统科学的研究和系统人体学的创建,有利于用科学的分析来将这里涉及的道理开展探索,为有识之士寻觅理想的人生之路建立一条科学的、理性的大道,为社会的发展培养众多高级的人才。这一项研究还有利于对传统的健身养生技术给出更为全面的理解,揭开东方玄学的面纱,使人类充分认识这一中国传统学说的意义与价值。今后的人体系统科学研究将要对上述每一项技术开展细致的研究,探索有利于个人和社会健康的综合性方法,并从个体的实践效果中提炼人体运动的普遍性规律和个体化规律,为人类的进步做出贡献。

在《人体复杂系统科学探索》一书中,我们建立了意识神经活动的五维系统模型。该模型综合中国传统哲学对人的意识活动的理解,运用现代系统图论的动态平衡思想,把人的意识(神经活动)分解为五个要素。这是一个抽象系统论模型,它将意识神经活动,按照其功能分为五部分,它们组成一个网络结构,五部分之间拥有相互作用。首先,这个模型的一个重要原则是对称性,即五个部分是系统等价的,任何一个部分在系统层面上的重要性都不亚于或优于其他部分,因此,网络应该是旋转对称的。其次,子系统之间只出现两类相互作用,支持和抑制。最后,平衡原理,即总的支持的作用和抑制的作用相互平衡。简单的计算可以证明,当且仅当系统包含五个元素时,上述三个条件都得到满足,这时,我们一共出现十个连接,五条支持的连接,五条抑制的连接。这样构成的五维系统达到一个均衡系统。中国传统哲学强调均衡,这就是广泛采用金、木、水、火、土五行元素进行中医和其他运算的原因。我们认为,人在绝大多数时候应该处于均衡状态,其内部的复杂的意识活动可以用五个抽象的元素来代表。

进一步,我们对意识活动的五个元素,按照与古代五个属性的分类进行类比式分类,如图 2 所示。这一分类是否确切,将在运用这一模型的过程中,结合实践的效果来进行检验。由于在复杂系统认识论的指导下,我们不寻求唯一的真理,而寻求一个对于实践有指导意义的模型。

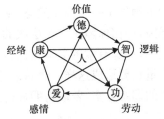

图 2　意识神经活动的五维系统模型

我们把五维意识元素命名为德、智、功、爱、康。德是与内在价值观相关的心灵神经活动,突出表现为价值观;智是与经验知识相关的思维神经活动,突出表现为逻辑推理;功是主宰身体机体运动的运动神经活动,称为劳动;爱是一类与情感相关的心灵神经活动,表现为感情、激情;康是维护机体健康运行的自动化神经活动,中医将之表述为气血经络通畅。德是动力,智是方法,功是行动,爱是感受,康是成果。这样表示的意识网络是一个开放的复杂巨系统,每一个子系统都有自身的自组织状态,并与其他子系统和外界保持着密切的联系,对人体系统的发展担负着不同功能,都涉及能量的流通,也同时消耗能量。而且,它们之间既相互促进、又相互制约。例如,德推动智,智助推功,功产生爱,爱维护康,康增进德,同时,功应该受到德的制约,爱应该得到理性的抑制,康应该为建功立业服务,德应该转化为大慈大爱,智应该在生命的健康成长中有重要建树。这五个维度之间相辅相成的机制,能够产生一系列促进机体整体可持续发展的思路和认识,构成一个与生命系统工程密切相关的思维系统模型。

这个模型可以作为个人发展的一个技术,即运用它来考察自身各方面的发展情况。这里,我们将上述的五维元素分别表示为思想、知识、外化价值(成果)、内化价值(自信)、机体,以此来作为实现个人价值的图谱。人的价值体现

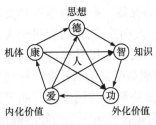

图 3　人的五维价值观模型

为外化的建功立业和内化的感情升华,分别对应功和爱。而人的价值体现,需要受到机体健康、思想道德和知识素养的支撑,如图 3 所示。当前社会普遍重外化价值,轻内化价值;重价值体现,轻价值支撑。我们这里具体揭示了通过德、智、功、爱、康的相互促进、相互制约的作用关系,对这一系统规律认识和运用,有助于推动人体整体素质网络不断迭代、螺旋上升从而实现人的全面协调可持续发展。和谐社会的建设必须通过社会系统多层次积极互动的机制建设,在实现个人的可持续发展的同时,实

现社会整体的可持续发展。

我们曾经将上述人体系统优化技术用于优秀运动员的培养,对优秀运动员的心理素质和意志力的训练提出新的系统性的方法[①]。例如,运动员在重大比赛前心理生理处于一个高激发态,从心灵到心智、再到心理三个层次的调动是竞赛能力的保障,如何保障这三个层次的协调?以心灵统领心智、再管辖心理是自组织原理的运用,训练有素的运动员保持着高度的自觉性,保持着内心的安静,平静中蕴含着力量。要形成这样一个状态,需要有一个与此内容相一致的训练方案,这是一个高级的训练方案,曾取得明显的效果(见《人体复杂系统科学探索》第 7 章)。

6.4.2　推动社会进步之技术

社会系统是一个复杂系统,至今,将社会作为一个完整的复杂系统来看待的系统模型还很少。我们将上述人的意识五大要素推广到社会系统,找到与之相对应的社会五个部门,即公共管理、科教、产业、文化和社会基础设施建设,以及与之相对应的社会五大文明建设内容,分别为政治文明、科技文明、物质文明、精神文明和生态文明(如图 4 所示)。政治文明包括以先进哲学观引领的制度建设;科技文明包括科学、技术的探索创新和教育的知识文化传承;物质文明建设主要包括经济发展,体现为生产力;精神文明建设包括文化建设,影响生产关系;生态文明建设包括医疗保健和环境生态建设。于是,我们构建了一个由五大文明构成的社会有机体模型。这五维系统与二面和多层次结合起来,就可以衍生出数量庞大的社会分支体系来。这是典型的抽象系统论模型的好处:它是可延展的,可以随着描述的复杂度的提高而增加元素。

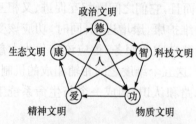

图 4　和谐社会的五大文明建设

各个文明建设之间有重要的联系(如图 4 所示)。在崇高的思想(政治文明)指导下的科技文明是高智慧的科技文明。在高科技指导下的经济活动(物质文明)是高效率的经济建设,在高度物质文明支撑下的精神文明是稳定的精神文明,是人类脱离贪腐之风的保障。高级的精神和文化生活,为身心健康和生态平衡提供必要的氛围。而生态文明建设,通过促进个人身心和谐、社会和谐、生态系统的和谐,为社会整体的道德层次的提升提供了更好的基础。五大文明的建设相互促进,也相互制约,才能构成高度文明的社会。构建和谐社会需要五大文明的协调发展,才能实现社会的全面协调可持续发展。如果社会管理和社会系统工程进行这样的良性循环,将为社会建设展示一个美好的前景。

---

① 佘振苏,倪志勇,张志雄,等. 力学创新助飞奥运梦想:中国激流项目科技攻关纪实. 北京:科学出版社,2008;1~180.

　　运用上述模型来思考社会建设,就对社会活动的总貌有了一定的把握。为了具体化,我们将对五大文明建设的内涵的做一个解读,用图 5 来表示。请注意,这并不是唯一的解读方式,读者可以根据自己的专业知识特点,灵活地加以创造。核心要点是能够涵括所开展的各类活动,并能通过这一图表来表示各个活动之间的关系。后者是系统论模型的核心要点。另外值得指出的一点是,一

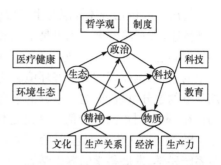

图 5　社会系统的五维系统观模型

个抓住系统本质性规律的系统论模型具有这样的特点,当需要增加元素来刻画系统的复杂性细节时,系统的大结构不会轻易改变。这是建立抽象系统论模型的一个重要条件。我们在后面的讨论中将要证明,这里给出的五维模型具有这样的特点。

　　如何运用复杂社会工程论于中国社会建设?

　　发展一套复杂系统论,并用于祖国的社会主义建设,这是钱老晚年的宏愿。如今,我们逐渐产生了这样一套自洽的思路,在这里来探讨,如何将之具体应用于国家建设。社会现实中面临的要解决的任务很多,让我们来阐述社会发展的五大工程:即温饱工程,幸福工程,健康工程,道德工程,智慧工程。这五大工程一直是政府重视的方面,只是,复杂系统论要思考的是,它们的内涵有哪些? 它们之间是什么关系? 如何抓住纲,纲举目张?

　　温饱工程在我国沿海地区已经基本完成,人民生活已然达到小康水平,但在内地广大地区实施,有必要开展新的设计和安排,不能重复走过去三十年的老路。这里所提出的温饱工程,还有一个含义,是指在物质生活中培养一种有节制的品行,这就意味着一定的产业(如餐饮业)的发展应该有一定规划,国家公费接待消费有一个标准。温饱工程在人们的基本物质享受方面要呈现负增长。这并非易事,需要在复杂社会工程的智慧指导下,周密计划,逐步实施。

　　幸福工程包括文化建设与幸福关怀二面,这一实一虚,相得益彰。幸福关怀为本,文化建设是内容。幸福关怀要成为社会的风尚,意识需要先登上科学的大雅之堂,人们要像讨论健康食物的益处,以及如何防范风暴一样来谈论我们的精神、意识和如何获得幸福。电视媒体已经让心理学的部分内容走近大众,但是,意识科学的核心内容依然没有被揭示,大众之间意识的复杂相互作用规律还深藏着,导致这些社会自我教育活动的效果十分有限。同时,文化活动以娱乐为中心,难以跳出强刺激、商业化、眼球驱动等短期行为。健康的娱乐、拨动心弦之声、深情之乐、美之形象等,如何从容地在出现在世人的视野中,形成社会的主流意识? 这是文化发展之瓶颈。出路应该还是要请出心灵。没有它,其他价值就会喧宾夺主。为此,需要最后一项智慧工程的支撑。

健康工程包括身体健康与生态健康二面,二者一内一外,身体是内健康,生态是外健康,即环境健康。无论是个人的身体健康,还是自然环境的生态健康,重要的是健康意识。世人经常好了伤疤忘了疼,不能居安思危,这不仅仅体现在对个人养生的忽视,也体现在对生态环境恶化的不敏感。造成这一状况的原因还是对短期利益的过分重视,而这一过分的重视来源于对长期利益的无知,源于看不到心灵的存在,看不到永恒的价值。这是近代文化片面之处,也是我们应该加以修正之处。随着意识文化的兴起,社会还需在复杂系统哲学和科学的指导下,发展人体复杂系统科学,发展科学的养生学说,让人们确实看得到长远利益,才能使人们不至于过分沉溺于短期利益之中。同时,社会还需发展一个生态平衡和健康的理念、规划、实施方案,这是一项复杂系统的学问,也需要最后一项智慧工程的支撑。

道德工程包括法律与道德思想建设二面,二者也是一实一虚,法律建设为实,道德思想建设为虚,相得益彰。法律建设是道德底线,道德思想建设是道德的高端建设,一低一高,互相促进。随着意识科学的建设,随着对心灵世界的重视,人们对道德的内涵外延将有更加深入的了解,一部分道德高尚人士率先做好表率,团结更多的人士在追寻心灵的道路上前行,由此带动社会道德底线的提升。目前,中国社会的腐败、食品安全等,都体现了道德意识的滑坡。这与环境污染一样,是过去三十年经济高速发展、利益至上所带来的副作用。因此,就像调整经济结构一样,我们要调整关于发展的思想,要更加重视思想和文化的发展。心灵与道德律直接相联系,这是本书的主要结论之一。随着意识科学的深入发展,对道德律的理论阐释将更加完善,对社会多层次道德和复杂系统法学的建立,政治文明、政治体制的理论将更加完善。同样,这是一项复杂系统的学问,也需要最后一项智慧工程的支撑。

智慧工程涉及科学的进步和哲学思想的创新,两者也是一实一虚。未来科学技术的突出进步应该出现在生命科学,包括量子物理学、量子生物学、细胞生物学、神经科学等学科,由于宏观量子现象的认识进步会引发诸如量子计算机等一批新技术的诞生。而哲学思想却是根本性的,是社会真正能够受益于科技进步的基础。这里,三方面的智慧显露会出现。首先,人们会普遍看到自己的意识和思想,而不是今天的视而不见。人们看到自己的意识是与他人和社会密切联系在一起的。看到这一点,会让我们明白自己内心追求的内容。其次,人们普遍了解意识生命世界的基本法则,如己所不欲,勿施于人,上善若水,水处于下而近于道,等等。意识生命世界的基本法则就是道德法则。复杂系统哲学和科学的意义就在于理性地将当代人的认知思维(心理结构)与古人(和今人)的心灵结构(道德法则)进行对接,科学地研究和阐述当今社会的意识生命世界的基本法则。这一阐述应该是逻辑的、严谨的,也是通俗易懂的。只有在科学昌明的时代才能做到这一点。最后,社会首脑作为社会精英分子,他们应优先把握意识世界的基本法则,并把它应用于自身的生活实践,真正成为高尚的、理性的、勇敢的、智慧的人士,真正拥有博大的胸怀和深湛的思想。他们深刻理解历史、社会赋予自己的责任,这份责任直通心灵,体现着人生的巨大价值,远远超出金钱、利益等短期的、肤浅的、过眼烟云般的诱惑,这是抵制腐败的核心价值。

实施上述五大社会工程的技术是什么呢?

社会是复杂系统。社会系统工程是社会人士一起共同完成的工程,那么其技术要点是什么呢? 是多维多层次。具体地说,任何社会工程都涉及众人合力完成一件工程,需要众人在目标、策略、行动、精神和合作五个方面持续不断地努力,这样才能够克服困难,完成使命。这五个方面的考量来自于对人的意识世界所建立的五维模型,是一个多维互动、平衡推进的模型。

具体地说,要在下列五大方面展开持续努力:第一,要有目标和原则(政治文明),凝聚大家的意志;第二,要有策略和部署(科技文明),它将意志转化为方案;第三,要有落到实处的努力(物质文明),它将方案转化为行动;第四,要有总结和精神升华(精神文明),它从行动成效中总结出经验教训;第五,要加强交流,健全组织结构(健康文明),它将获得的教益转化为群体的力量。进一步循环,转化为更高一层的目标和原则,以此类推,实现下一层次的进步。

明智人士可以看出,这里叙述的一个套路(技术)只是文明发展历史长河中优秀文化的积淀,见诸于对人群中的优秀素质的记载,并没有新的发明。但是,不同之处是,我们在这里阐述了这些优秀素质背后的一个清晰的逻辑,不仅知其然,也知其所以然。因此,增加了主动安排,主动布置的可能性。大家都明白,任何一项具体的复杂社会系统工程,其具体工作的成效受到方方面面的因素的影响,不能期望在任何方面的部署立刻就达到理想的状况,应该有一个逐步推进、不断提高的策略。上述在一个哲学本体论的指导下衍生出来的社会工程技术,既具有普适性,也拥有具体的指导性,值得在实际工作中尝试。

为什么本体论能够抓住社会工程的技术要点呢?

这里值得探讨一个理论问题,为什么一个哲学本体论的观点,一元二面多维多层次,能够抓住社会系统工程的技术要点呢? 这是因为,社会系统工程是一个复杂事物,新本体论阐述抓住了所有复杂系统的公共要点,同样抓住了所有社会系统工程这一事物的公共要点。如果一个工程的复杂度不够,其多维多层次的特性就不明显,这里所阐述的技术要点的意义就不明显。但是,社会系统工程,尤其在中国社会发展的复杂性特点下,其复杂度更为明显,就更加需要有意地照顾到多维多层次的特点。

这一套阐述并非是什么发明创造,只是对中国传统智慧的解读而已。为了方便起见,我们把上述运用一元二面多维多层次哲学观所指导的社会系统工程,通称为复杂社会系统工程论,简称复杂社会工程论。

第 7 章　生命之复杂系统学

复杂系统哲学的两大基石是量子观和系统观。从这两个核心概念出发，产生了复杂系统科学的诸多学科，包括基础科学、技术科学和工程技术等一系列的研究领域。第 6 章是按照钱学森的科学技术体系的纵向分类，对在复杂系统哲学指导下的三个层次的学术研究体系进行了分析。后面三章将复杂系统哲学应用的三个大领域：自然、人和社会来进行一定深度的讨论，在这一讨论中，基础科学、技术科学和工程技术的学问将糅合在一起，让人类所面临的挑战和知识创新所孕育的契机来引导我们的思路。本章针对自然系统，也包括自然中的生物系统，来进行讨论，如何应用复杂系统哲学的思想？一个关键之点是在宏观体系中考虑量子相干效应，在系统模型中包含意识这一要素，去理解系统的整体行为和与外界之间的作用形式，这就是宏观量子体系的系统科学。

我们将宏观量子相干性与生物体的生命性建立了一个必然的联系，联系的焦点是量子相位场，即广义意识场，它是生命的整体意识的本源，也是生命体整体调控其行为的主要依据。量子相位场的多层次性开启了对于地球生态系统中的各类生命系统的多层次意识的探讨。

一元二面的系统观适用于细胞、人、社会和生态，这是本章的重要结论。这些系统的复杂度相差甚大，然而，其本体系统性则相似。我们通过阐述它们的系统性，牢固地建立了所谓万事万物的系统性命题。而且，因为我们为系统注入的一元二面多维多层次的内容，新系统学框架给出了当今生命科学、人体学、和社会学的主流核心问题开展研究的新思路。在这一思路中，量子相干性与意识场是最重要的思想。

7.1　宏观量子系统与意识

复杂系统哲学宣称，量子是宇宙的本源，是最基本的存在，它由波函数来完整刻画，是一个一元二面的系统。同时，复杂系统哲学指出，宏观的万事万物都在本体系统构成上具有同一性，都具有一元二面多维多层次的特性。因此，宏观系统都有其自组织中心，表征微观量子一元二面的波函数，也可以用来表征宏观多体量子态。下面，我们为了正确表征宏观量子系统的二面性，用大数量子系统（态）来取代多体量子系统（态），因为，后者过于强调了体。进一步，我们明确提出一个命题，所有宏观事物都拥有一个自组织状态，该状态可以用一个复杂的、多层次的、多维度的波函数来表征。这一提法,在过去几十年中曾不断被人提起,这里,我们从量子观和系统观两大基石出发,明确提出这一点,就使之不再是一个空洞的表述,而是成为一个包含一系列推论的命题。

迄今为止,除了氢原子以外,量子物理学家很少关注波函数的具体计算,一方面因为波函数不是直接的可观察量,另一方面复杂环境下波函数演化的初始和边界条件无法确定,因此,它无法进行数学求解。实际的量子物理学计算,通常关注可观察量,如能量本征值、密度矩阵等。虽然这一传统还将继续存在,但是,随着一元二面的哲学本体论的确立,波函数作为系统的抽象的本体一元的影响将会受到进一步的重视。它通过氢原子的计算得到一个确凿的例证;而在一般情形下,它或以抽象的形式存在,为我们提供系统整体存在性的依据;或以具体的形式,提供对宏观量子系统的数学模型,后者已经出现在对超流和超导现象的数学刻画中。我们预言,量子波函数将对建立生命系统的抽象系统论模型,例如,细胞整体功能态、动物的运动的数学模型提供新的启发。

宏观事物的一元二面性就反映在同时存在的物质性和场性,前者与一定的实体对应,后者作为一种无形的(意识)场存在。后者是前者运动的原因,两者相依相存,就像鱼与水,云与气,海浪与大海。这一特性在微观表现得十分突出,因此通常被称为微观量子性。但是,由大数粒子所组成的宏观事物,这一特性绝没有完全消失,只是由于复杂性,它的表现变得比较隐秘。尽管隐秘,还是可以看出端倪。例如,气可以从云的运动中看到其影响,海浪是海平面的上下波动,虽然是海气界面的运动,也与海水的整体性密切相关,在浅海处,海浪的运动与海底的深度明显关联。人的行动受到意识的指挥,这是常识;只是,科学对于复杂的意识还一筹莫展。重视实体的学者一头扎进了神经元的运动中,因为那里能够找到可观察的电磁信号。我们认为,既要重视生物体内的这些运动,它们就像海浪的运动一样,同时也要重视宏观大尺度的抽象意识场的描述,后者就像对海面上的风和海中大尺度的洋流。这些大尺度结构对于描述系统的整体行为,如生物的整体运动,有更加重要的意义。这些整体运动就像海面海浪运动所产生的动量的输运和能量的耗散,它们才是气象、航海所关注的知识。可以说,当代宏观定量生物学发展的一个瓶颈,就在于对意识场缺乏认知和刻画。

总之,在生命的世界里,我们透过万事万物的发展变化,可以看到背后的(广义的)意识场的存在。一句话,实在可见的事物与虚隐的意识场共同构成生命世界。我们要通过对宏观量子系统的讨论,来找到一条未来的定量研究意识运动的路线。通过启动这样的研究,我们将牢固地确立生命是宏观的量子现象这一系统论命题,并由此奠定一个未来社会科学探索中的核心概念和基石。

7.1.1　大数量子系统-相干性与随机性

1. 玻色子和费米子

自然界存在玻色子和费米子这两大类粒子,这是对宇宙大系统的一元二面本体论的支持。玻色子,得名于印度物理学家玻色,它是自然界的两大类量子之一,另一类量子称为费米子,以意大利物理学家费米的名字命名。费米子的世界又分为两类,所谓轻子和重子,前者的代表是电子,后者的代表是夸克(有许多种)。夸克形成了质子和中子,它们组成原子核,成为构成整个物质世界的基础。玻色子的使命则是传递四种基本相互作用,例如,光子(传递电磁相互作用)和胶子(传递强相互作用)。传递弱相互作用的粒子有好几个。早在 20 世纪 40 年代就曾提出,弱相互作用通过中间玻色子 $W^{\pm}$ 传递。60 年代电弱统一理论预言,除了带电的 $W^{\pm}$ 外,还可能存在中性的 Z^0,质量为 80GeV 左右,寿命很短。1983 年先后观测到 $W^{\pm}$ 粒子和 Z^0 粒子,$W^{\pm}$ 粒子质量为 80.3GeV,Z^0 粒子的质量为 91.163GeV,与理论上预计的十分接近。与上述研究相关的历史是物理学界最津津乐道的,其中产生了多达两位数的诺贝尔奖学者。有两个基本的玻色子还没有直接的实验证据,一是希格斯子,二是传递引力相互作用的引力子,但大多数粒子物理学家对它们的存在深信不疑。

一个特别受到人们关注的是希格斯子,它是统一理论所预测的,正是目前高能物理(对撞机)实验所集中研究的对象。统一理论也称量子规范场论,代表量子物理学理论发展的最新认识,它以对称性为主要工具来探讨,哪些量子激发态是可能的? 所提出的理论被称为基本粒子标准模型。这一理论把基本粒子分成三大类:夸克、轻子与玻色子,使得所有粒子各有所归。但是这里还存在一个重要的不足,那就是无法解释物质质量的来源,或者说,在场中如何激发出有质量的量子? 换个提法,(有质量的)夸克和轻子是如何在与玻色子的相互作用中获得质量的? 希格斯玻色子起到了这个作用。

希格斯以及后来一批杰出的科学家们证明,希格斯场的特殊对称性,可以与当夸克和轻子发生相互作用,使后者在希格斯场中游弋时产生惯性,从而获得质量。于是,希格斯玻色子就成为物质的质量之源。标准模型预言了 62 种粒子的存在,基本上都已被实验所证实,希格斯玻色子是最后一种未被发现的基本粒子。有了希格斯玻色子,统一理论就完全成立了,科学的世界也就毫无疑问的更加完美。有人因此将希格斯玻色子比做粒子物理学领域的圣杯。

玻色子与费米子的差别是,前者的自旋是整数,后者是半整数。这一差别决定了,在大数量子系统中,玻色子与费米子的不同表现。前者满足玻色-爱因斯坦统计律,后者满足费米统计律,它们的发现就是来自于对它们的统计性质的研究。形象地说,大量玻色子集聚在一起时,倾向于处于同一量子态上,如果用位置和速度来表征量子态,那么玻色子就倾向于占据空间同一位置,或者以同一速度向同一方向齐步走(受海森堡测不准原理的限制,两者不可同时满足)。而费米子则正相反,受泡利不相容原理的影响,行为像是个人主义者,各自必须占据不同的量子态。(量子态是一个理论的概念,本质上就是对系统的位置和运动两个方面的属性的综合表现,除了用位置和速度(动量)来表征,也可以用能量、自旋等来表征。)

2. 相干性与随机性

现在,让我们从系统论的角度,来解读上面这些观察事实背后的哲学含义。大数量子系统的运动有一个重要的二面性,那就是相干性和随机性,这是单数系统所没有的,是两个以上的量子系统在相对运动上出现的特征:一是由于内在的不确定性所引发的二者之间的不同步(随机性),我们认为这源于量子时空的内在脉动;另一是两者的联合量子态的整体性(相干性),它维持了系统的整体同一性。玻色子是后者占据主要地位的量子,费米子则是前者。我们想强调的是,具体到单量子层次时(即角动量是普朗克量的大小时),一切都应该是十分不确定的。上述两个统计律都是在大数量子时所呈现的系统性质,在单量子层次上,费米子与玻色子反映的是与自旋(角动量)运动相关的相互排斥性和一致性。

那么,为什么两类自旋(半整数或整数)就与排斥性和一致性相对应呢? 为什么传递相互作用的量子倾向于整数自旋呢? 这不是巧合。下面的系统论解释可以做一参考。设想,自旋是量子激发的一个实在的集体运动状态,就向一个微型旋转的台风。考察同一量子态的情形,即当两个微台风亲密接触时的情形。两个整数自旋的微台风亲密接触后,仍是整数自旋,属于同一类,没有改变其本性,故它们乐此不疲;而两个半整数自旋的微台风亲密接触后,就会变为整数自旋,就要改变其本性了(从半整数变化到整数,如果这确实构成两类)。因此,必须被禁止。于是,我们对泡利不相容原理就得到一个理解:自旋作为一个本性,不应该自发变异。

进一步,玻色子倾向于相互同一性,这正是由其使命所决定的,所有的玻色子都是传递相互作用的媒介子;在最基本的层次上,存在四种基本的相互作用场(引力、电磁、弱、强),它们正是量子系统(宇宙)维持其整体性的工具,因此,它们自身在本质上必然是量子相干的,是玻色子! 只是由于它们所涉及的对象不同,尺度范围不同,而表现各一。于是,这里的哲学观完全支持存在着统一场论,即存在着统一的数学表述,它在不同状态下,表现为不同形式的相互作用。这一统一的数学最终所描述的不是其他,而是系统存在着的相干性本源。一句话,玻色子是相互作用的媒介,而相互作用的使命是维持整个系统的统一性!

这最后这一点结论是比较尖锐的,但并非不能从物理学原理的背后读出来。物理学基本原理最终都归结到拉格朗日变分原理,其中相互作用量就在其中。变分原理是说,整个系统的可观察状态应该是(能量或作用量的)优势状态,这一状态就是系统的整体状态。换句话说,物理学引进相互作用,就是以一种定量化的方式来刻画系统所处于的整体状态,并通过相互作用,来解释这一状态是怎么实现的。理论的自洽性要求,负责相互作用的最基础的量子自身是具有趋同性的。

这里获得的另外一点启示是,自旋中孕育着微观运动的一个重要本性。在微观最基本的层次上,粒子都是真空的激发态,一旦被激发,必然有两种倾向,即相干性和随机性,前者是大数量子的相互吸引态,后者是它们之间的相互排斥态。这里,我们不应该关注粒子,而应该关注量子真空本身,吸引与排斥态都是真空集体激发的性质,而自旋也就当然地可以被理解为真空激发的性质,于是,整数自旋对应于玻色子,半整数自旋对应于费米子,就隐约表现出更深的、有待发掘的含义。我们应该追问,为什么它们分成整数和半整数自旋两大类?我们认为,应该对自旋本性开展进一步理解,不能只以量子特性为理由将之束之高阁。一旦这一点得到理解,我们对两类统计规律的由来,就更加清楚了。关于自旋,现在还只是知其然,不知其所以然。

上述相干性和随机性的原理,如果应用于平动(动量)方面,则可以说明微观粒子热运动的本质。当许多量子组成一个大系统时,一个新的物理元素出现了,那就是温度。我们现在可以对温度的意义来进行一个讨论。人们通常把温度看成是微观随机运动的量度,而对随机运动的根源并没有追究。我们认为,热运动的根源来自于微观粒子相对(平动)运动中的随机性,与上面针对自旋的泡利不相容原理相对应,两者在哲学系统论上出自同一源泉,即单量子的量子态的相互排斥性。注意到,粒子相互作用最常见的理论模型是碰撞,所谓碰撞,就是粒子在位置这一状态坐标上的相互排斥性。如此,我们看到,作为物质基石的费米子,必然是相互排斥的。与玻色子相互作用的使命相反,费米子的使命是独立存在,占据空间。

这一似乎平凡的表述引出了一个有趣的推论。既然有随机性,也必然有相干性,那么,体现微观系统在平动动量方面相干性的是什么呢?哲学上人们一直没有提出这个问题,我们现在把它明确提出来。答案就是其统计系综的存在性。换句话说,正是因为部分之间的随机性,系统在整体上必然拥有相干性,否则不形成一个系统。因此,大数粒子在宏观上必然存在一个围绕某个平衡点的统计分布,这就是波尔兹曼统计律的根源,也是波尔兹曼常数的来源。上述解释同时说明了,为什么高斯分布会如此普遍地存在于万事万物中,不论是否是孤立热力学系统的平衡态。换句话说,尽管微观粒子(原子、分子、大分子等)的平动运动表现得随机,但是,系统整体上满足统计分布律,它是微观相干性在宏观上的体现,使系统在整体上仍然万变不离其宗,而且偏离中心的涨落具有普遍的统计规律(波尔兹曼统计,吉布斯系综等)。从系统总是存在相干性和随机性的二面性上,我们终于清晰地给出这样一个论断:即玻色-爱因斯坦统计律、费米统计律和波尔兹曼统计律的根源都来自于物理系统在量子基本层次上的同一律,是大数量子本体系统在运动上的宏观相干性的反映。

在这一论断下,我们完全化解了微观与宏观的本质性区别,我们终于确认,波尔兹曼常数也是物理学的基本常数,因为它反映的是大数量子(原子、分子)的(平动)运动态在随机性背后隐藏的相干性的定量描述;并且,温度这一概念具有普遍性意义,它就是衡量量子体系中随机性与相干性的一个标度。当然,我们的这一解释还需要细化,还需要针对与之相关的定义和定律来展开更加细致的重新解释,这项工作可以作为物理学未来的研究课题。

上述讨论,也为我们理解物理低温技术提供了一个新的视角:所谓低温技术就是动用人为可控的因素(光和磁)来使微观的量子态的随机骚动降低到最低,或者说,建立最相干的量子态! 华裔物理学家朱棣文就是因研究出激光冷却和磁阱技术这一有效的制冷方法,而与另两位科学家分享了 1997 年的诺贝尔物理学奖。在我们的猜想背后,蕴含着对朱棣文等学者所发明的技术的一种新的理解和解释。

综上所述,如果系统性是宇宙万事万物发展变化的核心概念,那么,相干性和随机性就是维持和破坏系统性的两大力量(即一元二面性),它们始终是存在的,而且存在于每一个层次。当然,在不同的层次,它们的表现形式有所不同。它们的存在性使我们可以得到这样一个基本结论,统计学是刻画系统相干性的基本数学工具。物理学所认真研究过的统计系综(玻色-爱因斯坦、费米、吉布斯等),都是对系统的相干性的定量表述。于是,统计学的普适应用性由此得到进一步的哲学上的依据,那就是定量描述了事物的系统性(同一性)。

3. 量子非线性场论的未来发展

量子场论的基本表示是在真空态上施加波矢算符,波矢算符对应于粒子在真空中产生,描述真空状态的变化。这样的表示对于从真空中产生的自由粒子时,就是所谓的产生和湮没算符,它的本征值(有意义的物理量)就是粒子数。但是,在描述多个相互作用的粒子时(即使是两个),就会产生困难。基本粒子研究经常所研究的问题是散射问题,一个粒子与另一个粒子相互碰撞以后产生的状态的变化,而量子场论的核心目标之一就是计算散射后粒子沿着角度的密度分布,被称为 S 矩阵。

新本体论认为,宇宙的本体存在是真空态,宇宙中的一切事件是算符的作用,包括自由粒子的产生和多粒子之间的相互作用。这一表述是与当前的量子场论的基本表述完全一致的。关键的差异来自于,对二面的确认。引进相互作用以后,就出现了诸多的技术上的困难。即使在最简单的情形下,为了计算一些最基本的物理量,如电子的自旋,最优秀的物理学家通过发展最精妙的工具(如费曼图,重正化群计算等),才得以完成一些漂亮的计算。对于更加复杂的多粒子系统和包含多层次结构的系统(如原子、分子),这一计算还从未被认真考虑过。让我们从系统论的一致性上思考,是否存在一种哲学上的本体论,能够在基本粒子、原子以及更高层次的系统组合体上都是普遍有效的系统模型?

我们的基本模型来自于宏观比较容易想象的流体运动。这里基本的微观成分是分子,而且分子处于永久的运动过程中。分子是分立状的,在一般情形下,其分立状没有特殊的重要性,只是对于一些气体常数,涉及一个很大的量,阿伏伽德罗常数。

湍流是连续介质的流动问题的一个普遍现象。当物质处于运动状态时,其物质、动量守恒律给出物质的质量和动量密度的运动方程,即质量守恒方程和著名的纳维-斯托克斯方程。后者决定了速度场的运动变化。多数情况下,速度场在时间-空间的演化上呈现不规则的、拥有大小尺度涡结构的、空间具有奇异度的结构。

湍流的非线性场论同样出现了重正化困难,而且,由于强非线性作用,这一重正化在理论上还没有获得完全的技术上的突破。但是,系统的自组织动力学是客观存在的,系统的良好的宏观输运性质,例如质量的输运、动量的输运、摩擦阻力的计算等,都可以在不完美的重正化下得到解释。这说明,重正化的困难至少部分来自于所选择的表象,是因为理论描述的特殊视角。在场论的计算过程中,用费曼图对于物理过程在时空中涉及的复杂相互作用进行了分类和综合。可以认为,无穷大是在这个分类和综合过程中产生的,重正化是在这个分类和综合的基础上施加的额外表述,一般被认为是技术性的处理。这里说明,未来湍流的重整化群理论的突破,对于非线性量子场论的发展有指导意义。

7.1.2　宏观量子现象-超流与超导

1. 超流与超导现象

超流是低温下流体运动出现的黏性消失的现象,它首先由前苏联科学家卡皮察于1937年观察到的,他(于四十年后)因此获得1978年诺贝尔物理学奖。实验发现,液氦在冷却到2.17 K(约零下270摄氏度)以下时,能沿极细的毛细管流动而不受到任何黏性阻力,因此被命名为超流。实验还发现,存在一个临界速度 v,在 v 以上,超流性被破坏。一个比零黏性更为基本的性质是超流体在旋转的容器中会出现量子化的涡线,使超流体与容器的转动无关。奇怪的是超流涡线会与恒星保持稳定,一种奇特的从微观到宇观的量子相干现象。超流体的应用研究刚刚出现曙光。2002年,德国科学家实现了铷原子气体超流态与绝缘态的可逆转换,被认为可以在量子计算机的研究方面带来重大突破。

氦4的超流现象在被发现后不久,就被前苏联理论物理学家朗道用凝聚态理论成功解释,氦4形成超流态的相变称为Lambda相变。朗道认为超流成分则是在理想背景流体上的一些元激发,出现超流性是因为这些元激发具有低温下的玻色-爱因斯坦凝聚特性,即所谓的玻色子倾向于处于同一量子态(以同一速度齐步走）。氦 4 原子是玻色子，因此，具有这样的特性。严格地说，只有在绝对零度时，才会完全出现玻色-爱因斯坦凝聚。在临界温度下，即使出现超流态，液氦中仍然存在两部分流体，即正常流体和超流体，其中超流部分没有黏性，熵为零，而正常流体部分的性质与普通的经典流体一样，具有黏性和熵。超流体积的比例随着温度降低而增加。

超导态是在低温下出现的导体电阻明显下降的特殊物态，最先在水银的温度降低到 4.173K（约零下 269 摄氏度）时被发现的，接着被在许多材料中也发现了。人们把这种在低温条件下表现出电阻等于零的现象称为超导，超导体所处的物态就是超导态。人们普遍期望，超导态在高效率输电、磁悬浮高速列车、高精度探测仪器等方面会给人类带来极大的益处。所谓的高温超导材料是指温度达到 130K（约－143℃）时还存在超导态的物质，这些人为合成的超导材料是一些金属、合金和化合物，已愈数千种，各国科学家还在努力向室温（300K 或 27℃）的临界温度冲刺。但是，有关高温超导态物质结构的理论研究还不成熟。

对于超导机理的理解，是凝聚态物理发展的一个辉煌篇章。电磁学告诉我们，导体的导电性来自导体内部自由电子在电压作用下的运动。但是，导体里原子核组成晶格，电子在运动过程中与晶格发生碰撞，要损失动量和能量，相应能量转化为晶格的振动动能，并耗散为热（随机振动）。超导现象意味着，低温下电子运动呈现出极强的量子相干性，不再与晶格产生随机碰撞。电子是费米子，不具有玻色子处于同一量子态的相干性，这一量子相干性是如何形成的呢？这就是 1957 年的 BCS 理论所解决的，这三位学者给出了这样一个解释：一对电子借助于它们之间处于振动状态的晶格（声子），拉起手组成被称为库柏对（库柏就是 BCS 中的 C，这一电子对就以他的名字命名），来实现了一个玻色量子态，因此是玻色子，它们合起来就具有形成同一量子态的趋势。于是，大数的库柏对便可以形成一个宏观量子相干态，即可以形成玻色-爱因斯坦凝聚态，如果温度足够低。这一工作被授予1972 年诺贝尔物理学奖。这里我们看出，超导体中的相干量子并不是单量子，而是复合玻色子（电子-声子-电子）。也就是说，系统具有形成复合玻色子的机制来实现宏观的量子相关态。

我们认为，库柏对的出现具有深刻的哲学含义，一是表明了，对于非玻色子系统，组成库柏对是形成量子相干的普遍机制，而量子同一态是背后的普遍原理；二是无论是单个玻色子（如光子），还是像库柏对那样的复合玻色子，量子同一态的理论表述是玻色-爱因斯坦分布，这一分布后面有一个系综，而支撑系综的是系统。这使微观体系的系统性得到一个逻辑的证明。换句话说，微观体系，无论是玻色子体系（满足玻色-爱因斯坦统计），还是费米子体系（满足费米统计），都呈现出系统特性。费米子体系还可以在低温下组成玻色子体系，因此，系统性是微观体系的普适特征。

2. 复合玻色子的宏观量子相干

与发现氦 4 的超流现象相比，氦 3 的超流体现象就姗姗来迟了。氦 4 的原子核有 2 个质子 2 个中子，偶数个费米子组合成玻色子，而氦 3 有 2 个质子 1 个中子，奇数个费米子还是费米子，它具有自行其是的特点，即使在低温，它也没有齐步走的倾向。但是，到 20 世纪 70 年代末，随着低温技术的发展，人们终于在氦 4 的临界温度的千分之一（2.6 mK）的低温下，证实了氦 3 也存在超流。那么，它又是如何在很低温度时进入超流态呢？它的机理与超导体的机理类似：氦 3 原子之间形成一种手拉手的库柏对，而据说负责这一牵手的媒介是一种自旋脉动。注意到，自旋是一种纯量子现象，自旋脉动更是一种特殊的量子激发态，氦 3 原子的这一复合玻色量子态的存在性，证明了微观系统能够形成非常复杂的复合量子态。当然，因为这样的复合量子态必然也是很脆弱，与其本体的量子不确定性之间有一种平衡。实验发现，只有在温度极低时（或者受到环境的严厉制约时）才能实现。

同样，实现费米子凝聚态一直被认为是不可能的。因为费米子不能同时占据最低能态，即使在低温下它们依次排列，必然有些费米子的能态将很高，高能态的费米子就不稳定（或不老实），就不能形成团结一致的凝聚态。那么，怎么办呢？是否能够像实现超导体一样，将费米子成对转变成玻色子呢？由德博拉·金领导的研究小组终于在 2003 年实现了这一设想，他们将钾原子冷却到绝对零度以上的千万分之一度，采用激光冷却和磁阱技术，才使钾原子配对，成功地创造出费米子凝聚态。由于费米冷凝体所使用的原子比电子重得多，而且原子对之间吸引力比超导体中电子对的吸引力强得多，如果使超导体电子对的吸引力达到费米体中原子对的程度，立即可以实现常温下的超导体。因此，超冷气体中形成费米体为研究超导的机理提供了一个崭新的实体工具。

再来看高温超导现象。起初，超导是金属的导电性的突变。但是，人们却用金属、合金和化合物的复杂程序，制备出在相对较高的温度下还能保持的超导性。这说明了什么？这说明，这些精心制作的金属与化合物的多层结构，抑制了温度效应，增强了形成复合玻色量子态的可能性，保障了宏观量子相干态的出现。当然，这样的制备是一种物理上的、机械性的实现，具有可重复性，但不具有灵活性。因此，目前的临界温度还局限在摄氏零下一百多度。下一步提升临界温度的方向在哪里？这是物理（工程）学家所关心的。这里，我们预计，下一拨临界温度的提高，将必须引进新的相干机制。

3. 玻色-爱因斯坦凝聚态

在上面所提到的超导、超流等一系列现象背后，起关键作用的机制是玻色-爱因斯坦凝聚态。在低温下，不存在相互作用的玻色子会全部聚集在最低能量态，如果集中在最低能量态的玻色子达到一定的可观数量时,系统内就产生了玻色-爱因斯坦凝聚态了。起初,印度科学家玻色提出一种新的光子统计律。当时还默默无闻的玻色将论文寄给爱因斯坦,后者立刻看出其价值,随即将其推广到带质量的理想气体,即玻色子气体,并从理论上预言了玻色-爱因斯坦凝聚态现象的存在。随着一系列研究的展开,人们发现,处于玻色-爱因斯坦凝聚态的粒子(群)具有宏观相干、隧穿和量子超流性等量子性质。今天,对玻色-爱因斯坦凝聚态的研究与许多应用领域有关,例如原子激光、原子钟、原子芯片技术、精密测量、量子计算机和纳米技术等。

在爱因斯坦理论预言之后,人们为证实这一物质形态的存在性作出了不懈的努力。直到七十年后,也就是 1995 年,才由美国国家标准局和科罗拉多大学联合实验室、莱斯大学和麻省理工学院的学者们在各自的实验室实现了一类碱金属气体原子的玻色-爱因斯坦凝聚,这个重要发现曾被美国国际合众社评为 1995 年“十大国际科技新闻”。鉴于其重要的理论意义和实用价值,2001 年的物理学诺贝尔奖被授予 Cornell、Wieman 和 Ketterle 教授,并兴起了这个领域研究的热潮。近年来,不断出现令人振奋的研究结果。2004 年 1 月,美国国家标准局的 Jin 领导的实验小组实现了费米原子对的凝聚[①],这一发现在超导技术上有广阔的应用前景。

玻色-爱因斯坦凝聚态被认为是一个新物态,它是一个宏观量子相干态,这里存在新型的物质波,物质波的相干性为实验物理学家提供了一个新型的实验平台,并开拓很多新的研究领域,如新的物质相干波的思想将推动非线性原子光学的研究,发展新型的原子激光器;研制高准确度和稳定度的原子钟和精密原子干涉仪,实现对超冷原子的碰撞截面和物理常数的高精度测量;应用相干波的概念来研究量子涡旋的动力学,推动理解超新星和黑洞的爆炸;利用新的相干性,可以创新微结构的刻蚀技术,实现新型的微光电子回路,在光速减慢与光信息存储、量子信息传递和量子逻辑操作的方面提出新的思路。可以说,玻色-爱因斯坦凝聚态的研究,将推动宏观量子现象从理论到实验和技术开发的全方位突破。

物理学界开始持续地关注大数量子系统的宏观特性了,从系统本体论来看,这是具有深刻哲学意义的。由于复合玻色子的存在,不但是玻色子系统,所有的系统都可以在宏观产生量子相干性。当大数(复合)玻色子处于玻色-爱因斯坦凝聚态时,其行为就像一个巨大的超级原子,其微观特性表现在宏观尺度上了,即一元二面性。我们在后面要证明,其实,这一凝聚态集中反映了宏观量子相干性的本质,是宏观量子整体性的集中体现,是与运动的随机性相对应的。它的出现是必然的,尽管形式可以是丰富多彩的。

4. 系统论对量子相干的解读

让我们简短分析群体量子在低温下所呈现的相干态的意义。对于玻色子,统计上具有涌向同一量子态(如相同的动量和能量)的趋势,如果温度降低,应该自然地进入同一量子态。其中,同一动量就意味着朝着一个方向齐步走,这就是超流态。这时,宏观的量子态就像一个大原子,形成一个宏观的量子相干态。超流态是在低温下自发形成的,它所克服的是微观量子平动运动的不确定性(热运动)。那么,实现量子相干态的几种方式是否有更深的普适原理呢? 从系统论的思路来认识,这些实现方式具有一定的普适性,可以在更深的原理下得到统一的理解。

从系统的角度来解读上述现象,我们要跳出具体的机制,从系统元素上来辨认普适的机制。从系统论的角度看,任何宏观量子体系都具有维持整体相干性的机制,虽然费米子本身不能处于同一量子态,微观体系也会形成其他相干机制,组成库柏对就是这样的机制。如果说,玻色子只是反映了大数量子体系维持整体量子相干性的倾向的话,那么在费米子所组成的量子系统中形成库柏对和复合玻色子,对系统拥有宏观量子相干性的趋势而言,就是最重要的证明。它是一种必然的、走向系统整体性的运动形式。但是,另一方面,我们要意识到,库柏对不仅仅涉及大一对费米子,在常规超导体内涉及晶格声子,在氦3超流中涉及自旋脉动(一种有待深入理解的真空激发形式),在高温超导体内应该涉及诸多原子(所谓123超导体中的三种原子)。可以预料,要建立能够与热运动(平动随机性)抗衡的宏观量子激发,需要空间三维的丰富结构。生物蛋白质就拥有这样的可能性结构。

在高温超导体中,人为构建的金属与化合物的结构,大大提高了量子相干性。与其说其相干机理来自于库柏对,不如说来自于玻色子的量子同一态趋势,更为基本的机理则来自于量子宇宙维持整体性的基本属性。这一基本属性在人们为电子运动构建了一个特殊的由导电和绝缘材料的化合物所形成的复杂构形时得到实现。所谓超导机制,就是对于这样的特殊构形的几何特性的理解。从普通超导体到高温超导体,这一构形出现重大的变化。常规的超导物理机理的研究过于关注电子本身,这种希望发现广义库柏对的努力并非是对本质的把握。可以说,复合玻色子的形式是多样的(来自于复杂系统的论点),决定量子相干性的是电子运动的环境,这一论点与高温超导研究的实践是一致的,对于认识其意义更加重要。

如果我们将这一观点进行延伸,来讨论,我们生活的世界上是否还可能出现其他宏观量子现象,那么,一个自然的结论的是,如果电子、离子所运动的环境出现特殊的几何构形时,就可能出现宏观的量子现象。当宏观量子相干性出现时,微观粒子可以表现出运动上的整体性,以及远距离的相干性,和时间演化上的同步性等。这些相干性是与物质的波动或场的性质相关,于是,物质背后存在相干、相通的波动性。生命系统正是拥有诸多这样的特性。这就是系统论的思维,将物理学的宏观量子现象与生命现象相互贯通。高温超导是通过化合物的配置,来为电子运动形成局部的量子相干的低温,那么,蛋白质折叠的三维结构,也许正是为这样的生物大分子内的电子和周围的水分子中的电子构建了这样一个量子相干场,使它们的运动具有量子相干性、统一性、同一性、信息高度敏感性等,从而奠定了蛋白质这一生命世界的砖石与其他物质的差异。这是理解生命起源的关键。

同时,随着对于氢原子波函数的哲学新解释,我们可以得出结论:原子的量子力学理论是与一元二面哲学本体论完全协调的。通常,人们只关心可观察量,如光谱频率(原子发射的光子的能量),这个量是静态量。本征值的计算不涉及相位,所以,波函数的相位消失了。什么时候相位显得重要呢?当原子与原子相遇时,原子群中多个电子发生相互作用时,而且这一作用产生可观察到的宏观效应时,相位就不能简单地被忽视了。例如,相隔一个绝缘层的两个电子,当两个波函数相互叠加时,相位就是关键因素,著名的 Josepheson 结就这样产生了,引起穿过绝缘层的隧道电流,尤其是在有电压情况下的交流电流。可以说,宏观的量子现象都是波函数的相位其关键作用的系统;反过来,如果电子运动的波函数产生叠加,使得相位(相干)效应有持续效应,也就形成宏观量子现象的条件。超流、超导、金属氢、超高温、超高密度等极端物理条件下的物态,都是宏观量子态,这些态的性质与量子相位密切相关。

5. 宏观量子现象的数学模型

玻色-爱因斯坦凝聚态是广受物理学家关注的宏观量子现象,它的宏观动力学由非线性薛定谔方程(也称格罗斯-皮塔耶夫斯基方程)来描述。超导体的宏观量子现象,数学上由著名的金斯堡-朗道方程来描述,两位学者都因为对超流等一系列凝聚态现象研究的贡献获得诺贝尔物理学奖。这两个方程的基本变量都是复数的波函数。在金斯堡-朗道方程中,这一波函数被命名为序参量,作为微观系统在宏观层次正确描述物理状态的关键函数,虽然对于它还没有普遍被接受的解释,但是,它所产生的一系列宏观的、唯象的预言都被证明是正确的。因此,金斯堡-朗道方程和非线性薛定谔方程是描述宏观量子现象的两个重要的唯象方程。另外,描写超导电流体与磁场相互作用的兰登方程,也给出量子现象的唯象描述。我们对这些方程,从系统论的角度进行一定的分析。

作为宏观量子系统状态描述的唯象理论,金斯堡-朗道方程获得巨大的成功,有效地表述了超导体的一系列宏观特性。让我们简要介绍一下超导体的麦斯纳效应,它是超导现象中一个特别令人注目的现象。它是说,当一个导体放置在均匀磁场中,一个强度不变的磁场可以存在于导体内部。而当把这一导体的温度降低到超导临界温度以下后,导体内部的磁场就会完全被挤掉,这留下一个小薄层,厚度被称为磁穿透深度(大概50纳米到500纳米)。这个效应不同于通常导体的屏蔽效应,那是相对于变化的电磁场,而麦斯纳效应则是挤掉所有的磁场,包括强度不变的磁场。麦斯纳效应的一个特殊意义在于,它与希格斯机制起到类似的作用,即电子在电磁势中产生麦斯纳效应与重子在希格斯玻色子场中获得质量是同一个现象。于是,我们对其多关注一点。

在超导体中,麦斯纳效应的出现使超导体出现Ⅰ型和Ⅱ型。人们发现,对于处于超导态的量子系统,当外加一个很强的磁场时,超导现象会消失。对于Ⅰ型超导体,超导性在磁场超过一临界值以后就完全消失;而对于Ⅱ型超导体,当外磁场强度大于第一个临界磁场强度时,超导体处于一个混合态,混合态的电子气进入了一种涡旋态,超导体整体仍然具有超导性。而当外磁场强度超过第二个临界值时,超导特性才完全消失。一些纯的、单质的超导体是Ⅰ型超导体,而复合性的超导体(尤其是高温超导体)都是Ⅱ型超导体。

金斯堡-朗道理论成功定义了二个特征尺度。一是热力学脉动相干尺度(简称热脉动尺度),它刻画了系统的量子相干性与热脉动达到平衡的尺度——在相干超导态,大于热脉动尺度的运动不具有量子相关性。二是磁穿透深度,它反映的是当超导体放入磁场中时,磁场能够穿透超导的表面一层的厚度。这两个量的比值(磁穿透深度/热脉动尺度)定义了所谓金斯堡-朗道数,它正确区分了Ⅰ型超导体和Ⅱ型超导体。当金斯堡-朗道数很小时,从非超导向超导态的转变是突然性的,就是上面提到的Ⅰ型超导体;而当金斯堡-朗道数超过某一临界值(约为0.7),则转变就是光滑的,即Ⅱ型超导体。这项从金斯堡-朗道方程出发的解释荣获2003年诺贝尔物理学奖。

磁穿透深度可以从正则动量模型推导而来。这一模型的含义是这样的,把观察者置于超导体内部,电流对应于电子(对)的集体均匀运动速度,而根据量子力学,在电场里运动的带电粒子的动量是带电粒子的速度与电位势的贡献。而在超导体内运动的电子处于动量为零的基态,由此得到,运动的电流存在一个反向的电位势与之平衡。求解平衡方程(即所谓的隆登方程)就给出磁穿透深度,其含义就是,一个与外部(均匀)磁场共存的超导电流,由于其电子库柏对运动与电位势之间的(量子力学)关系,在其内部运动与外界均匀磁场之间必然形成一个很薄的层(实验测得在50纳米到500纳米),这个薄层的厚度取决于超导电流的自身性质(如电子密度,电荷,电子质量,光速),而与外磁场无关。

那么,我们从系统论的抽象分析上,能否证明这样一个金斯堡-朗道数的必然存在呢?磁穿透深度是处于超导态的复合玻色子系统屏蔽电磁场(光子)的能力,这种屏蔽使光子似乎带上了质量,成为短程相互作用,作用距离就是磁穿透深度。磁穿透深度越小,表明附加质量越大。另外,热脉动尺度应该表征着复合玻色子的量子相关度,热脉动尺度越大,量子相关度越大,库柏对的手拉手越紧。Ⅱ型超导体对应于较大的金斯堡-朗道数,光子的附加质量小,磁穿透深度大,复合玻色子有可能与光子产生相互作用,形成涡旋态。另一种理解是由于磁穿透层厚(大于热相干长度),在穿透层内就可以形成涡旋运动。那么,进一步可以解释,为什么复杂介质是Ⅱ型超导体,而简单介质是Ⅰ型超导体? 我们认为,这是因为简单介质的热相干长度大。温度低的形成的复合玻色子系统比较牢固。这样的库柏对难以在磁穿透层内形成涡旋结构,因此,当磁场增强后,超导态就整体塌缩。而对于复杂介质中形成的库柏对的热相干长度小,容易形成涡旋结构,于是,当磁场增强时,涡旋结构就负责执行输运了,形成一个混合态。宏观超导现象的复杂动力学研究,还有许多未解之谜。

让我们从上一节所阐述的微观-宏观系统相似性的角度,对上述科学成就进行一个疏理。首先,再次阐述一下系统论的基本假设。一切事物(无论是微观体系,还是由大数微观体系所构成的宏观体系)都构成一元二面多维多层次的系统。当然,宏观系统由微观系统所组成,所以在层次数和复杂性方面要超过微观体系,而且,生命系统的复杂性大于非生命系统,前者拥有更多层次之间的耦合。超导体是拥有量子相干性的宏观系统,在状态上存在超导态和常规态,因为存在超导态,它就必须用一元二面的复数序参量函数来刻画。我们认为,金斯堡-朗道的复数序参量就是宏观超导体的完整波函数的一个简化(或约化,或投影),它保留了系统的宏观量子态的特性。

从系统学来看,形成磁穿透薄层这一现象与另一个著名的流体力学现象非常类似。在黏性很小时,流体的运动趋向于理想流体(类似于超导性),但是,湍流的出现使这一倾向变复杂了。在一个圆管中,如果减少管中流体的黏性,保持压差不变,流动平均速度将增加,这样的流动由一个参数来描述,称为雷诺数。雷诺数很大时,流体的黏性影响会变小,这时,在圆管的大部分区域,速度几乎相等,这样的均匀流动就是理想(无黏性)运动。但在实际流动中,必然存在一个很薄的边界层,对于光滑平板而言,它的厚度由运动流体自身的性质所决定(如黏性系数,密度,等)。可以说,就平均(整体)流动而言,大雷诺数的流动近似为无黏流动,分子黏性(这是分子热运动所产生的物理效应)的影响局限在一个小薄层里。

虽然上述两个系统在具体物理效应上差别很大,它们在系统层面上的相似性还是具有可探索的价值。不管上述所假定的相似关系是否成立,这一分析所引发的推论,通过进一步与实验事实的比较,都会加深我们对系统的理解。例如,让我们来问,在超导体内,建立在电子运动(速度)与电位势之间的相互关联,是否存在更深一层的微观运动的机理? 这一问题可以通过与圆管湍流的运动进行类比来进行思考。

流体的微观分子热运动所引发的黏性是形成湍流边界层的机理。分子热运动是系统微观粒子运动的随机性所致,它受到固壁(类似于超导体的外磁场)的约束,而这一约束体现在空间动量传输上,就形成了很薄的边界层。从系统层面看,边界层的形成是由两方面因素所建立的平衡所致,一是来自于固壁所形成的宏观(几何)约束,二是微观分子热运动所造成的宏观输运,事物总是两个条件所形成的对立统一。那么,磁穿透深度反映的是哪两方面的平衡呢?我们猜测,在磁场中运动的超导体,是来自外磁场的电位势与来自超导电子运动所形成的量子相干电位势这两者之间的平衡。如果属实,那么,后者也是一个宏观效应,以湍流运动中由于分子黏性热运动的宏观效应相似。有意思的是,圆管流体运动的宏观输运性质,需要借助于湍流脉动结构的规律才能理解,虽然本质上来自于分子热运动,但定量上需要有关湍动涡这一中间的涌现结构才能说明。我们可以进一步提问,对应于流涡结构的超导电子运动结构是什么呢?我们猜测,大量库柏对也会形成类似超流体中的量子涡旋。这个猜想对于理解宏观超导现象可能有意义。

综合地说,金斯堡-朗道方程和非线性薛定谔方程,以及表述玻色-爱因斯坦凝聚态的其他方程,为我们研究宏观量子现象提供了初步的数学工具。这里,最值得强调的是对应的物质波的概念,以及由此产生的物质场,使宏观物态呈现出明显的一元二面性。系统观的运用,是我们可以非常认真地探讨整个宇宙演化的量子效应,特别是随着小系统(星系、恒星与行星等)的诞生,系统波函数的逐渐复杂化、多层次化的同时,仍然保持其整体性、自组织性。这是我们应该时刻牢记的。

7.1.3　宇宙演化的量子系统论图景

宇宙大爆炸产生了我们生存的世界,让我们对这一为现代科学的整个逻辑体系所支撑的理论进行一个新的哲学性解读。宇宙大爆炸,产生了量子,产生了基本粒子。其中一类基本粒子是实在性粒子(如夸克、电子等),另一类是主宰各种相互作用的粒子(如光子、介子、引力子等)。这两大类粒子也构成宇宙存在的一个重要的两面性,在新的哲学观看来,绝非偶然。前者,具有静止质量;后者,刻画相互作用,以主宰运动为主。这些粒子之间的复杂相互作用,构成了我们今天所看到的复杂世界,空间尺度从普朗克尺度直到数百亿光年,时间尺度也从真空涨落的 10^{-43} 秒到数百亿年。这样大跨度的空间和时间尺度上,一个整体性的系统(宇宙),如何不分裂、分化、独立出许许多多的层次?因此,复杂的多层次性是系统发展的必然。

在这个过程中,宇宙的发展经历了光与物质的脱耦,以及原子分子的诞生。处于量子真空层次的自组织性也在进一步演变,成为维系所有物质原子稳定的力量。这一自组织性与东方哲学中的道存在一种内在的一致性,它们都是宇宙的主宰,是系统的一元。

进一步,一元二面性表现在,正反粒子总是成对从真空中产生,我们所处的宇宙似乎主要是由正粒子(物质)所组成的,正反粒子湮没-系统进入真空基态-产生能量,因此,能量与真空也构成一元二面。宇宙大爆炸对应于这样一个过程:真空中能量积聚,引起一个剧烈的相变(对称性破缺)过程,导致大量正反粒子的产生,而且,这些正(基本)粒子群形成量子相干态,产生一个巨大的希格斯玻色子场,就像强烈地震所引发的海啸波一样,拥有很长的相干波长,宇宙大膨胀就像一个希格斯海啸波一样整体有序地向前推进。这一整体相干性是事物的一方面,与之相对立的另一方面是微观上的随机性。数学上,相干性对应于波函数中的慢变量,随机性反映在短波波段的脉动,这一描述已经在流体的湍流运动中得到证实。对于强非线性作用的多尺度运动湍流场的理论描述,为我们今后讨论宏观量子相干态奠定了一定的基础。

接下来,正如霍金所描述的那样,各种粒子纷纷产生,并形成玻色-费米两大类粒子,这便是正粒子群的分化。费米统计对应于极端排斥性的量子集团,而玻色统计正相反,对应于极端吸引的量子集团,这是排斥-吸引的二面性的表现。接着,就可以得到这样的结论:随机的根源来自于极端排斥性,相干的根源来自于极端吸引性。注意,我们这里讨论的系统是量子真空,是宇宙产生之前就存在的真空运动的本质性的特性。如果没有背后的系统整体性,以及系统的一元二面性,将不会只产生两类统计。于是,一切似乎都拥有一元二面性。

这里所讨论的内容,对现代量子物理学讨论的热点问题碰撞,可以形成一些新的思路。具体到亚微观层次,粒子的产生和湮没也应该是上述两大力量的反映,那么产生和湮没的背后是否反映了更深层次的亚微观的普遍运动规律呢? 在实验室的具体操作中,它们又是如何产生的呢? 对这一过程的考察,是否基于为现有的定量理论(两种统计律)构建一个更加基础性的理论? 这也许是一个有吸引力的科学问题。

从系统观来看量子,它不是粒子,而是真空的量子激发态,这一点至关重要,下面的所有讨论皆以此为基础。量子规范场论正是对这里所阐述的哲学观的完美体现。它已经把各种基本量子过程描述为真空的激发态,由波函数(算子)作用在真空(波矢)上进行(费曼路径)积分来计算微观系统的量子特性。上面提到的希格斯子是一个范例,它为所有的费米子提供了质量的来源,也因而成为所有的(满足泡利不相容原理的)费米子提供了宏观相干场的物理根源。甚至可以说,希格斯场在宇观大尺度上,似乎与引力场扮演同样的角色。

从这里,我们又得到对一个从哲学上感到困惑的问题的理解,为什么在宇观层次上只有(万有)引力,而不再有斥力? 那就是,费米子的极端相斥性(泡利不相容原理)与(希格斯)玻色子的相干性形成完整的对应,前者在每一个层次都有表现,那就是运动的随机性,后者是维持系统整体性的标志,那么也一定在每一个层次上有所表现。这一表现在哪里呢? 我们认为,就是意识场。而最终,在宇观尺度上,就成为万有引力的根源。沿着这些方向进一步探究,会对量子引力的理论框架形成建设性意见,值得深入。

霍金所讨论的真空涨落、黑洞热力学，弦论、扭量学者所讨论的大统一规范场论、量子引力等，都涉及对宇宙的本质性认识。把粒子看成是场的激发态，与量子规范场、弦论、扭量论看问题的角度是一致的。对大多数物理学家而言，大统一理论的令人困惑之处，是与现实世界的距离，尽管逻辑上和数学上的美是人们公认的。本章的哲学思考有助于把这些抽象的数学（实质上就是在定性和定量描述自然界的这两大过程）与宏观事物连结起来（这应该是哲学的使命）。在真空层次上对称破缺产生了一个正粒子宇宙，它必然由一个整体量子相干性来维持，这便是宇宙之一元，是宇宙的量子整体有机性之来源；而在宇宙内部，必然存在着各个层次和各个维度上的二面性。因为，如果宇宙系统的一元二面性是普遍特征，那么，无论是亚微观的真空过程，还是宏观世界的物质与生命过程，都存在着围绕系统一元的两个对立的过程-随机与相干，这一对立贯穿各个层次，而且成为各层次之间的耦合机理。

显然，从这里的系统哲学来看，大统一理论是必然存在的，其数学上的完善只是一个时间问题。超弦理论旨在发现一种统一描述整数和半整数自旋的广义的运动模式，来统一描述两类粒子，这也与这里的系统观是一致的。比大统一数学理论更加重要的是其哲学含义，对系统论的确认，将使我们可以从微观向复杂的宏观进行推广，我们是以此为基础形成对宏观万事万物的理解。后面，我们将不再关注点过程，更多地关注场的非平衡、动力变化的过程。进一步说，一旦宏观量子相干态出现，宏观的运动也必然具有完整的一元二面性，所有的（可见的）宏观事物都是在宏观尺度上所形成的量子相干结构，它们有显见的实体的一面，还有隐含的场的一面，这对于认识生命结构更加重要，同时，它们都存在相干与随机二面的运动趋势：低层次的随机性和高层次的相干性，后者表现出统计性。这样的对立统一出现在多层次之间，构成多层次耦合的丰富多彩的表现，它们是复杂性科学的主要研究对象。对此，宏观非线性的连续介质力学可能提供更多的可比拟性，如非平衡的湍流运动态，对于讨论复杂的生物与意识运动形态有着更为可靠的类比基础。

由于微观系统是由量子波函数所描述，由大数微观粒子构成的宏观系统，本质上还是由波函数来刻画。对于一些简单系统，例如氢气，在正常氢分子密度下，氢分子的碰撞呈现高度的随机性，大数氢分子所表现出来的是经典气体热力学的性质。氢原子的波函数的相位有序性在碰撞中快速衰减。这些经典物理的内容，使人们常常忘记，任何宏观系统，都带有一定的微观量子特性。当密度很大，或温度很低时，波函数的相位场会形成宏观的长程有序。物理学中的超导、超流、金属氢等系统就是这样的宏观量子系统。宏观量子系统表现出奇特的相位耦合性，这是宏观系统两面性的最简单的形式。

当代物理学所能精确刻画的只是其中一小部分的简单系统，如从基本粒子到重子和轻子，从质子、中子、电子到原子，从原子到简单分子等。对于复杂的生命大分子,理论描述已经显得唯象和不完整了;对于更加宏观的生命体,理论刻画就更少了。这里,突出的一点不完整,就是将波函数的相位信息丢了,这正是薛定谔所说的世界图像的缺失。例如,在化学结构的计算中,人们只推导出关于密度矩阵的简化计算理论。这一理论用于计算无机和简单有机化合物时,还是近似可以适用的。但是,对于生物大分子来说,目前,还没有成熟的理论可以应用。于是,人们只能人为地引进各种唯象简化模型,例如供体-受体的钥匙-锁模型,基因调控的启动子模型,等等。这些模型的引进满足了生物定性研究的需要,但在理论上远远不能认为是圆满的。如果我们问,为什么这个钥匙对这个锁,到底有多少钥匙,多少锁?生物化学家不知如何回答。

这里从量子物理学中所提炼的哲学观,有助于我们来重新认识宏观生命系统。当我们考察拥有高度有序结构的生物大分子时,利用系统本来就存在的全局结构,科学描述的新思路就打开了。尤其是在设想生物大分子所拥有的高层次有序结构,也就不会奇怪了。设想,生物大分子拥有一种有待揭示的量子相干态(作为生命起源的重要标志),那么,与生物分子链(如 DNA、RNA 等)的遗传性的物理解释,将深入到空间域的长程有序和时间域的过去-未来相关性。DNA 的高精度复制和遗传信息的高度保守就获得进一步的解释。因此,我们猜想,生命起源,不仅仅产生了一个个具有复制、遗传、变异能力的生物大分子和生物体,同时还引起宇宙物理时空的一个重要的对称破缺,使与这些结构所对应的意识场出现重要的变化,形成特殊的量子相干性。这一量子相干场不仅仅存在于生物大分子层次,还存在于由大量分子所组成的细胞,以及由大量细胞所组成的组织(或细胞群落),等等。量子场的概念一旦被接受,那么,它将存在于所有的可见的实体系统之间,构成我们这个世界不可或缺的一部分。

这里,我们将一元两面性作为所有系统的特点提出来,作为本体论模型提出来,是还系统之量子本源。当生命大分子组成细胞,细胞形成组织,组织形成人体,人体组成社会时,我们发现一个惊人的相似,即系统相似性:每一个层次都有其自组织中心,围绕着这一自组织中心,存在实与虚两个方面,前者反映在量子波函数的振幅上,是可观察到的结构,即通常意义上的物质,后者反映在量子波函数的相位,是不可直接观察的,但是,两者共同组成了系统,因为虚的相位对实的物质是有影响的,在一些关键的状态变化过程中,相位是起到主宰作用的。随着系统的复杂度越来越高,物质面的结构复杂度日益增长,表现出十分明显的多层次性。人体内部就具有从分子,到细胞,到组织,到器官,到循序系统,到人体等多个层次,跨层次的耦合规律是最令人科学家困惑的。这时,我们适时地关注虚的一面,关注波函数的相位所形成的整体场结构,我们将获得一个新的视角。我们把这一视角理解为广义的意识场,是与物质结构相对偶的宏观生命系统基本存在的另一面。

在这个图像下,经典因果律,被量子整体观下的复杂因果网络所代替,这一结论具有深刻的意义。量子整体观下的复杂因果网络,是指整个世界(宇宙)本质上是一个具有维多层次网络关联的大系统,其状态是一个整体量子态。系统内部的任何一个子系统与许许多多子系统是相关的,这样的关联可以用网络来表示。由于网络作用的复杂性,各个子系统表现出相当复杂和相当自主的行为。具体来说,这一新的哲学观引发了物理实在观的变化。

7.1.4　意识是宏观复合玻色子场

对于意识,我们可能要走过一个类似于对热、光、引力等认识的类似经历。对应热、光和引力,人类一直都与之接触,从未间断,每个人都会形成一定的感受,但是,对于它们的科学本质的揭示,经历了漫长的道路。从开始严肃的科学思考开始,对热的研究经历了半个多世纪(从 1822 年傅里叶发表他的热传导定律到 1877 波尔兹曼关于分子热运动的熵定律),终于揭示了热的微观量子性本源(见 7.1.1 小节的讨论);对光的认识经历了二百多年(从牛顿的光的微粒说和光的颜色定律到普朗克-爱因斯坦的光量子说),最终也揭示了光的量子性本源(见 3.1 节的讨论);对于引力的本质问题,现在还在探索中,爱因斯坦的广义相对论,将引力表述为空间的几何特性,给出了对事物的最基本层次的阐述,但是,质量的来源(也就是引力的来源)还是物理学的一个至关重要的问题。虽然引力子被认为一定存在,但还没有被实际观察到。量子引力理论、大统一理论、关于引力的本质等几个物理学的终极问题,都联系在一起。这里,我们在这些物理学基本问题中再加上意识的本质问题。对于意识,我们似乎还处在发现行星运动的开普勒定律的前夕,还处在牛顿摆弄三棱镜以发现光的色散定律的阶段,还没有发现傅里叶的热传导定律。最令人感慨的是,实验科学界往往对发现普遍性定律没有信心,尤其是面对意识这样的复杂现象。我们希望,通过树立一个新的哲学观,我们会更加清晰地看到意识的脉搏,从而能够抓住本质。

19、20 世纪的科学革命,证明了当时的许多抽象假设的概念——热、电子、原子、光、基因——都被证明是具体存在的,可以被量化、测量、数学描述。这一场漫长的探索之旅,是为任何一个真正对科学有兴趣的人所津津乐道的。每一个事物,最初是一种假设,多数时候是一种天才性的直觉;随后发现,假设的许多方面有问题,于是出现新的对立的假设,希望克服原先的不足;新的假设旋即也被证明不完善,于是进一步更新……这就是科学探索之旅,如此反复,才形成今天的科学大厦。上面提到的每一个概念,都曾经过的数代人的努力,才逐渐形成较为完善的概念体系,尽管这样的体系有朝一日还会被证明是有瑕疵,还需要进行修缮。但如果果然发生,新的概念应该将过去的事实全盘接受,给出新的合理的解释。

对光和热的认识历程,是两个特别值得怀念的。也是与我们这里所讨论的话题(意识和心灵)的关系最为密切的。对光的研究应该是与人类文明同步的,因为这是关系到生命的最伟大的事物之一。第 2 章详细谈了对光的认识如何引发了量子力学的诞生，这里再谈一谈对热的认识。19 世纪是对热现象进展迅速的时代，发现了热力学定律，发明了蒸汽机，但是，在蒸汽机使用半个世纪之后的，人们才完全理解热是分子集体运动的本质。今天，从量子力学出发，人们建立的电子学，电子学的运用使人们发明了电子计算机和网络通讯，产生了一个数字化的虚拟世界，这类似于蒸汽机推动了工业革命一样，产生了信息社会。但是，对于信息的本质的理解，人们还似乎处在云里雾里。

　　现在，对热和光的认识已经成功地进入到量子这一基本层次了，轮到意识和心灵粉墨登场了。人们（至少理论家们）已经习惯了悬浮在物理实在之上的飘忽不定的抽象概念。现实告诉我们，生命的经验会在脑中留下印记，就像 2008 年北京奥运会开幕式（2008 年 8 月 8 日晚上 8 时）从天安门走向鸟巢的巨人脚印一样：真实而具体，但不是恒久不变的，会被下一场精彩的记忆冲走，或被另一场烟花所盖过。詹姆士认为，我们的习惯、技能、知识都是某种具体（未知的）元素的表现。这些元素的基础会改变，我们才能发展出新的习惯、技能与知识。这些元素是什么呢？詹姆士没有找到，于是他诚实地告诉大家，他不知道。一些人认为他是不可知论者，现在看来，绝不是，否则他提不出如此多的有关这一元素存在的意义。

　　让我们将蒸汽机与电子计算机进行了一个类比，现在，我们就将热和信息来进行一个进一步的相似性联想。这两个概念早就在信息论发展的初期就被联系起来了。著名的描写信息的香农熵与描写热运动的波尔兹曼熵就差一个符号。但是，深入的讨论到这里卡然而止，为什么，这涉及本体论的革新，不是一个科学家能够完成的。今天，站在一元二面本体论的高度，这个类比可以继续下去了。热的本质是分子热运动，即微观实体粒子在虚空进行随机碰撞产生的宏观效应，是对实体部分运动的概括。那么，信息是对另一方面（相位）的宏观运动形态的表征。在简单情形下，两者是一致的，这是波尔兹曼熵与香农熵一致的根源。但随着有机体结构的复杂化，信息将赋予新的多层次的结构，香农熵的科学意义就不复存在的。如果我们对信息附着一个本体，那就是意识；反之，如果我们对意识附着一个量度，那就是信息。简单地说，意识是信息的载体，信息是意识的量度。

　　从认识论的发展史来看，意识的虚无渺茫不亚于当初的分子集体热运动，可以说，至今，物理学家对于集体热运动的本体还没有深刻地建立，这是因为，他们习惯于还原论思维，一旦能够从微观的分子随机碰撞理解并定量解释宏观统计规律后，就认为微观的更为基本了。岂不知，统计平衡态只是一种可能的宏观状态，自然界还存在广大的非平衡现象，还有更加高级的组织形态。湍流理论的困境就在于人们始终希望从最为简单的组织形态-随机运动来理解宏观运动形态，而没有尝试发展一种宏观的多态理论，作为微观理论的良好补充。意识正是微观（包含相位的）有机运动在宏观的组织形态，是与粒子的无规的、随机的运动很不相同的组织形态,这一运动组织形态带着量子波的相位信息,而量子纠缠效应应该是形成宏观组织形态的微观机理。随着量子纠缠效应的普遍证实,人们不会觉得这一猜想完全是无稽之谈,那么,沿着这个方向深入思考,证明这一点就只是一个时间问题。我们为什么在这一点上信心满满? 因为,这是一个多尺度、多体相关的非线性动力量子系统问题,而湍流理论的进展对开展这一领域的研究提供了新的基础。可以乐观地预言,构建一个具有跨尺度有机联系的意识场,来解释常见的意识现象,不像想象中的那么遥不可及。因为作者是一个湍流研究专家。

研究精神疾病的专家马歇尔(Marshall)1989 年发表的论文"意识与玻色-爱因斯坦凝聚"中首先提出了意识是玻色子场的观点[1]。在这篇论文中,马歇尔提出意识现象的几大特征:第一特征是它的统一性(unity)。在我们处理环境的声、光、热等大量信息时,我们并不感到有许多个不同的意识,而总是保持一个整体的意识状态(除了某些极端情况外)。这就是意识的统一性。第二特征是巨大的复杂度。一种意识状态,例如读一个句子或听一段音乐,需要大量比特的信息才能给予详细说明。第三特征是空间的非局域性。德国神经生理学家辛格(Singer)在 1993 年已经通过实验证实[2],在丘脑和大脑皮层之间,有一大群神经元会同时在一秒钟内兴奋 40 次,即神经元的同步相应现象。马歇尔认为,意识的统一性和非局域性都不能用经典力学来解释。物质的弹子球模型不容许如此展开的意识状态,而其他的经典概念、如各种场也无法解释。经典意义上的场由散布在空间中具有一定值(如引力作用于某一特定方向)的各个点组成,难以理解这些点的协同运动。

上述的意识的特征让我们自然联想起量子力学的非局域性、量子纠缠、量子信息等。马歇尔认为,在分子内部,原子间形成键的电子失去了其个体性,例如,在像苯之类的分子中某些电子的效应更为弥散,而在石墨或铜块中有些电子则几乎散步在整块物质中间。在宏观量子现象中也是如此:在超导体内,电子对形成整体电子流,电子进一步丧失其个体性。这一类使电子丧失其个体性的物质就表现出宏观的量子相干性,这些物质表现出特殊的整体性,而玻色-爱因斯坦凝聚就是最突出的宏观量子相干性。马歇尔指出,意识的物理对应物正是某种玻色凝聚体。

激光是一个极好的例子。激光行为是与玻色-爱因斯坦凝聚有关的现象之一,它是光(玻色)子进入同一能量状态时的行为。马歇尔指出,大多数玻色凝聚发生在温度极低的情况下,而激光则是一个例外。激光在常温下即可运行。这是因为能量被泵入,形成玻色子(光子)的拥挤。根据这一类比,马歇尔认为,意识所对应的玻色凝聚的最佳可能性是弗勒利希效应。1967 年,超导专家赫伯特·弗勒利希

　　① Marshall I N. Consciousness and Bose-Einstein condensates. New Ideas in Psychology,1989(7):73～83.
　　② Singer W. Synchronization of cortical activity and its putative role in information processing and learning. Annual Review of Physiology,1993,(55):349～374.

对生物细胞膜间的分子作用进行了研究。他根据计算得出结论说,此类分子在自然状态下倾向于以相当低的频率振动,其值大约为每秒 $10^{10} \sim 10^{11}$ 赫兹。这时,如果以足够高的速率对其施加(同化能量)则会形成某一特定振荡模式,其结果是较大范围之内的分子开始相干振荡。像激光作用一样,这种可预见的效应也应该在常温下发生。同样,由于能量的泵入也会有玻色子随之产生。然而,对这种弗勒利希式凝聚来说,玻色子并非电磁场激振量子(例如光子),而是物质的普通振荡量子——其最典型的例子就是声音。在统计力学中,它们被恰如其分地称作声子。

弗勒利希效应还没有像激光与超导一样被确立为一种真实的现象。尽管它获得了一些来自实验方面的支持,但其大多数只是一些旁证或间接证明。因此,弗勒利希的观点还没有引起蛋白质研究者及生物化学家的足够重视。英国化学家凯恩斯史密斯(Cairns-Smith)在讨论意识现象时指出[1],弗勒利希效应所需要的总体条件并不十分苛刻,当生物体内 ATP 转化成 ADP 的过程中,会有充足的同化能量可供使用,这就会改变蛋白分子的形状。在细胞膜间可以找到许多这类分子,它们起着离子泵的作用。人们可能会猜想,某一蛋白分子,例如它刚刚水解了一个 ATP 分子且改变了自身的形状,在恢复到原来形状的过程中很可能会出现振荡。这些低频振动在很大程度上受到分子碰撞的抑制。近年来人们对短频光脉冲激发的蛋白分子的一项研究显示,随之产生的振动在 1 或 2 皮秒(10^{-12} 秒)。在这 1 皮秒之内,光穿行的距离约为三分之一毫米。大多数蛋白质确实需要如此设计,需要一次这样的振动就能完成蛋白质的特殊功能,例如催化某种反应。这里,蛋白质的催化功能与分子振动,进而与弗勒利希效应联系起来,后者又与玻色凝聚相联系。

总之,弗勒利希将玻色凝聚看做是生物体内总的组织原则。而马歇尔认为,泵动声子系统最突出的作用就是产生意识。他认为,这种效应并非是所有细胞内蛋白的性质,而是应该有一种专门的大脑细胞蛋白存在,它们被设计成适当的振荡器,以参与所需效应(神经回路)。马歇尔指出,用实验测定这种效应或者系统是可行的。例如,他指出,麻醉行为可能主要作用于这一系统,这一系统应更多地出现在与意识相联系的脑区;而且,它或许应更多地出现在高级哺乳动物的脑区。

物理学家多玛斯(Domash)认为意识可能是一种超流现象。在 1977 年的一篇论文[2]中,他考虑了几种可能性,其中包括弗勒利希的理论,但他还是选择了超流性这种物理现象作为支撑意识的主要例证。他认为,纯粹意识(pure consciousness)——没有内容的意识——只有通过冥想才能获得(无为状态)。思维和感知

---

① Cairns-Smith A G. Evolving the Mind:On the Nature of Matter and the Origin of Consciousness. Cambridge:Cambridge University Press. 1996:1～340.

② Domash L H. Is pure consciousness a macroscopic quantum state in the brain//Orme-Johnson D W, Farrow,J T. Scientific Research on the Transcendental Meditation Program,1977(1):652～670.

这种基态的局部行为,可以比作超导氦中的漩涡运动。

我们站在一个哲学的系统论的高度来考察什么是意识? 意识存在是基于如下几点:首先,存在宏观量子相位梯度流场所对应的事物。以薛定谔方程的麦德兰流体运动方程为基础,可以构建一个宏观玻姆力学的相位(作用量)方程,这一方程可能拥有局部的量子旋涡解,而由大量的量子旋涡所形成的系统,具有宏观非平衡态统计系综的性质。这一统计系综既具有宏观的结构性(意识的信息性),这来自于系统的自组织性和统一性,它是波尔兹曼-吉布斯统计系综在非平衡、多层次耦合态下的延伸;同时,它又具有对环境的高度敏感性,后者来自于与之对应的量子旋涡群的复杂多尺度运动,与流体湍流具有相似的性质,两者都形成跨尺度的关联。我们把量子相位梯度场称为广义意识场。

在 3.1.2 小节中,我们指出,对于复杂的量子系统,特别是生命系统,相位梯度场起到至关重要的作用。玻姆所引进的量子势就取决于相位梯度场。对于宏观生命系统,尤其是对于人,这就是意识。从无生命到有生命,从低级生命到高级生命,量子相位梯度场发生剧烈变化,无论在复杂度、跨层次的耦合度等方面产生质变,形成越来越高级的结构。对于人而言,大脑神经系统产生了深刻的进化,形成的神经回路对应于一个更加复杂和高级的量子旋涡场,量子旋涡群的运动与神经元电流运动形成一元二面的耦合,其宏观场拥有非常丰富的结构,存在多种形式的多层次耦合。这就是非平衡复杂意识场的理论。这是新本体论下的生命系统和复杂意识场理论。我们在第 7.2.1 和 8.1.2 小节还要对此进行深入的探讨。

7.2　地球生命世界之复杂系统学

在种种思考之后,威尔逊指出,认识包括生态系统在内的复杂系统需要新的思维方式[①]:随着新世纪的到来,自然科学关注的焦点转向对已经发现的知识的综合,以便理解复杂系统。关注的对象也将不同,例如宇宙的起源、气候的历史、细胞的功能、生态系统的形成以及思维的物质基础等。这些研究的开展需要某种新的方法论,可以构建覆盖多个组织层次的、连贯的因果解释。大数系统在聚合时会发生什么? 这是通常的问题。因此,细胞生物学家关注分子的集合,认知心理学家关注神经细胞的聚合,等等。威尔逊认为,人类科学知识的最大的空隙就是物理学的最终统一、生命细胞的重建、生态系统的形成、基因和文化的进化、思维的物质基础以及伦理和宗教的深层起源。

针对这些复杂系统问题,新哲学观如何应对呢? 这是我们在这一章进行探讨的一部分内容。一元二面的系统观,将适当引进宏观量子场的效应,为系统的整体

① Wilson E O. 论契合-知识的统合. 田洺 译. 上海:三联书店,2002:387.

性提供新的机制。同时,多维多层次的复杂动力学,将关注多层次的耦合。从上到下的约束与从下到上的涌现将实现多层耦合,来实现对复杂动力学的描述。

7.2.1 人体复杂系统

人体是典型的复杂系统。自文明诞生以来,人类在认识世界的同时,也在不断认识自身。除了积累对人体生理结构与心理功能的认识以外,更无时不在追寻对生命和认识本质的理解。这些认识对人类改善自身的生活和生产实践活动起到了关键性的指导作用。近代自然科学诞生以来,尤其是 20 世纪以来,与人体相关的知识积累数量超越了以往任何时代。在涉及人体的学科设置上,现代自然科学建立了生理学、心理学、生理心理学、解剖学、神经科学、认知神经科学等多个分支,近几十年又雨后竹笋般地涌现出一大批交叉学科,迅速将人体的研究向细节化推进。

对人而言,当代生物学、生理学、心理学给出了一系列的知识,但一直缺乏一个综合性的模型。只见树木,不见森林,这是大家的共识。人是一个公认的复杂系统,也是检验复杂系统学理论的最重要的对象。以薛定谔为代表的一批杰出学者指出了人的科学图景的缺失,即只见物质,不见意识;只见细胞,不见感觉;只见行为,不见心灵,等等。建立在上述三大科学领域基础上的医学,则正在将人类的健康事业引向一个高消费,重保险,生物化的歧途。人类不仅对复杂性疾病一筹莫展,而且高昂的社会医学成本,以及与利益挂钩的医学模式,不但极大地消耗着人类宝贵的资源,也在腐蚀着我们的心灵。人类呼唤着新的医学理念、医学思想、医学模式和方法,呼唤着对人的新的认识。如果说第一次文艺复兴打开了人类认识自然世界的大门,那么,人类正在呼唤第二次文艺复兴,真正打开认识人自身的大门。

针对医疗、教育和管理事业,一个宏观的、综合集成的人的知识显然是必需的、更是紧迫的。在教育领域,管道式和大脑人等传统的学习模型都无法满足充分开发人的德、智、体、美等多层面潜能的需求,教育实践需要对人的认识(思维)建立全新的复杂系统模型,需要按照人类认识的复杂性本质来创新教育理论。在社会管理领域,还原论支配下的政治、经济、文化生态与社会多层次多元化需求的结构之间日益形成对立,成为社会和谐发展的障碍。社会是个体人的集合,对个体人的复杂性认识,必然导致对群体人(社会)的新见解、新视角。

一个关于人的综合学问需要一个新的哲学观的指导。基于复杂系统本体论,我们在《人体复杂系统科学探索》一书中提出一元二面多维多层次的人体复杂系统哲学观[1]:

人是一个开放的复杂巨系统,它遵循物理宇宙的能量作用原理和生命世界的

---

[1] 余振苏,倪志勇. 人体复杂系统科学探索. 北京:科学出版社,2012:1～336.

达尔文进化原理,它是以生命本性作为本体一元、以形体二面作为表现方式、以复杂多维多层次为运动形式的一元二面多维多层次的复杂系统。

人的一元二面本体论模型可以这样来陈述:人的体结构的诸多资料已经由以解剖学为基础的生理学和生物学的大量研究所给出,但是,这些资料中同样丢失了重要的一面,即人体内部细胞和组织之间通讯联系所依赖的整体场,即人体的量子波函数的相位梯度场,我们称之为人体量子意识场。人体量子意识场是人体内部大量的细胞和组织之间的通讯网络存在的根源,与中国传统医学长期倡导的经络和气的学说十分契合,这些概念的有效性已经为长期的医学实践所证明。今天,站在现代科学的角度,人们发现,必须承认这样的通讯网络,才能理解,为什么众多细胞能够如此协调地执行维持人体生命的总体功能? 为什么众多细胞组织的化学、生物、生理和心理活动能够井然有序地开展? 最近,大量的医学、生物学聚焦于发现和研究人体细胞组织间产生的众多信号分子,就是一个极好的证据。这里,人体量子意识场的存在性来自于系统理论的预设,是细胞量子生物场和原子量子电磁场的自然延伸,只是形式和层次的复杂性远远超过后者。

我们进一步设想,人体量子意识场也与原子的量子电磁场一样,会产生自组织的状态,即本征态。钱学森先生称之为人体功能态。从一元二面的本体论出发,人体功能态的概念是一个顺理成章的结论,因为,作为一个系统的一面,人体量子意识场必然存在其自组织状态。人体量子意识场也就是中国传统文化所讨论的人体内的气,这一概念是中国传统自然哲学、医学、武学等诸多学问的核心概念,它也在新的本体论下自然显现。与细胞一样,人体量子意识场将成为维持人体整体功能态稳定的机制。我们设想,未来可能会产生对人体本征功能态的数学描述,这一数学描述可能会运用复杂网络等新型数学工具。在细胞的复杂网络学基础上,进一步发展人体意识场的复杂网络模型,将是一件十分有意义的工作。

至此,我们构造了这样一个人体生命系统的新图像:人就是这样一个量子时空激发态,这些激发态既表现为各种形式的组织和器官,也表现为各种形式的相互作用网络,后者以经络和气血运动为形式,以量子意识场为现代科学概念。组织和意识合在一起,才构成人体生命活动的完整体现。正常健康状态的人处在一个中性平衡的状态,这时,人体各个部分共同执行着人体生命发育发展所进行的一系列功能-新陈代谢、发育、生长、思维和心灵活动等。当人受到环境的影响偏离健康状态时,人将通过量子意识场的感知功能,并执行一系列的调控指令,以摄取物质、调节思维、规范行为等多种途径来消除外界的影响,保全生命活动的持续和稳定。意识活动是实现人体康复和思维进化的核心机制,对其开展科学研究具有十分重大的意义。

我们宣称,21 世纪将是意识科学的世纪,人对自身意识状态的认识将实现重大突破。意识过程是一个复杂的动力学过程,意识过程的定量模型有待诸多新的数学工具的发展,特别有赖于非线性场论的发展。

不管人体内部的动力学过程如何复杂,人体作为一个整体,还是稳定维持在一定的状态,这是大家所共知的。我们把这一量子稳定态称之为人体系统的自组织状态。这是人体生命系统的基本存在,是人体之一元。我们通常说的抽象的人,指的就是这一元,是量子中的某个被称之为人的事物的本体,这个本体是一个具有复杂多层次激发的量子态。希望这个表述的进一步发展,能够构建关于人的简单明了的理论,这一理论可以对人开展系统的认识,对不同地区、不同习惯、不同文化下成长的人给予科学的说明。

在系统学的框架下,一元二面是原子、细胞和人这几个系统的公共特征。对于人而言,一元是人生命的主体,是人体运动的自组织中心。二面包括人的生理活动子的物质面与心理活动的意识面,两者相依相存,共同维持人体生命的发展。两者都拥有多维多层次的复杂结构,其复杂性随着人本身的进化而进化,具有多个层次的功能。人的最重要的特点是其心理活动世界,由其意识场的复杂度来表征。进一步说,不同思想的人拥有的思维的层次结构数不同,这与具体人所经历的社会轨迹有关,与该具体人在社会上所扮演的角色有关。

值得指出的是,人之一元是抽象的一元,人之具体性质还是要从多维多层次上去解读。例如,人可以从东方医学脏腑经络的多维系统模型的角度去解读。在这一多维系统模型中,传统东方医学的气血津液等传递物,与西方医学中的维生素、离子等信使分子,可以实现知识的集成,因为它们都是对人体内部的量子激发态的唯象表述。最终,人们可以期盼,总结出能够反映人体内部集体运动模式的人体波函数,它包含了人体内部相合作用的完整信息。这一波函数,将构成人的一元的数学表述。

人体与外界有物质、能量和信息的传输。对人体波函数的动力学的刻画,将需要对于这些传输过程有定量的描述。这里,我们不能仅仅像描述原子一样,只描述类似于光谱频率、本征态能量等静态性质,物质、能量和信息的传输是非平衡态统计性质。因此,对于人体的宏观波函数的描述,也将需要运用连续介质动力学的方法,运用流体力学、甚至湍流研究的方法来开展研究。换句话说,人体生命的波函数理论似乎将用到现代多组分复杂湍流运动的研究成果。这时,人体生命过程不只是涉及生理活动,而且有连续变化的意识场,主宰着生理现象中的物质、能量的输运,和信息的传递。这一复杂的非线性场论的发展,意义重大。

一元二面多维多层次的人体复杂系统观,为完善复杂系统的认识论奠定了基础,它给出了一个人体心身一体的复杂系统认识论。这一认识论指明,对复杂系统的研究不适于简单地走自下而上、或自上而下的路线,简单的还原论和整体论都是不够的。复杂系统必然产生大量的多层次、多层面、甚至相互对立的丰富信息,对这些信息的综合和理论建模的途径并不唯一,于是,结合实践,让上下层次之间进行反复迭代,是正确的认识路线,最终以获得与实践自洽的认识为准则。"多层面目标分解、多层次要素集成"是重要的方法论。

《人体复杂系统科学探索》发展的人体系统科学,以自然科学严谨的逻辑为基础,将一元二面多维多层次的哲学本体论作为对人这一高级智能生命系统的基本模型,完整地描述一个从物质(结构)到精神(意识)的多维多层次的人体。这一理论把生命看作是宏观大尺度量子场的激发,以多层次模型来解读实验观察现象,理解和解释各种复杂生命现象。由于该思维模型的极大的开放性,最终一定会有一个较优的系统模型脱颖而出,成为人们对该现象的阶段性认识。这是这一理论系统的鲁棒性所在。这一理论最明显的特点是,它将与人俱进,即认识(模型)随着事物的发展和认识目标的发展自动调整,符合人类知识进化的特点。不存在绝对的模型,只存在相对稳定的认识论和哲学观!至此,人体系统科学完成了一个活的科学的建构,构建了一个符合薛定谔期望的科学图景[1]。

在科学研究层面上,新哲学观指导人们凝练科学原理,提出科学问题。我们初步凝练了五大科学原理,它们既是针对人体,也是针对一般复杂系统的,即自组织原理、开放性原理、层次结构原理、能量原理和进化原理。这五大原理是人体复杂系统科学的基础科学主体内容。

人体系统的自组织原理描述了人这一高级智能的生命体具有多层次维护生存的能力,并时刻在这一能力主导下进行自组织过程。这是人体系统康复的基本能力,深入了解和挖掘人体自组织过程的规律,应该是人体基础科学最重要的使命。人体系统的自组织性突出表现在自修复、自更新、自适应等高级功能。

人体系统的开放性原理揭示了人体与外界在物质、能量、信息等方面的多层次相互影响,不仅涉及物质,如饮食、光照等,还涉及信息,如人与人之间的交流和文化学习活动,这是人存在的条件,也包含人存在的意义。尤其是人体小系统的自组织中心与社会(自然)大系统的自组织中心之间的相通,从人文意义上对应着人的良知与社会共同价值之间的一致。发现和完整地理解多层次的开放渠道,是深入研究人体开放性原理的内容。

人体系统的层次结构原理揭示了人体复杂系统必然存在的多层次性。人体的特殊性正是表现在多层次之间的耦合。开放性原理与层次结构原理的联合运用,揭示了人体生命系统与外界的多层次影响,值得未来的科学研究加以关注。

人体系统的能量原理描述了生命活动的能量性。生理运动的能量过程的研究已经有许多积累,但是,对于心理过程、意识场的能量研究还处于十分初步的阶段。我们建立的意识三层次的能量模型,为这方面的研究提出了供探索的思路。

人体系统的进化原理源于达尔文的进化论,但是,延伸至人体神经系统的可塑

---

① 薛定谔. 生命是什么:物质与意识. 罗辽复,罗来欧 译. 湖南科学技术出版社,2003:116.

性和意识场的动态演化性,将赋予智能进化等新内涵。人体系统的进化原理对于人类健康和教育事业,对于社会进化的前景有关键的指导性意义。

在上述原理框架下构成的人体系统论模型,将为提炼和发现新的科学问题提供指导,并给出新的理论预言、引发新的有待探索的问题,由此便可以促进有关人体的各门学科的发展。研究表明,这一人体的复杂系统观能够指导集成有关人体的知识,并对社会实践活动提供指导。

人体健康是最受社会关注的人体特征。本书在人体系统科学的理论框架下,将对人类长期积累的保健、卫生、治疗、锻炼的经验学说开展系统梳理,从人体系统科学原理出发,并结合工程实践,全面认识这些经验学说的意义、价值和逻辑。进一步,我们将经过梳理的各种提升人体素质的经验、方法、学说等,概括为人体系统科学的应用技术——人体系统优化技术,以人体系统科学的名词加以表述各类对身心健康有益的活动,有利于对这些技术的运用提出进一步的科学的问题,也同时有利于打破迷信和神秘的束缚,探索有利于个人健康和社会健康的综合性方法。详细讨论,见第 6.4.1 小节。

7.2.2　社会复杂系统

社会是由人所组成的复杂系统,也是地球生态中复杂度最高的系统,因为,这里涉及一个至关重要的复杂事物,即人的思想。社会学、哲学、经济学与教育学等诸多社会科学学科,讨论的都是人的思想,以及由人的思想所衍生出来的问题。例如,经济学表面上讨论的是经济活动的规律,但其本质还是归结到人在从事经济活动时的思想、规则,以及由这些规则所产生的结果。传统的经济学理论曾经在经济活动中起到了重要的影响,为政府对于经济活动开展宏观调控提供了重要的依据。然而,随着经济活动的复杂性的上升,原有的理论依据在不断地受到质疑,它对于金融危机的误判,再次警示人们,关于经济活动的复杂性是不能从理想的模型中获得的。其他社会科学的学科处于更加定性的地步,其科学含量是广泛受到质疑的。可以说,一个复杂系统的哲学观是产生一批高科学含量的社会科学学科的基础。这里,我们对社会复杂系统进行一个宏观的描述,为今后开展定量的、多层次的复杂社会系统研究奠定一个基础。

社会复杂系统的理论是将社会看成一个整体,一个系统,它可以作为社会学的基础理论。这里,我们要运用系统观的基本思想,即社会尽管复杂,也是一个系统。我们依据一元二面多维多层次的本体论,来建立一个社会复杂系统的一般性概念。

社会的一元二面本体论模型是这么设想的:社会是有人所组成的,社会的体结构就是由人所组成的一个个社会团体,如国家、民族、宗教团队、政治党派和企业、家族等,同时,人还可以按照年龄、性别、血型与性格等分成许多群和类。社会的形结构就是人的思想和意识。上面提到的体结构与形结构具有很好的对应,所谓,不是一家人，不进一家门。这些组织结构之间存在非常丰富的相互作用，这些作用深刻地影响着各个社会群落的生长、发展与兴衰。社会又是一个开放的复杂巨系统，社会与地球生态系统保持着密切的联系，一方面与生态系统中的其他生命体相联系，如动物、植物等，另一方面与物质环境相联系，如水、矿物质、阳光与气候等。前者是生物学所研究的对象，后者是自然科学所研究的对象，它们都是社会发展所依赖的基础。过去几百年，自然科学的发展，是人们过度地重视对于物质世界的开采和利用，由此所引发的环境和资源危机还没有被充分地认识到。

由于自然科学的机械观和实在观的局限，对于社会的形结构的研究，采取的是一种纯经验的和纯归纳性的研究，数学上用的是统计学。我们注意到，统计学的使用隐含着对所研究的事物的系统性的假设。所谓统计，是对系统某一性质的总体的计量，这一计量的意义就意味着系统总体存在的意义。例如，一个国家的 GDP 具有什么意义？笼统地说，它反映了国家总体经济活动量。如果细究，我们可以看看，GDP 是怎么计算的，每个组成分量都各自代表了一类经济活动量。这样的计量如果要具备科学性，必须有一个系统模型，来确切地回答，每一个经济活动量的意义。这样的意义是针对什么方面呢？这就是系统模型的全面性。我们看到，现在的经济学理论，只包含了很狭窄的一些经济学的量，而将经济学与社会进步相联系的模型还不存在，后者将能够回答，该经济指标对于提升社会的幸福感和社会的公平公正度有关系吗？是什么关系？等等。显然，这样的系统模型还不存在。这就是一个综合性的复杂社会系统模型应该探讨的。为此，必须有一个较为完备的、综合性的社会系统模型，一个集成多学科知识的社会系统模型。

不管社会系统多么复杂，社会作为一个整体，还是稳定维持在一定的状态，这是大家需要认真体会的。我们把这一稳定态称之为社会系统的自组织状态。是社会之一元。我们通常说的抽象的社会，指的就是这一元。这个本体一元是抽象的，是一个具有复杂多层次激发的量子态。希望这个表述的进一步发展，能够构建关于社会的简单明了的理论，这一理论可以对社会进行一定的分类，对不同类型的社会给予科学的说明。

社会意识场的理论将是社会科学走向定量描述的重要内容。社会意识场可能与原子中的电磁场类似，它决定了一定数量的本征态，即社会的功能态。这一概念在一元二面的本体论模型下是顺理成章的结论，与中国传统文化所描述的社会气场是异曲同工。与细胞一样，社会意识场决定了社会整体的状态，无论是兴旺，还是骚乱，是充满希望，还是压抑、沉闷，都可以进行一定程度的定量描述。我们设想，未来可能会产生对社会本征意识态的数学描述，它将更多地运用复杂网络数学，指导对社会意见的分析，为社会进行诊断。在人体复杂网络模型基础上构建社会复杂网络模型，将是一件十分有意义的工作。

在社会复杂网络模型基础上，我们将构造这样一个社会生命系统的新图像：社会可以被描述为这样一个量子场,它充满了结构丰富的量子激发态(社会意识),这些激发态表现为多种形式和种类的网络结构(社会组织和组织群),以网络节点之间的信息流,构成对社会系统的生命活力的完整体现。一个健康的社会系统,一定处在一个中性平衡的状态。这时,社会各个部分共同执行着社会整体发展的一系列功能-物质生产、消费、思想创新、文化创作、传播关怀、提升境界等,这些都是社会成员取得人生价值的内容。当社会面临来自外部和内部的挑战时,社会拥有通畅的渠道来凝聚资源、迎接挑战、战胜困难、持续进步。这一新图像对于社会管理者具有一定的参考意义,对于未来社会形态的建设形成了一个系统性的说明。

综上所述,社会是一个开放的复杂巨系统,是检验复杂系统学的最为广阔的对象。由于对于人还缺乏一个完整科学图景,对于社会这个由人所组成的系统,更是处于难以综合的困境。所谓科学,仍然只见物质,不见意识;只见细胞,不见感觉;只见行为,不见心灵。建立在目前的机械论科学基础上的医学,则正在将人类的健康事业引入歧途。人类不仅对复杂性疾病一筹莫展,而且高昂的社会医学成本,以及与利益挂钩的医学模式,不但极大地消耗着人类宝贵的资源,也在腐蚀着我们的心灵。人类呼唤着新的医学思想、医学模式和方法,呼唤着对人的启蒙性认识。如果第一次文艺复兴打开了认识自然世界的大门,那么,人类正在呼唤第二次文艺复兴,真正打开认识人自身的大门。

在《人体复杂系统科学探索》一书中,我们提出了社会的五大文明的系统模型,即物质文明、精神文明、生态文明、政治文明、科技文明。这一社会模型是基于人的德、智、功、爱、康五大基本意识形态来类比的。当选择五维元素时,能够构建良好的相互作用模型,以维持一个平衡的、又是动态演化的系统,它提出了综合性的社会复杂系统的一个模型。今后可以在应用中进行完善和发展。

在第 6.4.2 小节所阐述的推动社会进步的技术中,我们提出的五大工程,就是在上述模型基础上构建的。温饱工程是针对物质文明建设而言的;幸福工程是针对精神文明建设而言的;健康工程是针对生态文明建设而言的;道德工程是针对政治文明建设而言的;智慧工程是针对科技文明建设而言的。我们强调,不过分利用资源、能源,重视有节制的发展,把物质文明的发展目标定位在温饱工程,这是对未来社会建设的一个重要建议。

社会发展应该更加重精神、重道德、重智慧,这是对今后社会发展的一个展望。如何朝着这一理想前进? 值得社会各界重视和思考。在本书最后一节(第 9.5 节),我们提出我们的主张,供社会各界参考。

7.2.3 生态复杂系统

生态系统是较社会更大的生命系统,把人类与自然界各种生命系统,如植物、动物、微生物也包括在内,甚至将与维持这些生命系统生存的自然资源系统,如水、空气、矿物质等也作为重要元素来考虑。这样的大系统也在缓慢地变化,其变化在整体上和部分上都呈现着一定的规律,人类必须关心这一系统发展的趋势,需要动员社会的力量,抑制和减缓某些发展趋势,如沙漠化、温室效应、碳排放、气候极端化等。生态学被认为是应付全球变化挑战、改善天人关系、惠荫人类福祉、推进地球可持续发展的重要理论和方法依据及规划、建设与管理的系统工具。那么,今天,生态学这门学科发展如何呢?复杂系统的思想如何推动这门学科更加科学化呢?

哈佛大学著名的生物学家威尔逊在《论契合:知识的统合》中描述了一个例子,说明了生态系统的复杂性。生物圈 2 号(Biosphere 2)是美国建于亚利桑那州图森市以北沙漠中的一座微型人工生态循环系统,因把地球本身称作生物圈 1 号而得此名,它由美国前橄榄球运动员约翰·艾伦发起,并与几家财团联手出资,委托空间生物圈风险投资公司承建,历时 8 年,耗资 1.5 亿美元。生物圈 2 号计划设计在密闭状态下进行生态与环境研究,它的设计利用了人类所掌握的关于环境、生态的一切知识。例如,关于自然环境,该圈中的土壤、草皮、海水、淡水均取自外界的不同地理区间,通过一定的人工处理再利用,处理的方式依据人们所掌握的物理和化学知识。圈内的环境由压力、温度、化学组分所表征。圈内位实验人员提供相应的服务,包括分析、医疗、兽医、监控、维修、锻炼、影视等室,分布在不同部位。

生物圈 2 号的"神经系统"包括一个完整的计算机数据采集和控制系统,它通过信息通路与外界附近的"飞行控制"楼内的计算中心相联通。圈内布置了 5000多个传感器(每 15 分钟记录一次),能够有效地观察和控制主要的操作参数,如温度、湿度、光强、水流量、pH 值、CO_2 浓度、土壤湿度、仪器运作状态等,这些都是当今物理、化学、生物等学科所提供的知识。

与地球生物圈类同,生物圈 2 号与外界大气和地下土壤不进行物质交换,允许太阳光通过玻璃结构,供植物进行光合作用,通过计算机系统、电话、摄像、电视与外界进行数据信息交换,电能及热控能源从外界通过气密装置输送进来。生物圈 2 号有 5 个野生生物群落(热带雨林、热带草原、海洋、沼泽、沙漠)和两个人工生物群落(集约农业区和居住区)。圈内共有约 4000 个物种,其中动物(包括:软体、节肢、昆虫、鱼类、两栖、爬行、鸟类、哺乳等)、植物(包括浮游、苔藓、蕨类、裸子和被子等)约 3000 种,微生物(包括细菌、黏菌、真菌、微藻等)约 1000 种,它们分别来自澳大利亚、非洲、南美、北美等地。野生生物群落中。

第一次实验:1991 年 9 月 26 日～1993 年 6 月 26 日

1991 年 9 月 26 日首次进驻。4 男 4 女共 8 名科研人员首次进驻生物圈 2 号,1993 年 6 月 26 日走出,停留共计 21 个月,在各自的研究领域内均积累了丰富的科学数据和实践经验。来自英国、墨西哥、尼泊尔、南斯拉夫和美国 5 国的 4 男 3女共 7 位实验人员在对首批结果进行评估。

第二次实验:1994 年 3 月 6 日～1995 年 1 月

经过评估修改之后,1994 年 3 月 6 日科研人员二次进驻,工作 10 个月后于 1995 年 1 月走出。他们在这期间对大气、水和废物循环利用及食物生产进行了广泛而系统的科学研究。生物圈 2 号是世界上最大的闭式人工生态系统。它使人类首次能够在整体水平上研究生态学,从而开辟了了解目前地球生物圈全球范围生态变化过程的新途径。更为重要的是,它将作为首例永久性生物再生式生保系统的地面模拟装置而有可能应用于人类未来的地外星球定居和宇宙载人探险。

确认生物圈 2 号实验失败

在 1991～1993 年的实验中,研究人员发现:生物圈 2 号的大气组成这氧气与二氧化碳的比例无法自行达到平衡;生物圈 2 号内的水泥建筑物影响到正常的碳循环;多数动植物无法正常生长或生殖,其灭绝的速度比预期的还要快。经广泛讨论,确认生物圈 2 号实验失败,未达到原先设计者的预定目标。这证明了在已知的科学技术条件下,人类离开了地球将难以永续生存。同时证明:目前地球仍是人类唯一能依赖与信赖的维生系统。

2004 年生态学家 Palm 在《科学》杂志撰文指出:生态学的多学科交叉及其与社会利益紧密相关的学科特点使其越来越受到世界各国学者以及决策、规划、管理人员和社会各界的广泛关注,成为当代最有潜力也最具挑战的可持续发展的支撑科学[1]。同年,国际生态学杂志 *Ecological Comlexity* 创刊,意味着生态复杂系统研究领域的诞生。生态学者们认为,21 世纪的生态学,将是一门人类认识自然、改造环境的世界观和方法论或自然哲学,一门包括人在内的生物与环境之间关系的系统科学,一门人类塑造环境、模拟自然的一门工程技术,还是一门人类品味自然、感悟天工的自然美学。如何辨识、简化和调控生态关系,把生态关系的复杂性转化为人类社会的可持续性,已成为全球关注的焦点主题[2]。

过去的 20 年,最引人瞩目的两项生态复杂性研究是桑塔菲学派的基于复杂适应系统的研究和盖亚学说。

1. 复杂适应系统研究

桑塔菲学派的基本概念是复杂适应系统(complex adaptive system),基本研究工具是计算机模拟、遗传算法、人工神经网络、元胞自动机等人工智能的工具是桑塔菲学派的常用模拟技术。复杂自适应系统学说的一个重要观点是局部规则

① Palm M. Ecology of a crowded planet. Science,2004,304:1251,1252.
② Wang R S. Ecology of Complex Ecosystem//Li W H. Ecological Research: Review and Prospective. Beijing:Meteorological Press,2004:1～465.

(local rule)导致系统产生宏观的有序行为和组织的出现①。这一从内部所涌现结构被称之为非达尔文式(nondarwinism)的,后者被认为是环境所决定的。

人工生态系统是桑塔菲学派所研究的典型系统。Tierra②和 Echo 都是由一群数码生物组成,数码生物竞争计算机内存和运行时间,类似实际生态系统中的资源和空间,用符号 a,b,c,d 等来表示。数码生物包括植物,食植动物和食肉动物等,它们之间的关系由各自携带的进攻或防御符号串所决定。这些符号串还可以通过基因突变或基因交换发生改变,从而改变生物之间的协作关系。在 Ray 的 Tierra 中,复杂的寄生和捕食等会自然产生,并观察到了物种多样性具有突然暴发和减少的奇特现象。Holland 的 Echo 中,在引进以牙还牙的对策后,观察到数码生物之间出现了复杂的合作和互惠行为。

对于数码生物以及类似的复杂系统数值模拟结果的分析,通常运用自组织临界态等概念来进行。这是 Bak 发明的一个概念,用来解释自然界中的突发事件如地震,股票跌宕起伏及生物灭绝等。Bak 等认为,临界态是自然界中的一个普遍现象,是复杂系统最本质的东西③。所谓自组织临界态是指这样的状态,小扰动也能引发大变化(否则,不能处于一种永恒的运动态)。Bak 等认为,各类复杂系统通过自组织所形成的结构便处于这种临界态。有许多实验数据支持 Bak 等的观点,例如地震,生物灭绝等就符合幂指数分布。Ray 的人工生态系统 Tierra 中,并没有外界环境的扰动,物种灭绝仍然符合幂指数分布,证明了临界态确实是复杂系统的内在属性。这些研究展示了从下到上的涌现至少是解释宏观所观察到的结构的一个机制。目前,大家基本上认为,复杂学的自组织思想对达尔文进化理论是一个重要补充。

2. 盖亚假说

盖亚(Gaia)假说是由英国大气物理学家拉伍洛克(Lovelock)在 20 世纪 70 年代末提出的。后来经过他和美国生物学家马古利斯山共同推进,逐渐受到西方科学界的重视,并对人们的地球观产生着越来越大的影响。盖亚学说也是生态复杂性研究的一个重要成果④,它已经成为西方环境保护运动和绿党行动的一个重要的理论基础。根据 Lovelock 的理论,盖亚是地球之神的意思,这个学说认为

①　Waldrop M M. Complexity:the Emerging Science at the Edge of Order and Chaos. New York:Simon and Schuster,1992:345.

②　Ray T S. Evolution ecology and optimization of digital organisms. SantaFe Institute Working Paper, 922082042. 1992:44.

③　Bak P,Chen K. Self-organization criticality. Scientific America,1991:46~54.

④　Lewin R M. Complexity:Life at the Edge of Chaos. New York:Macmillan Publishing Company, 1992:208.

地球圈是一个相对独立于环境的,具有自我调控功能的复杂系统[①]。以温度为例,地球的大气温度之所以能稳定在一定范围内是由于存在一系列适应太阳光线强弱的植物。当太阳光线过强时,能够反射阳光的植物群占优势,使地球的温度不致过热;反之,能够吸收阳光的植物群占优势,使地球的温度不致过冷。地球大气的化学成分等也同温度一样受地球生态系统的调控。盖亚假说与传统的进化论存在分歧。传统的进化论认为,生物的变化是对环境的适应,而盖亚假说却强调生物对环境的调控。宇宙历史上许多次大规模的生物灭绝后,由于生物总量的减少及调控能力的减弱,大气的二氧化碳水平上升到一个很高的水平并持续很久。随着生物总量及调控能力的恢复,二氧化碳又恢复到原有水平。这一现象是盖亚假说的有利证据。

盖亚假说的预测有些已经得到证实,有些还在研究之中有待证实[②]。例如,1968 年根据盖亚假说预测火星上没有生命,1977 年海盗号飞船予以证实;1971 年预测有机体产生的化合物能把一些基本元素从海洋转移到大陆表面上来,1973 年二甲基硫和甲基碘被发现;1981 年预测通过生物地增强岩石的风化,二氧化碳可以控制调节气候,1989 年发现生物大大加速了岩石的风化;1987 年预测气候通过云密度的控制与海藻硫气体的释放相连;1990 年发现海洋云层的覆盖与海藻的分布在地理上是相配的,此预测还需要进一步的证实;1988 年预测,太古代的大气化学圈由沼气主导着,此预测在证实中等。总之,盖亚假说在预测和证实的意义上完全遵循现代科学产生以件,并大大拓展了生态系统研究和人们对生态系统认识的视野。

我国生态学家王松如认为:从基因到生物圈的地球生命系统各层次错综复杂的时空耦合关系及其人为干扰机理和复合生态效应已成为生态学及其相关学科乃至全社会关注、研究和管理的核心对象[③]。王松如指出,生态关系涉及复杂的生态因子、生态格局、生态功能、动力学过程和控制论机理,其时间的累积性、空间的交互性、尺度的多层性、行动主体的能动性以及科学方法的不成熟性决定了生态研究的复杂性。还原论的认知方法,因果链的处事手段,条块分割的管理体制,政治的短期和局地行为,使得地球生物圈的可持续能力岌岌可危。王松如认为未来生态学的发展并不仅仅是基础科学、技术科学的问题,而且需要新的哲学观:变复杂性为可持续性,需要认识论领域一场天人生态关系的深刻变革。为推进线性思维、物理思维、还原论向系统思维、生态思维和整体论的观念更新,社会需要一种全新的

---

① Lovelock J E. Gaia. Oxford:Oxford University Press,1979:157.

② 肖广岭.盖亚假说——种新的地球系统观.自然辩证法通讯,2001,23(131):87~96.

③ 王如松.认识生态复杂性,弘扬可持续生态科学:2007 北京世界生态高峰会.生态学报,2007,27(6):2651~2654.

生态哲学。

我们依据一元二面多维多层次的本体论，来建立一个生态复杂系统的一般性概念。生态复杂系统理论将生态看成一个整体，一个系统，但是它包含诸多的二面性，可见的体结构就是各类动物、植物、微生物等，不可见的形结构就是这些生命体背后的宏观的意识场。动物群落和植物（包含农业作物、森林与植被）相互影响，这一影响既可以从体结构方面去理解，也可以从形结构去开展数学建模，后者还未受到重视，原因是哲学观的局限。形空间的意识结构具有统一性和非局域性，用以思考动物与植物集群之间的相互作用具有更大的优势，应该是抽象系统论模型的首选。在新的哲学观下，意识场与实体具有同样的存在性，都是量子场的宏观体现，因此，基于整体系统特征的形空间结构具有坚实的哲学基础。

同时，动物、植物与自然环境（水、空气、矿物质）之间存在多维多层次的相互关联，尤其是多层次性，对于建立定量数学模型有着重要的指导性意义。对于生态系统的定量描述，一定要引进多层次的相互作用，例如，气候影响农作物的生长，影响植被，后者有对气候产生作用。化学肥料的使用改变着土质，也影响着空气，影响着气候，影响着农业的长远发展。这里涉及多个子系统，不同的子系统的活动周期存在很大的区别。如此构造的抽象动力系统模型，一定是非线性的，具有轨道的不可预测性。哪些定量的预言是具有稳定的、具有可观察的意义？结合观察数据来发展多参数的、具有定量预测功能的生态系统模型，具有头等重要的意义。为此，我们要尽快突破概念性的、定性的模型研究。

多层次研究的意义在于实现使宏观生态模型的预言与观察数据进行对话，前者是大尺度的，后者必然来自局部。这里，我们遇到的是与量子力学相反的情况。在量子力学中，观察量是宏观量，基本变量代表时空的基本结构，如波函数。这里，观察量（如气温分布、植被分布、水系分布与阳光分布等）是在某个点站的随时间波动的数据，生态动力学模型的变量往往是代表了宏观的抽象的系统表征，两者之间处于不同的层次。简单的处理是将观察数据进行空间和时间的平均，这是粗糙的。我们曾提到，统计平均背后是有系统假设的，有必要对平均的意义进行细致的系统论考察，这就有必要给出完整的系统论模型。在同一个系统论模型下来考察观察量与定量数学模型变量（包括参量）时，将会出现一系列的、拥有不同复杂度的、聚集在不同层次的生态复杂系统模型，这些模型之间相互耦合，构成对生态复杂性的较为完整的描述。这样的跨层次数学模型还未出现。桑达菲的主体模型连接了两个层次，而且基本上是定性的。盖亚模型是一个抽象系统整体论模型，更是定性的。未来两者的结合是必然的。新的复杂多层次生态模型是发展的大方向。

不管生态系统多么复杂，生态作为一个整体，还是稳定维持在一定的状态。换句话说，生态系统处于自组织状态，拥有其一元。这个本体一元是抽象的，是一个具有复杂多层次激发的宏观量子态。

未来的生态系统理论将是一个复杂网络理论,它基于这样一个系统图像:生态可以被描述为一个宏观量子场,它充满了结构丰富的量子激发态(生态意识),不同生命系统之间表现出多种形式和种类的网络联系,以网络节点之间的信息流构成对生态系统生命活力的完整体现。一个健康的生态系统,一定处在一个中性平衡的状态。这时,各个物种之间执行着其生态整体生命的功能,组成多层次的事物链和信息链,维持着生态系统的发展和进化。

综上所述,生态是一个开放的复杂巨系统,也是检验复杂系统学的一个广阔的对象。人类无疑是地球生态的主宰,因此,人类必须成为有责任的家长,不过分干预生态系统的发展,适当对生态平衡开展补偿式活动,保持生态系统的可持续发展。这是一个伟大的使命,为此,要求人类开拓思路、开阔视野、开放智慧、勇于担当,在危机到来之前就能够未雨绸缪,居安思危,疏通机制,迎接挑战。这一生态系统图像对于未来国际社会形态的建设具有一定的参考意义。

7.3　生命之量子系统论

Erwin Schrodinger 最先提出"生命是什么"这个问题[①]。许多生物学家和生物哲学家都没有给出生命的定义,而是给出一系列生命的特征。在文献和生物学课本中,生命常常被描述为一系列特征的汇总表。这是因为,似乎不存在一种统一的描述,总是可以找到例外。于是,流传在生物学界的一句话是,例外就是规律。想要给生命一个明确的定义就成为一个非常困难的问题,也被证明是一个高深的问题。

生物学是主流研究生命的自然科学学科,它包含两个在方法、问题和基本概念上存在着巨大差异的领域,即所谓的功能生物学和进化生物学[②]。功能生物学主要关注发生在现存生命形式的生命过程,着重研究最小的生命单元,即细胞,这也是系统生物学中一个重要而又有意思的实验和概念问题。另外,从非生命向有生命的过渡,即生命的起源,也是一个与系统生物学高度相关的主题。

这里,我们以上面所发展的量子系统论,来认识生命现象,提出生命与非生命的本质差别在于量子相位场,即意识场的相干结构。一个突出的命题是:生命系统是宏观的量子系统,生命是宏观的量子现象。这是否成为所谓生命系统的共同点?值得今后的学者们的探讨。而从低级到高级的生命系统所涵括的复杂性,是造成目前定义生命出现困难的本源。这一问题将在今后完善对于具体生命系统的一元二面多维多层次的复杂系统模型的过程自然得到解决。

① Schrodinger E. 生命是什么. 罗辽复,罗来欧 译. 长沙:湖南科学技术出版社. 2003:1~190.
② Mayr E. Cause and effect in biology. Science,1961(134):1501~1506.

7.3.1　生命起源的量子场相变假说

物理学常常使用的一个名词是相变,它描述水变成汽,或水结成冰的过程。物理的相变现象是这样解释的。水分子在一定的临界温度下,其统计相互作用规律发生改变,分子排列的对称性发生变化。从水结成冰,对应于水分子从游离状态凝结到具有高度对称性的晶体结构上。这一过程称为相变。

现在,我们将相变这一概念应用于时空,想象时间空间本是一个实体,是量子基态,我们也称之为量子时空。原子、分子只是量子时空的激发态而已。这样,我们就把看得见的物质(原子、分子)和看不见的虚空(处于基态的时空)都囊括在系统中了。无论量子是否处于激发态,它们都具有一定的秩序,这就是对称性。产生物质就对应于一种变化。对应于基本粒子的产生,由量子场论的产生算符来表示,这是最基本的激发。我们认为,原子的形成,分子的形成,包括生物 DNA 分子的原始形成(起源),都是一种量子时空场的对称性发生变化的过程,物理学称之为对称破缺。每一次的对称破缺过程都对应着系统波函数的一个变化,现在,我们还不能将相变前后的波函数的具体形式写出来,只是抽象地想象它的存在。相信今后会找到合适的数学形式(不一定是初等函数),来完成这一描述。更加复杂粒子的形成,例如化学分子,就对应于一种更为复杂的时空激发场,对这一系统的定量描述通常应用量子化学的近似计算。每一种不同的化学结构对应于不同的相互作用量,可以把这些相互作用量认为是对时空对称性的表述,并把化学结构的计算过程解释为对时空对称态的详细描述。

事实上,无论是从无生命到有生命,还是从低级生命到高级生命,系统的波函数不断发生一种突变,类似于上面描述的相变,每一次相变都对应于时空对称结构的改变。物质(波函数振幅)的结构改变是外界可见的,意识(波函数相位)的结构改变是无法直接观察的,但是,因为波函数的运动满足薛定谔方程,而梅德伦流体的量子力学表述告诉我们,相位梯度如气流,推动着振幅平方(物质密度)的运动,因此,两者密切地联系在一起。换句话说,当我们看到一个网络状的神经电流回路在稳定运转着的时候(代表物质密度处于一个稳定流动状态),那么,也必然对应着一个波函数的相位场的空间变化形态。我们称之为量子相位场,这个量曾在德布罗意-玻姆力学中受到关注。因此,对于量子系统而言,物质结构与相位场的运动是量子时空激发态这一元的二面,二者相依相存。注意到,相位场具有整体性,这从德布罗意-玻姆力学的理论中得到证明,相位梯度是一个流,这个流的速度满足欧拉方程,其中包含一个非局部相互作用的量子势,它是量子纠缠态的力学表现。这说明,相对于物质密度,相位场具有整体性。在后面的几章(第 8、第 9 章)的讨论中,我们就把这一相位场与广义的意识场进行联系。或者说,意识量子场是系统量子场的一面,是与系统整体运动相关的相位场部分。

随着分子组分的复杂化,化学大分子转化为生物大分子是自然宇宙中发生的一个奇特事件,我们称之为生命起源。从系统论的角度看,这一转化绝非是某个化学分子的变化,而是一个比单个生物分子大很多的系统的产生。一元二面多维多层次的本体论认为,本质是量子时空场的相变,即对称性的变化。对应的新的化学结构(即 DNA、RNA)只是量子时空场的一面,而另一面则是相干的相位场,或广义意识场。对应于生命物质的产生的最主要的标志是,相位场建立其一类大尺度的相干性,把许多分子联系到一起,大大增强了电子在不同分子之间的迁移几率,由此改变了分子自我复制的准确性等。这样一个相干意识场的出现是生命的起源。

在生物进化的长期过程中,生物体所处的时空点上的对称性不断发生新的变化。每次变化都改变一次量子时空的相位场,形成一种新的相干性,也同时产生一种新的化学构形。换句话说,生物从低级到高级的变化,主要发生在意识的形空间,即相干的相位场的越来越复杂多层次的结构。对应于每一次的对称破缺,系统以新的对称性(如结冰后冰的晶体对称性)来替代旧的对称性(如结冰前的游离水分子)。

从无生命到有生命的相变过程中,相干相位场产生重大变化,形成多层次的耦合,尤其是使物质(化学)结构与宏观大尺度的相位场结构(与环境的耦合)之间产生了有利于化学分子进行复制和自修复的新型关联结构,从而使化学分子结构具备了自组织的适应性功能,增加了其复制和修复能力,于是,化学大分子活了。这一猜想目前还不是十分具体,但是,思路是清晰的。沿着这个方向前进,可以设想,在产生原始生命物质的生命汤中,应该着眼于构建有利于相干相位场(主导流体运动)与物质场(化学分子结构)的耦合。这就打开了新的思路。这样一种耦合属于大尺度的量子相干,于是,从量子相干态中我们引出新的想象,从高温超导的制作中获得启示,例如,对促使生命汤产生生命物质的物理条件(闪电、营养等)可以有新的认识,这些物理条件可以类比于化合物与金属等超导层状结构,这些结构保障了量子相干度在宏观层次上能够稳定存在,才使得超导态能够在较高温度下还得以保持。一旦在生命汤中,系统找到了能量的优势态,对应于相位场与振幅场的有机耦合,对应于化学分子的良好的自复制态,那么生物分子就诞生了。这是一个对生命起源的可能的假说,事实上比所有其他假说的描述都更具体。

从制造出原始的生物大分子开始,这样的量子时空相变还会不断重复,朝着越来越高级的形式进化。因为这一过程是彻底的量子态演化过程,与经典的热力学过程完全不同,因此不遵守热力学定律。新哲学观宣称,这里有物理学尚未认真挖掘的新规律,新真理,这里自然会产生达尔文进化论,产生达尔文力学。德布罗意-玻姆力学事实上已经启动了对于这一力学的表述,但还有待深入。我们认为,这里有一个新的世界。

从低级生命到高级生命,类似的相变继续发生在已经高度复杂的意识场,使之产生更为丰富的多层次涌现,形成更加广泛的多层次耦合,甚至是空间(结构)和时间(过程)之间产生耦合。这一耦合包含生命体对未来的期望(人有梦想),增强了生命体对自身的活动的调控能力(人有内省的能力)。于是,智能产生了,这是高级生命的标志。每一步,系统都经历着相变,这样的相变的着落点就是意识场。因此,我们认为,生物进化是从意识场启动的运动,物理(化学)结构只是其外在表现,因为,意识场更加宏观,是适应环境的先导。

从低等动物到高等动物,再到人,我们看到一个鲜活的进化的画面。在这个画面中,生命体表现出越来越多的协调性、复杂性和智能性。这些特性都似乎发生在围绕着生命体的虚空,因为我们并没有明显地从细胞结构,甚至组织结构方面发现明显的不同。我们把细胞和组织结构称之为体空间的结构,而把意识场称之为形空间。形体组成生命的二面。上述结论可以表述为,从动物到人,在体空间的细胞和组织层次没有出现明显的不同,但是,在形空间的高级意识层次产生了明显的不同。如果我们仔细考察体空间的神经结构层次,我们还是能够在神经细胞的数量、种类、分布等方面发现人与低等动物之间的差异。因此,我们认为,高级意识是与这些高级神经元结构相对应。这将成为我们在第8章讨论意识神经科学的基础。

总而言之,地球进化产生了生命,这是一个高级的量子场,一个振幅与相位密切耦合的量子场,这就对应于既有体、又有形的生命,特别是智能的高级生命——人。由于量子系统的整体性,现在来理解,人体内几亿个细胞协同活动,人脑的数以亿计的神经系统组成错综复杂的网络结构,仍然行动有度有节,就不奇怪了。当然,这些活动的高度协调,还有赖于一个高级意识的存在,我们将它称之为心灵。

至此,我们完成了对于生命的认识。生命相对于非生命,关键在于量子相位场与物质结构的耦合;换句话说,生命系统拥有比非生命系统更为高级的意识场,一个具有自主功能的意识场。宇宙的量子本质注定了,生命的出现是必然的,因为,朝着越来越复杂的结构的演化的方向是自然演化的方向,绝不是由热力学第二定律所描述的方向,后者只是一个局部的近似。

7.3.2　量子生物学研究进展

在上面介绍的观点中,突出的一点是:生命系统是宏观的量子系统,生命是宏观的量子现象。那么,这一思想是否拥有生物学的证据呢? 20世纪前半叶,生物学一直是一门经验性的科学,后半叶,随着化学的发展,出现了分子生物学。但是,由于生物大分子的复杂性,绝大多数生物学的思考都是在经典物理的框架下进行的。过去几年,生物学中越来越受到重视,就是在很多生命系统中似乎发现量子效应的痕迹。最著名的两个例子,一个是鸟类导航,似乎可以用量子芝诺效应来解释鸟类如何确定地球磁场的方向;另一个是光合作用,量子相干性使光子能量顺利通过巨蛋白质矩阵。我们在这里概括介绍部分近期的量子生物学研究,这些研究的结论很有吸引力,也还需要更多的实验证据和理论上的讨论。

1. 候鸟导航的量子机制

人们早已知道,当光照射到鸟的视网膜上时,就会激活磁场感受体,但是,鸟是如何确定地球磁场方向呢?或者问,鸟类是通过什么机制导航的?对此产生了许多猜测,一个比较受到重视的机制是:每个照射光子会激发产生一对自由基,即两个具有高度活性的分子,每个分子包含一个未配对电子,每个未配对电子都有一个自旋,带有自旋的电子能够对外磁场产生感应。两个自由基产生之后就分离开,其中一个的电子自旋主要受到临近原子核磁场的影响,而另一个自由基则远离这些原子,仅受地球磁场的作用,这两个磁场的差异会让这对自由基在两个具有不同化学活性的量子态间来回跳跃。

有一种设想认为,当鸟的视网膜细胞处于上述其中一个量子态时会合成某些化学物质,而当处于另一个量子态时就没有此类物质合成。从该化学物质的浓度对比就能反映出地球磁场的指向来[1]。2008年进行的一个人工光化学反应实验展示了这种想法的可能性,实验中外磁场强度的确能够影响自由基对的存在时间。本杰明提出,单个光子激发出来的两个自由基的未配对电子处于量子纠缠态,这是一种特殊的相干态,无论自由基携带的两个电子分离多远,它们的自旋状态始终保持关联。纠缠在室温下通常都极容易受到破坏,但研究人员的计算结果显示,它在鸟类视网神经细胞中却至少能持续数十微秒,大大超过目前人工分子体系中的纠缠时间。

人们猜测,此类借助于量子效应的磁感应可能广泛存在,不仅是鸟类,某些昆虫乃至植物都对外磁场有生理反应,比如磁场能减弱蓝光对开花植物拟南芥的生长抑制作用,或许也是基于同样的机制。目前,人们还在努力找到决定性证据。本杰明说:"我们还需要弄清楚其中起关键作用的分子有哪些,然后在实验室中对它们进行研究。"

2. 光合作用过程中的量子相干性证据

7.3.1小节中我们提出,量子相干是生物分子的一个典型特征。这个问题在最近针对光合作用的研究中获得了突破性的进展。研究人员早就猜测光合作用有非同寻常之处。在光合作用中阳光将大量光子倾泻到植物叶片或光合细菌上,而叶片和光合细菌的每个细胞中都聚集着叶绿素或其他色素分子,这些色素分子充

---

① Gauger,E. M,Rieper E,Morton J J L,et al. Sustained quantum coherence and entanglement in the aviancompass. Physical Review Letters,2011,(106):040503.

当着吸收光子的天线。一旦光子的能量被吸收,就会立刻被汇聚入井井有条的能量流中,来到细胞中的光合反应中心,在那里,它们能以最高效率参与到将二氧化碳合成糖的反应过程中。

早在20世纪30年代,科学家就认识到上述过程必须用量子力学来描述。在量子力学中,电子和光子都具有波动性。当光子撞击到一个天线分子上时,电子吸收光子能量被激发成激子,然后以波的方式一圈圈向四周散开,就好比将石头扔进水中激起的阵阵涟漪。激子波越过一个个分子最终到达反应中心。现在的问题是激子如何通过中间这段天线分子的密林。最初人们猜测,激子作不定向地随机跳跃,这样似乎效率太低。后来,人们设想其以更有组织的方式奔向终点。一个自然的设想是来自不同天线分子的激子间产生量子相干,于是,这些激子保持步调一致,像现在超导和超流态一样。处于相干态的量子波能同时处于两种甚至更多状态,所以相干的激子可以同时经由两条或数条路径穿越天线分子的密林。

2007年前,美国加利福尼亚大学伯克利分校的化学家弗莱明(Fleming)领导的两个小组通过实验来验证上述假设。其中一个小组用一连串非常短的激光脉冲来探测绿色硫黄细菌的光合作用体。实验中,他们将样本用液氮冷却到77K,最终结果清楚地显示出激子处于相干态。第二组对紫色细菌进行了类似实验,结果观察到与第一组类似的结果,而且这种电子相干一直到180K仍保持运作[①]。2010年,第一组研究人员发表了室温下细菌复合体中存在量子相干的证据,这表明相干不再是低温实验室中的人造奇葩,而可能是实际光合作用中的重要环节。与此同时,由加拿大多伦多大学的化学家斯科尔斯(Scholes)领导的一个研究小组在海藻中也发现了室温下的相干效应,这种海藻在进化亲缘性上更接近植物和动物。而且所含的吸收光的化学基团与细菌完全不同。

3. DNA分辨粒子量子自旋态

人们的常识是,量子物理只有在极度微观且接近绝对零度的环境下才能观测到,一旦超出了一定的体积和温度范围,量子态就会坍缩。换句话说,量子相干只能维持在很小的距离和很短的时间内。但最近,一项由以色列与德国研究所共同进行的研究却发现,体积远远超出微观尺度且通常在常温下运作的DNA,竟然有着分辨基本粒子的量子自旋状态的能力[②]。这项研究的论文发表在2011年的《科学》杂志上。据作者之一的化学教授Naaman介绍,DNA辨识自旋的方式是通过

① Lee H, Cheng, Y C, Fleming. G R. Coherence dynamics in photosynthesis: Protein protection of excitonic coherence. Science, 2007, 316, 1462～1465.

② Gohler B, Hamelbeck V, Markus T Z, et al. Spin selectivity in electron transmission through self-assembled monolayers of double-stranded DNA. Science, 2011(331): 894～897.

其双螺旋结构中的手性。

在这次的研究中,他们在一块精致培养基上安置了一层可以自组成的 DNA,然后让其与分别处于＋1/2 自旋和－1/2 自旋的电子碰触,观察有无不同反应,结果令人吃惊——DNA 与一类电子会有激烈的反应,而对另一组电子则几乎毫无反应,并且这种对于电子自旋的选择性是随着 DNA 的长度、规模和完整性增加而更加明显;DNA 的单链和破损片段对于两组电子就没有这种选择性。换言之,这一属性取决于 DNA 的手性。

据称,这一发现有如下重要的意义:首先,既然完整、长段的 DNA 是优良的自旋过滤器,那么今后用于研究和观察基本粒子自旋状态的仪器和设备就可以不靠电荷与磁场而是靠 DNA 来完成;其次,既然完整的 DNA 只会受到一种自旋状态的电子的影响,那么,今后的医疗和研究器材也可以从这方面入手,轻易地控制对 DNA 的作用。

4. 量子纠缠是维持 DNA 稳定性的机制?

新加坡国立大学的里佩尔(Rieper)及其同事提出了一个问题:量子纠缠在 DNA 中有什么作用? 为了得到答案,他们设计了一个 DNA 的简化理论模型,其中每个核苷酸都包括一个带正电的中央核和围绕着中央核的一团电子云。这团带负电的电子云可以相对中央核移动,形成一个电偶极子。当两个核苷酸之间形成碱基对连接时,它们的电子云自动向相反的方向运动,形成一种相干态,以保证结构的稳定性[1]。

里佩尔和同事们想知道,当碱基对叠成双螺旋时,这些振动——物理学家称之为声子——会出现什么现象? 声子(振动量子)是一种量子物体,它们以量子叠加态的形式存在,并且能像其他量子物体那样进行纠缠。里佩尔和同事们首先从螺旋不受外界热量影响时的情况开始考虑。"很明显,耦合谐振子的链在绝对零度时出现了纠缠现象,"他们说。随后他们继续揭示出,量子纠缠在室温下也是存在的。

声子的波长和 DNA 双螺旋的大小相似,这可能使得驻波——一种称为声子囚禁的现象——得以形成。在这种条件下,声子无法轻易逃脱。里佩尔和同事们建立的模型显示,声子对于螺旋结构产生很大的整体性影响! 由于一个碱基对中的两个核苷酸向相反方向振荡产生了一种量子叠加态,导致对螺旋结构总的影响相互抵消;这在一个纯粹的经典模型中是不可能发生的,那样螺旋结构的震荡就会使其本身断裂开来。换句话说,声子的量子效应使得 DNA 能够维持它的结构。

为了证明这一点,他们提出了一条证据:依据经典的模型,DNA 保持自身完整

① Rieper E, Anders, J, Vedral V . Quantum Entanglement Between the Electron Clouds of Nucleic Acids in DNA. 2011. arXiv:1006. 4053v2.

就需要很大的、不合情理的能量,而引进量子效应,则不存在这个问题。这一猜想非常吸引人,但还需要更多的实验证据,才能让生物学家们接受这一观点。他们在论文末尾提出了一个令人心动的建议:量子纠缠可能会对读取 DNA 链信息的方式造成影响,可以利用这点来设计实验。至于如何着手,他们并未给出答案。还有许多谜团在其中,不过这项研究仍然很有前途。

5. 关于生物遏制退相干的猜想

尽管上述例子都表明量子力学在生物学中的作用,但是它们都面临一个严重的和基本的问题。相干性、纠缠以及叠加效应只有在量子系统能够避免退相干的情况下才能得以维持,退相干起因于系统与环境之间的相互作用。环境噪声可以扰乱量子效应的精致关系,将量子纯态变成混合态,从而破坏量子相干。只有当退相干效应被控制住,显著的量子效应才能维持。可以说,量子生物学的核心问题是如何正确估算量子系统退相干的精确时间尺度。如果一个系统过快地发生了退相干,那么在它产生任何有趣的生物化学和生物学性质之前就已经变成经典的事物了。

近年来,在这个问题上,人们给予了大量的关注,特别是来自于快速成长的量子计算和量子信息学的物理学家们。量子计算机能够比经典物理的方式更快地处理信息,就是因为它通过量子叠加的相干演化来高效执行逻辑操作。因此,物理学家投入大量的精力来设计避免退相干的环境,或者使得退相干的影响能够最小化。一个关键的参数是温度:温度越高,退相干效应越强。因此,人们试图在超低温环境下进行量子计算,例如超导体或者冷原子处理。

而一个努力的方向是利用活细胞。乍看之下,活细胞中的暖湿环境对于维持低度退相干是极为不利的。基于简单模型的粗略计算表明,在血液温度下绝大部分生物化学过程的退相干时间将少于 10^{-13} 秒。然而,人们猜想,真实的生物系统能够避免退相干。物理学家戴维斯陈述的理由之一是,生物有机体是高度非线性、开放的、被驱动的系统,它们在远离热力学平衡态的状态下运行。这类系统的物理性质尚未被很好地认识,它们很可能具有新奇的物理性质。而生物在漫长的演化过程中很可能已经展现了这些性质,而我们却未曾发现[1]。事实上,更复杂精致的计算表明,简单模型通常在很大程度上高估了退相干速率。例如,奥地利因斯布鲁克大学的 Cai、Briegel 和英国布里斯托尔大学的 Popescu 发现,即便处于高温、充满噪声的环境下,受动力学驱动而远离平衡态的双自旋量子系统依然能够展现出持续的相干性。而在同样的环境下,静态的系统将快速退相干。伊利诺伊大学的 Leggett 基于自旋玻色子模型的计算表明,对于低频声子(phonon)展现出极长的

① Davies P Does quantum mechanics play a non-trivial role in life? Biosystems,2004,78:69~79.

退相干时间。

6. 临界现象产生量子生物效应

2012 年,美国佛蒙特大学的瓦陶伊(Vattay)和卡夫曼(Kauffman),以及芬兰坦佩雷理工学院(Tampere Institute of Technology)的尼兰能(Niiranen)认为,还存在某种尚未被发现的机制阻止了去相干性[①]。他们研究后发现,在特定的特殊环境下,即使是在更大的时间范围和更远的距离,相较于传统的研究所得出的结论,量子系统仍能保持相干性。他们认为,生物以某一方式利用这一过程,进而可以解释最近的一些的关于量子生物学的观察。在量子混沌状态下,量子系统内即使是较小的变动,也能在其演化过程中产生极大影响,就像在经典混沌系统中那样。当一个系统从准量子变为量子混沌状态,它会通过一个相变的过程。新的研究即聚焦于这种相变过程。

即使量子系统退相干而转变成一种混乱状态,也会出现一种临界转换状态,这时,混沌行为和常规量子行为之间的界限消失了,在这种条件下,量子相干性突然从一种不稳定的、转瞬即逝的状态,转变为一种更稳定的、长期持续的现象,于是,人们仍然可以观察到量子生物学现象。卡夫曼等发现,正是在这种状态下,他们所观察的量子生物过程必然会发生。为了更好的说明,他们还模拟了增强相干性的集光复合体,这涉及光合作用。他们解释说,"生物系统很可能就是利用了这种机制。"

这是一种很有趣的机制,如果经过试验验证,能够在量子工程领域发挥十分重要的影响。

卡夫曼及其同事讨论的这种临界转换状态,又被称为金属-绝缘体转换(metal-to-insulator transition),可以传输量子信息和能量。卡夫曼及其同事解释说,如果该过程能够在室温下完成,所有种类的量子器件都有可能制成。他说,"这样的结果会开拓很多新的可能性,进而设计低能耗的信息传输系统。"

综合上述研究结果,我们看到,量子生物学刚刚起步,许多设想展示出很强的魅力。我们在 7.3.1 小节所提出的,生物分子拥有特殊的量子相干机制,是一个十分诱人的设想。这里,我们要指出,一个特别重要的、也是未曾获得圆满答案的一个基本问题就是蛋白质折叠问题。为什么蛋白质能够很快地折叠? 我们认为,就是因为量子相干态的存在,这一点与上面所提到的光合效应过程中激子以相干态的形式通过天线分子阵类似。正如激子不是在作随机跳跃一样,在折叠中的氨基酸残基也不是以经典的方式寻找其最低能量态。我们认为,生物量子相干的核心

---

① Vattay G, Kauffman S, Niiranen S. Quantum biology on the edge of quantum chaos. 2012. arXiv: 1202. 6433v1.

是系统存在某种记忆,因为生物经历了长期的进化。因此,从某种意义上说,是一种纠缠态。正是这种记忆(纠缠),是蛋白质很快找到其折叠路径,完成折叠。

上面所介绍的几个例子,无论是 DNA 双螺旋中的声子,还是鸟类视网神经上产生的自由基,或是植物叶片表面产生的激子等,都是生物与周边环境的相互作用中所表现的量子相干。这些相干现象一旦被证实,是对我们提出的量子时空相变的有力支持。但是,值得指出的是,我们这里所提出的是一种最为基本层次的机制。这一机制同时会出现在更大的系统中,如整个细胞,或者整个人。当然,如果系统很大,量子意识场的脉动性也很强,量子相干性的描述方式也很出现很大的变化。重要的是它存在。

7.3.3　细胞的一元二面系统论

大多数科学家和哲学家都认同这样的表述:"细胞是生命的最小单元"。生命和非生命系统之间存在一个质的飞跃[①]。现代生物学和系统生物学的研究是从细胞生物学开始。现在,我们对细胞这一最为基本的生命组成元素进行一个系统论的描述。

传统的生物学认为,细胞由细胞核、细胞质等一些可以观察的结构所组成,高级生物的细胞核内有数百至数千种蛋白质分子,它们相互影响,构成一个复杂的相互作用网络,维持着细胞的生命过程。目前,这一依靠网络动力学开展描述的系统生物学思路,尚未被证明是有效的,尚未有迹象表明能够从根本上构建了一个理解细胞生命过程的完整的研究方案。

过去几十年作为主流生命科学的分子生物学,在技术驱动下获得迅猛发展,其主要目标是将生命还原到分子这一所谓本质上,但是实际上没有获得任何哲学结论。根据主流生物学家们的看法,分子生物学是关于鉴定生命系统的分子组成的学科,而不是关于理解这些生命分子是如何共同协作而带来生命的学科。无论如何,分子生物学被证明是最成功的科学学科之一,它为系统生物学的出现铺平了道路,而系统生物学对于生命而言,比分子生物学拥有更多的哲学思考。

系统生物学家处理的主题包括机制、涌现、自组织、网络、自我维持、复杂性、系统、控制、建模、功能等。这方面的思考还在加深,大家在关注并建立针对生命系统的一种理解,其目标是帮助理解分子系统是怎样有生命的,后者应该是生物学的终极目标,也是系统生物学及其哲学所面临的挑战。

---

① Mahner M,Bunge M. Fotundations of Biophilosophy. Berlin:Springer-Verlag. 1997:15~18.

1. Hofmeyr 的 MCA 模型

人们普遍认为,生命的本质隐含在从生物大分子到活体单细胞生物的形成过程中。从进化的角度看,细胞的增殖和 DNA 的复制中包含着生命起源的机理。Hofmeyr 认为,生命体和无生命物质之间的区别是:生命体是一个独立并且可以自我生成的体系,它比组成自身的任意零件的寿命都更长。因此,它主张超越对单个生物分子特性的研究,把这些生物分子看做一个有机的整体来研究。最近,Hofmeyr 将 Rosen 的复制代谢修复理论与 von Neumann 的自生产装置理论结合起来,建立了一种关系模型,来替代当今细胞生化进程的观点。他将这一系统称之为新陈代谢组成装配系统(MCA 系统)[1]。Hofmeyr 的 MCA 系统与有机体常见的整套过程的功能组织方式相似,创造出形式上可理解的细胞的自我制备。他推理的关键是核糖体独立的自我装备,使生命体的自我制备成为可能。信息在模型中起到了关键性的作用,将孤立的自结合装配转化为最终产生的自我复制。

2. Moreno 的自组织理论

从系统的观点来看生物体的组织的一个核心问题是,什么是从化学世界转变为生物世界的驱动力?解决这一问题的两个本质性议题是,生命物质如何不断被生成(复制)?生物的复杂结构如何被保持?从进化的眼光看,生命起源发生在一个长期过程中,包括了许多阶段,每一个阶段中都有新的组织产生,它们淘汰到先前的组织。因此,生命起源是一系列通过自我清除的过程而形成一个越来越复杂的组织,这一过程产生了一个既保存自己基本形式又不断增加复杂性的棘齿状的组织。然而,一旦生命组织的第一形式出现,它不但被保存,而且成为了今后更加复杂组织阶段的可能性条件。因此,确认这样一个第一形式的基本生命组织的产生至关重要,它是与先前的组织有着质的差别。

人们已经了解了一些物理化学反应的规则,比如自组装、模板复制、或自组织,Moreno 将之称为非平凡的自我维持的组织[2]。Moreno 认为,掺杂在这个框架之内的驱动力还只是若干命令原则的汇和,而启动这一过程的关键是功能循环:任一新的、又有助于维持的更有效结构都会被保存下来,循环使用。一旦功能循环启动,新的愈加复杂的组织形式的出现才成为可能。但是,稳定性还来自于一种基本自主性的实现。只有基本自主性系统才能达到自然选择新驱动力出现所需要的复

① Hofmeyr J H, Westerhoff H V. Building the cellular puzzle: Control in multi-level reaction networks. Journal of theoretical biology,2001,208,261~285.

② Moreno M,Perez M,Pleixats R. Palladium-catalyzed Suzuki-type self-coupling of arylboronic acids, A mechanistic study. The Journal of Organic Chemistry,1996,(61):2346.

杂度的门槛。于是,Moreno 定义了自主性这一概念:它是一种自我构建的组织形式,并通过与周围环境的相互作用来维持自身的同一性。自主性也抓住了最基本的新陈代谢组织的思想,从最微观的基础上理解生命。同时,在自然选择主导的进化过程中,它也可以产生全新的、并且更为包罗万象的复杂生物结构,从而完成遗传性指导下的新陈代谢,从而取代原先已有的形式。

Moreno 建议的自组织系统可以被描述为:通过从它们所处的环境中募集能量和原始材料,用于构建和修复自身,来发展和维持自我的动态系统。Bechtel 分析了 Tibor Ganti 的化学子(chemotom)的解释,给出了一个展现生命特质的最简单的化学系统,作为 Moreno 的自组织系统的特例。Moreno 对(自)组织的角色和本质的分析,抓住了自我维持、复杂性和生命系统的自主性两大基本概念,一语道破了许多生命系统的关键特征及其关系,从这一概念可以给出一个精确丰富的刻画,勾画出一幅远比仅仅列出一些特征更为精彩和丰富的生命系统图画。

Hofmeyr 的生命体具有我们所倡导的一元性,正是这样的自组织能力,才完成了被称为一个自我合成的生物化学工厂。上面这两位学者采取的是典型的系统论分析法,他们是在认真思考生物学哲学中的基本问题,所构建的回答尽可能逻辑地解释各种现象,也取得了一定的成功。但是,仍然还没有回答,生命是什么?我们希望系统生物学及其哲学在不远的将来能解决这个基本的生物学问。这个有趣而重要的主题,正在启动在最近的 evo-devo(进化发育生物学)研究中挖掘更多的协同相互作用关系的可能性。

关于细胞,我们所设想的一元二面的复杂系统模型如下。细胞的体结构包括由生物和化学的研究所给出的各种分子,特别有这些分子所组成的空间结构(如膜等)。但是,这些结构恰恰丢失了重要的一面,即细胞内环绕蛋白质分子的量子生物场,即系统的量子波函数的相位梯度场,我们称之为细胞量子场。细胞量子场是细胞内数百乃至上千种蛋白质分子之间的通讯网络存在的根源。正是因为存在这样的通讯网络,才能设想,细胞能够如此协调地执行维持其生命的功能,才能使众多生物大分子的化学活动井然有序地调节到细胞整体功能的需要上。我们认为,细胞量子场与原子中的量子电磁场类似,应该拥有一定的自组织状态,即本征态,我们称之为细胞的生物化学态。细胞量子场是维持细胞的生物化学态稳定存在的机制。也许未来,对细胞的生物化学态的数学描述将诉诸复杂网络,但将细胞的生物化学态与原子内电子的量子本征能态进行类比,不但是可行的,也是有益的。

于是,我们试图建立一个细胞生命系统的新图像:细胞是这样一个多层次结构丰富的量子激发态,这一激发态表现为多种形式的蛋白质分子和它们之间的相互作用,以及支撑复杂相互作用网络的细胞量子场。如果没有外界的干扰,细胞处在一定中性稳定的状态,这时,细胞内各个组分有序地执行着与生命发展相关的一系列功能——复制、生长、分裂、修复与重建等。而主持这一秩序的正是细胞量子场。

目前,这一设想还是一个猜测,我们还没有给出具体的可供实验验证的建议,但是,站在系统论的角度看,其存在性是不言而喻的,其表达形式则是一个技术问题。这一量子场存在的一个重要标志是:在外界发生扰动时,细胞将通过它来感知扰动,并指挥细胞内的分子做出调整,完成作为生命系统的适应性功能。细胞量子场是细胞能够实现其进化的保障,和产生进步(进化)的机制。这个过程是一个复杂的动力学过程,有待复杂多层次的非线性场论的发展,才能建立对某些过程的定量模型。

　　不管细胞内部的动力学过程如何复杂,细胞能够作为一个整体而稳定维持在一定的状态,这是众所周知的事实。我们把这一量子稳定态称之为细胞系统的自组织状态。这就是细胞系统的基本一元。我们通常说的细胞指的就是这一元,这个本体一元是抽象的,是一个处于某种激发态的量子时空。希望这个表述能够进一步发展为一系列细胞的具体的模型,像解释元素周期表一样,对不同组织的细胞给予明确的解释。

　　在系统学的框架下,一元二面性是各个系统的共同的性质,也是原子和细胞这两个系统的公共特征。对于细胞而言,一元是细胞生命的主体,是细胞运动的自组织中心。二面包括细胞的化学分子的物质面与量子相位的意识面,两者相依相存,共同维持细胞的生命的发展。两者都拥有多维多层次的复杂结构,其复杂性随着物种的进化而进化,具有多个层次的功能。进一步说,不同类的细胞拥有的层次结构数各不相同,与该细胞所经历的进化路径有关,与该细胞在整个生命体中所扮演的角色有关。细胞的体世界的复杂度可以部分地由细胞内包含的蛋白分子种类数来表征,同样,其功能和形世界(意识场)的复杂度应该与之具有一致性,两者合起来,构建了细胞生命的量子激发态(波函数)的完整刻画。

　　值得指出的是,细胞之一元是抽象的一元,细胞之具体性质表现在各个面的多维多层次上。例如,细胞通常要从内部的生物化学分子的角度去解读。这些化学分子,是细胞核内的局部的量子激发态,其数学表述就是波函数,它包含了细胞蛋白分子的完整信息。细胞内蛋白分子可以分许多类,每一类都对应于一种特定的量子激发态。至今,绝大多数细胞的研究都集中在对于静态组分的把握,如果能够获得更多的细胞内分子的运动形式,将是细胞生物学的有一个重要的进步。

　　我们相信,未来在数学上一定能够找到一种描述细胞的量子激发态的波函数。这样的方程是否也具有类似的薛定谔方程? 我们暂且不得而知,但是,沿着这个方向开展探索,提供了与当今纯经验的系统生物学不同的道路,不应该完全是徒劳无益的。如果成功,沿这一条路,将发现一个对细胞生命的更为简洁优美的刻画。如上所言,理论的简洁性表明对基本规律的把握,简单优美的理论才是真理!

　　细胞与外界有物质、能量和信息的传输。对细胞的波函数的动力学的刻画,将需要对于这些传输过程有定量的描述。这里,我们不能仅仅像描述原子一样,只描述类似于光谱频率、本征态能量等静态性质,物质、能量和信息的传输是非平衡态统计性质。因此,对于细胞的宏观波函数的描述,将需要运用连续介质动力学的方法,运用流体力学,甚至湍流研究的方法来开展研究。换句话说,细胞生命的波函数理论似乎将用到现代多组分复杂湍流运动的研究成果。这时,细胞的生命过程不只是有化学大分子,而且有连续变化的意识场,主宰着物质、能量的输运和信息的传递。这时一个复杂的非线性场论,是当今科学的难题。

　　当今的细胞生物化学理论还没有开始详细研究上述的细胞化学分子、能量、物质的传输,还只是涉及蛋白分子的种类和相对定性的比例等。事实上,人们对于细胞的波函数演化的动力学过程还没有细究,另外,诸如细胞状态跃迁等理论猜想的验证,目前还只是一个梦想。这里阐述的哲学本体论将上述物质和能量输运过程推向前台。事实上,我们身边的复杂世界,充满了复杂多层次的量子激发态,这一激发态涉及大量的生化蛋白分子。无论细胞这个系统如何复杂,量子的自组织(整体)状态都是可以想象的,甚至是可以从数学上去把握的。

第8章 意识之复杂系统学

在意识学中,我们看到三个层面的研究动向。一是神经层面,这是认知神经科学发展最迅速的领域,也是科学信息最丰富和最细致的领域;二是大脑层面,这是脑科学和神经科学共同关注的层面,是相对神经元活动更加整体的层面;三是心灵层面,这是比较抽象的,但是与深层意识和价值、意义关联度最强的领域,失去这一领域,意识就失去了意义。这是最困难和最艰辛的领域。我们希望,复杂系统学和新本体论能够架起一座贯通三个层次的桥梁,推动意识科学真正进行一些有别于传统物质科学的研究。

意识科学将为建立精确定量的心理学、深刻丰富的行为学,具有实用价值的经济学提供指导,并为医学、管理学、教育学等提供扎实的基础。因为,这些学科的经验定律都来自于对人的意识活动的考察。一个揭示意识科学规律的学问,将为社会科学的深入发展建立必要的科学基础。

8.1 神经元与意识

自 20 世纪 90 年代以来,神经科学是发展最快的学科领域之一。美国神经科学领域的年会参加人数达到数万人,而一般其他学会的年会只有几千人。因为神经活动理所当然地与人的感觉、记忆、注意有关,而后者又常常被界定为意识活动,因此,神经科学的研究成为科学地、细致地研究意识的主战场。当然,长期以来,对于意识的科学性探索最久的科学领域是心理学。但由于实验手段的局限性,心理学仅仅限于对意识主体的外在行为进行观察,其逻辑的精细度有限,用传统自然科学的标准来衡量,其科学性一直存有疑问。近年来,从心理学衍生出来的认知科学与神经科学相结合,形成认知神经科学。把神经科学的实验与认知科学的心理行为联系起来,来考察一部分意识活动与大脑神经活动的关联,形成一个意识研究的热潮。意识活动的复杂性,同时引发了新的哲学思考,我们需要一种新的哲学观和新的评判标准,来发展与意识这类复杂现象相关的研究。

8.1.1 对意识的神经科学认识

意识问题的困难性来自于两个方面:一是其虚无性,没有实证;二是其复杂性与多变性。

前者来自于自然科学的思维观。大家想一想,自古以来,哲学家一直在谈心灵,也就是意识,难道都是无稽之谈?有些人士用今天的狭义的科学实证来否定意识,简单地否定古代圣贤之论,是荒唐和无知的。实事上,这些圣贤之论仍然在指导着我们的整体思维。虽然,自然科学的思维使我们的认识有了长足的进步,但并非在宇宙事物的每个方面皆是如此。意识是每个人都能感受到的,也是我们每天在经历着的事物,它的真实性就像引力一样,是无法被拒绝的。只是,它不接受狭义的机械物质论所设定的实证,后者本身只是证明事物存在的一种方式而已。我们绝不能以偏概全,以为(已知的)科学仪器的实测就能代表事物的存在与否。其实,神经科学已经跨出了研究意识的坚实步伐,我们希望讨论的正是神经科学的未来发展。

其次是意识的复杂性,这也是我们每个人都可以感受到的。我们的思维就很难把握,我们的下意识更加令人难以琢磨。因此,人们对科学地研究意识,把握意识运动的规律这一目标的可行性存有相当的疑问。这不难理解!但是,这样的疑问是科学本身整天所面对的。对于热、光、电子、原子、生物分子等的认识,每一步何尝不是经过艰辛跋涉,穿过重重迷雾,才获得真知灼见。意识问题更加复杂,存在认识上的许多误区,都不奇怪。经过一个去粗取精、去伪存真的过程,是必需的,也是必然的。这个过程甚至是比较长的。加之意识问题具有比其他事物更大的复杂性,涉及宏微观多层次之间的耦合,而且不但是空间尺度的耦合,还有时间维度(过去、现在和未来)上的耦合,有必要引进新的认识论和方法论。不管怎样,意识这个事物是存在的,是可以通过科学来研究的。

著名的神经科学家达马西奥(Damasio)在"大脑如何创造心智"的文章中[1],以这样的宣言作为开头:"在新世纪的开始,一个问题凸显于所有的生命科学研究之上:被我们称为心智的一系列过程是如何从大脑的活动中涌现出来的?"他指出,某些思想家"认为这个问题在原则上是无法回答的",然而,"另外一些思想家认为,持续不断的、以指数式增长的知识会让人产生这样的感受,没有什么问题能够阻挡科学的进攻,只要科学是正确的而且技术足够有力"。他指出:"反对者们争辩道,所有这些详尽整合的(神经科学)资料被用来说明心智状态的关联,但却与一个实际的心智状态没有任何相似之处"。他进一步认为:"事实上,与生物学事件相关的物理解释仍然是不完备的",并断言"在最精致的层次上对心智的描述…或许需要量子水平的解释"。达马西奥清晰的表达了他的立场:"只有当我们没有充分理解细节的时候,我们才可以这样认为,当前被认为是与心智相对应的生物过程就是心智过程。"

我国的唐孝威先生2004年出版了一本书《意识论—意识问题的自然科学研究》[2],在这本专著中,唐先生说道:"意识问题是自然科学中最基本和最困难的问

---

① Damasio A R. How the brain creates the mind. Scientific American,1999,281:112～117.
② 唐孝威. 意识论——意识问题的自然科学研究. 北京:高等教育出版社.2004:1～147.

题之一,人类至今还不了解意识的自然科学本质"。在这本书中,作者指出,意识正在逐步成为一个自然科学的研究问题。这来自于下面三个因素:首先,意识是一种现象,需要进行解释;其次,意识与大脑有关联,对后者可以开展实验研究。最后,意识对大脑有重塑性作用,因此研究意识有实用性意义。尽管这项研究开始的时间还不长,但是,从取得的进展来看,已经建立起来的自然科学框架(如神经科学、心理科学与认知科学等)为开展意识的实验研究,建立了一个重要的平台。只是,意识研究的现阶段处于开创期,是实验研究最活跃的时期。

20 世纪 70 年代以前,人们就已经在脑电波图的研究中证实了意识与大脑的相关性。对尖端示波器资料的分析已经给出如下三个方面的关联:物理的刺激信号、大脑中产生的电波图(EEG)以及被试者的意识唤醒状态。研究发现,刺激下的大脑事件和受试者报告的心灵事件之间存在一些重要的相互关系。把 EEG 记录的频率、相位和空间间隔的统计分布与有噪声的随机分布进行比较,与被试者的内省意识状态相关的信息终于显示出来。例如,某一强度的 a 节律和快乐的感觉是对应的(卡米亚实验);而快乐的感觉和 O 节律也有关系,B 节律被发现是紧张状态下的常态。从这些发现中,沃尔特得出如下结论:"反应的广度和复杂性同主体的感觉之间存在着鼓舞人心的对应关系。"

20 世纪 70 年代诞生的认知神经科学,是认知科学和神经科学的交叉学科。以往,认知科学注重心理,而神经科学则是注重生理。20 世纪 70 年代,一批学者开始通力合作,致力于研究大脑如何产生心智的问题。当时,杰出的神经科学家 Gazzaniga 和认知心理学家 Miller 命名了这一新学科,将学科宗旨定为理解"有形大脑的功能是如何产生无形心智的思维和想法"[①]。40 多年来认知神经科学所作出的发现,为人们认识心智现象提供了大量依据,甚至变革着人们对意识、精神活动的认识。下面列举几项代表性的发现。

认知神经科学早期注重发现意识活动与脑区部位之间的对应关系。例如,斯佩里(Sperry,美国心理生理学家),1952 年他发现猫和猴大脑的两半球,在胼胝体切断的情况下,各自仍然保留自身的学习能力。进一步的细致研究发现左脑偏重抽象思维,右脑偏重空间认知。休伯尔(Hubel,美国神经生理学家),威塞尔(Wiesel,瑞典医学家),他们共同合作研究与视觉有关的大脑皮层的结构与功能,得出两方面的重要结果:①大脑不同部位有职能分工,视觉皮层以细胞柱为功能单位,分别有取向柱(分辨线条的方向)和优势柱(分别以左眼或右眼作为优势眼),对视觉信息进行加工;②出生早期视觉皮层的发育受环境影响,具有很大的可塑性。这些发现对了解大脑皮层的信息加工规律有重要价值。以上三位科学家共享了

① Gazzaniga M S, Ivry R B, Mangun G R. 认知神经科学:关于心智的生物学. 周晓林, 高定国 译. 北京:中国轻工业出版社,2011:3.

1981 年诺贝尔奖。

随着技术的进步,科学家们开始探索意识活动所对应的神经系统在分子层次上的运行机制。例如,美国纽约哥伦比亚大学神经生物学教授坎德尔(Kandel),发现细胞内蛋白质的磷酸化可以加强突触传递效率,构成了短期记忆的基础;而多次强烈的突触传递活动可影响神经元内的蛋白合成,改变突触结构,构成长期记忆的基础。由于这项发现,坎德尔获 2000 年诺贝尔奖。

意识活动对神经系统的塑造性作用,是认知神经科学近年来最为重要的发现。例如,哈佛大学的 Kosslyn 最早发现,在没有外显动作的情况下、人仅凭想象就能激活与想象的具体行为所对应的神经通道①。人们通过各种神经成像技术(PET,FMRI,TMS 等)对表象过程进行测试,发现:①"知觉产生于信息直接登录感觉的时候;心理表象不必仅仅简单回忆以前知觉过的物体或事件,它们也能通过新的组合方式或修改贮存的知觉信息而生成。"②"表象能激活同通道知觉系统中的大部分神经,从而激活相关运动系统,并使之像真实的知觉体验那样影响躯体。""运动想象不仅训练了相应的脑区,而且还在协调不同脑区中的执行——这反过来加快复杂任务的完成。"

事实上,意识活动能够对神经系统产生重要的定向塑造作用。大脑皮层区域与注意力、体内感受、信息处理密切相关。人们发现,某些心理训练,比如冥想训练,甚至能够使得大脑皮层变厚。研究表明中等水平(平均每天进行 40 分钟冥想练习,持续 9 年)的冥想练习者的大脑皮层比对照组(没有进行冥想练习)更厚。皮层增厚可以由神经元的树突和轴突分枝增多、神经胶质体积增大或者血管丰富引起,这些要素对于神经功能非常重要。

认知神经科学家 Gazzaniga 在《认知神经科学》中描述了八条与意识有关的主题②:①意识与神经科学的哲学与理论问题;②与认知相关的意识活动;③与记忆相关的意识活动;④与左右感相关的意识活动;⑤觉醒、睡眠和梦的意识状态;⑥意识与大脑两半球;⑦大脑前额皮层的意识活动;⑧意识在大脑中的运动模式(串行的还是并行的)。我们的摘录没有按照这本书上列的顺序,而且表述的用词也略有不同。这里所列的顺序是按照三大类来安排的,第一类是理论问题(第①条);第二类是与特殊功能相关的意识活动(第②,③,④,⑤条);第三类是以大脑中神经活动区域和模式来刻画的意识活动(第⑥,⑦,⑧条)。这最后一类确切地说,是有关认知的大脑神经活动研究。第二类集中反映了神经科学家所关注的几类意识活动,即认知(学习)、记忆、空间感和梦。今后相当一段时间,这将是意识活动所讨论的

---

① Kosslyn S M. Neural foundations of imagery. Nature,2001,2(9):636~642.

② Gazzaniga M S,Ivry R B,Mangun G R. 认知神经科学:关于心智的生物学. 周晓林,高定国 译. 北京:中国轻工业出版社. 2011:478~480.

重点,不仅因为这些活动比较常见,具有实用价值,也因为它们在大脑神经活动中的反映具有一定的可循的规律。

意识活动还分意识和无意识。唐孝威先生的专著中介绍了针对这两类意识活动,人们正在开展的一些研究项目(共计22项)。我们将这些项目分成三大类(略去几个比较偏的项目)。第一类,与记忆有关的研究项目,包括瞬时记忆、陈述性记忆、自传式记忆、回忆的记忆、可提取的记忆(共5项)。第二类,针对不同意识内容的研究,包括认知、推理、目标、表象、控制、意念与信念、自我觉知(共7项)。第三类,与意识过程有关的研究,包括控制过程、聚焦、清醒和做梦、新奇、对心理功能的广阔通达(共5项)。从这些研究项目可以看到,记忆是一大类,其他的意识活动内容和过程侧重点分布很广。从这些项目的名称来看,一方面反映了西方科学务实的精神,每一个项目都具体针对一个方面;而另一方面也反映了研究目标的分散,主题目标不明确。这就是当今认知神经科学和意识研究的现状,从一个角度反映了,意识的神经科学刻画还处于概念确认阶段。

著名的学者塞尔(Searle)描述了几个关于意识的科学问题[①]:①我们的心智状态是如何指向现实世界中的具体的物体和事件? 即意向性形成的过程。②意识场是如何决定其空间非均匀和时间非定常的结构的? 即我们的关注点是怎样聚集在某些事物上,又是如何从某些事物转移到其他事物的? 这里产生所谓的中心意识和边缘意识的问题。③意识体验发生在何处? 即什么是意识发生的心境? ④意识状态是如何确定愉快和不愉快的? 即意识活动是否有确切流向(偏好性)? ⑤意识是如何实现其格式塔结构的? 即如何把模糊的、不完整的感知刺激,组织成为完整的知觉形式? ⑥意识是如何达到自动化状态的? 即如何把陌生的感觉刺激转化为熟悉的知觉形式? 这些问题反映了人们对意识活动的一些定性理解,即意向性(或指向性,或者空间非均匀性),可变性(聚焦点随时间动态变化),抽象性(发生在心境),价值性(愉快与不愉快),有组织性(格式塔结构)和记忆性。这些概括虽然不一定全面,但确实涵括了常见的意识活动形式。一个好的理论应该对之有良好的理解。

值得指出的是,这六个特性对于复杂事物有一定的代表性。任何复杂事物,给人的感觉是扑朔迷离,其实也就在这几个方面难以界定:①空间上落在何处(为什么)? ②时间上如何变化(为什么)? ③有哪些参数来刻画(相空间,变量空间)? ④原理(价值)是什么? ⑤组织结构是什么? 上述最后一点,记忆性、自动化性等,这可能是意识活动的一大特点,它也许正是智能性的表现。我们所进行的这些解读,是基于系统论原理。因为,人类认识事物就是从这几个方面着手的,无论是物理、化学还是生物学,都有相通之处。

---

① Searle J. Consciousness. Annual Review of Neuroscience,2000:(23):557~578.

Crick 和 Koch 着重探讨了神经生物学过程与意识的关系[①],具体地问：神经生物学过程怎样引起意识状态？意识状态又怎样在神经生物学结构中实现？这两个问题是双向的同一个问题。他们把它们分解成一系列具体的问题：什么是意识状态的神经相关物？其中哪些与意识状态的产生具有因果联系？神经生物学过程产生意识状态的原理是什么？这三个问题是典型的西方科学的问题，即什么是哪个物？这个物如何起作用（因果）？后面的原理（机制）是什么？我们这里详细地罗列这些问题，从哲学的高度来审视一下，西方科学从事研究的套路，供读者参考。

唐孝威先生对意识总结了四个特性[②]。"首先，意识具有定性的特性。任何有意识的状态都有一个特定的定性体验。例如，喝茶的与听音乐的体验是非常不同的。其次，意识具有主观的特性。任何有意识的状态只有被主观体验时才会存在。个体意识是个体脑内的活动，个体不能和别人直接分享自己的全部体验。这不同于分子原子这些物理实体，它们的存在不依赖于是否有生命存在，而意识的存在必须以主体的存在为前提，这就是意识的主观特性。第三，意识具有整体统一的特性。个体的意识体验是整体体验。在任何给定的时刻，所有的意识体验都是一个统一的整体意识的一部分。第四，意识具有流动的特性。个体的意识体验是随时间不断地更新的"。这几点总结，最终构成了他对意识研究的理论框架。唐孝威总结到，"意识体验的定性性质、主观性质、统一性质和流动性质共同构成了意识的本质特征，是它们把意识现象同其他的自然现象区分开来，成为自然科学研究所面对的独一无二的现象"。

我们认为，这样的描述虽然是经过了相当的思考和总结，但其表述方式不是唯一的。确实，布洛克也对意识进行的四个维度的描述：即所谓的通达性（能够对主观体验作出报告和实施动作）；现象性（定性的感受）；监督性（对感受的觉知）；自我性（对自我的觉知）。这里，现象性与定性性对应，自我性与主观性对应，统一性似乎对应、但不完全等价于通达性，最后，流动性是唐先生的创造。这一点，我们认为很重要的，是意识场量子性的集中表现。

显然，目前神经科学的发展，还无法为大多数精神事件找到其物理事件的对应。这一困难应该是一个技术问题，是一个观察和实验问题。精神病学面临着一个困难：即神经系统功能的不正常并不总是必然正确地被患者的内省所认识。这是因为，患者内省还缺乏正确的指导；或者说，内省是一门学问，是需要在大量的神经科学研究基础上开展综合梳理才能形成的学问。古代东方修炼的学者，总是在前人的经验基础上，结合自己多年的体悟方能在内省方面有所成就。当代神经科学的发展，可能使这一学问大面积普及。如何在新的本体论指引下，发展神经科

① Crick F,Koch C A. Framework for consciousness. Nature Neurosci,2003,6(2):119~126.
② 唐孝威. 意识论:意识问题的自然科学研究. 北京:高等教育出版社,2004:6,7.

学,则是本文后面将要讨论的话题。

8.1.2 一元二面的意识量子场假说

在第 7.1 节中,我们已经从宏观玻色子场所满足的非线性薛定谔方程中看到,存在宏观大尺度的波函数相位梯度场,它满足欧拉方程,对应于一个流场运动。从这里,我们宣称,如果出现宏观量子现象,必然会出现一个非平凡的相位梯度流场,这一流场推动可观察的密度场的运动。这一简单的玻色-爱因斯坦凝聚态结论,可以广义地运用到更加复杂的原子-分子系统,这是出于系统之间的一元二面多维多层次的普适相似性。于是,我们就把(在适宜的分子-分子相互作用下所引发的)宏观量子现象中与相位场相关的部分称为(广义)意识,因为这部分结构信息囊括了物质密度(振幅平方)以外的系统的重要特征,是系统二面中虚的一面。这样,意识就与物质遥相对应,共同构成系统的二面。

1. 意识的量子场本质

首先,意识是一个量子现象。其次,非平凡的意识出现在生命系统中。从上面的定义推论,超导、超流中也有意识现象。因为宏观量子现象必然存在多粒子波函数的相位相干。但是,这只是简单的意识现象。即便简单,已经给系统的宏观特性带来了十分可观的改变。意识场的引入,是否也有助于人们定量描述高温超导特性,以及复杂的超流运动? 答案很可能是正面的,可以设想如果以复杂流动(如湍流)的理论为基础,以多尺度相关的(意识)流场理论来描述超导超流,可能会带来新的突破。

进一步,一旦意识场的结构实现了时空多个层次的耦合,以它为媒介,可以构建出物质(密度)场运动的全新图景,关于一个生命系统(例如细胞)的许多精妙特性将获得来自第一原理的理解和解释。这时的意识场似乎至少包含一个多层次(时空)耦合的量子相干(纠缠)结构,它随着生命的诞生而产生,它甚至随着高等动物,特别是智能动物(人)的进化而形成越来越高级的量子相干结构。于是,我们就从意识场的构造性看到了一条对于生物、动物和高级智能动物的进化路径的定量科学理论的道路。最终,这一结构会与神经系统的复杂网络结构相契合,形成一个网络状的空间分布结构,从而实现高级的信号传导、控制和信息反馈的动力学。这些描述虽然目前还只是一个猜想和展望,但它逻辑上的可能性却是令人难以拒绝的。

2. 意识量子相干场的时空特性

我们知道,如果把意识定义为量子相干结构,那么,它一定具有特别的时空特性,即空域结构性和时域运动性。第一,意识这一类量子相干结构的空域特性已经广为人知。这就是复杂网络性,它包括可见的神经网络,还包括现在已经受到重视,但还没有完全刻画清楚的脑区相干性。更为奇特的是它还包括处在神经科学的视野范围外的思维传感的量子相干性。我们认为,这最后一点将成为未来神经科学研究的一个重要方向,即通过对神经信号的精细测量和分析,发现不同的生命体之间的思维相干波。确认这一点,将会大大推动对于意识本质的认识。为了正确有效地描述非局部量子相干性,神经科学需要与量子物理学进行紧密交叉。第二,意识的时域特性也并不令人陌生,那就是各种频率的振动和波。但是,复杂性在于振动波形中丰富,不同频率之间呈现频谱模式相关性,使得信号复杂多样。不管怎样,我们说,量子相干结构就在其中。因此,这里提出的意识的量子相干本质并非远离神经科学的实验台,而是涉及神经活动信号(场)的核心科学问题:即如何从复杂的网络和信号中提取意识的量子相干结构? 这是神经科学研究的前沿问题。

　　当然,从哲学观看,我们还要研究,神经网络的复杂时空特性,是否包含量子场的全部? 究竟什么是意识量子相干场的全部? 它与其他量子相干场(如超导和超流)有什么区别? 或者换句话说,让我们来审视,意识这样一个量子相干场是怎么产生的? 这是一个深入到意识本质的问题。我们这里建议了一个思路,就是模仿量子场论构建基本粒子的标准模型,从一元二面多维多层次的系统本体模型出发,对意识展开多维多层次的解读。

3. 智能意识的起源

　　高等动物为什么会有意识? 因为它要从事复杂的运动,它要拥有丰富的控制系统,它要拥有协调功能。这是神经系统进化的依据。正如生命的进化(生物大分子的形成)也是量子相干性的表现一样,意识也就与神经细胞的形成密切相关(见第7.1节)。永久性的神经回路的形成(记忆),以及不同脑区的功能的设定,是神经系统进化的重要事件。前者为意识量子现象的空间结构性和重复运动的稳定性提供了重要的保障。后者既构成大脑进化的证据,也为复合型意识活动提供了佐证。哺乳动物的大脑在进化,人类的大脑也在进化,这些进化活动的主导因素是意识。尤其是人类,当自由意志成为现实之时(这正是神经科学应该加以研究的),它的进化步伐加快了,意识场更加复杂和层次化了。探讨这一复杂和层次化的证据和规律,应该成为神经科学的重要议题,这将是神经科学的开普勒问题!

　　因此,我们确切地说,所谓意识量子场,是与动物的神经活动密切耦合的、对其结构和运动有影响的量子相干场,这是一种人类还未充分认识的量子场。存在这样的意识量子场,是意识量子场论的第一公设。这里,我们把人的神经活动比作水中之鱼,是可见的,量子场乃是水(透明不可见),而意识量子场则是水里的特殊子结构(如营养液、水流等)。鱼离不开(富有营养的)水,水因为鱼的存在而显得丰富多彩。所以,意识量子场与神经活动,构成意识的一元二面系统,二面相依相存,共同构成意识。

意识场是伴随着生命系统成长、演化和进化的场,是在长期适应环境的过程中不断丰富和发展的,具有与周围环境之间紧密的多尺度和多层次的耦合。复杂性是意识的最重要的特征,而进化是意识产生的动力学本源:一个系统拥有意识,就是该系统的行为表现出与周围环境的多方面的反馈和互动。从人(脑)整体的角度看,意识是人(脑)在环境(信息)影响下所形成的宏观量子相干态。人、人脑和意识三要素构成人这个一元二面的系统,人所处的环境也构成一个环境、物质和意识场三要素所构成的一元二面系统。人和环境又构成世界的二面,即世界,人和环境也构成一个一元二面的系统。自然界就是这样构成许多多层次的一元二面系统,互相之间有隶属的关系,甚至拥有互相嵌套的关系,组成一个多层次复杂系统。对这一复杂系统的认识,将最终细化到与可观察的事实相联系,提出具体的神经科学、心理科学、行为科学的命题。

4. 意识现象的理论模型

意识问题的复杂性和普遍性,使得理论的、哲学的思维必然在这场探索中扮演重要的角色。涉及复杂条件下的精细研究,必须首先有完整的理论设计,甚至包括定量的预言。即使没有完备的定量理论,也必须有比较完整的概念体系。一个例子是高温超导现象的研究,虽然已经不能获得 BCS 理论的定量指导,但是,相干玻色子这一概念体系没有改变。正是在这一体系下,人们利用多种化合物的分层性,来创造这样的环境,使电子对在较高温度下仍然能够结伴而行。意识现象的复杂性超过超导电子,甚至,还没有对应的超导意识子的概念,来形成与上面所提的例子进行类比的基础。于是,核心的问题是构建这样的基础。对于意识的本质问题的研究,神经科学的实验是一个重要手段,但不是决定性的。更为重要的是运用神经科学的手段,来验证一个理论体系的严谨性和准确性,就像量子力学的研究一样。

现在,在意识量子场论下,我们无需对意识是否存在,意识是否可以还原为物理事件等问题开展繁琐的论证。事实上,意识以及更加高级的心理心灵现象,不可能在可预期的未来完全还原为神经元的物理信号。但是,人们在这一方向又不是毫无作为。复杂系统论告诉我们,既不要盲目乐观,以为仔细看看神经元活动,我们就能完全把握意识,后者是一个多层次复杂耦合的现象;另一方面,我们也不是不可知论者。尽管复杂,部分的解读,以及某些平均意义上的结构是可以诉诸科学认识的。在一元二面多维多层次的观念下,虽然完全的还原是不可能的,但是,渐进性的部分还原是可行的。即使部分的还原,在一定层面上对于指导人们有效地理解意识、理解心灵现象也是十分有意义的。这对于指导人们开展有目的的活动,尤其意义重大。

在系统哲学框架下,意识场是生命系统的场,是其一元的一个基本面,对应于大量微观粒子组成的宏观系统的(量子)波函数的相位场。这就明确了意识科学的基本研究课题之一是宏观量子相位场有哪些可预言和可定量观察的特性。系统哲学的框架给出了一个研究意识场的道路:应该从研究组织结构的运动中来研究意识。我们将意识定义为系统的宏观波函数的相位。意识不可直接观察。意识也就像位势一样,位势差具有能量的效应,相位差也能驱动物质的流动。意识流也可以表述为在相位差驱动下的物质流。与意识场对应的物质也涌现出多尺度和多层次的物理(化学)结构,它们是波函数的振幅。这些振幅如天上的云,它们在空间运动,推动它们运动的正是背后的气流,是一个速度场。量子力学方程的研究表明,这一速度场正是波函数的相位梯度场。正如波函数(振幅+相位)构成对系统的完整数学表述一样,云和气流构成对云系统的完整刻画。虽然相位无法进行直接观察,但相位梯度(速度)却是可以观察的。

一个可以进行类比的例子是,流体运动会出现湍动,在湍流中会出现各类形式的涡结构,而涡是复杂湍流结构的一种运动形态。神经活动就像流场中的微流元,即一团分子,流体力学家测量的是它们的运动,计算模拟的也是它们的运动,但是,这些局部测量到的量通常表现出各种形式的脉动特性,如果基于这些量来构建湍流理论,非常困难,面临两大复杂性难题:一是多尺度激发的复杂性,二是对外界环境高度敏感的复杂性。湍流是大数微流元在宏观层次所表现出的具有特定能量、动量传输性质的物质运动状态,这就对应于意识。后者也是在宏观层次表现出的控制生命体状态变化的(量子)运动状态。湍流中的涡,虽然背后是一团分子,但是,它所表现的是流体运动的一种宏观运动形态。意识也应该由一些类似于涡的运动形态所组成,对应于大数神经活动的集体相干运动模式。意识作为一种概念,就像湍流这一概念一样,其哲学含义很清楚,而其科学含义的理解还有待于对各种涡运动研究的进步。

一元二面的系统本体论告诉我们,心灵世界的复杂多维多层次性潜伏在大数神经元的复杂网络结构动力学中。复杂网络研究还处于垦荒阶段,多层次结构的网络数学运算规则还有待建立。许多年来,人们一方面困惑在意识的复杂性之中,另一方面,又希望一劳永逸地给出关于意识的本质说明。在这两个极端之间徘徊,是认识出现混乱的原因。复杂系统哲学始终把握一个中字,既不把意识想象得那么玄,似乎完全不可捉摸,也不把对本质和模型的建立想象得过于简单。其实,把它看玄了,就是因为我们想一口气说清楚,而又说不清楚,故此,觉得(其他人)肯定说不清楚。即使当我们已经理解了光的波粒二象性的本质,我们还不能说完全了解了各种可能的光,如新的激光、光纤中的光以及生物体中的光等。这时还会出现许多新的知识。因此,让我们用一种新的哲学观来对待意识,来构建一个新的认识系统,既抓住本质一元,又不断产生新的知识增长点(多维多层次),两者是不矛盾的。

　　人的意识结构非常丰富,是多层次的,既包含大脑皮层的认知结构(感觉、知觉等),也包含内在的心灵结构,它主宰人的信仰、理想等。相对于其他动物,人拥有更为丰富的意识结构,甚至时间-空间耦合的智能意识结构,心灵就是人所特有的智能意识结构。心灵系统是迄今地球上进化产生的复杂度最高、层次性最为丰富、智能性最强的系统。这一论断对于解读生命系统和人具有重要意义。

　　人类整体心灵的能动作用自然就引发了责任感。作为心灵活动的主宰,我们的愿望、价值、观念、思想是我们的决策、行动的源头,这个思想也许不新,也已成为法律的根据。但是,一旦科学家们意识到这一点深层的责任感所带来的积极性的和破坏性的力量,就会在科学的放大镜下面得到细究,我们对我们自身的思维模式的过程和规律就会有进一步的了解。道德在个人生活和社会集体生活中的地位就会出现崭新的提升。这将带来人类自律性的新的希望。我们于是重新架通跨越科学与道德哲学之间因笛卡儿二元论所造成的鸿沟的桥梁,并引发一系列更加有意义的讨论,诸如意识的作用对我们的生活具有何种意义? 这将触及到与人类事务有关的各种意识活动,这包括了人类几乎所有的活动-经济、建设、教育、娱乐与管理等,因而具有头等重要的意义。

　　在复杂系统哲学指导下的神经科学研究,聚焦在建立多维多层次的科学模型。这方面的研究还很不充分,今后还需要下大力气。但是,科学发展的历史告诉我们,沿着正确的方向的持之以恒的努力必然会使我们加深认识。新的本体论正是提供了这样的正确的方向。我们这里秉承的是与过去几百年科学研究相一致的精神,即有限的、部分的可知论,从而跳出经院哲学的纯粹思辨性的争论,转向具有实际意义的对感觉等心灵现象的科学探索。同时,哲学的思考使我们去除多余的担心,认为意识的研究会使人的情感完全袒露;这是因为只有表层的明显的意识过程是能够被观察到,并诉诸规律性表述,深层次的意识(心灵)事件具有极大的复杂性和变化性,对之进行完全地描述是永远不可能的,这也是不可知论者的观点的合理之处。对人类情感、心灵世界的复杂度缺乏足够的认识,是缺乏复杂性思维的表现,也是引发上述担忧的原因。

8.1.3　与神经科学十大理论对话

　　对于意识,看来不是仅仅通过实验室研究能够解决的。实验室可以提供重要的证据,但是,由于意识的复杂性,顶层设计的理论思维显得更为关键。构造一个自洽的、可以说明方方面面实验现象的理论,以及发现主宰意识现象背后的第一原理,更加需要精深的理论思维。在许多涉及复杂性的学科,历史上总是有两大学派,即结构主义和功能主义,关于意识的神经科学也不例外。从一元二面的本体论来看,两种学说都有其合理的方面,应当提取它们的合理方面,把它们综合起来。Searle 根据分析指出,对意识的研究有两种对立的观点,一种是意识的构筑部件观点,另一种是意识的统一场观点①。下面,我们根据唐孝威先生的专著里提供的资料,对这些关于意识的代表性观点进行简短的介绍和评论。

1. 意识的统一场观点

这一派观点强调意识拥有一个统一场,倡导把意识作为整体来考虑,并认为,意识活动只是对统一场的修饰。

Baars 提出了一个全局工作空间的框架设想和意识通达假设,全局工作空间为意识提供了工作场所,意识在全局工作空间中把分散而独立的各种脑功能回路整合起来②。Baarrs 的全局工作空间是一个抽象的概念,但是却为我们后面提出的具体的量子意识场给出了一个方便的名字,在原则上与我们的设想颇为一致。但是他自己承认,意识通达假设的脑机制还不清楚③。我们认为,这一不清楚正是由于他的全局工作空间的抽象性,难以落实。从一元二面的本体论出发,我们还强调与量子意识场所对应的神经活动,神经网络结构和神经电流,因此,所谓的意识通达机制来自量子意识场的空间结构是网络状的,拥有某种分形空间的性质,信息、能量(电流)沿着网络通道运行。

Dehaene 和 Naccache 也从认知神经科学角度,提出意识的工作空间框架的可能性④。他们认为,在每一时刻,由脑内许多模块组成的网络,是以无意识的状态对信息进行并行加工,而自上而下的注意放大作用,突出了某一类信息的神经集群,激活了脑中大范围工作空间神经元之间的长距离联结,从而在全脑尺度上形成相干性活动状态,这时就形成了意识。这个理论框架有非常合理的内容,但是他们自己也指出,在这个框架内还有许多尚待解决的困难的问题。我们认为,这一框架是对 Baars 的框架的具体化实施,正是对我们后面提到的量子相干场的具体描述,与我们的设想非常接近。

Malsberg 强调意识的整体性,他认为意识把各种感知统一起来,形成整体意识⑤。他也用相干性的概念来解释意识,并用相干性来区别不同程度的意识。这

---

①　Crick F,Koch C. A framework for consciousness. Nature Neurosci,2003,6(2):119~126.

②　Baars B. In the Theater of Consciousness. NewYork:Oxford University Press,1997:1~193.

③　Baars B. The consciousness hypothesis:Origins and recent evidence. Trends in Cognitive Sciences,2002,(6):47.

④　Dehaene S,Naccache L. Towards a cognitive neuroscience of consciousness:Basic evidence and a workspace framework. Cognition,2001,(79):1.

⑤　Malsburg V. Cognition, Computation and Consciousness. Oxford:Oxford University Press,1997:36~49.

与我们的观点在原则上是一致的,至于相干性以什么形式来表达,对应于什么意识行为(如意识和下意识),则是一个技术问题,目前模型的不完善可以在今后的工作中逐渐得到弥补。但是,我们需要强调,尽管整体性是重要的,准局部的过程的存在却并非不可能,这取决于特定意识活动的相关量子场激发。应该说,量子场激发的模式应该是多样化的,模型的建立工作还没有开始,需要在今后的过程中来完善。

Llinas 等认为,意识是涉及大量脑结构的统一的功能状态,感觉输入是用来修饰已经存在的意识,而不是用来产生新的意识的[1]。换句话说,意识原本储存在心境中,感觉触发了意识,或者唤醒了意识。他们同时认为,视觉意识的神经相关物是丘脑皮层系统的神经同步振荡活动,而不是视觉意识的神经相关物。我们原则上同意,存在一个统一的动能状态,但是,量子意识场是一个拥有复杂多层次多尺度结构的场,触发的意识(或者显现的意识)只是一部分的表现,既不能诋毁显现的意识的实在性意义,也不能以偏概全,以为它就是全部,显现的只是露在水面上的冰,不是全面的冰山。至于显现的意识(包括下意识)的存在形式,既表现为神经元结构(即通常的神经相关物),也表现为 Llinas 所说的同步振荡活动,两者一是结构(空间形态,位置),一是运动(动量),同时定量的测定要符合测不准原理,而两者都有意义。

Freeman 采用非线性动力学的观点讨论意识,他用动力学变量来表达觉知、意向与意义,提出了许多新的观点[2]。这与我们的设想也不谋而合,因为,量子意识场在宏观上对应于复杂网络,而复杂网络的整体激发态又与心理行为相对应,这一整体激发态的表述最终要采用抽象系统论的方法(见第 6.1 节),非线性动力学模型正是抽象系统论的一种形式,因此可以认为是对宏观量子场建立的一种数学模型。建立这样的模型很有难度,需要突出的抽象思维能力以及对经验数据的深刻理解。唐孝威提出,Freeman 还没有能对 FMRI 和 PET 技术所产生的脑功能成像实验资料进行细致的解释,对意识脑机制的分析还不具体。这反映了这是抽象系统论的很初步的模型,需要与神经网络动力学模型进行充分的对话,积累更多的经验和直觉。显然,这是未来发展的方向之一。

综上所述,我们从量子整体性出发,原则上对意识的统一场理论,以及非线性动力学模型持赞赏的态度。但是,由于量子意识场的一元二面多维多层次的复杂性,我们对于神经元回路结构的重要性丝毫不忽视。在强调场的统一性、相干性的

① Llinas R. The neuraonal basis for consciousness. Philosophical Transactions of Royal Society,1998, B(353):1801.

② Freeman W. Neurodynamics:An Exploration of Mesoscopic Brain Dynamics. London:Springer-Verlag,2000:1~397.

同时,密切关注神经回路和脑区层次的结构性、相对独立性,后者在下面的构筑部件学说中体现得更加充分。牢牢把握住一元二面性,是新哲学观的重点。

2. 意识的构筑部件的观点

持意识的构筑部件的观点的最典型理论是 Crick 和 Koch 的意识理论,该理论否认意识的整体统一性,认为整体意识可以拆分为视觉意识、听觉意识、嗅觉意识等更小的意识构件①。通过寻找视觉经验的神经相关物,就可以解释视觉意识,然后可以仿照视觉意识的研究方式,去找听觉意识、嗅觉意识等的神经相关物,把这些意识的构件放到一起,就可以得到意识的整体图像。在 2003 年的理论框架中,他们列举了有关意识的十个要点,即无意识的小矮人;无意识模式与意识;神经元协作体;外显表达;高层次优先;驱动性与调制性连结;快照;注意与绑定;发放方式;半影及意义。在这十个要点的框架的基础上,他们讨论了意识的神经相关物,认为由脑内竞争性的一小组神经元协作体产生和控制意识。

唐孝威认为,把复杂的意识过程还原到一小组神经元协作体的作用,并不适当。实验表明,脑是复杂的系统,意识作为脑内活动的复杂过程,并不是由脑内一小组神经元产生和控制,而是脑内多个功能系统中多个脑区参与的协调整合的活动。我们认为,想想找到基本的起功能性作用的神经相关物是枉然的,湍流研究的教训已经足够深刻。对于湍流这一机械运动形式,还原论思维者一心想找到最基本的结构(当然是功能性作用的结构),结果低估了事物的复杂性,一个世纪了没有实质性进展。目前形成的共识是,(流体)连续介质的微流元就是普适结构,它们的运动满足纳维-斯托克斯方程。换句话说,结构性基元可能存在,功能性基元是由复杂性决定的。因此,不排斥神经回路中存在类似于 DNA 这一生物基本分子的基本回路,我们将之称作为神经基元回路。

Zeki 认为,整体意识由大量的微意识构成②。知觉处理系统的每一个结点的活动都有微意识,各个微意识通过绑定而形成更大的意识场。这一理论认为意识问题有一个简约主义的解答,正如可以把物质简约为原子、分子进行研究,也可以把意识简约为更小的结构进行研究。我们上一段提出的神经基元回路,应该与这几位作者提出的微意识的思想是一致的。最终要成功,还需要克服技术上的困难,要真正完成类似于 Crick 和 Watson 的工作,才是有意义的。

Eccles 的观点是意识的二元论。在他和 Popper 合著的《自我与大脑》一书中,发表了三个世界的观点,认为世界 1 是包括大脑内的所有物质世界,世界 2 是人的

---

① Crick F, Koch C. A framework for consciousness. Nature Neurosci, 2003, 6(2): 119~126.

② Zeki S. The disunity of consciousness. Trends in cognitive science, 2003, (7): 214.

精神世界,世界 3 是人的社会活动,包括语言、科学、文化等[①]。Eccles 还提出树突子(dendron,由神经元树突构成)和心理子(psychon)并存的假设,认为世界 1 的树突子和世界 2 的心理子相对应。这种二元论的观点没有实验根据。我们认为,虽然二元论和三个世界不是必须的,但是,树突子和心理子的概念有一定的可取之处。树突子就对应于我们说的基元回路,而心理子就是与之对应的量子相干场。它们是复杂回路的基本元结构的二面。

总而言之,我们认同这样一个观点,即存在一定的简约结构。但是,这些简约结构更像生物的 DNA,它们组成宏观意识时就像 DNA 组成基因和染色体一样十分复杂,因此,并不能简单地通过它们的组合来认识宏观意识活动。在下列意义上,基本构件说有一定的价值。那就是,存在某些基本的微回路,作为大范围神经网络激发的基元结构。这样的基元结构,就像 DNA 的四种基本分子(ATGC)一样,复杂的神经网络回路中应该拥有有限数目的基元回路。得出这一结论的依据来自于系统相似性,即大数的复杂网络结构背后是存在秩序的,没有秩序难以与特定的功能相对应。这样,大范围的复杂神经网络结构就是由一些基元回路重复构造而成,类似于基因的排列,以保证复杂回路中包含有秩序和结构。换句话说,更大尺度的复杂回路由某些基元回路的某种(有待发现的)组合而形成。非此,不能保证大尺度的复杂回路拥有完整的秩序和结构,来执行相关的功能。当然,这一相似性不是没有争议。意识活动的多变性可能暗含着复杂网络回路群的高度不稳定性和灵活性,进而能够反映出基元回路的高度的多样性。

3. 量子物理学的观点

Edelman 提出神经群选择性理论[②]。Edelman 和 Tononi 提出动态核心假说来说明意识的神经基础[③]。2003 年又提出一个用进化和发展的原则来解释意识的理论框架[④]。他认为,关于意识的理论应该是基于物理学规律的,并且满足进化论原理。意识应该是一个在大脑、躯体、环境进行交互作用下所涌现的信息加工的过程。我们的观点在原则上与他们的是一致的。量子场激发的观点完全来自于量子场论,但是,多层次的、非局域的量子相干性使得这一量子场具有了达尔文进化的新力学,而非经典的机械力学。这里包含信息加工、能量流、量子势等多种作用,而

---

①　Popper K R, Eccles J C. The Self and Its Brain. Berlin: Springer-Verlag, 1977: 1～597.

②　Edelman G. Neural Darwinism: The Theory of Neuronal Group Selection. New York: Basic Books, 1987: 1～371.

③　Edelman G. Degeneracy and complexity in biological systems. National Academy of Sciences, 2001, (98): 3763.

④　Edelman G. Neuturalizing consciousness: A theoretical framework. National Academy of Sciences, 2003, (100): 5520.

作用的效果反映在神经网络电流的有结构运动上。而在大尺度上的相干结构则对应于心理层次的内涵和行为。从微观到宏观的过程有点类似于一个量子测量的过程。

Hameroff 和 Penrose 提出，意识现象要用量子力学来理解，他们认为意识起源于神经元内部特殊的蛋白质结构（微管）的量子物理过程[1]。我们也是秉承这一观点，但是，不同的是，我们认为，对应于一种高级的量子场元激发，它直接与某个基本的神经元回路所对应。就像遗传现象是 DNA 分子的遗传密码所为一样，意识现象是这些元激发的宏观效应所为，无需诉诸更加基本的化学过程（如特殊的蛋白质结构）。即使存在这样的过程，它也服务于神经元结构。这样才能保证能够产生一个有机的宏观意识现象的模型，而不至于过于琐碎。

4. 中国学者唐孝威的观点

唐孝威先生从核物理研究有成以后，转到认知神经科学领域，攻坚意识这个尚未被主流科学界认同的难题，十分令人敬佩。他总结各门各派的理论和思想的基础上，来提出自己的理论框架。在这里，我们也与唐孝威先生的思想展开一个对话。

首先，关于方法论，唐孝威先生提到，对于意识，应该"用合理还原方法分析意识的脑机制，研究相关的各个脑功能系统及其相互作用，这些功能系统及其相互作用都有相应的心理功能；然后用有机整合方法把各个功能系统按它们之间有机的相互作用整合起来，得到对意识脑机制的整体认识"。"正确的研究方法应当是合理还原与有机整合相结合的方法。什么是有机整合的方法呢？就是在对复杂事物进行合理还原的基础上，进一步了解还原要素之间的有机联系，再把各个要素有机地结合起来，得到对复杂事物的整体认识"。

合理还原和有机整合正是系统论的方法，因此，唐孝威先生所走的正是系统论的道路，作为中国学者来说是很正常的，因为中国学者自然擅长系统思维（民族的素养）。但是，这是朴素的系统论。为什么这么说呢？所谓朴素的系统论是处于直觉状态下的系统论，不是以学术语言深入表达的系统论，是只可意会，不可言传的系统论。例如，一些核心要点，如什么是合理，什么是有机，在朴素系统论中不去展开，各人凭悟性自己把握。而我们设法构造一定学术的系统论，能够对思维产生具体的指导作用。这就是本体论的意义。下面要提到的一元二面多维多层次的意识量子场，立刻引出一系列的系统论的问题：（某个）意识现象有哪些维度的二面？有

---

① Hameroff S R. Quantum coherence in microtubules: A neural basis for emergent consciousness. Journal of Consciousness Studies, 1994, (1): 91~118. Hameroff S R, Penrose R. Conscious events as orchestrated space-time selections. Journal of Consciousness Studies, 1996, (3): 36~53.

哪几个层次？量子相干性与哪里宏观量子现象可以类比？而且，好的系统论不但不忽略技术细节，更要把握全局。我们为什么研究意识？社会需要哪些关于意识的知识？意识对于人类文化发展有什么意义？这些问题只是比神经回路的技术细节问题高了几个层次，在系统论眼里，并非不可研究。

其次，唐孝威先生提出四大定律，集中反映了这些年他深入探索意识所凝练的结论①。这四大定律的内容如下："意识的第一规律——意识具有内部结构，意识是由意识觉醒、意识内容、意识指向和意识情感四个要素以及它们之间的相互作用组成的整体的心理活动。意识的第二规律——意识四个要素分别以脑的四个功能系统为基础。意识的脑机制是脑的四个功能系统的许多脑区激活、相互作用和协调活动的过程。意识的第三规律——在相关脑区的支持和调控下，当大脑皮层某个脑区的激活水平达到意识阈值时，其信息加工进入意识。意识涌现过程和意识流过程都是许多脑区激发态之间竞争选择的过程。意识流过程是脑区激发态传播的动力学过程。意识的第四规律——个体意识随着个体脑的发育过程而有发生、发展和终结的历史。个体意识是在先天遗传基础和后天与环境作用中发展的。个体死亡，个体意识就终结"。

上述四大定律，前两个分述了意识的功能性和对应的脑区的结构性，每一个方面以四个要素来概括，两者相互对应。这与我们的一元二面系统观，在哲学观上相吻合。但是，关于四要素的具体措词上还可以再进行推敲，原因是这四个词（觉醒、内容、指向和情感）在范畴上既不正交（独立），也不完备。例如，觉醒中有内容，有情感，内容中也有情感。作为意识的内部结构，应该具有时间和空间的基本属性，觉醒和指向似乎具有这种属性，不过，两者标志的是意识启动之初的特性，作为两大要素未尝不可（因为它们在意识过程中的重要性），但是，有待补充：启动只是过程的一部分。那么，内容和情感是否可以作为这一补充呢？情感应该是意识的内容之一，两者不正交。因此，唐孝威先生提出的内容似乎不是指所有的内容，应该以一个更加适当的词来表达。

对于意识的内部结构的表述（所谓四大定律），应该能够反映出意识与其他事物之间的差异，这些差异应该从名词上得到良好的表达。语言逻辑是哲学的精华，对这一点的精确把握是哲学思考的要点。因此，意识研究要与哲学进行交叉和互动，这是原因之一。从系统论哲学来考虑，所有事物在时间域上都有启动和过程两个阶段，在空间域上都有可见（结构）和不可见（场）两部分形态。以这样的系统论可以来构建意识的四要素，并解读唐孝威先生的四要素，即觉醒＝意识可见部分的启动，指向＝意识不可见部分的作用，内容＝意识可见部分的流程，情感＝意识不可见部分的流程。最后这一点的存在，似乎是意识的标志性内容，也是量子场演化

---

① 唐孝威. 意识论：意识问题的自然科学研究. 北京：高等教育出版社，2004；120，121.

的必然存在。这里不仅仅完成了一个解读,同时也对四要素给出了机理表述,因为这里是有一个量子场动态演化的过程。是否合适? 还需领域专家鉴别。

　　上述四大定律的后两条定律涉及意识的短时间过程和长时间过程,第三条定律中提到的意识流非常重要,在詹姆斯百年之前的《心理学原理》就进行过畅想,而我们在量子场理论的指导下,能够给出其物理学的基础(见第7.1节)。但是,对于第四定律,我们持不同的看法。这里,唐孝威先生把个体的意识看出是一个孤立的系统了,而这恰恰犯了意识的大忌。意识本质上是一个量子相干现象,本质上具有多层次的量子纠缠效应,本质是开放的。所谓意识的终结是一个经典物理的习惯性思维。对于量子场的演化,是一个生生不息,周行不怠的过程。所谓终结,可能是某一个意识形态的终结。但是,意识是一个特别能够纠缠的事物,因此,其心态转化规律是非常复杂的。就像一个激光管发射了激光,随之爆裂,此时已发射的相干电磁场并没有消失,甚至,在经过许多次折射和反射以后,又回到了激光管所在地,启动一个对于激光管的修复工程。这虽然是一个假想的思想实验,但是,道理是明确的,不能以激光管的生存与否来定激光的存在。意识更像这里讲的激光,而非激光管。因此,开始与终结之说,有违意识之本质,作为定律,应该慎之又慎。

　　总结各家各派的观点以后,唐孝威指出:"意识的构筑部件观点和意识的统一场观点各有一定的根据,也都有不足之处。意识的构筑部件观点中把意识分成无数个小成分,严格地说,这些小成分并不是意识。意识的统一场观点中的统一场则是一个抽象的概念,实际上意识是动态的过程,在每一时刻都有具体的意识内容"。这些"关于意识的代表性理论之间存在着很大的分歧。这些理论间的争论将随着实验技术的发展、实验手段的增多和实验数据的积累而最终得到解决。就目前的情形来说,各种理论可能在很长时间内并行发展,并在各自的研究领域内产生指导性的作用。随着实验结果的增多和研究深度的增加,各种理论将会不断修正,最终可能会形成一个综合性的意识理论,从而对意识现象给出统一的合理的解释"。

　　而从我们上面的评述可以看到,我们(将要)提出的一元二面多维多层次的意识量子场理论,囊括了上面九种理论的各种有机成分,与它们中的每一个的核心思想都不冲突,而把它们集成到一个知识宝塔上来了。这里,读者看到了我们的思路与西方科学传统的不一样,那就是在对待各家各派的意见时,我们不是去批判,而是去吸收。因为,这些学者自然都把握住事物的某个方面(他们都是杰出的学者),他们虽然是摸象的盲人,但是也是对摸到的内容能够精确刻画的高手,对于他们自己所摸(感悟)到的那部分象(意识)的身体(部分),他们是有发言权的。集成以后,我们才能看出象的整体图像。于是,我们不是设法去否定他们阐述的思想上那些不对,尤其不是去挑其他人的技术上还不成熟的细节(这是他们互相指责的习惯性思维),而是设法集成他们的有用的直觉、经验和思想。这是系统论的运用,尤其是在新的本体论指导下的复杂系统论的运用。对于认识意识这样的复杂事物,这一方法是非常有意义的。

确实,各家各派的观点都可以被吸收到我们所建立的一元二面多维多层次的量子意识场和复杂神经网络中来。每个学者的观点之中都有可取的部分,分别反映了实际情况的一个方面。我们将继续吸收它们的合理的部分,最终在一个新的高度把它们统一起来,尤其是化解它们之间看来似乎互相矛盾的观点,使它们避免了各执一词,以偏概全。人类要真正了解意识,还有很长的路要走,我们需要对意识开展更多的实验研究。但是,拥有一个能够将各种实验事实综合起来的平台,是意义重大的。

从上面所介绍的各种提法来看,认知神经科学还是取得了许多成就,但大家所提出的关键性问题还没有答案,而且还面临着许多更大范围的挑战性的问题。例如,自我意识(审视自己的欲望和想法的能力)是如何产生的? 意识包含哪些内容(每时每刻意识到的是什么)? 大脑内的生理过程与意识和无意识之间有什么关系? 而且,所有的这些研究成果,都似乎不足以回答认知神经科学中最难的问题:大脑如何产生意识,这一问题的解决是这门科学创建的初衷。人们甚至认为,这是科学界最大的谜团之一[①]。我们在第 8.3 节要进一步讨论,新的本体论对此有什么观点。

5. 复杂系统意识论的四大命题

总结一下,在介绍的意识量子场理论下,我们提出了如下的具体的命题:

命题 1:量子性命题,意识是生命神经细胞量子场的宏观相干事件。

命题 2:神经基元命题,意识的体世界的神经网络,存在着若干基本的神经基元回路,作为有意识的神经活动的基元结构,类似于传载生物分子遗传密码的 DNA。

命题 3:连续性命题,意识事件产生于前意识,终止于其意义(或价值),意识事件连绵不断,前仆后继,没有绝对的起始。

命题 4:网络因果命题,意识是与外界高度关联的事件,与外界形成复杂的网络纠缠。单一的、简单的因果观不适用。

8.2　大脑与意识

复杂系统本体论将大脑-心灵的同一性和相关性这两个命题有机地统一起来,因此为神经生理学家的研究提供了本体论基础,而无需在二元论影响下,小心翼翼地将精神现象分解为物理现象。例如,罗森布鲁士在他的《心灵和大脑》一书中刻

---

① Koch C,Greenfield S. How does consciousness happen? Scientific American,2007:76~83.

意对相关性命题进行了谨慎的表述①。下面摘录的几个假设均处处表现出一种曲折的、极不流畅的逻辑："我们的感觉和发生在物质世界中的事件有因果联系,而我们自身也是这个物质世界的一部分。""我们的精神事件的物理相关物是发生在我们大脑中的神经生理现象。""一切具体的精神事件都有一个神经活动的具体空间—时间模本作为相关物。"这里,相关物这一概念的出现,以及感觉与物质世界的对立性,既不是必须的,也不很自然。

新的本体论对感觉进行如下表述:感觉是人在环境作用下所形成的宏观意识反应。人、人体和心灵(意识)三要素构成人这个一元二面的系统,与人发生作用的环境也构成一个环境、物质和意识三要素所构成的一元二面系统。感觉就是两者在相互作用下,在意识空间所投下的影像。在这一表述下,我们来重新表述罗森布鲁士的三个假设如下:

首先,感觉的主体(人)在环境作用下的宏观反应构成一个一元二面的系统,它有其物理的和意识的双重表现,而感觉是其意识面的反应,同时必然存在一个物质面的反应,两者之间是关联的,但不一定构成机械的因果关系。从两个方面去认识这一相互作用,将更加全面地阐释感觉。感觉之主体的物质面(人体)是研究与感觉相对应的物质面(神经元)的基础。

其次,如果将神经元认同为人体与感觉相对应的物质面,则神经生理现象就是与感觉相对应的物理事件。显然,不是所有感觉都与狭义的神经生理现象相关联。或者我们要拓宽对神经生理的研究范围(如人体内还存在一些高级的神经回路,还无法以现在的神经生理仪器来测量),或者我们要更加精确地规定哪些感觉是我们研究的范围,才能建立更加科学的感觉的模型。未来可能会发现在分子和其他层次上也有与感觉相对应的物质面;在这一点上,我们持有的意见与罗森布鲁士的假设不同。

再次,在一定范围内定义的感觉,可以在神经运动层次上借助于神经生理信号的量子变化特性来反映。这是因为,一切事物都是借助于量子变化特性来表现。以通俗的言语来表述,感觉相对于神经生理活动,就像气流相对于云,两者的特性可以相互得到印证。

综合起来,新的本体论告诉我们,人的神经生理是观察人的心灵世界的窗口。我们期望,通过对神经生理的研究,能够为部分揭示人的情感世界,识别极端情感事件以及构建和谐社会做出重要贡献。

8.2.1　科赫与格林菲尔德的科学思考

对大脑如何产生意识这个最困难的问题,在认知神经科学界,有两种截然相反

---

① Laszlo E. 系统哲学引论. 钱兆华,熊继宁,刘俊生 译. 北京:商务印书馆,1998:150~152.

的代表性的观点①。以美国加州理工学院的科赫(Koch)为代表的学者,认为每经历一种意识体验,某一大脑区域内的独特神经元群就会以某一特定方式产生兴奋,即认为意识现象是与某一特定的神经元群的活动相联系的。这一派的观点可以进行如下的比喻,即把参与意识活动的脑区和神经元比喻为军营和军士,不管是否执行任务,都有明显的印记。而以英国牛津大学的格林菲尔德(Greenfield)为代表的学者认为,"对每个意识体验,大脑各个区域的神经元会同步活动,形成一个协调的整体,随后又会解散"。也就是说意识现象是大脑的整体行为。对这一派的观点的比喻是,脑区和神经元比喻为乐团和乐师,演出(包括排练)时自然汇集,演出完以后各自回家。

目前,两派之间争论很大。但是,据我们上面的比喻来看,两派的观点也并非有本质性差别,只是,神经元(是军士还是乐师)对于意识活动(是军事任务还是演出)的专属度不同。考虑到意识活动的复杂性和多层次性,应该说,这两类神经元都不排除,还可能有更多的中间层。从系统的相似性来推论,社会组织有多少种,社会活动有多少种,神经元的活动性质就有多少种。这样一个与社会活动进行类比的神经元意识活动的类比,对于未来神经科学的研究具有一定的参考价值。

让我们具体看一看科赫和格林菲尔德的说法。

科赫与克里克长期合作,后者因与沃森共同发现 DNA 的双螺旋结构获得诺贝尔生理学奖。他们曾提出若干关于意识产生的设想。其中最重要的一个是所谓神经,NCC 包含了系统分布在大脑皮层输出层(即第五层大脑皮层)的锥体细胞(人类大脑中共计有 500~1000 亿个神经元,其中仅有 100 万锥体神经元)。这些锥体细胞会向另一区域的神经元群发送信号,也会接收来自对方的强烈兴奋性信号。这种相互联系可以形成一个正反馈循环:一个神经元群一旦被激活,就会持续兴奋,除非这种联系被其他神经元群切断。神经元群的激活状态会持续几分之一秒的时间,较之单个神经元的激活,神经元群的激活时间更接近于产生意识直觉的时间尺度。锥体细胞是永久的召集人。我们认为,对于深度刺激,可能形成这样的特定细胞群。

科赫的观点有三方面的依据:

(1) 实验依据:科赫认为,上述观点得到了美国西奈山医学院的希尔冯(Seafon)和哥伦比亚大学的金格里奇(Gingrich)的一项研究的有力支持。这两个研究团队在转基因小鼠身上,证实致幻剂(例如 LSD 等)能作用于 5-羟色胺受体,而这些受体恰恰存在于第五层大脑皮层中的锥体神经元表面。他们推测,致幻剂产生心理扭曲作用的原因是,它激活了特定神经元上的 5-羟色胺受体,而不是以某种整体方式扰乱了大脑的神经通路。科赫认为,对于这一假设,可以利用分子工具进

---

① Koch C, Greenfield S. How does consciousness happen? Scientific American, 2007(10):76~83.

行验证——不断激活或抑制第五层大脑皮层中的椎体细胞,直到找出会受致幻剂影响的神经元。致幻剂对小鼠的刺激应该是深度刺激。

(2) 脑区功能的分离性:科赫认为,不同的大脑区域必然负责不同的生理功能。在数十年的发展过程中,认知神经科学发现,每种意识知觉(大脑表现感官刺激的方式)都对应着某个特定的神经元群体。例如,当人看到不同的东西,或者产生不同的情感,就会有不同的神经元群被激活。干扰或破坏任何一个神经元群,相应的知觉就会改变,甚至消失。因此,意识的浮现应该在大脑中有个总的开关,科赫认为这个总开关就是位于大脑第五皮层的锥体神经元群。

(3) 进化论的证据:科赫指出,在进化过程中,生物体会进化出具有特殊作用的小部件,这是一个普遍认可的看法。科赫认为,大脑也在不断进化出这种有特殊作用的小部件:神经细胞进化出各种各样的形状和功能,而且在不同的神经细胞之间,还存在特定的通信模式。他认为锥体细胞群就是这样的对意识的产生有决定性作用的小部件之一。

因此,科赫明确地指出:大脑的运行不是一种整体行为,而是神经元各司其职,分别被不同的方式激活——这些激活方式反映了生物体在一生中积累的各种各样的信息。因此,就意识的产生而言,有多少神经元激活并不重要,重要的是要有合适的神经元被激活。

格林菲尔德认为,意识具有一定的整体性,它是由一大群神经元共同作用产生的。而不是科赫认为的由某个,或者某几个特定的脑区所决定的。任何脑区或神经元群都不具备固有的、神经的特性可以产生意识。格林菲尔德的观点有三点依据。

(1) 进化论的观点:鸟类没有大脑皮层,但它们是有意识的。因此,科赫认为第五皮的锥体细胞即便对人的意识活动有重要性,却无法解释更多动物的意识现象。这说明,存在多层次的意识现象,因此,不存在唯一的、动能态的基本结构,如锥体细胞。即使这类细胞很重要,也只是对应于一类生命体。这很像是一种基因。

(2) 神经元的同步激活:德国神经生理学家辛格(Singer)用实验证实,在丘脑和大脑皮层之间,有一大群神经元会同时在一秒钟内兴奋 40 次。因此,格林菲尔德认为,意识并非产生于大脑的某种特性,而是源于大脑整体机能的增长。这些永恒性的神经元活动是意识活动吗? 它们是什么类型的意识活动? 我们认为,它们是心智层面的意识活动。

(3) 神经元激活的数量是重要的:2006 年,格林菲尔德小组的科林斯(Collins)将小鼠麻醉后,观察大脑内神经元的活动。结果发现,一些神经元群的形成以及它们的活动的确与麻醉作用有关。而另一项研究表明,小鼠被麻醉后,感觉皮层上神经元群中的兴奋神经元数量反映了麻醉的程度。

美国纽约大学的神经学家利纳斯(Llinas)提出了一个具体的模型:这种同步的、瞬间的激活,在丘脑和大脑皮层之间形成了两个互补的环路,二者协同工作以维持意识的存在:其中一个环路具有特异性,与意识的内容有关;另一个是非特异性的,与觉醒和警戒有关。利纳斯的模型不仅可以解释为什么被闹铃惊醒后,意识又会归于完整,也能解释在做梦与清醒状态下,意识有什么不同:在梦中,由于没有感官刺激,觉醒环路处于休眠状态,只有内容环路在运行。这为我们提出的意识三层次(心理、心智、心灵)模型提供了支撑。不同层次的意识活动对应于不同的回路,它们也分布在不同组织层面。

格林菲尔德同意利纳斯将意识视为整体,却不赞成其将意识看成一种全或无的现象(即要么完全有,要么完全没有)。格林菲尔德认为,意识每时每刻都在变化,但它的变化程度,与某一时刻一个神经元群体中被激活的神经元数量有关。几亿个神经元能在几百毫秒内同步活动,这个团队又会在不到一秒钟的时间内解散。这样的"神经元团队"能在某时某地发生连续变化,产生此时此地的意识体验。在神经网络里,神经元团队的组建、解散与重组都是一次性的。

格林菲尔德认为这种意识的神经相关物——瞬间形成的神经元群,可以解释各种意识现象。例如,闹铃把人惊醒的作用可以解释为,一个规模很大的、同步激活的神经元群在强烈的感官刺激下形成了;梦和觉醒的不同在于,做梦时我们仅受到微弱的外部刺激,形成的神经元群也很小,而在清醒状态下,外部刺激较强,因此形成的神经元群也较大;麻醉剂则限制了神经元群的形成,导致无意识状态的出现。

但格林菲尔德也意识到了神经元群因为没有任何空间特性、缺乏可识别的解剖学定位,这也是神经元群模型受到质疑的重要原因。但格林菲尔德认为,人们太执著于寻找某个东西的位置,这是没有必要的。为了深入发展她的神经元群同步激活的意识模型,格林菲尔德提出了进一步的假设:在产生具有高度瞬时性的神经元群时,多个不同大脑区域一起进入一个时空通道(spacetime manifold)。但她同时指出,仅凭现有的实验技术,人们还无法探测这样的时空通道。当前,只能通过数学模型来实现。

格林菲尔德同时指出,她与科赫的上述观点都没有试图去解释"意识是如何产生的";没有试图去回答澳大利亚哲学家查莫斯(Chalmers)指出的意识难题:大脑的生理过程是如何被转化为意识的。认知神经科学家"在寻求一种相关性——大脑内的生理现象与主观体验之间的关系,而没有去寻找生理现象转化为意识的中间环节。神经元群并没有创造意识,可能只是意识的符号"。对于这个难题,格林菲尔德认为,还给不出答案。

由于哲学观和研究方法的局限性,当代认知神经科学研究呈现出局部性、微观性、片面性和零散性的特点。对于研究人的思维中知识表达和推理运算这样具有整体功能的思维活动,当代认知神经科学的主流方法论的有效性是值得怀疑的。确实,认知神经科学似乎正经历着一个从还原论到复杂系统论的认识上的变革①,Kandel 指出:"我们必须对怎样研究大脑进行概念上的转变。改变之一就是将还原论的研究方法……变化到研究大脑中更复杂的系统……要发展一种能够将神经系统与复杂的认知功能相联系的方法……需要确定神经网络是如何组织的,注意和意识是如何调节和重构这些网络的"②。

8.2.2　斯塔普与彭罗斯的量子力学研究

近十多年来,如何将意识与大脑活动关联起来的问题已经被提上了学术研究的日程。在心灵哲学领域,有查尔莫斯等的不懈努力,并引起多个领域人们的关注,包括认知神经科学、复杂系统研究与进化生物学等。目前,主流科学界的态度基本是,精神活动能够被部分还原为脑活动,意识可以从神经活动中得到一定程度的解读。有些人认为,理解大脑不能包含理解心智。我们认为,这一争议可以搁置,先问一问,大脑应该用哪种物理学的定律和概念来理解,经典物理还是量子物理?答案应该是清楚的!在离子动力学水平,经典定律在根本上是不正确的,因此我们必须在原理上运用量子定律和概念。因此,大脑中有量子效应发生,这在理论上是没有争议的。关键的问题在于,量子效应有多大?如何来表述?显然,沿着目前多体量子力学的框架前进并不是唯一的和有效的选择,人们需要新的思想!

第 2 章介绍了伯克利的斯塔普教授长期以来对量子力学与意识问题的探讨,他一直努力探究的方向之一是,心灵影响大脑的量子力学基础。为此,他深入研究了一个奇特的、以希腊哲学家芝诺为名的量子现象:量子芝诺效应(quantum Zeno effect)③。这个现象是 1977 年苏达先(Sudarshan)及其同事提出的。量子芝诺效应是说,向一个自然系统提出的问题能够影响这个系统的动态演化。设想一个处于激发态的原子,它就像一个放射性原子衰变一样,有一定的概率发射一个光子,回到稳定的基态。这个过程是典型的量子力学过程。科学家发现,连续快速的观测可使一个系统固定在原来的状态,观测的次数愈频繁,愈能抑制状态的改变。这就是所谓量子芝诺效应,还可以通俗地表述为总开盖子的那壶水永远烧不开。

量子芝诺效应的最明确的一次实验验证是 1990 年的美国国家标准局的研究。他们测量铍离子从高能量衰变为低能量状态的几率,发现能量转变的几率会随着测量频率的增加而降低;由于研究人员的不断探问:"你到底衰变了没有?"而使得

① Koch C,Laurent G. Complexity and the Nervous System. Science,1999,(284)5411:96~98.

② Kandel E R. In Search of Memory:The Emergence of a New Science of Mind. New York:W W Norton,2007:1~510.

③ Stapp H P. Mindful Universe:QuantumMechanics and the Participating Observer. Berlin:Springer,2007:35~37.

铍原子更长时间地停留在最初的高能量状态。"不断的观测确可停止原子的衰变。"

斯塔普认为,量子芝诺效应可以用来解释大脑的神经活动机制,尤其是在临床治疗强迫症方面。至少在理论上,此效应提出了这样一个可能性,重复的关注可以影响大脑的(量子)状态。斯塔普说,如果心灵不断向同一个对象提问题,大脑便会将注意力集中于此对象,这正是量子芝诺效应。这里,斯塔普区别了心灵、大脑和对象三者。这很符合禅坐者的经验:定而生静,静而生慧;以及儒家倡导的:宁静致远。可以说,保持静和无念,是一种特殊的专注,是将注意力投向虚空的一种关注。

斯塔普尝试针对这些概念发展相关的数学表述。他认为,脑部最重要也最易理解的量子过程可能是钙离子的移动:进入神经元末端并移动到引发囊泡释放神经传导物质的位置。他的理论可以这样来描述:神经传导物质的释放需要钙离子的激发,钙离子的运动要通过狭窄的神经元的离子通道(不到一纳米),其运动由薛定谔波动力学来刻画。钙离子可激发囊泡释放神经传导物质,但释放与否取决于波函数的振幅。振幅的大小取决于相位等诸多要素。神经传导物质的释放才形成思维回路,形成决策。在量子大脑里,组成一个思维的所有元素——钙离子的扩散、电子的运动、神经传导物质的释放——是以量子叠加状态存在的。结果是各种可能性并存,其复杂程度远甚于薛定谔的猫。而某种状态能留在注意焦点较久,则是因一连串的快速同意权引发了量子芝诺效应。斯塔普认为,这便提供了注意可引发意志力的可能解释。斯塔普相信,注意力就是从脑部提供的多种可能性挑选其一,亦即决定何者将成为注意的目标。注意是这么一个微观(钙离子运动)与宏观(脑区预备电位势场)之间跨尺度耦合,形成自组织状态的一个过程。最终,此想法还是彼想法的竞争获胜来自于一个复杂的多层次反馈动力学的结果,这个过程中有许多不确定因素,人既可以表现出自由,也可以表现出无奈,呈现出一个几率分布。

斯塔普倡导应用冯诺依曼途径,利用退相干的概念,把量子大脑设想为经典意义的大脑的不同可能状态的集合。这是一种将复杂大脑量子态分解为子系统量子态的叠加的努力,子系统量子态抓住紧邻着脑组元之间的关联,而忽略在大脑中相距很远距离的不同部分之间的相干。这种处理与人们研究玻色-爱因斯坦等宏观量子现象所用的数学模型具有一定的相似性。在很好的近似水平上,宏观量子态可以被有效的近似为一组不同可能性的经典描述的集合。它们"并行"地存在,作为与未来的意识流相关的潜在性的组成部分。接着,斯塔普假设,这些半经典的"并行"脑态允许和它们非常接近的同伴进行相互作用。但是,由于相邻元素之间残存的量子联系,这一模型在原理上和行为上表现出与经典模型的不同。

斯塔普承认,比上述的描述更加宏观的效应是量子芝诺效应。这个性质使得许多不熟悉量子论的神经科学家可以对脑的量子态有一个更加明确而又直观的概念。脑的量子态可以近似描述为一组接近量子脑的集合的演化,它具有如下四个非经典性质:①准经典的态都具有空间的弥散性,这是不确定性原理的效应;②每一意识思想的发生对应于状态的塌缩,它是一个退相干现象,形成复杂子网络;③微观化学反应涉及量子力学效应;④量子芝诺效应使注意力能够更长时间地保留相关的行为模板。

　　上述大脑量子研究中的一个致命的缺陷是,量子系统的演化本身不封闭,需要引进对干预的具体物理表述,但这些干预是用心理学的术语描述的,例如实验者的意图。因此,一个在因果上开放的、对心脑系统的物理描述,显然不能完备地把心-脑作为一个整体来解释。在《意识的心灵:寻找基本理论》中①,查尔莫斯坚持认为,当前的神经科学还不知如何从神经元的川流不息的电化学过程中找到意识。为此,必须首先对意识有一个本体性的认识。查尔莫斯指出,意识经验存在内在的、并且永远无法被还原为任何更基本的事物的部分。他说,或许意识经验是一种不可还原的实体,正如空间、时间、或者物质一样。这三类实体中,没有一种可以被理解为另外两种事物的结果。与此类似,意识经验也是一种基本存在。从我们的本体论出发,也得到类似的结论:时间和空间组成宇宙存在的二面,物质和意识组成另外的二面,它们都是宇宙的基本存在面。

　　大脑是如何运作的?彭罗斯的回答是,大脑如同量子计算机。哈莫洛夫和彭罗斯的1996年的文章提出了一个意识的量子理论,这个理论在正统量子力学之外,引进了大脑的量子耦合假设,即脑的大部分是处于量子耦合态的。按照彭罗斯的观点,我们不可能在神经元层次上找到意识问题的答案,因为神经元太大了,可以由经典物理学来解释,其量子现象出现在更小的尺度上。在彭罗斯看来,意识是不可计算的,而神经元是可计算的,因而神经元不能解释意识。但是,当他留意神经元的内部结构,在那里发现了一种被称为细胞骨架(cytoskeleton)的结构,这是一个把所有细胞聚在一起的框架结构,它含有小的管状结构,称为微管(microtubules)。按照彭罗斯的看法,微管在突触发挥作用的过程中具有关键性的作用。

　　具体地说,他提出了下列猜想:"就我正在试探性地提出的观点看,意识就是对这种涉及量子的内部细胞骨架的状态,以及这种状态与大脑活动的量子层次和经典层次之间的相互作用具有连带关系的某种显示②。"换句话说,细胞骨架里面的东西全部与量子力学的现象联系在一起。当这种微观层次和神经元的宏观层次产

　　① Chalmers D J. The Conscious Mind:In Search of a Fundamental Theory. Oxford:Oxford University Press. 1996:1~432.

　　② Shadows of the Mind:A Search for the Missing Science of Consicousness. New York:Oxford University Press,1994:376.

生关系时,意识就会出现。他认为,神经元并不是解释意识的适当工具,它们只是发生在细胞骨架层次上的真实行动的一种放大工具。而量子力学对于理解微管的工作过程是非常重要的。他说道:"关于微管最令我激动的现象之一就是它们的管状物。作为管状物,存在着能够从随机的环境活动中把微管内部活动分离出来的可能性。我声明我们需要 OR 物理学的新形式,如果这个要求合适的话,一定存在与环境相独立量子叠加物质运动。这可以很好地解释为,在管状物内部存在某种大规模的量子耦合活动,在某种程度上就像超导体一样。大规模的物质运动只有在这种活动开始形成一对(哈莫洛夫)微管蛋白时才会发生,此时细胞自动调节器本身将根据量子叠加情况发挥作用。"

彭罗斯认为,一定有某种耦合量子振荡在微管内发生,并扩展到大脑的很大区域。他同样引述了著名的超导专家弗洛里奇的思想:"弗洛里奇的生物系统内可能存在这种性质的现象的观点。就可能发生大规模量子耦合作用的结构而言,微管似乎是理想的候选场所。当我使用大规模一词的时候,你可能会想起 EPR 难题和量子非定域效应的描述,那种广泛分离的事物之间的关联性以致并不能把他们看做是相互分离的。这种非定域效应在量子力学里出现,不能用事物之间完全分离的方式去理解——正在发生某种全局活动。"2011 年,彭罗斯再次指出大脑过程与高温超导类比的合理性[1]。他认为,关于高温超导如何在环境退相干因素的作用下避免丢失量子相干性,尚未出现完全被接受的理论。但是,2010 年研究发现介于室温与绝对零度中间的温度条件下,存在能够支持高温超导的材料[2]。虽然,这距离体温还很远,但是,已经有实验证据表明,在体温情况下、生物的 A-格子微管中存在某种类似超导性,被称为弹射电导(ballistic conductance)。

但是,在多数量子物理学家看来,在暖湿的活体大脑中维持一种量子耦合是很困难的。2000 年,物理学家 Tegmark 发表了一篇批评协同客观收缩(Orch OR)的论文[3]。这一批评意见基于在生物体温状态下微管退相干时间的计算,Tegmark 的计算值是 10^{-13} 秒,对于产生生理学效应这一时间过于短暂。然而 Tegmark 的计算过程并没有包括协同客观收缩(Orch OR)效应,这一效应对于量子微管模型是至关重要的。其中,他假定,孤子的量子叠加在微观纵向上相互分离 24 纳米。正如前面所述,在协同客观收缩中的量子叠加的分离尺度是原子核水平的费米尺度,这比 Tegmark 所假定的尺度要小 7 个数量级,因此 Tegmark 的计算中退相干

① Penrose R, Hameroff S. Consciousness in the universe: Neuroscience, quantum space-time geometry and Orch OR theory. Journal of Cosmology, 2011, (14):1~20.

② He R H, Hashimoto M, Karapetyan H, et al. From a single-band metal to a high temperature super-conductor via two thermal phase transitions. Science, 2011, 331(6024):1579~1583.

③ Tegmark M. The importance of quantum decoherence in brain processes. Physical Review E, 2000 (61):4194~4206.

的时间低估了 7 个数量级，即退相干时间不是 Tegmark 计算的 10^{-13} 秒，而应该是 10^{-6} 秒。作为对 Tegmark 文章的回应，Hagan 等运用了与 Tegmark 相同的公式重新进行了微管退相干时间的计算，但模型中包含了协同客观收缩效应，结果发现退相干时间为 10^{-4} 至 10^{-3} 秒，如果考虑到拓扑量子效应，这一时间甚至更长[①]。看起来，生物已经进化出了优化的、能够利用量子计算的信息处理系统，虽然，当前还没有确切的证据。

2003 年以来，多项研究表明在生物系统中存在量子相干现象。Ouyang 和 Awschalom 的研究现实，量子自旋在苯环（如同蛋白质排水袋状物）中的传递能够加强[②]。其他研究表明，光合作用中的蛋白质发生了量子相干，而且植物运用量子相干产生化学能[③]。进一步的研究表明，高温量子效应发生在鸟类大脑导航系统中[④]，发生在离子通道中[⑤]（Bernroider and Roy，2005），发生在动物嗅觉过程[⑥]，DNA 中[⑦]，以及发生在蛋白质折叠中[⑧]，以及生物体内的水中[⑨]。

随着研究的不断深入，人们会发现对于量子相干现象的适当的表述。不管彭罗斯的具体建议是否正确，任何技术性的否定不能得出对其概念上的否定，这些证据只是指出了在量子耦合的定义上和处理方式上的瑕疵。认定大脑处于量子态，而且由于意识场的多层次结构，使大脑处在一个复杂的、多层次的、多区域的相干耦合态，这一点不应该那么令人惊奇。只是，具体如何确定相干和耦合形式？这是一个核心问题。

上面讨论的对于大脑的量子力学研究才刚刚开始，这方面的努力还只局限于少部分学者中，这些学者需要有很好的量子力学和数学基础，同时也具有复杂性思维的素质。因为，大脑、意识都是复杂系统。我们认为，这是一个极为重要的领域，

---

① Hagan S, Hameroff S, Tuszynski J. Quantum computation in brain microtubules, decoherence and biological feasibility. Physical Review E, 2001, (65): 061901.

② Ouyang M, Awschalom D D. Coherent spin transfer between molecularly bridged quantum dots. Science, 2003, (301): 1074~1078.

③ Engel G S, Calhoun T R, Read E L, et al. Evidence for wavelike energy transfer through quantum coherence in photosynthetic systems. Nature, 2007, (446): 782~786.

④ Gauger E, Rieper E, Morton J J L,, et al. Sustained quantum coherence and entanglement in the avian compass. Physical Review Letters, 2011, (106): 040503.

⑤ Bernroider G, Roy S. Quantum entanglement of K ions, multiple channel states and the role of noise in the brain. SPIE, 2005, (29): 205~214.

⑥ Turin L. A spectroscopic mechanism for primary olfactory reception. Chem Senses, 1996, 21(6): 773~791.

⑦ Rieper E, Anders J, Vedral V. Quantum Entanglement Between the Electron Clouds of Nucleic Acids in DNA. 2011. arXiv: 1006. 4053v2.

⑧ Luo L, Lu J. Temperature dependence of protein folding deduced from quantum transition. 2011. arXiv: 1102. 3748.

⑨ Reiter G F, Kolesnikov A I, Paddison S J, et al. Evidence of a new quantum state of nano-confined water. 2011. arXiv: 1101, 4994.

未来几十年中将出现一个量子力学研究的新高潮。随着量子纠缠现象的研究不断深入,随着宏观非线性非平衡场论的发展,神经科学实验结果的积累和复杂网络数学理论的发展,必将产生一个很大的飞跃。这一飞跃的一个重要平台是一个好的哲学系统,这就是本书努力的目标。下面一节就是具体阐述这一哲学系统。

综上所述,对于复杂的大脑问题,正统量子论也构成一套唯象的系统学框架,冯诺依曼将这一框架整理得很好,彭罗斯等则建立了更加具体的模型,来刻画意识与大脑局部之间的引力相互作用。只是,一旦有意以具体的模型来提供对意识活动的终极理解,难度非常大,至今还没有很成功的模型。但是,技术上的失败不代表这一努力的方向不对,只是需要更长时间的经验和直觉的积累。彭罗斯的努力表现出对数学的极度依赖,例如,从哥德尔定理推导出的某些深刻的数学结果表明,脑过程必定包含了非算法(无法进行离散描述)的过程。这一理论结果的意义尚不清楚,也许具有某种重要的基础性价值。与此相比,正统(唯象)量子论出发的冯诺依曼描述中,理论具有更大的灵活性,来模拟与实际观察相比较的结果。这一研究还未充分展开,将构成未来理论神经科学的重要研究内容。

8.2.3　大脑与意识的哲学思考

关于大脑与意识(心灵)的问题,过去一直令哲学家困惑。今天,认知心理学家、神经科学家等仍然面临着一系列哲学问题,这些哲学问题迟早在脑科学的探讨中会反映出来。如,大脑的可见物质以外,是否还存在心灵? 大脑是否能够认识大脑(或者心灵)? 心灵是否是客观的存在? 认知功能来自于大脑,还是心灵? 如果避开这些哲学问题,人们对于大脑、心灵(意识)就会只是纠缠在一些细节上。只有形成了一些哲学观点(不管正确与否),才能将研究引向深入。无法避开哲学问题的这一天已经接近了。

关于大脑与心灵的关系,曾涌现出许多理论,如心脑同一论、中立二元论、逻辑行为主义、个例物理主义与类型物理主义、个例副象论与类型副象论、不规则二元论、涌现物质主义、排除式物质主义和各种功能主义等。下面我们根据 Schwartz 的总结,介绍几种最重要的对大脑和心灵的理论,次序的排列依据理论对物质的偏向度:

功能主义(functionalism),或为 Bogen 称为心理的物质主义。这派观念认为心灵是大脑的状态,是脑部物理活动的副产物。他们认为,了解大脑活动的过程与运作方式,就能对心灵有充分的了解。就心灵是大脑物理活动的副产品一说,只是一种人为的认定,毕竟是否为副,还没有直接的科学检验。但是,通过了解大脑活动的过程来增进对心灵的了解,在逻辑上和实际操作上都是站得住脚的。我们在后面来进行详细评述。

副象论(epiphenomenalism),承认心灵是真实的现象,但认为心灵不能对物理世界有任何影响。他们承认心灵与物质是两种东西,感质与意识不能真正还原为神经的活动,就如水的性质不能还原为氢与氧的化学特性。意识是神经活动的副象。副象论认为大脑是所有心灵现象的成因,但又认为大脑的物理事件是自我封闭的,而心灵本身并不能导致任何事件发生。一个形象的描述是,上帝给我们留下一个枯槁的心灵,意识只是心灵的影子,因果关系只有一个方向——从物质到心灵。

涌现物质主义(emergent materialism),认为心灵源自大脑,亦即心灵的特质不能完全以大脑的物理活动来解释,且心灵可能可以影响心理与身体的改变。主张涌现理论者如拉斯穆森(Rasmussen)认为,有时候像心灵这种较高阶的涌现性质是可以反过来影响最初创造心灵的低阶过程。诺贝尔奖得主、神经科学家斯佩里(Sperry)创造出最详尽的涌现物质主义理论。他称自己的涌现理论为涌现心灵主义或新心灵主义。他主张,心理状态不能完全还原为物质运动,而且有些心理状态可直接改变、形塑或引发其他心理状态,也可反过来作用于脑部状态。晚年,他认为心理力量可影响神经元在细胞层次的电化学传输,因此,涌现的心理特质可由上而下控制其组成部分。这可以解释强迫症病人如何以心理控制神经活动,尤其是与强迫症相关的病态神经回路。

斯佩里认为他是较激进的唯物主义,认为心灵不只是涌现的,且是可导致结果的。他认为各种意识经验不能脱离大脑而存在,也不相信存在无实体的心灵或意识。他曾说:"思想或理想也和分子、细胞、神经冲动一样能导致结果。"斯佩里强烈希望这种新的心灵观能整合"历史上关于心灵与物质的冲突立场……整个科学界能慢慢脱离几世纪以来的微观决定论(microdeterminate)的物质主义范型,以更合理的宏观心灵模式(macromental)来了解两者的因果关系。"斯佩里的时代是微观决定论的时代,因此,他即使戴着诺贝尔的光环也不免饱受冷落,遭遇口诛笔伐。

不可知的物理主义(agnostic physicalism),詹姆斯便属于这一派。认为心灵完全源自大脑的物质。但与副象论及功能主义不同的是,这一派认为问题有不可知的成分:不能否定非物质力量的存在,这里隐含有上帝的影子。哲学家丘奇兰在谈到大脑如何产生心灵的时候说:"纵观人类争辩这个话题的历史,心灵一直被视为是上帝与大脑之间的事。"而伯根作为一个不可知的物理主义者则答道:现在,我们正是"想要把大脑放在上帝与心灵之间"。而且,"这也是为什么我可以相信物理主义,同时对非物质现象保持不可知、甚至不重视的态度。"可以说,这一派的哲学家与神经科学家提出有一种非物质的、不具空间广延性的东西可影响大脑。

过程哲学(process philosophy),这个学派受到怀特海(Whitehead)极大的影响,认为心灵与大脑都是不断变动的同一实在的表现。这种观点与古佛学哲学颇相符,佛学认为能观无常(对难以预测的变化进行观察)才是真领悟。怀特海说,实在即过程,而构成这个过程的是"一点一滴复杂独立的经验",充满活力但瞬息万变。这个观点与量子物理学晚近的发展明显相契。

二元互动主义（dualistic interactionism），这一派认为意识与心灵的其他特质可独立于大脑而发生，不能完全还原为大脑活动，心理状态可形塑脑部状态。心灵的表现仰赖大脑，但大脑的物质性却不足以完全解释心灵，因为意识及其他所有笼统涵盖在心灵之下的一切元素，本质上不同于大脑及所有物质类的东西。埃克尔斯与波普（Popper）多年来一直坚毅地提倡这个观点，埃克尔斯去世前不久说："二元互动主义基本上认为，心灵与大脑是独立的两种实体……彼此的互动是透过量子物理学。"神经科学家已经确信，神经活动与意识、心灵是相互联系的，因此，对于将两者独立的二元互动主义持质疑的态度。

下面我们对几种重要理论，在一元二面本体论下面来开展一个解读。

功能主义是纯粹的物质主义。从一元二面本体论来看，心灵与大脑神经系统是同一事物的二面，两者相依相存，可以通过神经元的运动来探知心灵的奥秘，在这一点上，我们认同功能主义的观点。但是，不能否定心灵（意识）的主体，因为，神经电流与意识的关联是量子力学的关联，意识不仅仅附着在局部神经电流上的，它还有更大尺度的相干结构，就不是局部神经电流所能表述的。显然，两者之间的联系不是经典物理意义上的关联（类似于附着式的绝对关联），也存在更深刻的多层次关联，这样，许多特异的相关现象才可以得到理解。

副象论是物质决定心灵，但为心灵留下一丝空间，这是副象论较被广泛接受的原因。但是，它违背了我们的一个基本经验，即心理状态确可影响行为。而且，它违背了进化生物学的一个基本原则：人类生命中的自然现象，都与某种生存优势相联系。这就产生了一个明显的问题：如果意识只是毫无功能的幻影，怎么可能赋予人类任何生存的优势？坦率地讲，意识在进化中的作用应该是确切无疑的，正是意识，使人类产生认知，产生理性，产生知识，产生智慧，才导致今天人类，无论在身高和体重方面都不具备任何优势的情况下，取得了地球生态的霸主地位。当然，如果把这一切都归于物质，那也一定是一种神奇的物质，是为当今科学所未曾认识的物质。最终，这样的物质一定将拥有意识-心灵这样的属性。我们回归到一元二面的本体论了。

涌现物质主义比副象论更增加了一份意识的独立性，并对意识的反作用给以充分的关注。其代表人物斯佩里的许多思考和见解都是十分有价值的。一元二面的本体论的大多数推理与斯佩里的结论是一致的。首先，两者都强调物质运动的重要性，并把意识现象认为是宏观的涌现现象，这一现象对微观结构也有重要的塑造性。但是，最大的区别在于对二面性的认识，以及其量子力学的根源。斯佩里强烈否定量子力学对心脑关系的重要性，这来源于缺乏对量子宏观涌现现象的科学认识。当然，非平衡的量子宏观涌现现象还未被确认，还有待物理学家、生物学家、脑科学家的共同努力。一旦得到确认，这就使斯佩里的心理涌现理论获得支持。

　　不可知的物理主义相信心灵现象与物理现象同源,但认为这不是经典的物理现象,这与我们的观点是一致的。但是,他们没有深入思考量子物理的意义,故走向了不可知论的极端。从一元二面的本体论来看,出现这样的不可知论是暂时的,随着对量子时空的宏观激发态的关注(推广对于激光、超流、玻色-爱因斯坦凝聚的研究),人们终究会发现,意识也是可以得到一定程度的理解的。物理主义者认识到存在物质主义所理解的世界之外的事实,正是开始注意到一元二面的另一面,这是积极的。最终需要通过发展宏观多体的量子理论,才能变不可知为可知。我们的观点是,上帝是众多心灵的公共态,心灵是意识现象的核心,意识与大脑构成人的高级协调系统的二面。换句话说,对应于个人是心灵,对应于全人类社会(群体)就是上帝。它们是个体和群体意识场的核心。不宜以谁处于谁之间这样的一维排列来简单对待。

　　过程哲学也是一种形式的不可知论,但因为它对量子理论持欢迎态度,表现出对意识过程认识的乐观。一元二面本体论的推论与怀特海的过程论没有太大的分歧,都认为,意识是运动,是过程,它的特性将在运动中表现出来。但是,一元二面的本体论与过程哲学又有本质的区别,区别在于我们坚持本体的存在性,而不把一切永恒寄托在一个永动的过程中。同时,我们认为,本体存在＝物理实在＋过程,后者是存在一元的二面,意识的运动背后仍然有其本体,但这是一个抽象的本体。过程只是对本体一面的表述,神经元则是另一面,不可偏废。一元二面论对研究意识有明确的指导,与物质主义相契合。过程论仅仅依赖于内省,我们也赞成内省方法的重要性,它是运用人自身的神经活动来认知神经活动,这对于研究深层次意识和拥有大范围量子相干态的意识(心灵)事件时,效果更为显著。这是根据对于禅坐者的研究结果而得出的结论。但是,佛学、道学存在两千多年,积累了许多关于意识(心灵)活动的规律,至少部分禅坐和修道者自身的意念达到高度和谐。但心灵是一个永久的复杂系统问题,不能说什么方法一定能够完全解开心灵之谜。今天,结合内省(禅坐,入静)和对神经活动的观察,感悟与定量研究相结合,将是十分重要的。因此,跳出过程论的框架也是势在必行的。

　　二元互动主义对意识与心灵强加了一个独立的实体的特质,这有利于解释心理状态对大脑结构的影响。但是,这一实体性认识是受到科学界广泛质疑的。从一元二面本体论看来,二元互动主义所强调的二元的独立,正是当代科学还没有真正理解的大脑的宏观量子活动规律,这一活动部分反映在神经元的可观察的活动上,还有部分深层次的相位耦合效应,与人类的意识常识相对应,但还没有获得理论上的认知。我们将二元互动改为二面互动,将量子波函数作为量子激发态的本体存在,将算符作用过程对应于测量或作用过程,构成对意识-大脑的复杂运动的完整描述。诚然,这一设想还有待具体的研究成果的支撑,尚需要一段时间的探索,但是,道路似乎是清晰的,需要的是时间和耐心。

　　复杂系统本体论指出:生命过程是量子场连续演化的过程,其中伴随着高度耦合(纠缠)的量子事件,那就是意识。生命过程如同大海里的波浪起伏,时而形成破碎的浪花(白浪),将之类比于感知到的意识事件,还有更多的、更加频繁的、未被感觉的意识事件,它们犹如起伏的矮浪。生理过程可以类比于海水中的温度、盐分的运动,其中有许多旋涡,也有不规则的热运动,都满足很确定性的规律。尽管复杂,海面上的风犹如外在的信息,它们对于海浪的形成是关键的,尤其对于白浪的形成起着更加主导性的作用。在这个模型下,意识主体是开放性事件(白浪与风密切相关),但同时是在生理环境下形成的,就像白浪是在海面上形成的,是海水表面的运动,也是大海海水的一部分。但是,片面强调意识是大脑的生理活动转化而来,没有抓住事物的主要特征。主要特征应该是白浪与风的关联,即意识是如何在外在(与内在)信息流的运动中产生的。

　　通过上面的分析,我们看到,一元二面的本体论,对于心脑关系的诸多学说皆能够取其长,而补其短,吸取每一个学派的观点中的有机成分,成为一个集大成的哲学观。这对认识复杂事物来说,是非常重要的。可以说,对于心脑关系这一个复杂问题,任何(从严谨的态度出发的)意见都不完全是无稽之谈,都存在一定的合理的成分。是否能够抓住这些合理成分,进而弥补那些不足之处,是走向成熟和完善的通道。最后值得提及的是澳洲哲学家查莫斯(Chalmers)的所谓无头绪的(don't-have-a-clue)物质主义。这一派自认不知道意识或心灵的起源,但相信心灵必然是物理的,因为物质主义必然是正确的。很多科学家抱持这种观点,却没有真正省思背后的意义。一元二面本体论又与之达成一致默契:我们承认这一了无头绪的状态,但是具体建议,这一部分无头绪的物理,就是多体量子波函数的演化。而这一头绪也正是未来应该认真研究的,而这一研究需要在充分吸收无穷维非线性动力系统的研究成果的基础上,大胆开拓。除了湍流研究以外,了解无穷维非线性系统的学者少之又少,绝大多数领域的学者所从事的绝大多数描述,仍然是近平衡态的、非动力演化的简单行为的模拟。心脑意识场的研究任重道远。

　　关键的问题在于我们要将研究导向何方? 人们最终是希望了解,如何控制意识? 生理活动似乎是有足迹的,清楚这一转化,就把握住这一足迹,就似乎能够介入。而我们的观点是,意识的控制线不在生理组织上(它可能对应于一批神经细胞),而在于一种整体量子场的内在秉志(如愿望——想听到什么、看到什么,生理活动节奏——新陈代谢、呼吸、脑自组织活动等),这样的量子场形成海面的风场和海水的主体流场,意识(白浪)是在这复杂流动中产生的高激发波。因此,寻求意识的生理足迹是舍本逐末,应该密切关注人的秉志,虽然这具有动荡性、不确定性和飘渺性。这些也许就是意识本身的特性,不能强求对意识的控制。

　　意识的产生过程本身就具有飘渺的特性。如果这样,我们更应该设法研究,意识活动的规律在哪里? 这个问题始终是核心的! 大脑整体是意识活动的场所,因此,牢牢抓住大脑本身,不论意识何时出现,必然在大脑中露出痕迹。当然,全身的神经系统都与意识活动有关,深层次的神经活动犹如海中之水,大脑是海面之水,尤其是大脑皮层。

至此,不难得到结论,如果哲学家与神经科学家忽略量子物理学,也就丧失了探究心物之谜的最重要的方法或入口。神经元的在物质层面的电流所表征的运动不足以完全解释所有的心灵现象,就像从人们外部的行为难以完全推知他的思想和意识一样。更不能反过来把心灵看作牛顿的大脑(神经元)过程的产物。依据牛顿世界观探讨心物问题,自然会将意识与意志斥为幻觉,这只是反映了人类的谬误或傲慢。

8.3　意识神经科学之未来

8.3.1　心灵的哲学新思考

关于心灵的一个由来已久的话题是笛卡儿所描述的机器幽灵,这是构成其二元论的基础。关于机器幽灵,笛卡儿说,非物质的人类心灵可运用意志力使物质的人体机械移动。这个观念让那些主张心灵为非物质的哲学家进退两难:一个非物质的东西如何能对百分百为物质的身体产生作用? 如何能让差异如此大的两样东西混在一起? 笛卡儿于是尝试引进一个松果体(pineal gland),他相信松果体直接由灵魂控制。但是,情况并没有变得好多少,物质的脑还是被非物质的心灵透过一种具有动物灵性的液体。

笛卡儿也关注精神,我思故我在这句名言,是他对精神的理解。这个二元分解,对于相对稳定的、相对单纯的、相对简单的无生命系统,构成了一幅令人羡慕地、自洽的图案,也因此推动自然科学过去数个世纪的长足进步。但是,当人们开始面对大脑、生命、社会这样的复杂系统时,这一割裂产生了不可逾越的困难,这是当今自然科学的困境。大脑与心灵之间应该有某种联系,为此,笛卡儿构造了松果体这一实体,作为机器中的幽灵。但很不幸,同样的问题可以来问,松果腺中发生的过程是物理事件,还是心灵事件? 一类更加广泛的问题则是,涉及对颜色、声音和气味的感觉的神经冲动应该是物理事件,还是心灵事件?

人们广泛承认,上述问题还没有得到解决。洛克提出,物理事件涉及空间和时间中的运动,而精神事件则由颜色、声音和其他感觉所组成。前者具有物质的属性,而后者仅作为心灵的附加物。在这个理论所假定的两类实体中,一类是像原子、电子、光子这类实体,另一类是由颜色、声音、滋味、气味这类感觉材料组成的实体。第一类实体是知识的来源,但它是不可知的;第二类实体是可知的,但却不是客观实体。这里,将颜色等主观感觉作为最基本的心灵元素,明显来自于对这些过程的认识的缺乏,这样的理解是十分苍白无力的,是对物质第一性的机械的认定,所以是一个令人极不满意的理论。在这一理论面前出现了两个分离的世界：一个是主观的猜测，另一种则是客观的梦幻。

今天，基于一元二面的本体论，我们对意识获得一个自洽的哲学的科学解释，这就是意识在微观上表现为量子激发态的一种高级的、多层次耦合的结构，在空间形态上表现为密密麻麻所编织的四通八达的复杂网络，在时间上表现为穿梭往来的电流，这些电流是那么高度有序的，它们对应于宏观意识空间的高度有结构的事件。过去，这几乎是幻想家的喃喃自语，但在信息社会中的今天，就不再是一个不可思议的说法。仔细想想，当计算机屏幕上在播放一个视频时，在机器芯片里走动的是什么？是电流。那是一种完全受软件程序所控制的电流，在由软件工程师所编织的多层次逻辑的主宰下，并与（来自录音、录像的）高通量数字信息相结合，就形成了在因特网上出现的众多图案、视频、电影、动画等，甚至形成联通千家万户的游戏集团，让众多人如此投入地从事一项只在虚拟空间才存在的游戏。于是，有规律的（微观芯片上产生的）电流群汇合成一个有形有象的世界，难道这还是一个幻想吗？意识的世界也是类似，只是它发生在人脑中，它产生了一个与脑电流所对应的拥有丰富内容、意义、乃至内蕴的形象场。意识形象场和脑电流两者是一个事物的两个方面，这个事物是意识。

从一元二面的本体论出发，再也无需长篇讨论精神是否可以还原为物理现象？它们是否有差异。从一开始，我们就是一元论的，只不过对意识的一元的理解，要诉诸于抽象的量子时空激发，它被有结构地激发起来了，形成了意识这样一个事物，因此，它是意识的本源，而人们所接触到的，是意识这个事物所表现出来的方方面面的现象，这些现象组成一个二面多维多层次的复杂系统，人们需要从各个面、各个维度和各个层次进行描述、阐述、分析、综合和理解。于是，我们脱离了拉兹洛在长篇论述时不断与二元论妥协所夹杂的诸多痛苦，我们直接面对意识本体一元和其所表现的复杂的方方面面。

例如，拉兹洛在他的系统哲学里长篇讨论了直接体验的事件（如人们的意识感觉，或者神经科学家的实验）和推理产生的理论事件（理论家的预言）之间的关系，最后得出这样的结论：后者对前者的"内在联系作出了解释，但这一解释又必须是在某种更加高级的'原理'指导下才能做到这一点"。换句话说，缺乏某种高级的原理，这样的解释并不能成为有意义的解释。目前的意识论，还未发现这样的高级的原理。因此，各种解释难以获得圆通的理解。这一困境并非罕见，即使对于成熟的物理学，也由于量子力学的诞生而陷入某种困境，这一困境是哲学性的。罗素曾经指出，朴素的实在论导致了物理学的产生，而又被（量子）物理学所证伪。后者指的是哥本哈根学派对物理存在的否定性的解释（见第 2.1 节）。

拉兹洛说，似乎也可以认为，"我们所生活的世界可能不是由束缚电子的原子系统构成，而是由颜色、声音、味道、气味等构成，后者才是一个令人欣慰的、可感知的和可信赖的地方,使我们可以充满感情地说,绿色真美!"[①]这里,拉兹洛设想,启用一批新的解释元素(即颜色、声音、味道、气味),由它们来解释我们的情感(意识)世界,也未尝不可以。事实上,主流的人文学科就是这么看世界的。而神经科学将这些解释元素下放到神经元电流层面上,这是一次勇敢的尝试。因为,立刻需要面对的是神经电流的复杂运动,并依然需要从中看到秩序,从而不失去意识现象的规律性。与此相比,意识量子场将理解进一步下放到微观量子的层次,似乎加大了复杂性,但是,它将同时释放出一个契机,即发现更加基本规律的可能。类似于生物学发现 DNA 结构一样。

上面这一段抽象的哲学讨论,对于从事与意识科学相关的研究者来说,具有一定的启迪性。我们从事的每一项研究活动在整个认识链中都有一定的位置,认识到这一点,对于从事学术创新至关重要,而这就是它所讨论的话题。综合起来说,在一元二面多维多层次的本体论下,无论是抽象的哲学思考,还是富有诗情画意的文学描述,还是神经科学家手里的脑图像和神经电流图案,以及修道(禅)者对自己的意识过程的主观诉说,都构成对意识这个事物的各个方面的有机表述,都具有一定的真理性。而新本体论所构筑的知识宝塔(见第 6.1 节),是综合这些方方面面信息的工具,下面要阐述的意识量子场是这一知识宝塔的核心主干和基础。因为,世界的最基础的、最微观的存在就是量子,意识是世界中的一个事物,必然有其量子态之对应,而相干结构是对宏观量子态的最普适的、也是最宽泛的表述。在这一以意识量子场为基础和主干的知识宝塔学说中,还需要一个特别针对意识的量子相干结构,类似于物理学的原子、化学的分子、生物学的 DNA 这样的基础结构。我们说,至少对于神经科学来说,这就是神经基元回路。换句话说,意识的神经科学的基础体结构是神经基元回路,存在一个与神经基元回路相对应的量子场激发,我们有待对这样一个基本量子场激发给出其更加精细的表述。正因为有了神经基元回路,宏观的意识现象成为可能。

各种更高层次的意识现象,都是神经基元回路的重复叠加,如此,就形成对意识现象所展开的神经科学的描述,就像对宏观物态所展开的物理描述,对物质性质所展开的化学描述一样。可以期待,将会出现一个蓬勃发展的神经科学。只是,神经科学的发展,是否能够从物理和化学的发展中有所受益呢?同样的问题也可以对生物学提出来。系统论让我们可以来尝试回答这样的问题,因为,它们都是知识系统,具有系统上的相似性。

物理、化学的发展受到二元论和还原论的强大支撑,长期以来,在二元论统治的科学殿堂里,意识没有一席之地。现在,在新的本体论框架下,在多尺度量子场

① Laszlo E. 系统哲学引论:一种当代思想的新范式. 钱兆华,熊继宁,刘俊生 译. 北京:商务印书馆,1998:165.

的新概念的支撑下,它将赢得一个稳固的席位。它的一元二面多维多层次性,首先反映在人的一元性与围绕人一元的心物二面性。由此,我们确认,朴素的实在论不但适用于可见的世界,同样适用于不可见的、感觉的世界。这将真正使我们安心下来,探索意识(感觉)世界的秩序。其次反映在对感觉、心灵世界的复杂性的认知上,不要期待特别简单的规律,除非是哲学原理。尽管复杂,随着研究的深入,人们还是能够培养对复杂感觉和心灵事件的预言和推断能力,这一能力的提高是必然的,这是科学思维的威力。而对意识认识的突破具有突出的意义,人们将从内心深处确认,我们所精确描述的世界(如波函数)就是我们所生存的世界,我们的精妙的逻辑与我们所信赖的世界真实地融合在一起。一切的精神现象(想象、意志、道、佛、上帝)也是这个世界的实实在在的存在。不过,它们是高级的、抽象的、宏观地、复杂多维多层次的存在,是我们自身的精神世界在执著地把握、无限地接近的世界。至此,一个完整的、和谐的、自然的世界图景诞生了。这就是新的本体论!

值得强调,新的一元二面本体论,包含了传统的科学所理解的物质世界,只是进一步将感觉、意识、心灵、精神等长期徘徊在科学殿堂之外的、涉及典型的多尺度、多层次、多维度特性的复杂量子现象,堂而皇之地迎进来,对照丰富的神经科学、心理科学、行为科学、认知科学等学科领域正在大量产生的数据,开展深入细致的理论建模。当传统的定律不能充分地描述某些现象时,我们自然倡导在更多的维度、更多的层次上引进新的原理和定律,从而发展出相对更加完备的描述。

沿着这条道路前进,经验科学(如神经科学)本身就不仅仅是观察和解释,它与本体论结合在一起,就会同时回答,所研究的客体实际上是什么?绿色既是由于产生光量子的能源发出的某种频率的波,又是人的感官中产生的一种特殊神经回路,更在这个世界上形成了一个特定的量子激发,是这样一个相干的激发才带来一种广泛的意义,即绿色、水和细胞的生命相关联,或者说与生命体新陈代谢和健康发展相关联。再举一例子说,闪电这一事物既涉及空气中带电粒子的运动,又包含对闪光的感觉事件,即在大脑皮层的相关区域内的神经元活动,甚至扩展到文学家对大自然和社会运动的一种感悟(譬如,生命最初的形成需要闪电),后者是闪电这一事物的延伸和意义。多维多层次的一元二面系统是自然界各种事物(譬如,绿色、闪电就是一个事物)发展演化的必然结果,也是包括人类在内的生态系统进化的必然过程。人类历史的发展,使我们周围的事物呈现出高度复杂的特征。由于对意识的研究,人们不再局限在机械的、简单本质、理想模型的框架下思考了,科学将迎接一个新时代的到来。新的本体论将在对意识的神经科学研究的支撑下,推动着这样一个崭新的科学的出现。无论是光子、还是绿色,都是这个世界里的真正实在。新的本体论是彻底的一元论和实在论!

有人问,这样一个崭新的科学通向何方?答案是,通向心灵,揭示心灵的本质!有人说,"心理研究成果是出现在心灵的唯物主义地平线上的一小朵云彩,而超感觉现象则是一小朵乌云"。显然,对心理现象的机械性解释已经无法为继了,而超感觉的心灵现象还如同羞涩的小花,躲躲闪闪。但是,随着人们对众多意识现象的细致解剖,出没无常的深层心灵现象(作为一种非典型的神经活动),迟早必然会登大雅之堂,成为理性思维所追逐的对象。这样一个只有拥有最强抽象思维能力的古代哲学家才能加入探究的话题,将随着意识科学的发展,成为比较广泛的话题,因为,人类社会文明的发展,即道德文化复兴的契机在于此(见第8.5节)。

8.3.2 注意力与意志的研究道路

什么是意志力? 詹姆斯最早系统性地回答这个问题:"意志力就是用力注意……意志力的功能是……持续确认某个稍纵即逝的思维……简而言之,维持一种关注的状态(亦即思考)是唯一的道德行为。"这是詹姆斯的一个核心观念,值得仔细解读,因为这是自由意志的基础:当意识有可能在诸多思维或行为中选择一个注意对象,并持续关注时,道德(思维)才能成为个人思维的一个选项;同时,由于道德的、亚道德的、非道德的意志都成为人的思维选项时,崇尚道德也才构成一种价值。只有在自由意志基础上的价值才是符合人性的价值,或者说是符合生命进化规律的价值。有了注意力,意志的表现才成为可能。于是,注意力与意志的研究,具有奠定道德的科学基础的意义。意志是具有道德内涵的。

詹姆斯说道:"我相信能被注意的事物确实是由神经决定的,若非透过神经机制,任何事物都无法引起我们的注意。但引发注意后持续被注意的程度则是另一回事,这通常需要花点力气"。"且我们会觉得可选择多花点力气或少花点力气"。"这种努力虽未引发新的意念,却能深化或延长意念留在意识层的时间,而不任其快速消逝"。"所有自主心理活动的关键就在于对不同事物注意程度的细微差异"。

詹姆斯在百年前就指出,意志是一种最高级的注意力。所谓意志的表现就是专注于某一个意念,这是意识层无数刚萌生出的意识中的一个;意志透过注意力来实施对意识的选择,意志通过注意力使其中的一个意念扩大、稳定、清晰、脱颖而出。意志所完成的就是注意一件事物,将其清晰稳定地牢牢抓在眼前,让其他竞争思绪纷纷消失,就像太阳一出众星尽灭一样。这正是量子理论的概念,量子理论通过测量,来使其他状态消失,使某一个本征态脱颖而出。从这里我们看到,冯诺依曼的意识使波函数塌缩的猜想,绝非无稽之谈。

1. 注意力的重要性

詹姆斯是如何从思辨的角度,分析出意志的根源与效力的? 如果我们知道,詹姆斯有强烈的哲学倾向,他如此重视注意与意志这两个概念自然不足为奇。我们每个人都拥有注意力,也都有意识经验。令人佩服的是,詹姆斯看到这一观念的深远的影响。他告诉我们,注意力(以及意志)自由与否,"是形而上学最重要的问题,这将影响我们的世界观是否从物质主义、宿命论、一元论转向精神主义、自由与多元主义——或是相反。"詹姆斯坚信,注意力具有主动的、原始的、致果性的力量,而不完全是刺激作用以后大脑的被动的结果。在一千三百多页的《心理学原理》和十五个月后出版的《心理学简明教程》(四百四十三页)里,他都指出,用力注意"能使瞬间消逝的意念停留在意识的时间延长"。他相信只要能了解注意力,对于了解意志的性质便有很大的帮助。

同时,他审慎地告诉我们,注意力既不可能完全取决于外在的刺激,也不是完全取决于内在的思维或意象,换句话说,既不可能完全由物质法则预先决定,也不可能凭借精神力量实现完全自主。这是因为,实施注意力的大脑处在一个异常复杂的环境中,受到各种信息的包围,有过去的信息(以记忆的形式存在),有未来的信息(取决于个体的愿望)。在这样的环境下,决定注意力的因素就非常复杂,是一个开放的复杂巨系统。但是,任何意识活动都不是无世境的。我们用世境来描述确定意识活动的各种条件,特别是确定未来意识活动的潜在趋势,波函数就是对其潜在趋势的描述,因此,波函数构成对世境的数学描述。在特定的世境下,意识活动拥有某种大的趋势,而同时,意识活动仍然拥有一定的不确定性,拥有一种自由选择。那么,注意力就在自由选择中扮演了一个基本的角色。

外界刺激可以激发神经机制,成为注意的原因,使注意力成为结果,这是外机制。但詹姆斯认为注意力不只是外刺激的结果,它还会扮演主动的角色。在什么情况下主动? 这就构成一个重要的问题。尤其是当多个刺激发生时,注意力可以选择性地集中于其中某个刺激,这就是注意力主动作用的一个方式。支撑这一主动机制的一个证据是,如果专注于一个目标,会大幅提高你对目标的神经反应。生理学家研究发现,当猴子从事需要选择性注意力的活动时,猴子大脑中的目标意象所引发的神经元活动明显增加,从而减少邻近意象的抑制作用。根据功能性核磁共振成像检查,人脑也是一样的:针对目标意象的神经元活动程度强过其他意象的神经元活动。换句话说,选择性注意可强化或弱化视觉皮质上的神经活动。反过来,相关神经活动的强化可以作为选择性注意产生的标志。于是,一个探讨选择注意力的研究平台就存在了,这使得人们可以探讨一个重要的问题:什么因素决定对某个刺激的选择? 或者,选择性注意背后的机理是什么?

注意不仅能提升选择性神经元的反应,也可降低竞争区域的活动。值得一提的是,注意所引发或压抑的是脑部深处视觉回路的神经元,而不是主要视觉皮质。因此,注意是需要力气的。你可能以为这是理所当然的。上一段所描述的实验中,屏幕上所有的视觉信息(形状、颜色、动作等)都会到达猴子的脑部,但猴子的注意目标决定脑部的反应方式。取决于猴子有兴趣观察的是什么,才决定脑部各区域的固定机制是动起来或静止下动。因此,到达脑部的视觉信息并没有改变,改变的是脑部对这些信息的反应——且这是当事人能够控制的。因此,注意力是主观行为！注意力一向被视为心灵的性质之一，而它却可以决定脑部的活动。

2. 注意究竟如何运作

神经科学家正在运用脑部成像来研究注意，获得各种新发现。就像神经生物学的其他领域一样，脑部成像的研究不断推动学者们去找出神经对应关系，亦即确定大脑特定部位的活动与心理活动的对应关系。这两者之间是不应该画上等号的，而且，不应该只是满足于简单的对应关系。最近的研究已经显示，脑中并无单一的注意中枢，而是分散于各处，包括前额叶皮质（负责与任务相关的记忆与规划），顶叶（身体与环境的觉察力），前扣带（激励）。此外，被激活的还有小脑和基底核（习惯的形成与运动协调）。这些分区的研究结果，并不能告诉我们，注意究竟是如何运作？所幸目前已有更进步的成像技术，可以让我们对注意有更进一步的了解。

过去的注意研究多以猴子为主，现在也开始研究人。实验人员让实验者看电脑屏幕，上面会出现十几个同样的小方块，每一次出现约几百毫秒。停顿一个间隙后，再出现另一组几何图形构成的画面。有一半的时候，两次出现的画面完全相同；另外半数时候，会有一两个地方不同，或者颜色、形状、运动等。在对一种被称为选择性注意的研究时，实验者要回到的问题是"这个画面里图案的颜色是否与上一个画面不同？"。

翌年，另一组神经科学家证实注意确可发挥实质的物理效果。这次他们检查的不是神经元的激活，而是连带产生的血流增加。大量产生电冲动的神经元也是需要氧气的。在1991年的一项实验里，科学家请部分志愿者特别注意指尖的振动，结果发现，注意组躯体感觉皮质里代表指尖的部位激活程度比未注意组高出13％。再次证明注意可影响原本被动处理感觉信息的大脑部位，可见注意并不是模糊飘忽的概念，而是会对脑部的结构与活动产生作用。

麻省理工学院的康维雪（Kanwisher）也说："在知觉过程中，我们并不是被动的接受者，而是主动的参与者。"大量研究证明，注意于某一个特质（例如颜色）时，可刺激大脑处理该性质的部位，也可降低其他部位的活动。不仅如此，在过程中前额叶皮质也会被激活，这个部位似与意志有关。刺激的新鲜感与相关性会影响脑部处理哪些信息的决策，而选择性注意至少也能发挥同样的效果。都柏林三一学院的神经科学家罗伯森（Robertson）说："注意力可影响特定突触发生电冲动的频率，从而影响脑部的活动。我们知道突触若一再发生电脉冲便会变得比较强韧，足见注意力是神经可塑性的重要元素。"简而言之，选择性的注意——有意地激活A回路而非B回路——可促使脑部处理特定的信息。

帕兴汉下一步探讨的是：当实验者在做一个自动化的事情时，突然再特别注意于那件事时又会如何？结果发现大脑的前额叶皮质与前把带仿佛瞬间苏醒，新陈代谢活动又活跃起来。这是一项重要的发现,显示注意觉察有激活脑部的效果。事实上,正是前额叶皮质的激活使我们从自动化的机器跃升为人类(homo sapiens一词的拉丁字源为有智慧)。前额叶皮质与自发反应的意志选择有关。

3. 注意力与大脑重塑

我们都知道知觉与行为并不是在真空里进行的,而是发生于心灵所创造的舞台上。这一舞台的设计,即所谓人的心态,对大脑活动的结果和最终的知觉的影响比外界的刺激的贡献更大。这一点已经渐渐受到神经科学家的承认和重视。莫山尼奇和狄强斯(Charms)的一篇论文发现,当一个人对某个特定刺激进行关注时,大脑皮质中对应于该刺激的神经元会更为活跃,这是一种主动的、而非完全被动的活跃。在 1993 年所做的实验中一再让猴子听特定的声音频率,结果显示,当猴子很注意时,果然便发生了听觉皮质的重组。但如果以其他事情分散猴子的注意力,使其无法注意于声音时,这种重组便不会发生。换句话说,在关注的心理状态下,神经活动的模式和效率有明显的变化。

愈来愈多的证据显示禅定冥想可能在对于意志的研究过程中扮演关键的角色。冥想就是一种主动的注意力训练。更一般地说,注意是一种由内在所引发的状态,由此,神经科学界已不知不觉和东方哲学的观点达成一致的结论:内省、注意、主观状态(或其他类似的说法)可重塑神经元结构,重绘心灵的版图。对注意力的研究能够最终使人们了解,心灵能否影响大脑? 在多大程度上影响大脑。莫山尼奇和狄强斯两人的结论是:“经验加上注意导致神经系统结构与未来功能的改变。显然……我们每一刻都在塑造瞬息万变的心灵运作方式,选择自己下一刻成为什么样的人,而这种选择就以物理的形式刻印在物质之我上。”

神经科学的研究已经与康复医学结合在一起。托柏的实验发现,注意力能增加中风患者的功能重组与复原机会,但如果前额叶皮质受损,则中风患者的复原就比较困难。他们运用注意力的测试来预测患者的运动功能未来的康复水平,结果的准确性令人惊讶。这说明,注意力的好坏,是大脑重塑能力的一个重要标志。三一学院的罗伯森也得到类似的实验结果:“观察右脑中风患者的注意力,可预测他们两年后使用左手的能力。”但若前额叶的注意回路受损,则恢复的程度较差。这说明,大脑中的某些部位(如前额叶皮质),对于形成注意力和大脑整体层面上的协调(量子相干)具有更加重要的意义,这一结论与东方修炼技术中的某些内容不谋而合。

8.3.3　意识神经科学研究的十大问题

唐孝威先生指出:“意识的科学理论不仅要能够解释目前为止得到的一系列的实验结果,而且要能够解释意识现象具有的一系列特征,并为意识现象未来的实验研究指明方向"①;"看来,一个完整的意识理论不但需要考虑意识的神经生物学方面,而且需要考虑意识的信息加工方面和社会学方面"②;"要从生物学、物理学、心理学统一的角度考察意识问题"③。在什么意义上解决意识问题,这个提法就很关键。我们认为,在新的哲学观指导下,一些重要的意识问题,在神经科学、心理科学、行为科学、数学、物理学的共同努力下,应该能够在本世纪内获得实质性的进展。

如何卓有成效地开展神经科学研究? 这是摆在当代蓬勃发展的神经科学学科面前的任务。大多数神经科学研究秉承的是传统的简单科学的思路,力图首先理解简单的神经现象,然后,从简单到复杂,逐步讨论高级神经活动的规律。沿着这一思路前进,必然是先局部、后整体。因为,后者的复杂度一定大于前者。然而,人的高级思维和智能认知,是与整体、甚至外界环境密切关联的复杂现象,从复杂系统哲学观来看,应该密切结合各种宏观影响条件,对于整体开展研究,形成具体的命题,这样,细致的、机理性研究的意义将更加明确。这就是系统论的思路。这一思路的可行性依赖于是否拥有一个合适的整体系统模型,我们认为,一元二面多维多层次的本体论提供了一个抽象的知识宝塔,它为研究各种高级思维功能和各类复杂意识现象提供了建立整体模型的基础。在第8.1.3小节,我们已经与现有的各种理论进行了一次碰撞,初步显示了知识宝塔集大成的能力。当然,集成不是集中和堆砌,通过这个集成,我们应该明确下一步研究的主体方向。下面,我们根据上面的集成,提出神经科学研究的十大问题,并尝试运用新本体论的工具,对这些问题的研究思路进行一个简单的阐述。

我们提出神经与意识科学应该研究十大问题。

问题1:意识应该如何被实证? 意识的本质应该如何来理解?

问题2:神经元活动能够解读哪些意识活动? 不能解读哪些意识活动?

问题3:大脑的生理过程是如何被转化为意识的? 意识是否对应于量子纠缠?

问题4:如何通过对颜色、气味这些视嗅神经元事件的研究来认识意识?

问题5:听音乐与欣赏音乐的意识过程有什么不同? 如何研究神经元与情感之间的关联?

问题6:大脑意识事件中涉及哪些能量过程?

问题7:如何刻画专注力和意志力? 精神力量有多大的影响力?

问题8:整体意识场有什么存在标志?

问题9:如何分析心灵意识事件? 如何描述心灵事件的能量过程?

① 唐孝威. 意识论:意识问题的自然科学研究. 北京:高等教育出版社,2004:23.
② 唐孝威. 意识论:意识问题的自然科学研究. 北京:高等教育出版社,2004:20.
③ 唐孝威. 意识论:意识问题的自然科学研究. 北京:高等教育出版社,2004:31.

问题 10:心灵是研究意识运动的最基本规律的平台吗?

问题 1:意识应该如何被实证? 意识的本质应该如何来理解?

一部分保守的物质主义者可能还是会争论到,没有确凿的证据表明,意识是存在的。我们回答说,关于量子场等概念,都不是用实证法来直接证明的,而是通过一系列相互关联的概念来佐证,其中包括一个到多个关键的预言的检验。爱因斯坦的广义相对论也是这样的一个理论,量子场论也是这样的一个理论,这里将要建立的意识量子场论,也将是这样的一个理论。不仅仅是关于意识这个概念,而且对于意识量子场的一系列的概念,我们首先要构建一个理论体系,使得这些概念与概念之间环环相连。最终,落实到一些(定量的)预言的验证上。

在量子意识场论中,心灵、意志不再是表述神经活动过程的附加物,它们是事物的主体,相反,神经活动反而是意识、意志、心灵的表现物,当然也是最关键的表现物。意识是这样一个事物,它的行为表现出高级的、多层次的耦合,高端的意识活动表现出高度的智能性,低端的意识活动也表现出一种自主性和能动性等。对这样的行为的理解需要引进量子场,尤其是量子相位流场的复杂结构的耦合运动。神经元群的高度有序的活动就是意识的一个重要的实证,但是,这一实证有赖于一个具体理论的建立。在这一理论中,相位流场将是最基础的概念,因为它是意识在形空间的运动表征。

问题 2:神经元活动能够解读哪些意识活动? 不能解读哪些意识活动?

意识事件具有复杂系统的内涵,对其认识需要应用复杂性思维的认识论。其内涵的揭示随着测量、分析仪器的发展会不断深入。意识的多层次耦合的复杂系统规律可以部分地为神经元活动所解读,就像股票市场的规则会部分地被数学家和金融学家联手解读一样。但是,如果投机者利用这些规律制作出超量盈利的投资软件以后,股票市场将会形成新的规则,整个系统会出现自动的调整。这是因为,股票市场本来不是为资本投机商所设置的,而是为新兴产业和社会富余资金共同谋求发展而设置的,后者应该有一个资本增值的正常范围。解读意识运动的规律,同样存在着这一风险,即部分人运用所认识的意识运动规律,为个人和小群体谋取利益。因此,对意识运动规律开展科学的认识,比获得完整的意识运动规律本身更重要。表层的、稳定的意识活动的规律将会被优先揭示,深层的、多变的、瞬时的意识活动规律将难以从神经元的活动中得到解读。

问题 3:大脑的生理过程是如何被转化为意识的? 意识是否对应于量子纠缠?

对意识本质的量子场解释,要研究,意识与大脑是如何密切相关的? 长期的生物进化,形成了大脑的特殊的解剖结构,以及组成大脑各个脑区的神经元结构。这些结构对于形成量子意识场具有重要的意义。研究大脑的生理过程与意识的关系问题,就是建立微观的神经元结构与意识活动的对应关系。我们认为,存在一定数目的神经基元回路,它们是组成更大范围的复杂神经网络回路的基本结构,这些神经基元回路拥有其对应的量子扭结结构。发现这些基本量子纠结结构（类似于DNA基本生物化学分子）和神经基元回路，是研究大脑神经生理过程的最重要的问题。这里，所谓纠结量子场，应该是一种特殊的量子纠缠态，这一态具有稳定的拓扑性质，不会被轻易退纠缠。由这些稳定纠缠态所组成的宏观量子意识场和其相应的复杂神经网络回路，就拥有稳定的信息码，因此具有表达语义和复杂意识信息的能力。

问题4：如何通过对颜色、气味这些视嗅神经元事件的研究来认识意识？

有人宣称，"那种企图把绿色、气味、叫喊和柔顺等现象转换成相应的起伏波动和分子结构及其过程必定落空"。我们要突破这一似是而非的不可知论的观点。引用量子态演化过程可以说明这一点。神经元事件是一个不断从混乱态演化到稳定的回路态的过程，与量子波函数的塌缩有一定的对应关系，这也是与意识相对应的体空间里所发生的事件。在量子波函数的塌缩中，本征态是有意义的量子态，处于本征态的量子系统具有确定的属性。神经元以及与之对应的意识活动也具有此类性质，对应于基本神经回路的意识处于稳定的态，从混杂态向基本回路的演化，就对应于神经元的量子态向有意义的基本回路意识态的跃迁。前者是混杂性的，后者是纯粹性的，具有宏观的稳定性。视神经和嗅神经是两大最为突出的神经事件，可以优先开展对于纯粹态和混杂态的研究，这将为研究更加复杂的意识事件奠定坚实的基础。

问题5：听音乐与欣赏音乐的意识过程有什么不同？如何研究神经元与情感之间的关联？

审美感觉是一具有多层次内涵的心灵事件和意识过程；当我们听歌唱家歌唱舒伯特的抒情歌曲时，我们内心会荡漾着各样的丰富意识过程。于是，我们提出一个问题，是否可以通过观察听众的神经元信号来察觉其情感变化。在我们的本体论指导下的推论是，在不久的未来，部分地回答这个问题是可能的，尽管完全的答案是不可能的。完全答案的不可能性来自于意识（感觉）拥有一个极其复杂的多层次结构，但这一不可能性不应该阻拦人们去研究各种复杂情感下神经元信号的表达，后者在未来对于社会安全和人群的健康监控有重要意义。

新的本体论认为，情感是人的较高层次的意识活动，必定存在与之对应的神经元活动。由于意识活动普遍是宏观的量子相干事件，那么，高级的意识活动就对应于更加复杂的、带来多尺度耦合的量子相干事件。每一个局部的量子相干事件都对应于一定的神经元活动，跨尺度耦合的量子相干事件对应于更加复杂的、多尺度耦合的神经元活动。情感便是这样一类复杂的、多方位耦合的神经元活动。为了研究情感，必须涉及对大数神经元事件的宏观状态进行刻画，需要发展对复杂神经元网络的定量解读的工具，还需要发展一些有效的数学概念和方法，才能较好地完成这一关联度的建立。

　　可以预想,随着实验数据的积累和研究的深入,在不久的未来,在神经元层面和情感之间建立起联系是可能的。同时,我们认为,建立神经元与情感之间关联的研究将是未来神经科学研究的核心内容之一。但是,也不能过于夸张。情感是一个远比神经元的相干性更为丰富的事件,利用后者只能部分解读情感,因此,也无需过于担心所谓伦理学的稳态。在相当长一段时间内,两者之间可以互相印证,来推动对思维、情感的认识往前发展,将推动心理学的发展,每一项心理功能也像一个化学元素,我们将把对其经验定律的理解,上升到量子力学对事物的深层次规律的认识,进而产生一个能够理解各种心理功能的理论。

　　问题 6:大脑意识事件中涉及哪些能量过程?

　　心灵的致果性是近期神经意识科学所获得的成果之一。因此,我们不仅承认笛卡儿的名言"我思故我在",我们还牢记詹姆斯的名言"意志力即是注意力"。心灵能够重塑大脑,就是因为意识事件涉及能量过程。人有能力发挥注意力与意志力,为脑中一个酝酿成形的状态催生,并将之化为真实。这背后是一个跨尺度耦合的复杂量子过程,迟早会在科学家们的努力下,像了解原子光谱一样,将一些技术细节解释清楚。心灵的致果性证明,心灵确实能在物理世界里发挥作用。心灵的影响又不是完全确定性的,而是保留了许多不确定性和随机性。因为,这一多层次、大跨度耦合的动力学是十分复杂的。挖掘这一复杂动力学规律的努力应该开始关注能量,而不仅仅是信息。可以预见,大跨度的耦合会带来大的效应,可以产生局部神经活动模式的大的调整,对应大能量的活动。反之,如果我们观察到个体的行为举止产生了大的变化,也可以自然的归结为心灵层面的参与和这一大跨度的耦合。对不同的意识活动按照能量大小进行分类,是神经意识活动下一阶段可能取得突破性进展的方向。

　　问题 7:如何刻画专注力和意志力? 精神力量有多大的影响力?

　　如果对意识过程的能量性有深入的刻画,对于意志力、精神力的研究就可以大踏步地向纵深进军。目前,人们在意识活动的复杂性面前举步维艰,难以辨认意志力。出路在于,应用新本体论,对人的意识与神经(二面)活动开展多层次的复杂网络建模。例如,在意识面,唯象地对多种心理状态与行为(从忧郁到侵略到自杀冲动)来进行宏观的、唯象的意识图景的建构;在物质面,对神经回路开展复杂网络的建模,后者可以尽可能地与可观察的神经活动建立联系。通过将这二面的模型进行对接,并应用于不同意志力的过程,就可以半定量地研究:精神力量可以有多大的影响力? 如何刻画专注力与意志力? 暴戾的倾向是否有典型的意识图案? 神经回路是否存在对应于认知、性格和信仰的多层次结构? 意志力、意识、精神等科学的定义和刻画将在这个细致的过程中逐步建立。这将迎来意识科学的时代。

　　问题 8:整体意识场有什么存在标志?

　　心灵与人的大愿望相联系:众人的共同的大愿望形成人类的整体意识场。对于个人而言,大愿望应该对应于多层次、大尺度的意识结构。所谓多层次,是因为大愿望涉及个人内心深处的价值和深度的信仰,经过表述,形成了心理层面的意识结构,于是,大愿望就涉及从心灵深处到心理表面的多层次耦合。对于一些理想、信仰不够坚定的人士而言,这一耦合时断时续,也就是《道德经》中描述的"中士闻道,若即若离"。一个人的思维(除了儿童以外),通常已经形成一定的定式,就是心灵已经为心理规定了一定的方向、方位、偏好等,影响着每一个决策。从我们多次提及的科学命题"心灵是人类大多数成员的共同意识结构"出发,我们可以推论,可以帮助这些人士建立正确的、善的理想和信仰。如何实施这一工程,将是社会科学的一个重要课题。

而神经科学的科学问题就是,如何证明整体意识场存在性? 如何认识整体意识场的性质? 整体意识场的形成机制是什么? 这些问题正是对多个个体的意识结构的量子相干性的深入探讨,可以从多个个体的神经活动的相干性入手,来进行展开。当然,同时也需要从物理理论的角度,对多体量子相干现象建立模型,提出类似于贝尔不等式这样的预言,接受神经科学的验证,就可能产生新的拓展。

问题 9:如何分析心灵意识事件? 如何描述心灵事件的能量过程?

心灵是最高级、最复杂、最微妙的意识事件。从新本体论出发,我们认为,心灵事件也必然存在与之对应的物质的运动,这就是跨层次耦合的大尺度相关的神经活动。当我们看到一个物体,产生一番感受时,我们的神经元得到了激发,有些激发延展到内层的、全身的神经系统,这就开始接近心灵层次的活动了。这是多层次意识结构思想的必然结论。(局部)神经元的激发是可观察的,这就是各种脑电、脑磁仪器所记录的。但是,这些观察也是间接的,是我们的思维活动的足迹。我们的心灵感受(快乐,欢愉,恐惧等),对应于这些神经元活动的更加宏观的、在人的整体层面上的效应。这些效应一般隐藏在大尺度、长时间的统计关联结构的背后,正在逐步被揭示。为了清晰的展示心灵层面的意识事件,我们必须对心灵事件建立模型。

这一描述天然地包容各种复杂性,例如,神经活动的类比,所涉及的意识量子场的时空变化模式和范围,两者互动的模式等,都是待研究的,应该根据具体情况来进行从定性到定量的描述。譬如,意识的内容。意识流也是一个概念,与脑区激发的联系引进了阈值的概念。竞争选择是一个重要的概念,谁与谁竞争? 动力学过程是否可以研究? 意识状态的确定:经验,这里就有一个表达的空间,这一空间是人为的,具有过去认识的烙印,必须警惕。应该以最新的认识,不断更新表达空间。就像在对原子的认识中,需要不断更新对于电子的认识……这就是科学进步的标志,每一步更新就是科学突破的内容。

问题 10:心灵是研究意识运动的最基本规律的平台吗?

从本书所阐述的哲学观出发,我们认为,心灵事件是宏观的量子相干效应,拥有更大能量,也具有更强的间隙性(脉冲性),涉及身体更大范围的同步互动。例如,大脑、中枢神经、内脏甚至手与足的全方位的神经活动。一个人在极度恐惧时会出现全身颤抖,在极度激动时会出现面红耳赤等,就是这样的表现。于是,我们从这里提出一个迄今为止还没有受到充分重视的关于意识神经研究的重要话题,就是意识过程的能量性。常规意识事件涉及的能量低,而心灵意识事件涉及(遍布全身)的大能量意识神经事件。因此,能量性提供了一个分辨心灵事件的工具,同时,心灵事件也为研究意识的能量性提供了重要的平台。如何开展这一研究?我们可以在新本体论的指导下,结合东方修炼技术所产生的高能量意识事件来开展。详细技术路线,我们将另文阐述。

8.3.4　意识科学的未来和希望

以系统观来分析斯佩里等三位科学家的工作。虽然荣获了诺贝尔奖,但是所涉及的意识系统还是粗线条的思维模式(抽象认知与空间认知,不同职能的思维),而成果的落脚点也停留在大脑脑区与结构(左右脑,细胞柱,视觉皮层)的功能对应。由于后者是可观察对象,这一研究是在寻找无形的意识活动的有形足迹方面取得的显著进展,为实证科学在意识问题上有所作为奠定了基础。

以系统观来看坎德尔的工作。记忆是思维活动的基础,是意识活动的一个特征,是高级心理活动的基础;神经元(细胞)内的蛋白质合成是生物过程,突触结构的生长更是高级神经生理活动,与长期记忆相联系;而蛋白质的磷酸化是一个典型的化学过程,涉及(可控的)化学分子运动,是一个可以追踪的物质运动过程。这项研究以可追踪的(并很可能具有普适意义的)化学活动把与意识两大活动(短期和长期记忆)联系起来,成功地证明了涉及意识的事物(记忆)必然存在物质运动(化学分子)和意识功能(长期短期记忆)的二面性。二面相互联系的具体形式具有多维多层次的复杂性,但是,确认一元二面性具有开拓性意义。坎德尔的化学分子作为实证系统,似乎具有更大的普适性和确定性,其意义会得到科学界更大范围的承认,是否真正具有意义,还需要今后科学界的继续探索来验证。

意识科学研究的最重要的问题,是揭示人的情感和深层意识活动的形式和内涵。这一研究当然还是从对神经活动的观察和建立模型开始。我们前面的分析表明,情感意识与神经元的高层次相干性有很大的关联,这将在神经群的网络活动形式上有所表现。是否能够从观察的神经(区)的活动相干性的数据中提取出相关信号?是否能够找到这些信号的传播规律?将是今后神经科学研究的重要课题。我们猜测,甚至包括理想、志向、信念等,也都有相关的神经系统结构(回路)与之对应,发现和挖掘这些神经活动的运动形式,具有重要的意义。

当代科学大厦要求内部的一致性、整体的简洁性以及它的解释能力。意识科学要建设这样的科学大厦,必须以明智的哲学观为基础。意识世界也可以被简化成高度完美的、合理的、数学计算上成比例的复杂网络。这些网络上的结点,它们独立的本质使它们不可或缺,然而更为重要的是这些结点之间的有机的、复杂的连接。一定数量的有机连接构成一定的编码,而感觉世界就可以被描述为编码的集合,通过这些编码,人们可以接收到客观物质世界的信息。这构成一个感觉的客观世界,在这个世界里,不仅仅有颜色、气味等东西,而且有更加深层次的情感、意志,它们被相应的数学所表征。这就是未来意识科学的一幅图景。

当今的科学理论,无论是机械的物理主义还是偏执的感觉主义,本身似乎都具有其内部的一致性和简洁明了性。但是,这些理论都武断地否定了一些更加重要的意识现象,例如高级智能思维、智慧、情感与理想等。我们首先要重视意识场的客观实在性;其次,要对其复杂结构保持理性的认识,不强求一种过于简单的、单一的意识结构,在此基础上,我们将打开一扇通向灵活的、活泼的、多变的、丰富的意识世界的大门。这时,我们依然可以依托物理学的严谨、计算机科学的高效、化学和生物学的实证,对复杂的意识现象采取层层剥笋的方法,通过多层分解,逐级定量;多次迭代,逐级近似的方法论,获得对意识的多维多层次的认识。

有人说,意识科学的使命之一就是建立起关于颜色、气味和美感的科学。就人而言,进化的历史造就了这样一个系统,即既能够设计利用仪器设备从外部观察人,又能够在内省分析的基础上重构人(一元二面)。在这一过程中,人类心灵不是一个可有可无的元素,尽管它参与物理化学的因果关系链。更加重要的是,它是物理化学现象的某种主宰,因为意识结构起到宏观调控的作用。形象地说,意识是云彩,物理化学过程描写的是水滴的发生和演化。两者无法相互替代,而两者相得益彰,才是对事物的完整刻画。

精神的本质被一些学者所重视,我们说,精神来自于意识,是一种高级的意识结构,来自于量子波函数的相位场,是宏观的不可或缺的客观实在。所谓精神的幽灵,也是一个实实在在的客观存在。就像所有的意识现象一样,它具有飘忽不定的运动形态,但这一形态就是事物运动的基本特征,就像湍流运动本身确实是动荡不定的一样。因此,精神状态终究还是一种运动中的状态,是一种意识的运动。对绿色的感觉不仅仅是神经元的跳动,而包含一种宏观的知觉属性。人的意志,也不仅仅是根据从神经中枢发出的神经脉冲刺激神经运动中心来描述的那么简单,而是拥有更高层次上的意义。因此,感觉和意志都是精神现象,但又是不同层次的精神现象,具有在不同层次之间构成自反馈的信息运动过程。虽然,看起来像幽灵,运动形态也具有幽灵的特征,但却是可以通过认识的发展(复杂系统建模能力的提高)来逐步逼近的。

意识研究的一个终极目标是人的道德感的根源,道德意识源自何方? 是人类的先天天性,还是后天文化学习的结果? 各个不同社会的道德规范差异背后,是否存在所有人类都具有的道德意识呢? 认知神经科学对这些问题开展了实验性研究。2007 年,包括知名认知神经科学家 Damasio 在内的研究小组对健康志愿者和大脑腹内侧前额叶皮层(VMPC)发生病变的志愿者分别进行了一系列个人道德情景测试。测试结果显示,健康者在严酷的道德情景测试中不采取牺牲他人生命的做法,但是脑部存在病变的志愿者却会做出相反的选择。这一研究表明,在人的大脑中存在同道德判断相关的区域,而这些区域活动的作用通过大脑情感组织显得更为突出。最新研究还表明,对造成他人痛苦的厌恶感和公平意识是大脑在人类进化过程中保留下来的两大先天道德决定因素。

确实,道德感是一种抽象的意识活动,对它的探测需要采取细致的心理情景测试。人们还需要同时关注大脑中的结构(是否存在区域损伤,是否存在大脑神经的可标示的活动)。两端是两大复杂系统,但是,经由观察数据,形成两个有限系统(意识如厌恶感,大脑如 VMPC 病变)。研究路线都是在两个有限系统之间建立相关。所建立的某一个具体相关的意义取决于,所选择的两个有限系统的理论和实用意义有多大? 理论意义包括,厌恶感在道德感中起着重要作用吗? 也许对于罪犯而言,可能是。即使是,应该是比较低级的道德观。除了道德感以外,还有许多维度的意识活动,都可以用心理测试来探测。另外,应该存在不同类的意识活动,一是与社会道德规范密切相关的,例如功利欲等。二是相对更加普适的,例如好奇心、同情心等。总之,所有可以通过心理测试来探测的意识活动,都属于人的价值判断范围的,可以被列入自由意志可以选择的范畴。

我们对意识的本质认识还应该吸收有着数千年传统的修道(禅)者的修炼经验,我们把它归为一类内省活动。内省是一种主动性的意识活动,修炼是一种最精深的自身活动,既有关于注意力的系统训练(利用呼吸、导引、观想、入静等手段),又包括对深层次意识活动的调整(利用虚、空、心、性等抽象概念)。这一系列活动对人体带来的变化的深度和广度是非修习者难以完全体会的,数千年积累的经验定律是非常值得重视的。从某个角度讲,这些修炼活动所涉及的是高能量的意识过程,会对人的神经和意识结构产生重大塑造。由于高能量,在这些活动中,意识活动的规律性更加明显。如果不按照规律开展意识活动,后果是十分严重的。因此,应该从中去挖掘意识活动的真理。打个比方,牛顿定律的发现来自于对行星运动规律的总结(即开普勒定律),只有巨大的行星才能构成一个相对理想的系统,来证明牛顿第二定律和牛顿万有定律的正确性。如果,牛顿只是关注树上下落的苹果,他不会比利用比萨斜塔观察自由下落运动的伽利略走得更远。再举个例子,对于微观粒子基本规律的研究,必须运用加速器等高能物理设备,只有在极端条件下,事物(微观基本粒子)的本质(对称性、电荷、自旋)才能得到展示。同样,对于大尺度高能极端现象,必须构建超大型的望远镜,以及大规模的空间望远镜。于是,我们认为,对于意识的研究,涉及意识的本质,必须要在一些极端条件下开展精细的实验工作。

数十年前,罗森布鲁士曾将与精神(心灵)相关的未来研究,按照层次高低进行了罗列:

种系进化与智能起源。物种的大脑神经系统有不同程度的发达水平,他们也具有不同程度的适应能力。具有高级的神经系统组织的物种,必然经过了更为复杂的进化历程。进化历程中的核心元素是适应性,适应性是精神事件,它指导着生物体所采取的具有生存价值的行为模式。反过来,只有当生物的神经系统组织进化到一定的高级水平时,该生物才表现出有意识的生物行为。系统地研究物种相关的神经系统的进化历程(与神经系统相关的遗传物质的变异特性),将为关于精神活动在进化中所起的关键作用的研究做出贡献,尤其是关于智能的起源问题。

个体发育与精神建设。一个生物个体在其生命历程中经历了一个发育、生长的过程。只有当幼体在解剖学和神经生理学上的发育达到了比较高的水平时,才出现有意义的精神活动,即表现出有意义的行为模式。神经生理的发育缺陷导致生理行为的缺陷,变态发育和精神缺陷是相互伴随的,这已经成为神经医学的基础。因此,个体发育生长本身提供了一个把精神事件与神经组织事件相互联系的平台。这一研究将为理解人类的行为本质,建设更为有利于群体利益的道德行为提供科学的基础。这是将物质与精神相互交融的核心课题。

人体超常状态下的适应性。生物体内的生理状态偏离正常状态时,其神经系统会产生反应。如大脑中的血氧量减少会引起意识的短暂丧失,低血糖和高烧会引起昏迷等等。如果偏离不是很大,神经系统会产生适应性的积极反应。劳累过度的打盹就是人体的自动化调节,过度紧张后的懈怠也是机体的一种自我保护。另一方面,模范人物在崇高理想推动下的超常态行为,运动员在高度荣誉感支撑下超水平发挥,同样有其非凡的神经生理活动,这些建立了一个联系精神事件与神经组织事件的广阔的研究平台。

大脑的活动。大脑是反映人体精神活动的主要窗口。大脑皮层的损伤会导致明显的精神障碍,包括一部分感觉和知觉功能的消失,讲话时情绪不安,运动机能失调,想象力和理解力受到干扰以及记忆的丧失。另外,在大脑皮层一定区域内的电刺激会导致一系列的心理过程,电刺激引起的意识事件包括当时体验的真实意义被改变以及出现同过去事情有关的幻觉。这方面的研究已经产生了众多的成果,在新的本体论思想指导下,人们将进一步提升复杂系统建模的能力,在简单的刺激与多层次的精神影响之间建立起系统的联系,将帮助神经生理的临床医学研究带来更大的突破。

美国将20世纪90年代命名为大脑时代或大脑的十年,善于领头和创新的美国人可能会在今后的某个十年的开端,命名一个心灵的十年。那么,技术上来说,心灵时代和大脑时代有什么一样和不一样呢?从这里的哲学观来看,一样之处是都关注感觉,短期和长期的神经活动,不一样之处是前者更关注神经元活动和脑区的物理图像,后者更关注大脑的功能和影响大脑功能的内在和外在的宏观因素,通称为心灵因素。从科学和系统哲学的角度讲,斯塔普、西瓦茨等讲的心灵、彭罗斯讲的心智等,应该是对大脑的宏观量子效应产生影响的主动心理的、认知的、情绪的、意志的心理现象的总和,而在本书所讨论的系统哲学和系统科学框架下,将诸多因素由按照层次划分为三个层次,最核心的是心灵,中间的是心智,最外层的是心理,从内到外,影响力和能量层次从高到低,由大到小。这样较细的划分是便于处理和表达不同类型的心灵现象,朝着精确、定量的方向迈进。

大脑是心灵的具体表现,是心灵赖以发挥任何作用的器官。大脑神经元记录了五官的知觉与内在的世界。虽然大脑包含几万个基因,但是,基因还是不能完全决定如何构建一个连结一百兆个突触的复杂网络。这一复杂网络中部分结构来自于先天的遗传,诸如 Chamousiqi 的内秉语言,更多的外层心理结构,犹如海面上浪花,起伏不断,在波浪的大图像下,又有各自的精细图案,形成丰富多彩的心灵活动,其中包含无数感觉刺激、学习获得的技能、储存的知识、思想与注意力形成的模式等。这些有关认知、情绪、信念、心智的诸多意识现象具有脑神经活动和量子意识的双重表征,应该从这二面一起下工夫,在错综复杂的现象面前,探究其基本运动规律。这便是意识科学的使命。

由于信息社会发达、工作压力、社会竞争,现代人用脑超过历史上的任何时期,而脑的问题是与意识、心灵密切相关的。无论是抑郁和焦虑症的调理,还是精神疾病的治疗,甚至各种癖好的纠正,人们不能仅仅往大脑处寻找答案,不能仅仅在神经信号中找答案,对于意识活动的概念和适当的科学分析方法,将给出解决问题的捷径。特别是探究精神疾病、情绪、性偏好,不但在神经信号上有痕迹,还在与这些神经信号的时空特征相联系的人的性格、习惯、观念、甚至对信仰的态度等方面有重要的表征,后者就是一个人的大脑的量子态的表征。意识科学应该对这些表征的了解有长足的进步,形成对人的精神活动规律的深刻了解,为人类追求幸福和快乐提供理性的工具。

量子理论把物质与意识联系起来,并且以合适的数学规则来加以表述。我们在继承上述学者的精湛见解的同时,从新的哲学本体论出发,将这场追回意识、意志和道德的努力继续下去。斯塔普说:“量子理论重新巩固了道德哲学的基本假设。我们认为一个人的行为取舍是受到意识的影响,而意识不受任何已知的自然法则的严格控制。”我们问,如果意识不受已知的自然法则的严格控制,那么,它是否受未知的自然法则的控制? 显然,它拥有它自身的自然法则,而幸运的是,这一自然法则并非在人类理性思维的理解范围之外,这是信仰科学的精神所在。一元二面多维多层次的本体论为揭示这一自然法则指出了方向。

首先,它确定了意识的本性,即是事物的另一面,与物质共同刻画生命世界的运动。对意识的研究,必然与对物质的运动的认知联系在一起。人的意识最直接的微观对应体是人的神经活动,因此,神经科学是研究意识微观运动规律的最直接的领域。而人的意识的宏观对应体是人和社会,其运动过程就是人的行为和社会活动。因此,心理科学、行为科学、社会科学(包括经济学、管理学、教育学等)都是研究意识的科学领域。这些学科的发展需要一个哲学的统领,意识系统科学将当仁不让地担负起这一统领性的责任。

其次,它确定了意识的复杂性,即意识研究所应该遵循的法则。意识涉及生命体从微观到宏观的诸多层次的运动,包括细胞运动、组织运动、系统运动、人的行为和社会活动,因此,意识世界具有多层次性。但是,作为系统,意识没有像物质那样可见的组织结构,意识是附着在有生命的系统组织结构上的。探索意识运动所遵循的基本法则,要从这些多层次的生命组织结构的运动中去发掘,或者会显得高深莫测或者表现的虚无缥缈。因此,这一探索的艰难性可以想见。然而,人类的智慧还在大踏步提升,揭开意识的神秘面纱的时刻终将到来,只需我们清醒地认识到事物的复杂性,在思想上做好充分的准备而已。

最后,它确定了自然法则的形态,即多层次的决定性与灵活性的结合。复杂系统本体论应用于对意识的认识系统,已经先验性地告诉我们,意识的复杂性必然反映在对意识的认识上,反映在最终总结出来的意识运动规律上,即所谓意识的自然法则上。需要彻底排除机械的物理真理观,认为事物的基本自然法则一定是简单的、明确的、决定性的等,意识的运动从本质上是跨层次的、非定域的、量子现象主导的,因此,它是诸多复杂事物的根源,它本身的法则也必然是多层次的。存在内核层面上的抽象的、基本的、简单的法则,这些法则接近哲学性的原理,而更多的科学层面的规律则是与系统的复杂运动密切相关的,是复杂多态的,因时、因地、因人、因系统、因环境而异,但并非无规律可循,只是没有普适的数学定律,没有统一的物理模型,甚至没有恒定的变换率。对于这些哲学性的思考,应该是科学研究者在实践中需要加以揣摩和体会的。

第9章 社会发展之复杂系统学

社会发展的两个外部主旋律是公正与自由,还存在两大内部主旋律,那就是平安与幸福。东、西方文化在实现内外主旋律方面有不同的侧重点,西方文化侧重于由外到内,而东方文化则更侧重于由内到外。人类文明在发展,社会形态在变化,昔日的统治者正在逐步改造为管理者和服务者,信息技术的发展为普通民众参与社会管理提供了便利,政治制度也逐渐赋予他们这一权利。然而权利与义务这个对偶的二面,其发展的步伐不一定同步;人民参政、议政是一项进步,但是信息的不对称、观点的对立、利益的纠缠等因素,使社会管理呈现前所未有的复杂性,持续挑战各类政体的智慧。这对思想界提出了一个重大问题①:如何应对复杂性社会?

我们在7.2节指出社会是一个一元二面多维多层次的复杂系统。拥有众多社会成员的社会必然形成一个层次等级系统。就像一个人体内各类细胞所担负的角色不同一样,不同的社会成员所处的层次不同,社会使命不同,岗位不同,待遇也不同。这一现状在当今的政治经济环境下是不会发生本质性变化的。那么,公平是什么含义呢?东方文化中提倡的众生平等,指的是每个人的心灵是平等的。复杂系统哲学对此进行了如下阐述:人的心灵是人的核心意识结构,它不完全属于个体,它联结着个体与人类整体意识。东西方文化中的上帝、老天爷、佛等概念,指的就是人类整体意识。而相对于整体意识而言,每一个社会成员通向整体意识的联结拥有同样的地位,所谓"众心平等,众心皆佛","众人都是上帝的孩子,大家都是兄弟姐妹"。这些道理说来容易,但在具体落实时,就遇到来自各类利益、文化、种族等历史因素的影响。公正社会的建设不仅需要面对现实等级社会中的偏见(结构复杂性),还要面对历史所遗留下来的各类复杂因素(过程复杂性)。因此,如何营造一个心灵平等的社会,对政治家、社会学家与哲学家提出了重大挑战,即人必须面对结构与过程这两大类复杂性。复杂系统哲学观必须针对这一挑战,提出能够集大成的智慧理论,指导设计和完善社会系统的制度建设,使社会成员处在一个相对平等的规范下。

公正和自由是相对的、阶段性进步的事物,而同样重要的是平安和幸福。后者是社会成员的切身感受,具有更加容易探测的科学意义。在第9章,我们将深入讨论这些思想界的难题:"什么是幸福?""是否存在自由意志?"这些问题涉及每个人。每个人都可以提出一定的见解。可以说,这些是永恒的复杂性问题,人们一定会众

---

① Tainter J A. 复杂社会的崩溃. 邵旭东 译. 海口:海南出版社,2010:1~299.

说纷纭,不会落到一个唯一的答案上。但是,社会需要一个统一的建设纲领,又必须对下列问题给出一定的答案:理想社会应该给公民什么样的幸福? 公民怎样把对幸福的向往与其社会责任相协调? 后一个问题还可以提到国际社会的范畴,即一个民族怎样把民族利益与其国际社会责任相协调? 进一步,怎样把整个人类的利益与人类所承担的宇宙生态责任相协调? 这些问题都与幸福这一概念密切相关。

　　人类幸福这个概念一直是哲学研究的中心问题之一。困惑哲学家的是,处于自然之中的人类具有部分而非完全的自主性。这一部分性表现在内心深处渴望自主,但在现实中,自主性难以完全兑现。难得如我所愿。裴多菲说,"生命诚可贵,爱情价更高,若为自由故,二者皆可抛"。这一著名的诗句道出了自由的价值。诚然,人类生活在宇宙之中,是宇宙生态的一部分,与宇宙生态的其他部分是相关的,那么,不完全自由本身并不令人困惑。答案是,如果我们果真把人看成是宇宙生态紧密相关的一部分,这一彻底的系统论观点就会使人们从逻辑上解开这个套。这里,我们需要一种智慧,一种协调一元二面多维多层次系统的智慧。智慧为人类的自由意志的运用提供保障,从而构建了幸福的基础。

　　可以说,随着人类能力的提高,其自主性愿望在迅速膨胀;随着人类在地球生态系统中的主宰地位与日俱增,人类绝对自主的神经细胞受到激励。因此,不断涌现出这样的思想家(尼采就是一个例子),他们反复呼唤着自由、超越。从另一方面看,人类心灵深处确实蕴涵着潜力,那是自主、自由的种子,也是人类智慧的源泉。只是因为对于心灵的讨论,一直是哲学和神学的专门领域,还没有在广泛的科学层面上得到理解,对其理性的讨论仍然流于肤浅。于是,还没有出现这样一个完整的理论,来系统地回答来自社会、生态系统的制约与人类心灵深处的力量之间是如何平衡的。人们期待着这一完整的理论的出现。这一问题的多层次性和复杂性,是学术界和思想界所遭遇的真正瓶颈。这个瓶颈也难住了整个社会,构成了对人类理性的巨大挑战。直面这一挑战,是复杂系统哲学的使命。

9.1　复杂系统之新伦理学

　　我们首先问,什么是人类文明发展的良好前景呢? 我们认为,所谓良好前景是指,文明不但继续存在,而且社会活动所产生的巨大的物质和精神财富要为人类群体所良好地利用,社会各阶层处于和谐的共生过程中。对这一良好前景的到来,学者们并非很乐观。奥威尔在其著作《1984》中描述了一幅对社会发展的悲观的图景:"极权主义将统治整个地球,或者只剩下互不协调的、无目的的和接近于混沌态的肉体在生存"①。虽然大多数人不是如此悲观,但乐观者也为数不多,而且其基本依据非常脆弱。拉兹洛认为,当今科学思想下的社会形态会朝着两个方向发展:一个方向是以自我为中心的、非共生的社会系统,这种社会系统必然不能应付环境的大的挑战;另一个方向是互相依存的世界社会系统,这种系统把新的、不断变化中的环境状况及时反映到它灵活的组织机构中,并通过建设性的再组织来应付变化②。后者是一个有机整体的运动模式,它正是系统哲学所倡导的模式。如何使人类社会朝着这样一个有机整体的方向发展? 这就必须将复杂系统思维融于社会的思想建设中,然后融入社会的政治、经济、文化等各项建设事业中。

　　对社会思想建设的指导性哲学是伦理学。自亚里士多德开辟的实在论哲学以来,伦理学的重任由神学来担当。近代哲学主要从认识论的角度构造了一个有关道德的概念体系。达尔文的进化论引进了一个科学进化的概念,为开展社会伦理发展变化的理性分析提供了更多的素材。当代学院派哲学主体上不相信一种基于宇宙学原理的伦理学,或者说基本上排斥所谓科学的伦理学。分析哲学擅长于从概念上来分析道德,如什么是正确、善、责任等。这些词涉及更多的概念,如罪行、快乐等。这些分析大多数时候远离社会实际,成为经院楼阁中令人细细品尝的佳酿。被称为逻辑分析的元伦理学,把大量精力投放在远离日常生活和社会复杂性的概念上,正是由于其分析手段和思维逻辑难以处理复杂性,只能无奈地将芸芸大众的辛苦耕种与政治争斗的现实束之高阁,而对现实世界不闻不问。并非那些基本概念没有不值得争论之处,而是这些争论难以逃脱一个致命的现实:即使达成了一致意见,人们对大千世界的复杂性问题依然束手无策。换句话说,快速变化着的世界和日益增长的知识,推动着哲学伦理学家们采用一种新型的思维,这就是复杂性思维。

　　诚然,伦理学理论,或者说道德理论,是一种理论研究。但这一理论研究的对象是人和社会,以及包括人和社会在内的自然界。道德学说必须来自于对人类历史长期发展的仔细比较和深思熟虑后形成的观念。所谓深思熟虑,是指在历史长河中受到反复检验,或者对当代社会的复杂人情世故进行深刻的分析。这样的结论必然是一个复杂性思维的结论。这样的结论才对人类社会未来的发展有独到的警示性价值。当代哲学关于道德、价值的阐述,似乎不具备这样的深度和广度。我们要求哲学伦理学达到一门成熟的自然科学学科的高度,这一点似乎还很遥远。但是,我们认为,当今信息科学和复杂性科学的发展,必须开启这样一个科学的伦理学,一个对于复杂社会现象能够进行伦理学分析的、与自然科学的概念严谨性可

　　①　Laszlo E. 系统哲学引论:一种当代思想的新范式. 钱兆华,熊继宁,刘俊生 译. 北京:商务印书馆,1998:338.

　　②　Laszlo E. 巨变. 杜默 译. 北京:中信出版社,2002:1~260.

媲美的科学的伦理学。虽然不能要求伦理学像物理学那样拥有同样确凿的实验室证据,但是,在复杂性原理的框架下,从事从基本原理出发的严谨演绎,是科学论证努力的目标。无论如何,伦理学的研究需要新的思想和血液,复杂系统思维正是这样的新思想。

复杂系统本体论认为,人类的行为价值是一个复杂系统。经历了几千年文明发展的洗礼,特别是经过几百年来科学知识和技术的发展,历史已经深刻改变了人类和自然之间的关系。这一关系已经远远超出古希腊学者所讨论的复杂度,甚至超出近代杰出的哲学家们所思考的层次,对这一关系的现代思考必须紧紧扣住时代发展的脉搏。科学进入了量子论时代;材料进入了纳米时代;生命研究进入了从分子到整体的跨尺度、跨层次时代;社会进入了信息化时代。在这一大背景下,关于人类的行为和价值的抽象思辨,完全失去了吸引力;但另一方面,对于价值的思考,又是政治学、社会学以及芸芸大众追求个人幸福和生命意义的核心问题。面对网络社会、虚拟世界和地球村的现实,价值和意义绝非仅仅是茶余饭后的闲聊话题。一句话,伦理学,这一关于人类行为价值的学问,应该上升到复杂系统哲学和科学的高度;这门学问不能停留在纯思辨性的、分析性的和理论性的层次,它必须面对复杂世界,将原理、推理、结论、实践密切结合。这就是复杂系统哲学的伦理学。

复杂系统哲学的伦理学意在建立这样一种新的规范:从关于人、自然和社会的坚实的科学原理出发,而不仅仅从某些哲学家的思辨性概念出发,对社会的意识和行为开展严谨的观察、分析、推理和预言,既从中总结出新时代的善的含义,又从道德的本原含义出发,针对复杂世界发展从善到恶之间的多层次的、系统性的概念。可以想象,人的行为是复杂的,指导人行动的意识似乎高深莫测。但是,通过运用复杂性思维,通过对复杂性过程开展多维多层次的分析,人们是可能把伦理学进行极大地完善和发展。为了实现这一使命,一个新的复杂系统本体论,以及在本体论指导下的一套新的认识论和方法论,就显得异常重要了。

9.1.1　人类欲望与自然进化的力量

对于生物群落的研究表明,生物系统的进化应该导致个体对于集体的依赖性。拉兹洛认为,神经系统的进化为生物群体的社会组织化提供了便利。正像马瑟指出的那样,完整的社会组织通常在脊椎动物群内表现出来,而在比它更原始的动物群内则没有这种表现;并且,社会组织化是一种高等的自然秩序,是生物群体意识系统的高级结构形式,它有利于生物群体获得食物,共同防御外敌,保卫共同领地以及建造栖息地①。社会组织的形式有许多种,有共生、双亲照料等;社会组织对

---

① Laszlo E. 系统哲学引论:一种当代思想的新范式. 钱兆华,熊继宁,刘俊生 译. 北京:商务印书馆,1998:341.

个体施加一定的约束,同时也给予个体以一定的利益。社会组织中的每一个成员应该变得更加依赖于其他成员,因此逐渐形成一种文化,即任何个体不应该无缘无故地去损伤其他成员。甚至个体会为了整个集体的利益而献身,比如某些昆虫,当它们的社会和再生功能完成以后,就会悄然死去。这样一种有利于群体生存发展的社会组织机制,似乎在更加聪明的人类这里出了例外,人类的社会文明似乎在上述的组织程序中添加了新的内容。

这一例外的出现来自于人类的智力的出现。由于智力的发达,人类学会了制造工具,使用火,获取营养品,并进一步获得大脑的发育、生长和发达。人类聪明地应对自然的挑战,使自身的生存不再面临进化中的自然选择压力。这时,其高级的神经活动引发了更大幅度的欲望,例如,一种在同种之间追求尊贵的欲望,一种对自身的存在价值的追求,甚至对自身的理念、观念的无比眷恋的追求。这或许是高度发达的神经系统发展的必然结果。但是,在机械物质主义的氛围下,其危害性已经凸显出来。人类由于忽略了意识世界的存在性,对自身所拥有的自由意志产生了一个局部化的误读。这是当今人类在捍卫自身族群、自身党派、自身政体与自身理念而付诸巨大努力的根源。人类对于自身价值的追求,应该与捍卫人类的普适价值(即相互尊重、相互理解、相互宽容等)之间保持一种平衡,后者是更广泛的意识结构。同样,人类在改善自身生活水平的愿望驱动下,对于自然资源的开发,应该与保护资源和有节制的、高效率地利用资源之间保持一种平衡。

总之,聪明的人类如果把自身的意识、观念放在世界、地球生物圈的大系统下面来认识,看到更大范围的意识场的存在性,人类就应该变得更加智慧一些,更加理智一些,相互之间更加友好一些。人类整体应该把对地球生物圈的责任心放到重要位置了。这是因为,人类的一元二面系统已经产生严重的倾斜,物质主义在世俗生活中拥有了压倒一切的力量,左右了我们的行为;心灵世界被抽象的宗教理念所占领,与现实世界保持着过远的距离,乃至对行为丧失了制约力。我们需要一个将物质和精神的二面有机统一到一起来的逻辑、理念、哲学和思想。

有人(如西尔斯)说,地球自然有其修复的能力,来自于地球物质转化链这一巨大的系统。确实,地球物质转化形成一个庞大的生物化学过程链,各种循环过程(像碳和氮的循环),把土壤和空气中原子和分子纳入在植物体和动物体中。在这些循环中,能量(例如从石油中)被释放,被生物圈内所有系统利用。一些西方学者认为,自然界处于一种近似于开放的稳态,它天生具有自我修复的能力[①]。真是这样吗? 也许,几个世纪前是如此。那时,人类的科技水平还不十分发达。今天,人类对于核能量的开发,对于重金属元素的普遍使用,对于碳物质的大量的、过度的

① Laszlo E. 系统哲学引论:一种当代思想的新范式. 钱兆华,熊继宁,刘俊生 译. 北京:商务印书馆,1998:342.

使用,对资源、环境造成了前所未有的压力。即使自然界的自我修复力是客观存在的,但是,它也是有限的。一旦失控,将是灾难性的,不是吗?

新的本体论认为,生态圈内绝大多数生物都生存在这样一种物质和意识的双重约束下,它们服从这种约束从而使自己的存在和行为同整个环境中形成的能量和信息链保持一致。作为一个种群,在进化遇到生存障碍时,一定会做出调整,因为自然界对所有物种都存在选择压力,对人类也绝不例外。一般认为,生物的基本内驱力和动机是利我主义的,其原始驱动力来源于神经系统内层结构的需求。最近有证据表明,生物体内会产生微妙的化学平衡的变化,以一种紧迫感的形式出现,从而保护了高级神经系统不受影响。这是神经系统内神经元活动的一种高级的群体调节现象,以此可以解释旅鼠、雪鞋兔和某些种类的地鼠中的某些个体为了群体利益的自我牺牲精神。另外一些物种(像老鼠),仅当它们的后代超过了正常的群体密度时才会出现流产,或禁止性行为,或出现过分激动和紧张的状态,后者是一种强迫的适应状态①。因此,我们清楚地看到,人类的未来发展有两条路:要么在智慧的指导下,利用高级的神经活动机制,来实现顾全大局的自我调整;要么,自然界将逼迫这样的调整发生,后者将引发更大的痛苦。

从东方哲学的视角看,人类文明的发展史,是一场人与天和地共同成长的历史。大约在一万五千年前,人类智慧出现第一次重大发展,开始利用火和水,开始制造工具,并开始进行自我管理,逐渐形成了人类社会。五百年前,人类智慧再次出现一次重大发展,就是所谓的第一次文艺复兴,产生了近代科学,人类对自然界的物质结构有了深入的了解,能够自由地制造新材料,并将这一技术反复应用在从微观到宏观的各个层次上,利用了蒸汽、煤和核能以及有机体、植物和动物,产生了信息技术。这一次,人类大幅度地扰乱了地球环境的平衡,干扰了地球上微妙的生态平衡系统的结构。如今,这一过程由于现代技术的发达被加快了速度,其累积的效果已开始影响和削弱人类本身的求生潜力。这一威胁并不新鲜,在过去几百年常被提起。不同的是,在信息技术的作用下,它的发展加快了速度,逐渐形成一种对生存的威胁。中国经济的进步付出了高昂的环境和资源代价,以及社会道德和信心下滑的思想代价,这是社会活动家和政治家们始料未及的。

自然和社会的复杂系统的演化都带有明显的系统论的痕迹。复杂演化的结果使得系统元素的具体特性变得不重要了,最终留下的、有意义的是系统的架构,即其层次结构。例如,在自然界的生态系统中,重要的不是某一个物种,而是由诸多物种所组成的食物链;在社会系统中,决定社会形态的是社会的利益链,是它左右着社会发展的格局,决定了未来社会发展的潜力。这是系统论的结论! 按照拉兹

---

① Laszlo E. 系统哲学引论:一种当代思想的新范式. 钱兆华,熊继宁,刘俊生 译. 北京:商务印书馆,1998:343.

洛的说法,我们(人类)该打开系统论这本教科书了,需要从这一角度去认真解读人、社会和由我们一手参与制造的新的天地人系统了。人类"必须赶紧学习这门课程,如果他想活着毕业的话"①。这里,我们就在尝试书写这本教科书。

系统思想和复杂思维观是一场思维的变革,它是一场没有硝烟的战争。系统哲学所兴起的这场战争,是一场特殊的战争。这里,"我们不是互相战斗,而是为我们大家战斗"。这不是一场暴力的战争,而是一场毅力和勇气的战争。这场战争不是为了社会一部分人的利益,甚至不是为了某个民族,而是为了我们整个物种(人类),并同时为了整个生物圈。换句话说,为了延续人类的文明,我们必须保持整个生态环境的内在秩序。用拉兹洛的话说,"这不是一场反对谁的战争,而是一场为了谁的战争。这场战争的失败,意味着人类的毁灭,即使最好的结局,也意味着人类文明的重创,生命世界回归到更加简单的形式"②。这样的结果,是我们要极力避免的,我们希望看到人类文明和地球生命世界的持续昌盛!

拉兹洛说,"要想清除过去几百年所产生的影响,现在为时已晚,更不必说要消除过去几千年产生的影响"③。与他的这一悲观的想法不同,我们所持的复杂系统哲学在这一点上持一种乐观的态度。我们认为基于东方传统哲学的思想,"生命就是过程"。无论如何,地球生态是不会轻易崩溃的。当人类的行为不够节制而导致生态系统受损时,地球生态将逼迫人类进行大的调整;只是,在这样的逼迫下,人类将不得不经受大的磨难。如果一切依旧而行,则这一磨难终究会到来。作为清醒的思想者,能够做到是,尽量提醒大家,认真思考对自然生态的过分的干扰所带来的后果。需要指出,当今的科学是难以担当警世者这一角色的。机械科学建立在理想的、简单的原理之上,对复杂事物的理解和预测无能为力,因此,索性将上述难题束之高阁。需要发展复杂系统科学!需要发展意识科学!数字技术的应用为这些新科学的诞生带来极大的机会。我们设想,在复杂性科学的帮助下,人们能够更加理性地判断自己的所作所为,并及早修正、调整自身的行为以减小人类生存和自然紧张之间的反差,减小未来磨难的程度。

创建思想就是要引进一种新的思维模式,这就是系统论的思维模式,即系统思想。这里要创建的复杂系统论思想,倡导一种整体与局部相关联的多维多层次的系统思维。这一思维贯穿着本书的始终,下一节将运用它分析各派伦理学的理论,并从自然进化、人类进步和社会发展的需要出发,阐述一个对自由和幸福的新认

---

① Laszlo E. 系统哲学引论:一种当代思想的新范式. 钱兆华,熊继宁,刘俊生 译. 北京:商务印书馆,1998:341.

② Laszlo E. 系统哲学引论:一种当代思想的新范式. 钱兆华,熊继宁,刘俊生 译. 北京:商务印书馆,1998:338.

③ Laszlo E. 系统哲学引论:一种当代思想的新范式. 钱兆华,熊继宁,刘俊生 译. 北京:商务印书馆,1998:344.

识。无论文明发展会经历怎样的困难和曲折,迈向自由和幸福,应该是社会发展的总目标。

9.1.2　伦理学的发展

东、西方哲学的伦理学都经历了两千多年的发展史,它是哲学思考指导社会发展的重要学问。道德的起源和目的是规范伦理学的根本问题①。围绕这个问题,自古以来,伦理学家们一直争论不休。关于道德的目的,分人类中心主义和非人类中心主义两大类。而关于道德的起源也分为两大类,即自律的还是他律的。前者认为道德源于自身,后者认为道德源于自身之外的他物(如社会)、传统西方伦理学,众所周知,是一种人类中心主义的伦理学;20世纪以来,随着生态伦理学的诞生与发展,才出现了非人类中心主义与人类中心主义之争。人类中心主义学派的代表人物是柏拉图、亚里士多德、阿奎那、笛卡儿、洛克和康德等传统伦理思想家。人类中心主义者声称:只有人类才是目的,其余都不过是为了人类利益服务的手段,因而道德的起源目的和标准也就只应该是为了人类的利益,一切道德上的善恶都应该以人类利益为标准。反之,非人类中心主义学派的代表人物,主要有动物解放、动物权利论者辛格与雷根;生物中心论者施韦泽和泰勒;生态中心论者莱奥博尔德奈斯和罗尔斯顿等。非人类中心主义者认为,动物、植物乃至一切生物都具有目的性或合目的性,都具有内在价值或自己的善和利益,因而一切生物乃至整个生态系统都应该得到道德关怀而成为道德共同体的成员,道德的起源、目的和标准乃是为了人类与非人类存在物的共同利益,一切道德上的善恶都应该以人类与非人类存在物的共同利益为标准。他律论的代表是功利主义大师边沁和穆勒,他们的逻辑结论是道德的终极标准是功利主义。自律论的主要代表,当推儒家、康德和基督教伦理学家,他们的逻辑结论是道德终极标准的义务论。善是道德的总原则,最高的体现是无私利他,是至善。

亚里士多德的《尼各马科伦理学》,首次将人类零散的伦理学知识构建成一个博大精深的道德哲学体系,它的内容包罗万象,涉及伦理学的全部对象和所有学科。亚里士多德精湛地研究了一些重大的伦理学概念,如善、内在善、外在善和至善等,全面地阐述了规范伦理学,几乎论及全部道德规范,特别是公正和平等,还系统论述了美德伦理学问题,如美德的起源、类型、价值和目的等②。亚里士多德哲学对这些最为深奥的概念的阐述遵从这样一个传统,即似乎他所说的就是真理,而且似乎真理是具有唯一表述形式的。这一点深刻影响着后来者。与《论语》同时代的《尼各马科伦理学》,其体系的基础和核心是美德、品德和应该是什么人等直观

---

① 王海明. 伦理学导论. 上海:复旦大学出版社,2009:44,45.
② 王海明. 伦理学导论. 上海:复旦大学出版社,2009:299.

的、具体的、外在的、现象的问题。我们在对这些精湛的论述表示景仰的同时,也不能不指出,这些前辈低估了事物的复杂性。

　　自笛卡儿以来,先后有霍布斯、斯宾诺莎、休谟、爱尔维修和罗尔斯等划时代的伦理学大师以及大物理学家爱因斯坦等,极力倡导伦理学的公理化、几何学化、物理学化和科学化。斯宾诺莎的《伦理学》便是将这种倡导付诸实际的宏伟建构,使伦理学成为一个公理化体系。该书是迄今为止唯一用几何学方法写成的伦理学著作,是伦理学方法的最伟大的著作,也是最上乘的道德心理学著作。显然,这一公理化体系使这门学问陷于一个机械化的范畴,需要一个复杂系统思维的框架来拯救,否则难以面对现实世界,难以成为社会大众的哲学①。

　　近代哲学的伦理学体系与古希腊的直观性讨论不同,它们依托认识论的发展,转而对道德、规范、行为和应该做什么等概念进行抽象的、内在的、本质性的讨论,着重以人们如何认识这些概念为切入口展开了思维的翅膀。康德的《实践理性批判》、《道德形而上学原理》和穆勒的《功用主义》所研究的对象相同,它们都讨论了规范伦理学的核心和基础问题:道德的起源和目的、道德终极标准和道德总原则。但是,两者的结论却恰好相反。康德的《实践理性批判》和《道德形而上学原理》构建了一个基于利他主义的伟大的道德理论体系,它构建了目的自律论、义务论等理论体系;与之相对应,穆勒的《功用主义》则开创了一个同样伟大的道德理论体系,它却产生了一个基于功利主义和己他两利主义的理论体系②。

　　20 世纪初问世的摩尔的《伦理学原理》,是人类第一本元伦理学专著。它把康德和穆勒的以规范为核心的伦理学进一步发展到以规范如何才能够是正确的、优良的和科学的问题为核心的伦理学,亦即元伦理学。换句话说,摩尔开始讨论,理想的、思辨性的伦理标准与应用的、现实的伦理实现之间的关系问题,这启动了一个从绝对伦理主义向相对伦理主义发展的过程,即从讨论绝对的善到讨论如何实现善的过程。可以说,这一转变是必然的,人们不得不正视绝对伦理主义的脆弱,以及必然出现截然对立的两类伦理学标准的现况。《伦理学原理》的最大贡献是发现以往伦理学在解决元伦理学的根本问题——应该与是的关系时,大都犯了自然主义谬误。由于局限于简单的机械的思维,这一问题的解决远远不像提出问题那些轻松。善的实现是一个复杂系统问题。一元二面多维多层次的系统论将对这个问题给出重要的回答,元伦理学需要复杂系统理论的丰富(见下一节的讨论)。

　　罗尔斯的《正义论》的主要贡献在于,一方面提出一种道德原则正确性的契约论证明方法,并用这一证明方法,系统证明了它所确立的两个正义原则的正确性;

---

　　①　由于一元二面和量子论的契合,我们的系统论也有严密的逻辑,因此,可以继续斯宾诺莎的道路,将一个新的一元二面的伦理学几何化。

　　②　王海明. 伦理学导论. 上海:复旦大学出版社,2009:299.

另一方面则在于发现和证明正义是社会治理的首要道德原则:"正义是社会制度的首要善,正如真理是思想体系的首要善一样。"①罗尔斯认为,"作为人类活动的首要价值,真理和正义是决不妥协的。"他将正义区分为社会的和个人的正义,主张正义首先是社会的正义。罗尔斯的著名的两个正义原则是:"第一,每个人对与其他人所拥有的最广泛的基本自由体系相容的类似自由体系都应有一种平等的权利;第二,社会的和经济的不平等应这样安排,使它们在与正义的储存原则一致的情况下,适合于最少受惠者的最大利益;并且,依系于在机会公平平等的条件下职务和地位向所有人开放。"这里,第一条原则是一个自由优先的原则,"自由只能为了自由的缘故而被限制"。第二条原则是一个机会平等原则和差别原则的结合。两条原则的地位并不一样,第一条原则高于第二条原则;第二条原则中,机会平等原则高于差别原则。

在正义两原则中,他注重对人的尊重,这符合了人们的心理和现实的走向,易于被人们接受;他所倡导的正义是社会的正义,承认并强调差别原则,即他的社会正义有一定程度的相对性,这样的形式正义在确立人的权利平等的同时,也照顾到人们的物质利益,因而它在维护社会稳定上起着极大的作用;另外,他的理论不是简单地回复过去,而是发展性地回复,这是西方传统的自由主义所未体现的。总之,罗尔斯的正义原则作为基本的指导原则,涉及了社会的各个领域,深刻影响着社会的方方面面。由于强调了社会性,罗尔斯的正义原则没有完整代表伦理原则;如果失去了个体伦理原则的配合,社会的正义性也是得不到保障的。这是一个复杂性问题,必须运用复杂性思维和系统观。

随着一般系统论和拉兹洛的系统哲学的诞生,人们尝试以系统论的思维对伦理和价值开展研究,这是科学与哲学的交叉研究,使对伦理、价值的探讨出现一个新的气象。这一研究包括了(早期的)培里、杜威和(后来的)汉迪、马斯洛、佩珀和拉兹洛等。从系统论来看,人的需要、愿望、动机或兴趣是一种具有动态结构的活动,人的精神紧张模式会带来各种影响,可以科学地探讨那些活动能成功地带来快乐,使人们从精神紧张的状态中得到解脱,等等。科学的系统论的探索途径是,通过这些思考和研究,来确立社会活动的某种内在规范,为社会活动的正确与否确定一种判断标准,由此形成社会价值、伦理的依据。马斯洛在《事实和价值的融合》一文中,提出了现实性产生义务性的论断,即在现实中不断重复的事实,将增进相关活动的价值,并使该活动表现为一种义务属性。这个论断在若干对人的个性、认知和有机体活动的分析领域中得到支持。例如,戈尔德斯坦得出结论:一个受损的有机体会不停止地奋斗,力图返回其完整状态——一个与周围同类相同的状态。后者在有机体存在的现实中不断地重复出现,似乎证明了有机体存在这种本能的力量。

---

① 王海明.伦理学导论.上海:复旦大学出版社,2009:300.

拉兹洛确立的关于伦理学的理论目标是,发现一种关于适应的自然规范。这种理论延续了斯宾塞式的进化伦理学。两者的基本思想是,伦理代表了生命系统的进化方向。所不同之处在于,斯宾塞的进化是由生命系统的高复杂度来刻画的,拉兹洛的进化是由生命系统的适应性能力来描述的。博尔丁也认为,优胜劣汰的进化过程会把我们带到组织程度更高,而且更好(善)的系统。似乎,系统的组织程度与善之间存在一种单调的关系:当组织化程度提高时,善的程度也随之得到提高。像斯宾塞一样,博尔丁也认为,宗教与信仰所拥有的乐观主义情怀,可以被认为是思维系统的一种更高水平的组织化,是一种善。博尔丁的善非常类似于柏拉图的关于形式的不变的理念,是形式的一种高级结构。这里,博尔丁所说的更高的组织程度,是一种具有更高行为能力和演变能力的有序结构。综合地说,伦理系统学认为,伦理学规范的建设方向是提升人体和社会系统对自然-社会发展的适应能力。或者说,一个善的系统拥有更强的适应能力。这是一个重要的系统哲学论断,是把理论伦理学与复杂现实世界相联系的一个重要概念。

从复杂系统哲学来看,博尔丁的思维组织结构(即善)并不是来自于简单的经验感知,而是包含着人对经验感觉的提炼和表征,因此,伦理规范的形成过程中蕴涵着一种科学的建构,是理性思维的产物。思维组织的具体结构形式可以随思维者而变,但是组织这一概念,或者说存在组织性这一点是普适的;组织结构也是可以借助于一些量来进行定量描述,例如熵和信息,并在定量化中接受进一步的检验。更加一般性地说,博尔丁的组织就是量子意识场的一种有序结构,其产生机制来自于一种涌现。于是,进化过程便是不断产生新的涌现的过程。复杂系统产生涌现,涌现形成组织;而善就是与系统进化过程密切关联的,是组织程度更高的量子有序结构。于是,善与道德将成为一项可以从系统演化动力学来开展科学研究的事物。

有意思的是,一个善的认知系统也是一个最自由的认知系统,这个结论与本章后面的讨论有密切的关系,这里先进行一个简单的论证。因为具有最高组织程度,认知系统同时具备了高水平的绰绰有余的知识,在对环境的表述过程中有最大的回旋余地,因此能够享有最大自由。一个满腹经纶的学者容易理解更多的事物,就是这个道理。理论上说,这样的系统能最佳地适应他们的环境,而他们的适应状态则成为他们的价值状态的表征。这一观点区分了一个真正的智者和一个迂腐的学者。与智者的认知系统相对立的是零价值状态的茫然无知的认知系统,对于后者,一切都是全新的事物,认知处于极端的混乱状态。另外,还存在负价值认知系统,其认知与环境处于长期的抵触和矛盾中间,不但无法理解现象,而且不能从自己的认知状态中自拔。这种状态如果延续下去将会导致认知系统的瓦解。

最后,我们简要回顾一下东方伦理学的发展。中国传统伦理学最辉煌的著作出自于春秋战国时期,代表性著作为:《论语》、《孟子》、《墨子》、《老子》、《庄子》与

《韩非子》等。《论语》在中国伦理学史的地位,无疑相当于《尼各马科伦理学》在西方伦理学史的地位,是中国最伟大的伦理学著作①。《论语》与《孟子》系统探讨了无私利人的心理动因、功利动因、经济动因和原动力,系统探讨了道德的起源和目的、道德终极标准、道德总原则和社会治理道德原则,形成了相当完整的道德起源、目的自律论、道义论、利他主义和政治制度的道德哲学体系。墨子是从儒家分化出来的激进派,其道德总原则理论与《论语》、《孟子》一样,都属于利他主义,都将无私利他奉为行为的道德总原则:只有无私才是道德的;如果目的是为己的,不论手段如何利他,也都是不道德的。作为利他主义的两个流派之间的内部分歧是,《论语》和《孟子》倡导爱有差等的无私利人;《墨子》则主张爱无差等的无私利人。

当前很多谈论中国哲学的书籍受特定历史原因的影响在论述上都存在一个共同的简单化的思维模式,即对中国古代的哲学思想采取了某种教条式的、画线站队式的归类。虽然这些为了理解而进行的归类不是全无道理,但为了比较、为了突出差别而进行的归类,从复杂性思维的观点看,是弊大于利,不但会导致断章取义、割裂整体,而且会导致误读、歪曲思想,对于我们针对复杂现实世界来充分吸收古往今来的人类智慧是不利的。我们对于古代哲学思想的学习应该采取一种非机械化的、融会贯通的、整体多层次的解读。避免给它们贴标签是最低的要求。

综上所述,人类对于理论伦理学的思考不断在文明发展的过程中现实化和复杂化。元伦理学重视基本概念的意义,伦理系统学重视人类伦理认知的产生过程和演变过程。我们要发展的复杂系统伦理学,就是要将这些努力综合集成,给出一个更符合社会需要、也更符合伦理认知的产生规律的学问。这将是一个现实的科学伦理学。这样,通向规范的和自然主义的伦理学的道路才能被开通,它有望根据系统的理论建构来提供关于道德术语的定义。

9.1.3　复杂系统伦理学

基于系统论的新伦理学面临巨大的挑战。这是因为流行的观点是,科学不能用来研究道德,科学提供的仅仅是对现象之间的关联性的理解,不能从其中推导出意义。上面已经提到的摩尔的自然主义谬误论也指出,仅仅从事实(自然)直接推导出应该(伦理),进而把应该(伦理)等同于事实(自然)是不正确的。按照摩尔的观点,自然主义伦理学假定善能够参照某一自然客体来下定义,那它就根本没有为任何伦理判断提供理由。这一论点是著名的休谟法则的运用:即我们不可能从实然(is)中推出应然(ought)。任何人都不可能从存在的陈述中合理地推出应该的陈述。我们必须指出,对人的认知所设置的这一障碍,是机械物理论思维的结论,它也许还左右着伦理学的发展,值得摒弃。问题的核心在于,我们所面对的是一个

---

① 王海明. 伦理学导论. 上海:复旦大学出版社,2009:300.

处于进化过程中的系统,它是一个有机体,它拥有意识等高层次的智能结构。在这样的系统中,存在就不是一个由简单的因果逻辑所表征的事物,而是包含多个层次相互耦合、并在时间域上跨越过去与未来的复杂系统。在这样的系统中,应该(伦理)和事实(自然)之间已经开始形成奇妙的耦合,今天的适应与明天的生存之间达成一定的一致性。于是,跳出休谟法则所设置的障碍,进入一个创新复杂系统的科学伦理学是可能的,也是必然的。一般地说,科学的进步总是出乎我们的主观设置,尤其是那些对思想持禁锢态度的设置。

摩尔指出,哲学和伦理学的问题在思考之前是要加以分别的,因为对问题的回答取决于问题本身,如果没有把要提的问题弄清楚就做出回答,实际上是没有意义的。这一情形十分类似于我们在第 2 章所讨论的从量子力学所引申出来的哲学问题,因此,思考伦理学问题与思考量子力学问题拥有相似的结构。这一相似性还来自于伦理学涉及的社会意识问题与量子力学的波粒二象性问题具有相似的结构。针对伦理学,摩尔区分了两类问题,第一类是哪种事物应该为它自身的目的而实存;第二类是我们应该采取哪些(道德的)行为。第一类是探讨事物本身的目的和意义,第二类则是探讨人类如何调节自身的行为。按照钱学森科学技术体系的观点,第一类是基础科学问题,第二类是技术科学问题。摩尔认为对第一类问题的答案是不能证明或反证的,对第二类问题的答案则是可以借助于实践来进行证明或反证的,而对第一类问题的答案是伦理学需要论证的基本原理。

可惜,摩尔接着通过模仿康德追问科学的形而上学如何可能? 也抛出了一个任何科学的未来伦理学何以可能的命题。在机械物理论引导下的摩尔,建议建立一个现实的分析伦理学,它并不讨论伦理生活本身,它的对象不是人类行为,而是研究表示事物(抽象的)善的或恶的性质。摩尔说道:"伦理学的直接目的是知识,而不是实践"。这样一来,摩尔的元伦理学就从根本上拒斥了各种关于道德规范的讨论,而只局限于讨论善是什么这样的所谓基本问题。这完全脱离了伦理学这一学问的初衷,即哲学性地思考如何对人类整体生活进行优化式的安排。元伦理学希望脱离伦理生活本身,意味着人类对自身生活的反思已经摆脱了传统的路线,表明的是人类对道德理想主义信念的动摇。

复杂系统哲学认为,伦理学知识是为确立正确的伦理学原理服务的。从伦理学的终极意义上说,对善的根本性质的说明,决定着伦理学发展的方向。摩尔显然没有建立起一套科学伦理学的理论,但他提出的自然主义谬误问题以及对先前各种伦理学理论的批判,却清理出伦理学发展的园地。其实,被摩尔所批判的各种伦理学显然都难以作为科学伦理学的基础出现,但却都在人类思想史上发挥了自己的作用,并且对现实的人类社会生活产生了影响。就此而言,每一种曾经存在过的或者目前存在的伦理学理论都是未来的科学伦理学所需要的。换言之,任何未来的科学伦理学都无法回避人类对自身伦理生活反思的成果,这是未来科学伦理学健康发展的前提。为此,也就需要对各种伦理学理论进行综合性的反思。

1. 复杂系统伦理学框架

任何一种理论都有自身的限度,超出这种限度就可能导致错误。摩尔虽然批评了各种伦理学,但他所追求的科学伦理学也是难以实现的。因为他排除了对人类伦理生活实践的考虑,把伦理学问题置于语言分析的基础上。我们在钱学森科学技术体系的框架下来思考,就得到如下结论:关于人类伦理的知识体系应该包含有哲学、基础科学、技术科学和社会实践四个层次的理论和知识。首先,一元二面多维多层次的本体论和相关的认识论和方法论提供了哲学层面的框架;其次,系统的进化、适应性、复杂度、多层次伦理规范等,将构成复杂系统伦理学的基础科学概念,这些概念的提出,为研究社会的伦理状态、社会发展的方向、社会思维的道德标准等与现实相关的伦理学问题提供了基础;再次,基础科学层次上的研究成果,可以转化为人类调整、优化自身行为的技术手段,这是摩尔提出的第二类问题,我们认为应该结合进来,一起开展研究。社会伦理学的规范应该是为人类争取更大程度的公正和自由、平安与幸福而服务的,因此,内省与教育这两大类技术就成为伦理学的重要技术(见 9.3 节)。最后,伦理学的研究成果应该落实到社会发展的图景中,我们将结合道德文化的发展来具体阐述这一点。总之,复杂系统伦理学应该是一门学以致用的学问。

复杂系统本体论的基本假设是,人首先是一个生理-心理整体,为此,他要适应其内在的系统,维护组织、器官、代谢等生理活动,以及完善认知、快乐、价值等心理活动,这才构成一个健康的人;同时,人是社会(经济、生态、政治、文化)系统中的一个子系统,他要适应社会系统,成为一个合格的公民,实现一个有价值的人生;这两者构成一个完整的整体,这是关于人的适应性的一个基本阐述。人又是一个不断进化中的系统,由人组成的社会也处于动态的进化过程中,它总是包含内外二面的和谐度的实现,适应是从不和谐向和谐发展的过程。人的适应性具有极大的复杂度。如果善对应于适应性,那么,现阶段的人类文明还不足以产生完美的善,只产生一个处于动态进化过程的善。但是,外表的不完善也不能掩盖内心意识——心灵层面向往善的意向,以及多个层次的自利性的思维。复杂系统伦理学应该将这样的一个复杂体列为研究的对象,总结出个体意识和群体意识的多层次的向善的利他性和自利性交错的规律,为人类摆脱局限、走向觉醒、开创未来理想社会构建坚实的理论基础。

2. 关于系统伦理学的适应概念的科学探讨

让我们具体地分析适应这个概念。适应应该是一个动态的和有目的指向的过程。绝对适应——实际上不可能达到的——可以通过生物体内的每个原子的协调活动,在系统的多层次结构的完美耦合下获得,但这只是一个理想状况。由于人是一个多层次系统,理想的适应状况代表着这一层次完全适应于它的上层系统,而它的下层系统也完全适应于它。但实际上,这样的适应都不是完美的,多层次之间的耦合具有灵活性和不确定性。尽量促成完美耦合,保证多层次系统的整体功能,就是这个复杂系统的利益所在,也表现在系统的整体功能的实现水平上。这一分析表明,适应的过程是一个多层次的复杂系统动力学,是迄今为止系统学还没有深入开展研究的。正是在这样的多层次系统中,才产生部分善、层次善等概念,或者说,善可以分小善、中善、大善与至善等多个层次的善。产生一个多层次的道德价值论和伦理学是必然的。

进一步说,适应这个概念不是指被动的、无所作为的状态,而是指主动的、有目标指向的状态。这里引出了一个新的概念,即善(价值)代表了一种趋势,是对系统未来状态的一种表征,可以用一种应力来表示。善代表一种趋向适应的应力。根据力学的应变-应力本构关系,该应力对应于一种应变。于是,善也对应于这样一种应变,在它所对应的应力作用下,系统具有一种增强了的适应能力,于是具有一种更好的发展趋势,称为善。当然,因为社会势场的能量地貌的高低崎岖不平,导致善恶不分的情形。要点是,适应标志着更大的稳定性,是系统内部结构与外界结构之间的联合作用,并不仅仅取决于系统内部的组织的复杂度。同时,重要的是,适应水平反映的是过程的性质,而组织水平是一个存在的性质。必须以过程来论价值!

3. 系统伦理学的核心科学问题探讨

伦理学的核心问题是,什么是一个拥有价值的社会。系统伦理学的回答是,一个拥有价值的社会应该是一个对内具备圆满的适应功能的社会,能够在各种困难面前产生应对措施,临危不惧,沉着应对,依靠智慧和力量不断克服困难的社会;同时对外,该社会能够积极影响邻近社会系统,对于邻近社会系统的生存和品质提升也能起到积极的作用。这是从内外两面来谈适应性的功能含义,也是对社会的适应能力的具体刻画。从社会的高适应力所推导出的价值,是对善的具体解读。崇尚这样的善的价值,并推动人类社会充分认识这样的善,就是道德哲学的使命。伦理学理论本身,不仅仅在理论上对善进行阐述,更重要的是建立起善与社会存在之间的联系,尤其是建立善与社会适应力之间的联系。例如,高适应力有利于系统本身的存在。从这个意义上,存在本身也是善;但是,稳定存在才是真善。由于社会是开放系统,稳定性表征了外界的支持。因此,我们说,获得支持的存在一定拥有善。适应是一种性质,善也是一种性质。稳定也是一种性质。向心凝聚力是稳定的机制。因此,善多数情况下对应于一种向心凝聚力。但在变革的情形下,它可能对应于摆脱当前状态的力,而对应于朝向一个更加高级状态的向心凝聚力。这里,我们看到的是一个解读善的科学的视角,也是一个复杂系统的视角。以这一观点来认识国际社会,并开展对于各类社会体制的比较研究,应该是极有意义的。

在复杂系统哲学的社会伦理系统中,一个适应环境的社会复杂系统(称为本系统)总是处于一个复杂的外环境系统之中,它与一个或多个外环境子系统构成一个或多个更高层次的大系统,类似于上面所提到的对应于个人的大我系统。一个社会的价值集中体现在本系统在这个大社会系统中的价值,这一价值又集中体现在本系统作为大整体的一部分同上层系统之间的关联。因此,系统对环境的适应,也可以表述为对它的上层系统的适应性。适应是善!如果一个民族构成一个复杂社会系统,那么国际社会将是它的社会大系统。任何一个民族的价值是在国际大家庭中体现的。因此,外交工作中的善和德就有了更加具体的意义。

价值误判是形成社会适应障碍的主要问题,它是一个复杂问题。简单系统不会犯错误;它们的行为选择受到严格的约束,因此其行为前后一致,与它们固有的目标相适应。而复杂系统在选择它们的行为模式时有充分自主的余地,因此选择就容易出错。复杂系统的价值判断涉及把复杂的知识(推理和判断)应用到重复出现的系统内在的知觉经验上。错误是与复杂性连在一起的;因为复杂性,使得正确的选择往往不是很明显,因此才出现错误。同时,这种非明显性又正是自由的一种表现。因为,必然不是很明显。因此有人说,"错误总是与自由在一起。"如何在社会行为中形成纠正价值误判的机制是社会复杂系统研究的重要内容。

人们的内心总在追求价值优化,但意识中的目标又会产生错误导向,同时由于错用知识还会造成错误评估和选择。这是三个典型的误区:即目标误区、知识误区和选择误区,其中目标误区是最重要的。克服目标误区的要点在于,把社会文化和自然的、有利于生命长远发展的目标确定为基本价值目标。这不仅仅对于个人,而且对于社会都是唯一正确的价值导向,因为这个导向把握了宇宙生命系统的两个基本存在,即空间的大生命系统和时间的可持续生存。复杂系统伦理学就是要推动产生这一正确的价值导向。

4. 多层次系统伦理学与当代人类学

20世纪前期,人类学家抛弃了神人同性论的教条,他们趋向于认为,不同文化的价值的多样性是毋庸置疑的,而且是不可逾越的;对于价值的研究应该放弃多种文化之间的优劣比较,并声称:"所有文化都各自具有同样有效的生活模式",因为不同的文化是"沿着不同的道路向着不同的目标前进的"。这一强调文化独立性的文化相对主义不久被另一股新潮流所取代,即从人类历史的经验材料中探索跨文化的普遍原则,即那些在各种文化中普遍存在的原则。由此导出的一种主流观点是,道德是与人的物质生活条件相联系的,不同层次的道德都是客观的,也都是服从历史客观规律的。泰勒和摩尔根提出了普遍适用的规范的假说。他们认为各种社会在文明发展的各个阶段都具有适合于当时发展水平的价值。例如,阶级状况就是社会的特殊形态之一,这一形态的变化符合辩证的、普遍适用的进化图式。这里,理想伦理论被现实伦理论所取代,抽象伦理论也让位于经验伦理论。

主流人类学研究所达成的一个共识是,跨文化的普遍原则就是基本的社会价值,它代表了社会存在的必要条件。克劳克翰声称:"没有哪一种社会会赞同遭受灾难是好事……没有哪一种文化不把在社会团体内的凶杀,不辨善恶的说谎,偷盗看做是负价值的……互惠是所有社会另一个必不可少的价值"。弗思对目前流行的观点作了概括,"在所有社会的基本要求中,我们可以看到某些共同因素,同样,某些道德也可以不受其他因素影响而独立存在……经验伦理学的一个成果是证明,道德并不仅仅是主观的;由于它建立在社会存在的基础上,而这种社会是不以个人和任何特定的社会系统的意志为转移的,因此,道德是客观的"。现在公认的普适价值包括勇敢和自律、相互尊重、信任权威人士的公正裁决、贸易互惠、敬重父母以及禁止乱伦等。而且,它们也是典型的社会价值,它们出现在法律、准则和习俗中。

可以看出,这里关于价值的讨论,往往是对最低底线的讨论,最终,它们成为立法的依据。这些分析虽然有助于澄清一些伦理学问题的实质,但却不可能根本解决问题。只重视道德底线的认识,是忽略了人类意识世界由心灵所统领这一基本规律。我们需要在一种新的理论视域中,综合以往的各种伦理学,为未来的科学伦理学提供基础。这种可能的综合性反思的领域包括①现实的生活;②底线的伦理生活;③现实的伦理生活;④理想的道德生活。在这样一个多层次的伦理生活的时空边界变换中,伦理学的各种理论会以不同的方式和需要出现,并且实际地产生作用。

简言之,在现实的生活时空中实际发生着人类的社会生活,而价值的思考尚未进入这一领域,也不存在纯粹的伦理反思。到了底线伦理的生活时空中,义务论就成了一种伦理反思的出发点,也是人类社会生活价值色彩显现的开始。底线的伦理价值一旦被破坏,人类社会生活便趋于瓦解。因此,底线可以是普世的,甚至是一种永恒的价值诉求。但现实的伦理生活却未必总是应该徘徊在底线附近,而应该建构在底线之上。现实的伦理生活是在底线上下波动的。因而现实人类社会总是治乱相随、盛衰同行的。此时,实践伦理学、自然主义伦理学等皆可存世。人类生活之价值不全然是现实的要求,还有趋向理想的一面,这就是人类伦理反思的理想主义所在。此一理想不仅有形而上学的基础,也有人类作为德性存在的支撑。在对道德理想生活的追求过程中,形而上学伦理学、信念伦理学甚至叙事伦理学等都可以发挥积极的作用。

复杂的社会形式中拥有团体、组织和机构等子系统,这些社会子系统各自有自己的一套约束章程但没有普遍的价值,由这样的系统所构成的社会系统,就可能面临着在两个极端之间的游离:要么分解为只关心自我的个人,要么以强制性的力量来约束个人行为的专制机构。当今国际社会的各类系统,就处在这样一个缺乏哲学思想指导下各自为政的状况。随着贸易、交通与通讯的便利,国际社会正在进入了一个前所未有的共生阶段,各个民族的发展水平不一致,形成多种社会形态和政体。而国际争端是国际政治的家常便饭,虽然这些争端在血腥程度上比一个世纪前有所减低,但在观念上还没有出现实质性进步。社会观念的对立没有随着民主化而降低,社会改革之路还很漫长。

对应每一个社会,代表大多数人的最低适应水平是该社会存在的最低条件。如果个人趋向于对社会的不适应,即都以自我为中心,那么这种社会实际上是不可能长久维持的。然而,社会系统是一个有机体,与个体有机体类似,它应该拥有一个为其成员普遍共享的价值系统。这种看法现在已得到了文化人类学的确证。复杂系统哲学应该探索形成普遍共享的价值系统的原则。

我们认为,尽管文化相对主义、经验伦理论等尊重现实社会的道德伦理状况的思想更加接近于当代科学,但是,对应社会伦理的终极价值的思考,也是同样重要的。只是,这样的终极价值的思考需要崭新的本体论框架。我们这里提出了一元二面多维多层次的本体论框架,有助于修复伦理学过于注重经验、注重现实,不敢放眼未来的状况。具体地说,我们认为人类心灵深处的终极价值,是无法从社会发展的一些表面现象上获得的,就像爱因斯坦的广义相对性原理,是无法从实验室里的数据中总结出来一样。所以综合人类历史文化全过程的广义的经验伦理学是值得推崇的,本书特别推崇的道的观念就是东方历史文化中受到长期检验的核心概念,它代表了与人的心灵相关的宇宙生命运动的规律,是人类核心意识概念。我们在关注当代社会意识潮流的特性总结的同时,还应该关注多种文化形态,从多维多层次的角度来分析各种文化形态的意义和价值。这样才带来对社会价值的完整理解。

5. 系统伦理学与道德哲学的关系

直觉告诉我们,一个完全依靠法律来维持的社会,不是一个最高道德境界的社会。法律规定我们不能做什么,而不是应该做什么。后者正是东方道德学的风范。在下一节中,我们从《道德经》再一次引用了三十多章的内容,以"无为之德、不争之德、明智之德和清静之德"为题来介绍东方传统哲学对于社会道德规范的理解。东方哲学的道德观给出的是作为社会中坚力量的圣人所秉承的原则,也是社会的高端境界。这一部分伦理价值内容与传统西方理想伦理主义的区别在于,它们是应该在实践中具有可行性的,尽管是在一部分精英阶层的人士中实现。这一部分内容与西方人类学重视社会现状的研究形成有机的互补,构成一个从社会大众到社会精英的多层次的价值伦理观。这是复杂系统哲学所希望集成的完整的社会价值伦理观。

在这里,复杂系统的多层次律也具有重要的意义。例如,社会总是处于正义与非正义之间。强调人类的伦理学的善的原则,正是看清了事物往往有不善的趋势,因此伦理学的提出是社会进化的需要。通过伦理学的应用,来提升社会道德感和道德律。过于极端的道德律没有吸引力,不起作用;与现实完全一致的道德律缺少力量,因为它与心灵不符合。应该构建一个多层次的道德律,它能够接触到民众,不至于高高在上;同时,它也能够通向高端的境界,成为大家的楷模。而社会伦理体系,重要的是构建一个阶梯,能够在社会多层次的道德律之间构建有效连接,形成内在一体的社会道德体系。这一体系在领头羊的带动下,不断向高处前进。这一前进的意义已经越来越重要,因为人类需要负起责任来了。

6. 系统伦理学之技术科学

现在应该明确的是,道德伦理学的构建就是为了提升社会整体的道德水平,因此不但不能脱离社会现实的道德状况来抽象地认识问题,而且应该从各种认识渠道所掌握的伦理学原理中推演出社会进步的工具、技术和方法,以便于在社会实践中运用。例如,对于人体这一有机体系统,非健康状况的出现就意味着内层系统之间的不适应,这时就需要在保障整体协调性的需要下,对一些器官和组织进行改造。这便是外科手术的根据:通过外科手术可以切除、移植某些部分,或者为了机体的健康而作彻底的修复。在社会领域中,与这种医学方式直接类似的操作是政治家铲除异己的行为。有时这一手段是有效的,至少是暂时有效的。但是当有机体在系统层面上出现紊乱,就并非可以简单地对局部的下层系统进行切除就能简单回归健康了。这一类疾病就称为复杂性疾病。

医学上的复杂性疾病涉及整个有机体(如遍布全身的血液,或者扩散了的恶性肿瘤)和它相关的环境。在心理学和精神病学中,这个整体是心灵和个性结构,以及有关的社会与文化结构。而在社会和政治活动领域,这涉及广泛的社会组织以及与这些社会组织相关的其他因素。这些系统都是开放系统,它们与其他系统协调行动,构成多层次的耦合。对于它们的部分而言,它们是整体;对更大的整体而言,它们又是部分。一旦一个系统出现了功能紊乱,它就会把反常的行为带给它周围的其他系统(包括下层系统和上层系统)。对于这样的紊乱系统的调整,还是一个突出的理论难题。崇尚革命者和渐进改革派的措施各不一样。作为伦理学的工程实践层面的研究,还涉及哪些措施更加有效? 如何把握事物的核心,以便于更加有效地完成社会的发展? 这些都是广义的复杂系统社会学应该研究的问题。

显然,由于系统的复杂性,不能期望把治理社会的措施局限在几种标准的形式。不管怎么说,这里所讨论的干预方式带有浓重的系统论色彩,即对系统进行某种功能性的干预。心理学的干预具有这一类干预的特征。例如,重建患者的信心,这并非是哪一个器官和组织的事,而是涉及患者的神经系统的较大范围的、多层次的思维。对于人类社会的改造活动,更多的是这样一种系统性的改造活动:教育活动。至今理论研究还没有真正启动对人和社会的复杂系统科学建模,还没有积累丰富的经验,还需要在复杂系统哲学指导下,开展深入的探讨。这是未来社会科学研究的重要内容。其意义是为社会政策的制定建立更加充分的证据,以保证社会成员能够更有效地适应社会与文化环境。

7. 系统伦理学之未来

从对复杂系统的二面性分析可以得知,高水平的生命个体和社会,必然包含着两类适应,第一类是生物适应,第二类是文化适应,分别对应于物质生理的健康和意识心理的幸福,这既是个体生命追求的目标,也是群体社会追求的目标。后者由于社会个体层次的多样性变得异常复杂,但是在复杂系统哲学指导下开展认真细致的研究,最终能够像我们逐渐解开自然之谜一样,我们同样会逐渐解开我们的心灵-幸福之谜。对应于心灵运动之谜的部分破解,将使人们在自觉尊重自然心灵的法则下安排自己的行动,在自觉的不逾矩中享受最大的自由和幸福。这便是古人所描述的真人、贤人、至人等高明之士。从这里所理解的哲学和科学原理推知,即使达到很高的境界,生命仍然充满挑战,生活仍然充满活力,不过不再是低层次的纠结和烦恼,而是应对大范围的、长远的、复杂多层次的生命物质意识的协调和处理。这里希望破解常人对修行者的一个误解,即以为在放下诸多嗜好以后,生活便淡而无味。其实,放下低层次的嗜好,正是要迎接高层次的、对心灵触动更大的、更加彰显生命意义的活动。生命永远是充满活力的!修身了性者的生命更加充满智慧的活力。当科学的心灵之学成为世间显学之时,也便是社会主流能够主动拥抱智慧生命之时,这便是一个崇高社会的到来。

复杂系统伦理学与注重于分析道德术语意义上的元伦理学和自然主义伦理学的最大差别在于,它不满足于从常识(似乎每个人都有的公共经验)出发,对一些事实加以(表观深刻的、饱含哲学味的)陈述,并以此论述为基础建立伦理学原理。不这样做的原因是,复杂世界远远不是一些简单的常识性事实可以概括的。前人这样做是学术发展的需要,所谓凡事从简单到复杂,今天则应该大踏步往前走了。复杂系统伦理学主张,首先明确(符合复杂系统本体论的)理论假设,然后开展严谨推理,最后寻求经验的确认。这是一个三部曲的系统模式,不但能够发现经典的道德理论存在的合理性(如果它们对今天的社会仍然适用的话),更重要的是能够挖掘新的道德规范,并作为假设和推论的形式提供社会参考。在这个过程中,一旦发现本体论假设的不足,也是可以进行修正的。

至此,我们勾画了一个现代复杂系统伦理学的框架,希望克服经典客观主义的那种过于自信的偏见,也避免陷入绝对怀疑主义的泥潭。前者坚持认为价值是客观的,是在经验中能够证实的事实,后者坚持认为个人的心灵状态是价值评价的唯一标准,因而价值评价完全取决于个人;两者都明显忽略了价值的复杂性。无论从经验中总结出来的价值,还是个人心灵感知的内容,都随着个体、社会和地域、时代的变化而变化,在具体内容上产生多样性和多变性。一个多层次的表述是不可避免的,既包含原理层面上普遍接受的结论,也包含因人、因事、因时、因地的多种表述。如何能够形成一个统一的多层次的复杂系统表述,有待大家来共同努力。

9.2　《道德经》之德学

在本节,我们对《道德经》中三十一章中涉及德的内容进行一个疏理。一方面介绍东方传统的伦理基础知识,另一方面构建复杂系统伦理学说的高端标准。

9.2.1　无为之德

第二章　圣人处无为之事

是以圣人处无为之事,行不言之教,万物作焉而不辞,生而不有,为而不恃,功成而不居。

【林语堂译文】圣人以"无为"的方式行事,用"不言"的方法教导别人,万物兴起时,不勉强阻止,不强占天下生长创造的成果。倡导理念时,不依恃自己的才能,事业成功了,也不把功劳揽在自己的身上[①]。

第四十三章　圣人行不言之教

天下之至柔,驰骋天下之至坚。无有入于无间,吾是以知无为之有益。不言之教,无为之益,天下希及之。

【林语堂译文】天下至柔之物,可以驰骋于天下至坚之物间。生于无有,死于无间。因此,无为是有益的。不言的教诲,无为的益处,天下很少有人能认识和做到。

第七章　圣人无私而成其私

是以圣人后其身而身先,外其身而身存。非以其无私耶? 惟其无私,故能成其私。

【林语堂译文】所以圣人把自己的利益放在他人的后面却反而能够领先一步,把一己生死置之度外反而可以保全自己。这不正是因为他的无私才无畏吗? 所以就能够成全自己。

第四十七章　圣人不为而成

---

① 本书所引的《道德经》林语堂现代文译文均出自:林语堂. 圣哲的智慧. 西安:陕西师范大学出版社,2002:1~402.

是以圣人不行而知,不见而名,不为而成。

【林语堂译文】所以圣人不用实证就可以知道结果,不用眼睛去看就能明察秋毫,不去刻意施为,因循自然就能大功告成。

第四十八章　无为而无不为

为学日益,为道日损,损之又损,以至于无为;无为而无不为矣。故取天下者常以无事;及其有事,不足以取天下。

【林语堂译文】在学识不断长进的同时,欲望一天比一天减退,最终达到完全不想(主观)有所施为的地步。但是,这种真正放弃所有主观意愿的行动,是一种完全遵循自然的行动,这样的行动才能达到战无不胜、攻无不克的境界,达到做任何事都能成功的地步。这便是“无为而无所不为”的高境界。

第六十三章　圣人为无为事无事

为无为,事无事,味无味。大小多少,报怨以德。图难于其易,为大于其细。天下难事,必作于易;天下大事,必作于细。是以圣人终不为大,故能成其大。夫轻诺必寡信,多易必多难。是以圣人犹难之,故终无难。

【林语堂译文】实施行动要本着自然顺畅的原则;执行事务要本着不造作生事的原则;体味人生要能够品味出冲淡平和的滋味。用道德仁爱去对待仇恨怨咎。解决问题从最容易处入手,处理大事件从最细微的角度去分析。上乘的智者从不故步自封,才能成就他真正的伟大。随意的许诺往往会因为难于实现而使自己丧失信用,总是玩世不恭、游戏生活的人也必然会遇到很多困难和阻挠。因而智者总是认真地对待所有的问题,所以就没有任何事能困扰他,终其一生不会有任何困难。如果把自己的利益放在他人的后面,往往反而能够领先一步;把一己生死置之度外者,反而可以保全自己。

第六十四章　圣人为之于未有

为之于未有,治之于未乱。合抱之木,生于毫末;九层之台,起于累土;千里之行,始于足下。是以圣人无为,故无败;无执,故无失。慎终如始,则无败事。是以圣人欲不欲,不贵难得之货;学不学,复众人之所过。以辅万物之自然,而不敢为。

【林语堂译文】运用无为之德需要的是高智慧是:经营事业总是做在别人之前,治理国家总是善于消灭隐蔽的祸患,将暴乱扼杀在萌芽状态。这是因为,苗壮的大树都是由弱小的幼苗长成的;雄伟的建筑物总是从泥土石沙的堆砌开始;千里征程,也是脚下一步步走出来的。刻求功利者必然会失败;心中执著者,在哪里执著就会在哪里失去。因此,智者因循自然地施为,自然避免失败;放弃一切主观执著,就不会有任何失落。把谨慎认真、平和自然的心态贯彻始终,才是不失败的金科玉律。所以,智者追求的是清静无欲,不热衷于世人的功名利禄、名器珍玩;通过修行,从别人的迷失中觉悟;做任何事只是顺应自然的趋势,而绝不强行追求、执著施为。

【评论】

上面七章的内容所阐述的一个中心思想是无为。《道德经》所倡导的无为之德，是在对世间人心活动过程的精湛分析基础上得到的，而它描述的内容是针对世间圣人的所思所为而作的，因此，可以称之为圣人之学。无为之学不是社会大众之学，并不一定适应于社会所有层次的活动，不一定适应于所有人。这一无为的圣人之学，又是在现实社会上的可行之学，这是与西方传统理想的伦理规范的不同之处，这是从复杂系统多层次理论所推导出的结论。在华夏文明史上，这些学问一直在多个层次上进行实践，虽然没有得到彻底的贯彻。今天，这门学问是所有肩负社会管理重任的人士所必须学习的学问。同时，无为绝非不作为，或者无所事事。为无为一句话道破天机，圣人努力创造（为）一种无为的心态，以一种谨慎、谦虚、适应自然、抛弃个人狭隘见解的心态来从事所有的活动（慎终如始），随时学习吸收新的知识和理念，随时调整行动方案，顺其自然（无执），这才是真正的无为。

无为之学是一门智慧之学，没有高智慧的基础是不可能做到无为的。因此，对于正在寻求智慧的学者而言，尽量朝着无为的方向努力就很好了。可以说，无为的境界正是与智慧的境界相对应的，在达到无为之前，必须首先有大为，做出大贡献，在才华和境界上达到所谓的化境，才能逐渐进入无为的境界。没有相应基础的人士，往往难以体会这一境界，这也是"下士闻道，大笑之"的缘由。智者拥有人生的真才实学，拥有对社会的真知灼见，才能够看到事物变化的端倪，往往在事物发生之前就采取行动，这些行动超前发动，似乎是无的之矢。往往不被人们察觉，而当事物启动以后，超前的布置皆一一落实，化解矛盾。从外表看，似乎矛盾的消除来自于其他巧合的因素，其实是智者的事前布置。《三国演义》对智者诸葛亮的描述中，人们可以看到这样的事例。

今天的社会已进入空前的复杂性时代。上面所描述的智者的无为之学还有现实意义吗？当然有！这是因为，我们同时已经拥有各种高科技的信息手段，对于事物可以拥有大量的细微的信息，我们更加应该拥有智者的心态、学习智者的分析方法、掌握智者的决策胆略，未雨绸缪，在事物发动之前就加以预测和预防。这就是无为。更加确切地说，无为之德就是细致体察事物运动的规律，洞察先机，提前部署。这就要求学者慎终如始，时刻保持高度的谦虚和警觉的状态。

9.2.2 不争之德

第八章 德善万事

居善地，心善渊，言善信，政善治，事善能，动善时。夫惟不争，故无尤。

【林语堂译文】真正的智者，安守着与人无争的善地；心境如深渊一般清明宁静；行为因内心的祥和而充满慈爱；言语因清静无为、不求名利而自然信义卓著；政治上也无私无欲、不刻意追求有为之功，而能因循自然地治理；在去除私心杂欲、求名取利、好大喜功之心后,就能真正把所有的心力专注于办事,从而无所不通;做事时也会看清真正应该发动的时机,从而善于把握时机。正由于不刻意地去争权夺利、争功钓名,所以没有来自内心的忧郁和来自外界的忧患。

第三十四章　功成不名有

万物恃之以生而不辞,功成不名有。衣被万物而不为主。常无欲,可名于小。万物归焉而不为主,可名于大。是以圣人终不自为大,故能成其大。

【林语堂译文】万物实际上都是依靠自身的作用在生长壮大,而处于高位者已然显赫,就更不应该宣扬自己的功绩。真正滋养万物、有德于万物的大自然并没有受到万物的推崇;但万物都遵循自然的规律,也从中彰显出自然的伟大。而正因为圣人始终不自认为很伟大,所以才能成就了他真正伟大的功德。

第六十八章　不争之德

善为士者不武,善战者不怒,善胜敌者不争,善用人者为之下。是谓不争之德,是谓用人之力,是谓配天、古之极。

【林语堂译文】真正的勇士不逞武勇,不露锋芒;善战的名将不会因为战争而发怒;善于取胜的人可以不战而屈人之兵,以兵不血刃为全胜;善用人才的人总是谦冲自牧,自居卑下。这称作不用争斗的德行,又叫做充分运用人性的力量,叫做是符合宇宙的准则。

第六十六章　天下莫能与之争

江海所以能为百谷王者,以其善下之,故能为百谷王。是以圣人欲上人,必以言下之;欲先人,必以身后之。是以圣人处上而人不重,处前而人不害。是以天下乐推而不厌。以其不争,故天下莫能与之争。

【林语堂译文】江海能使所有小河、溪流归附,就在于它善于将自己处在它们的下游。英明的君主想要统御万民,一定要注意保持谦下。想要领导民众,必须首先把自己的利益得失放在民众的后面。这样的领导处于上位时,民众不会觉得压抑,不会感到是沉重的负担;他们在前面领路时,民众不会担心自己的利益受到损害。这样才会赢得民众全心全意地拥戴。正因为他不去刻意争夺,因而没有任何人能和他争夺。

第二十二章　天下莫能与之争

是以圣人抱一为天下式。不自见故明,不自是故彰,不自伐故有功,不自矜故长。夫惟不争,故天下莫能与之争。

【林语堂译文】最高明的统治者用这样一种法则来治理天下:没有成见,才能明察秋毫;不自以为是,才能明辨是非;不自我夸耀,功绩才会长久;不妄自尊大,才配当天下的首领。正因为他不去刻意争夺,因而没有任何人能和他争夺。

第七十七章　圣人为而不恃

天之道,损有余而补不足;人之道则不然,损不足以奉有余。孰能有余以奉天下?

【林语堂译文】自然规律就是削减富余补益贫乏,从而取得均衡。人类社会的法则正相反,他们总是剥削那本来就很贫乏的,去增益那本来就已经很富余的,所谓穷者愈穷,富者愈富。只有深通自然规律的人,才能把自己多余的拿出来贡献给天下呢。

第八十一章　圣人为而不争

信言不美,美言不信。善者不辩,辩者不善。知者不博,博者不知。圣人不积,既以为人,己愈有;既以与人,己愈多。天之道,利而不害;圣人之道,为而不争。

【林语堂译文】忠诚正直、尊重事实的话往往不会令人非常满意;漂亮的字句、优美的修辞、悦耳的言谈往往都带有种种夸张而不足为信。因为自然是平淡而不华丽的,真正好的理论不必争论,自然令人信服,能引起争论的事总有他的不完善处;一味求广博,往往难有真知灼见;精深博大者往往无力旁顾。智者不会刻意地积聚,不积聚才能成就人性的圆满。不断地将德行施与众人,从而使自身德行日益精深;无私地把一切贡献给民众,才能使自身日益充实。大自然的特点是生长、养育万物而不恣害众生;智者的行为准则就是只施德行而不争功名。

【评论】

上面七章阐述了圣人、智者不争之德的运用。不争之德是与当代主流的竞争文化是互补的。正因为普天下大众都在争,因此,对社会负有统治和管理之职的人士必须不争,这样,整个社会才不至于失去平衡。当今国际政治、经济、乃至科学和技术发明的舞台上,是以西方主流的竞争文化为主体。民选总统有其进步的一面,但是总统是竞选上岗,导致领导者无法以不争的心态和行动来处世。没有不争的心态和行动,将无法体察事物背后的、长远的变化之道;唯有不争,才能如百谷王,体量宏大,包容万物。今天,这样一种不争之德和百谷王之德还拥有现实意义吗?

我们认为中华民族的崛起已经完成了第一步,即经济的腾飞。这从根本上改变了世界的格局。通晓天下大势的有识之士可以看到,这一天的到来事实上是不可避免的。中华文化源远流长,近几百年来的落后是西方科学发展的结果,而这一科学重物质、重实在的理念在复杂的生命世界面前必然会碰到瓶颈。而东方文化两千多年的复杂性思维始终把生命和人放在首位,因此,必然在新一轮的科学进步中起着开拓者的作用。不争之德本质上是生命系统之德,是柔弱之德,是长远之德。有人认为,在过去的三十年里中国政府的韬光养晦是一种谋略,那还是没有体会出中华文化的真谛。其实,中华民族的伟大复兴事业的最终受益者将是全人类,绝非仅仅是中华民族自身。为此,中华民族奉献给全人类的最宝贵的文化将是不争之德,即中华民族甘愿成为全人类的百谷王。世界上没有任何一个民族能够替代中华民族,不仅仅是五千年文化的积淀、道学的根基,同时还有十四亿芸芸大众的精神、思想、文化所形成的大范围意识气场。本书专门摘选不争之德的七章内容,意在特别指出这一点。

纵观国际形势,政治纷争、极端观念横行、经济发展失衡,只有中国传统道德的不争文化,才能对之起到一个不可或缺的补充和平衡。当我们仔细阅读《道德经》时,我们为中国古人的这一智慧和胸怀所震撼。难得的是,这一文化哺育了中华文明几千年,自尧舜起,受到民众的赞誉和支撑。人们常常会问,中华文明在没有西方社会那样浓重的宗教情怀的情况下,社会的凝聚力来自何方? 我们认为,就来自于这样一个明君情怀,对开明的社会领袖的深切的期望。同时,众多的社会领袖们,不同程度上受到上述文化的影响,造就了中国领袖阶层的特殊的低姿态、谦逊的君子风度。这一风尚将会延续,将伴随着中华民族伟大的复兴事业的持续发展,也将对 21 世纪世界文化的发展起到关键性的作用。

9.2.3　明智之德

第十三章　贵以身为天下

吾所以有大患者,为吾有身,及吾无身,吾有何患? 故贵以身为天下,若可托下;爱以身为天下,若可寄天下。

【林语堂译文】我之所以有灾难、祸患、疾病,正是因为我过分重视自身,很在乎利益得失;如果我不注重自身得失,我哪有什么病痛灾患呢? 认识到这一点很珍贵,把自己全身心地贡献给天下的智慧者,才有资格被寄以天下重任;只有把全身心贡献出来为天下服务,才能接受上天托付的治理天下的重任。

第五十四章　以天下观天下

修之于身,其德乃真;修之于家,其德乃余;修之于乡,其德乃长;修之于国,其德乃丰;修之于天下,其德乃普。故以身观身,以家观家,以乡观乡,以国观国,以天下观天下。

【林语堂译文】按照这种原则修行:修行在自身,他的德行就纯真;修行在一家之中,他的德行就有余;修行到达乡邻村落,他的德行就绵远悠长;修行到全国,他的德行就会丰盛壮大;修行到达了天下,他的德行就能普施天下万物了。所以从自身、家庭、乡邻、邦国到天下,智者就是依据的这种法则,了解天下的道理。

第四十九章　以百姓心为心

圣人无常心,以百姓心为心。善者吾善之,不善者吾亦善之,德善矣。信者吾信之,不信者吾亦信之,德信矣。圣人在天下,惵惵为天下浑其心。百姓皆注其耳目,圣人皆孩之。

【林语堂译文】圣人没有个人的主观成见,总是把百姓的意向作为自己的意向。用善良的心去对待善良的人,同样用善良的心去对待不善良的人,才会让所有的人一心向善。值得信任的人我相信他,没有信用的人我也把他当做值得信任的人,就能让所有人都自觉地守信。这样的治理天下就是本着清静无为的原则,不断诚朴自己的心志,不断化解自己想要有所作为的欲望。专注于听取所有百姓的声音,像对待自己的孩子一样对待他们,这才是圣人。

第三十三章　自知者明自胜者强

知人者智,自知者明。胜人者有力,自胜者强。知足者富,强行者有志。不失其所者久,死而不亡者寿。

【林语堂译文】认识别人的才能和弱点,从而正确地运用和必要地制约,这称为智慧;反观自身知道自己能做什么,有多大能力,最易失误的是什么,这就是自知之明。能够击败敌手,超越他人,这可以证明你能力卓绝;而能够不断战胜自己的不良欲望、恶劣习性而超越自我,才是真正的强者。懂得安于宁静、内心满足、平安喜乐、祥和自然就是最大的财富。能够坚持自己的信念,克服重重险难奋勇前进的人才算有志气。在任何情况下不忘记自己的根本,不迷失自己的本心,才能长久地保存自己。就算实体遭到毁灭,精神仍源远流长才是真正的生命长久。

第四十四章　知止不殆

知足不辱,知止不殆,可以长久。

【林语堂译文】懂得满足就不会蒙受耻辱,懂得适可而止就不会招致灭亡,这是长久之道。

第四十六章　知足常足

罪莫大于可欲,祸莫大于不知足。咎莫大于欲得。故知足,知足常足。

【林语堂译文】没有比贪欲泛滥更大的罪恶,没有比不懂得满足更大的灾祸,没有比一心想占有和夺取更大的过错。所以只有知道满足的丰足,才是真正长久的丰足。

第二十八章　知白守黑

知其雄,守其雌,为天下豀;为天下豀,常德不离,复归于婴儿。知其白,守其黑,为天下式;为天下式,常德不忒,复归于无极。知其荣,守其辱,为天下谷;为天下谷,常德乃足,复归于朴。

【林语堂译文】懂得刚强的必要,掌握足以称雄的实力,然而却安守着柔和的状态不露锋芒,就会招来天下贤能之士的归附。不偏离永恒的德行,就能逐渐回复到像婴儿那样外表柔软而潜力无穷的状态。对万事万物都明察秋毫,却表现出一无所知的样子,不以自己的看法、意志强加于人,不过于计较他人的缺失,才能成为天下的表率,进而慢慢回归到混沌一体的状态。虽然达到荣华富贵、重权厚利的地位,仍能安守平淡的生活,保持身处世俗的低下之处,才能保持永恒的圆满的德行,而回归到纯真质朴。这种纯真质朴可以主宰万物,治理天下。

第四十一章　勤而行之

上士闻道,勤而行之;中士闻道,若存若忘;下士闻道,大笑之——不笑不足以为道。

【林语堂译文】灵性上乘的人听到道的教化后,勤奋而努力地循道修行;灵性中等的人听到后,半信半疑地姑妄听之;缺乏灵性的人听到后,对它大肆地嘲笑和污蔑。如果从来不遭到嘲笑和攻击,也就不是道了。

第二十七章　圣人善教

是以圣人常善救人,故无弃人;常善救物,故无弃物。是谓袭明。故善人者不善人之师;不善人者善人之资。不贵其师,不爱其资,虽智大迷。

【林语堂译文】圣人一贯善于挽救人,因此身边没有被放弃的人;善于最大限度地利用物力,就不会有废物。这就是因循自然的智慧。善良的人可以作为人们的老师;不善良的人可以作为人们的借鉴。不认真地向老师学习,不重视借鉴的作用,虽然有点小聪明也会变成大迷糊。这叫做精要微妙的道理。

【评论】

这里我们选择的九章,将其命名为明智之德,意在总结一下《道德经》中所阐述的智慧。虽然其他章节也处处透着智慧,这里的总结突出下列几点。

第一,智慧是一种融于社会、融于自然之学问。中国传统道学所倡导的是人天相应、天人合一的学问。因为世界是复杂的,能够把握复杂的世界就是拥有智慧。于是智慧之学本质上是一门复杂系统的学问,不仅仅是把握本质、把握核心,还在于善于处理复杂事物。这是东、西方文化的一个主要区别:西方偏爱简单化、东方擅长复杂性思维。以身为天下,以天下观天下,以百姓心为心,既要把握众心之核心、众愿之核心,还要善于接受、采纳、融汇、综合、集成各种意见,这才是东方智慧。

第二,智者知也,首先要了解、知晓。而《道德经》在通常人们所倡导的知世界之外,特别强调自知,所谓自知者明。人对自己最为熟悉,也是最有可能深知。如果能够对自己了如指掌、以己推他,这样来理解身外之复杂事物则更加透彻。在深刻了解自己的基础上,做到知止、知足,才是真正的知。其实一个人所需要的物质是有限的,而精神的需求相对来说是无限的。社会正在通过无节制的开发物质世界,用以来满足精神世界,这是一个极大的误区。整个社会必须倡导自知之明,对人自身的认识要产生重大突破。

第三,中国道学的智慧,最重要的一个特征是充分把握一元二面,既牢牢抓住中心,同时充分照顾事物的两面。知白守黑,充分认识对立面的意义,充分利用对立面来补充自身的不足。最后,道德文化智慧的另外一个重要特点是知行合一。勤而行之是上士闻道之举。而社会是有多个阶层所组成,一定是一个多层次的系统,明智之士应该认识到,道也有多种形式。然而道德不歧视任何人士,不歧视任何事物,善救人,不弃人,善就物,无弃物,这就是智慧使然。这对明智之德提出的明确的目标。

9.2.4　清静之德

第二十六章　圣人重静

重为轻根,静为躁君。是以圣人终日行不离辎重。虽有荣观,燕处超然。奈何万乘之主而以身轻天下？轻则失臣,躁则失君。

【林语堂译文】厚重是轻浮的根本,宁静是浮躁的主宰。所以有道之士行事一贯谦恭诚信、兢兢业业,不敢稍有轻忽；虽然身处华美的宫殿、尊贵的地位,依然保持着平和朴实的心境闲淡处之。为什么大国的君主不去轻举妄动地制造事端呢？轻率就会丧失根本,从而失去控制,浮躁就易受制于人,从而丧失主宰的地位。

第四十五章　清静为天下正

大成若缺,其用不弊。大盈若冲,其用不穷。大直若屈,大巧若拙,大辨若讷。躁胜寒,静胜热,清静为天下正。

【林语堂译文】真正伟大的成就看上去是有缺陷的,但它的效用却永远不会过时；内涵真正丰富的学问看上去是空虚不足的,但发挥起作用来却是无穷无尽。最正直的德行看上去可能是歪曲的,最技巧的工艺看上去是笨拙的,最会辩论的人好像很不会讲话,却是语不轻发、言必有中。身体不断地运动可以战胜外界的寒冷,心境保持宁静清凉可以战胜外界的酷热,掌握着清静无为的准则就能够成为天下的统帅。

第六十七章　慈俭不敢为天下先

我有三宝,持而保之：一曰慈,二曰俭,三曰不敢为天下先。夫慈故能勇；俭故能广；不敢为天下先,故能成器长。

【林语堂译文】我有三条金科玉律,非常珍视地保守着：第一叫做慈爱；第二叫做克制；第三叫做不敢置身在天下人的前面。因为慈爱,对现实生活充满热爱,才会激发至大至刚的勇力去战胜所有可能破坏这一切的力量；克制,才能积蓄力量,才能不断地扩大推广,不断地充实壮大起来；不敢置身在天下人的前面去争夺那些人人喜爱的珍贵或逃避人人厌惧的凶难,才有资格成为万众的首领。

第五十九章　深根固蒂

重积德则无不克。无不克,则莫知其极。莫知其极,可以有国。有国之母,可以长久。是谓深根固蒂,长生久视之道。

【林语堂译文】具备了深厚的德行修为才能所向无敌；所向无敌,才证实了实力的高深莫测；拥有高深莫测的实力,才有可能从根本上掌握政权；牢固地掌握政权,才能保持政权的长治久安。这就是扎根很深、元气厚实的方法,来保持长期生存、永久治理天下的根本原则。

第五十六章　和光同尘

塞其兑,闭其门,挫其锐,解其纷,和其光,同其尘,是谓玄同。故不可得而亲,不可得而疏;不可得而利,不可得而害;不可得而贵,不可得而贱。故为天下贵。

【林语堂译文】摒弃一切感知,停止向外追求,会带来内心的宁静清澈;挫磨掉锐气、锋芒和棱角,消除种种人为的限制,就能突破重重心灵障碍,使心灵纯真质朴;收敛起光泽避免无谓的争夺,混同尘世凡物之中,这就叫做玄妙的同化,微妙统一的法门。这时,智者就能摆脱亲疏、利害和贵贱,于是才真正成为天下最可贵的。

第七十八章　水柔弱无以易之

天下柔弱莫过于水,而攻坚强者莫之能胜,其无以易之。故弱胜强,柔胜刚,天下莫不知,莫能行。

【林语堂译文】天下没有比水更柔弱的东西了,然而在攻坚克强的战斗力上却没有什么能胜过它的。因为没有什么东西能替代它、改变它。弱小可以战胜强大,柔软可以胜过刚硬,天下人没有不知道的,但却很少有人懂得去身体力行。

第五十八章　祸兮福兮

祸兮福所倚;福兮祸所伏。是以圣人方而不割,廉而不刿,直而不肆,光而不耀。

【林语堂译文】灾祸往往是幸福所依靠的,而幸福中也潜伏着灾祸。所以真正的智者内心刚正而外表柔和;有自己的原则而形貌随和;执行正直的教化而不过分暴露锋芒,德行广泛地施及大众而不让人有压力。

第五十五章　赤子之德

含德之厚,比于赤子。毒虫不螫,猛兽不据,攫鸟不搏。骨弱筋柔而握固,未知牝牡之合而朘作,精之至也。终日号而嗌不嗄,和之至也。知和曰常,知常曰明。益生曰祥。心使气曰强。

【林语堂译文】德行修养深厚的人,好比是才出生、毫无心机的婴儿。一切凶险的毒虫猛兽都不能把灾难降临到他的头上。筋骨柔软然而元气却极为充足,生命的根本很牢固,不懂得两性的交合而小鸟常常挺翘,就是因为先天的精气极为充足而整天哭叫但喉咙始终不嘶哑,就是因为内气充足而平和。懂得保守和修养平和的内气,就叫做认识了生命的规律,认识到这个规律就可以成就大智慧。有益于培养生机就能迎来吉祥,纵欲肆恣任性妄为就会招致灭亡。

【评论】

上面八章,我们将之命名为清静之德,这只是《道德经》中阐述清静学说的一部分,一个完整的阐述留待今后来完成。可以说,清静是中国道学的根本之学,是道之主体应用之学。重为轻根,静为躁君。《道德经》指出,上轻下重,外躁内静,要牢牢抓住根,就要在重与静处下工夫。夫慈故能勇;俭故能广;不敢为天下先,故能成器长。清静是根本,慈、俭、不为天下先是表现。是谓深根固蒂,长生久视之道。清静能够深扎生命之根,静处是生命的原始动力,是元气所在。塞其兑,闭其门,挫其锐,解其纷,和其光,同其尘,是谓玄同。清静也有具体的方法,塞、闭、挫、解、和、同等皆是通向清静的法门。这些方法的运用,能够为我们创造一个清静无为的环境,能够帮助我们更加深入地认识到事物的发展规律。是以圣人方而不割,廉而不刿,直而不肆,光而不耀。能够保持内心刚正而外表柔和,遵循原则而形态随和,执行教化而又不过分暴露锋芒,德行广施而不让人有压力。培养这样一种德性的根本是清静之德,一旦放下自身的欲望(无外),心地自然清静,必然以众人之心为心,这时的柔和、随和、锋芒收敛便成为自然之举。含德之厚,比于赤子。这时,修德之人,就像初生的婴儿一样,没有太多的非分之想,而受到大家的关顾和爱护。骨弱筋柔而握固,终日号而嗌不嗄,充满了生命力。清静为天下正。最终的结论,清静者将成为天下的领袖。

清静之德是中华民族的特殊文化素养,至今还没有为世界所认识,也由于这几百年来的积弱,被华夏世界自身所忽略。2008年奥运会开幕式上,我们所展示的中华文化是和,和谐之德确实是中华文化的美德。但是清静之德是和谐之德的支撑。不能做到甘愿清静,无法在纷争的世界中求得和谐;和谐必然需要由一方的退让来实现,而退让的一方必须是甘愿退让。这甘愿中包含的是清静之学和清静之德,其中必然蕴涵着大智慧,绝非常人所理解的退让,而是以退为进的退让,一种求得新的平衡、新的和谐的退让。对此,学者应该首先有清醒的认识,然后政治家、外交家、社会活动家与文学家等,都在这一智慧的影响下,去影响社会,影响世人。在未来的五十到一百年中,中华民族责无旁贷会将这一智慧发挥至极致,成就人类文明发展的又一个春天,成就第二次文艺复兴,这是我们的预言。复杂系统哲学将在通向这条智慧的道路上铺上一些石子而已。

9.3　复杂系统本体论下的自由学说

上面阐述了复杂系统哲学框架下的伦理学理论和中华传统的道德之学,现在我们将这些概念运用于分析什么是自由与幸福。简单地说,人的自由和幸福是人生活在一个世界上的感觉。这个世界包含哪些内容?这本身就不是一目了然的。可以说每个人周围都是一个复杂世界。认识人的自由与幸福有两个途径(一元二面),即从内来认识和从外来认识。科学主张从外部来认识,即首先注重认识人周围的世界,注重思考什么样的外部世界带给我们自由和幸福?为了揭示人周围的世界的真面目,人们开展了长期的科学研究和试验,目前所积累的知识,已然浩如烟海。然而对复杂的科学知识进行概括、综合的系统哲学理论还没有得到相应地发展,物质科学世界的本质已然难以用几句话来概括,意识部分还处于迷茫之中。有一点已经达成共识,即由于周围世界的复杂性,对人类自由和幸福的命题,不该寻求一个简单的自由还是不自由的答案,而是应该期待一个复杂性思维的结论。

人的自由和幸福是关于心灵世界的一元二面多维多层次的复杂系统问题。

从复杂系统哲学的角度来分析,人的自由和幸福还应该从内部来分析,即人是如何认识世界的。同时自由和幸福应该是一个多层次的概念,既有心灵层面上的,也有心理层面上的,许多困惑来自于混淆不同层次的现象,表现为不恰当地扩大了心理层面对于自由和幸福的诉求,即自由主义思潮;或者表现为对于压制心灵层面个体自由的麻木,即专制政治。就心理层面而言,个体在生活中不间断开展决策,其心理处于如下几个状态:服从、非情愿、自觉和自由。服从是个体随着周围环境的要求来决策;非情愿是个体在违背自身愿望下的服从性决策;自觉是个体在对大系统需求的感知指导下决策;而自由和幸福则是个体在相当程度上随着个体意愿进行的决策,不受周围环境系统影响。作为生活在复杂社会环境中的人,他的决策一定游离在这几个状态之间。因此,片面地强调绝对自由是不恰当的,因为人必须适应社会;要求无条件地服从也是难以长期维持的,因为个人心灵的能量爆发,也是会冲破重重阻力的。对这一系列状态采取理性的分析,并结合人的社会活动的经验规律来客观地分析自由与必然、随意与责任、自觉与服从等对立统一关系,这是复杂系统哲学与传统哲学中大篇幅的、思辨性地讨论自由和幸福的区别。

9.3.1　心灵活动的一元二面:自由与必然

从复杂系统本体论出发,我们认为人的心构成一个系统,它有精神和物质的二面,其物质面与大脑有关,但从东方文化的资料来看,并不局限于大脑;其精神面就是意识。人体复杂系统论把意识划分为三层次,内层是心灵,中层是心智,外层是心理。人的内心意识层次,也就是心灵层次,正是人与外界(社会、生态)相通之处,具有更大的开放性,与外界有更加充分的互动性。因此心灵存在一种自发的“向往自由和幸福”的倾向。在一定意义上,我们接受传统哲学思辨中有关绝对精神和永恒体等概念,我们将之理解为对高层、极限心灵的表述。

进一步来说,宇宙生命系统处在永久的演化、进化的运动过程中,这一运动的大趋势是形成多层次性的、复杂性结构。同样个体心灵也处在永久的运动状态中,这一运动也就是个体追求自由、创新、独立的趋势的源泉。换句话说,整个系统(人、社会、生态)的运动复杂性,反映在系统的意识内层结构上,就表现为追求自由和幸福,它们是同一运动现象的不同层次的表述。只是个体的内层意识的运动模式表现得多变,显得随意和散漫;而系统整体的运动模式,则是许多个体的共同的追求背后的大系统的意识动力学模式。两者的关系是大数粒子的统计力学系综的一个粒子与整个系综的关系。前者表现为追求自由和幸福,后者表现为走向复杂的运动趋势。前者就像钱塘江潮涨中的浪花,后者是整个大潮,而大潮背后反映的是地球自转和月球卫星的引力效应。引力是潮水的根源,就像走向复杂性的运动性是系统产生多层次涌现的推力。涨潮推动着奔腾的浪花,有些浪花大,有些浪花小；个体向往自由和幸福的思想和行为就是这些奔腾的浪花，而人类对自由和幸福的向往则是心灵的涨潮，它是一个趋势，是一个不可阻挡的潮流。

然而承认心灵深处向往自由和幸福，向往无拘无束、向往独立，这是看到事物的一面。那么心灵系统中自由和幸福的对立面是什么呢？让我们来考察更加广义的意识活动。如果以动来表述意识活动的自由状态，那么其对立面就是静。而对应于静的意识活动，应该是必然，即意识活动处于被动的、被决定的、几乎机械的状态。从系统的角度看，这一被动性也是很容易理解的：人不是孤立的而是处于社会、自然中的，其意识活动时刻与周围事物的运动处于互动之中，必然受到各种制约。意识活动始终处于动与静的交替过程中。

一元二面的本体论接着说，意识的基本属性是运动和过程，体现了生命系统的功能，与物质的基本属性是结构形成对应。因此对应意识活动而言，静是相对的，是动中之静。进一步讲，意识内层的心灵层次是核心，是意识活动最稳定的内核，其中包藏有人的理想、志向、信仰等。我们问，这种稳定性来自何处？答案是来自周围世界的约束，来自于大系统的必然。这里我们提出一个合理的命题：意识活动的三层次，越处于核心，就越与广大的外部世界相耦合。这一耦合与量子纠缠现象有一定的关系，个体的意识核心结构形成于个体诞生过程中发生的量子事件。值得深入研究。因此，个人的核心意识场-即心灵-本来就是大生命系统（如社会、人类整体等）意识场在个体身上的投影。

深入探究这一点，有着巨大的意义。明心见性是东方修真修道修心修禅者的共同目标。这里被明见的心性是什么？应该就是自身的意识核心——心灵。为什么称明见？所谓拨开迷雾，认清本性，正是打通个人心灵与社会、宇宙大生命系统的意识场的通道，明了真谛。通过打通这一通道，个人从自己的角度（个人心灵）看清了整个大生命系统（社会和生态）的意识，或者说看清了整个社会的需求，和整个地球生态系统的需求。值得指出的是，与个人心灵相通的是社会意识的内核，即社会心灵，而并非世俗社会的低层次的需求，而是与人类生命延续、生态系统繁荣昌盛相关的精神需求。

一旦个人心灵与社会心灵、宇宙心灵相通，而且个人又在这样的感应指导下开展意识活动，心灵的意识活动就表现出一种必然，这就是东方修真者人天相应，天人合一的最高修炼境界。当然，必然是相对的，心灵作为意识的一部分，它具有自由运动的本性。天人合一的理想虽然难以完整实现，经过长期修炼的人士，不容易烦恼和纠结，表现出一种超然脱俗的智慧，这是被东方文明的长期历史实践所证明了的。

一般地说，人生活在生态系统中，整个生态系统构成一个大的有机体，具有其整体自组织运动，向往整体性的生存。在这个大生命系统中，人与周围事物具有共生共荣的关联。这一关联就注定人不能完全随意行动，一旦出格必将损坏整体的利益,进而损坏自身的利益。这一道理似乎很简单,但是问题出在复杂性上。由于生态系统进化为一个多维多层次的复杂系统,多层次之间的不同程度的耦合使事物的因果关系变得越来越模糊。许多个体的自由的行动未必对整体有害,即使是出格的行动,也未必在短时间内产生可见的利益损失,即使是大系统的利益受损,也未必导致行动者个体利益的受损。而且往往恰恰相反:行动者出格的行动通常是有个体利益目的性的,因此个体利益甚至可以在损害整体利益时达到短期的获取,这给行动者一个错误的信号,鼓励了这种损人利己的行为。当然并非所有的自利行为一定导致整体利益的受损,而智慧的行动正是这样一些行动,它将局部利益和整体利益、短期效益和长期效益有机地结合起来。人类文明的进化已经到了追求这样一种智慧的时刻了!

9.3.2　个人自由与社会决定

既然自由和幸福是心灵活动的一种表现,那么对于心灵意识活动的多姿多态的研究,就构成对自由和幸福的完整探索。这样的探讨注定要超越关于自由和幸福的概念性的、思辨性的争论,从而进入一个务实的、复杂性的、综合性的、有机性的研究。不应该仅仅从概念上解释什么是人类自由和幸福,而且应该建立关于人的意识活动的运动状态的复杂系统理论。自由既有意志活动的含义,也有心理认知决策活动的含义。即使关于意志,也要从哲学的纯思辨的讨论中走出来,而对于人的认知决策的意识活动,应该成为心理学、行为学和神经科学合作研究的内容。

这是一场关于复杂系统的科学探讨,必须以复杂系统哲学为指导。例如,下面这些问题就是从复杂系统的角度来提的:决策的意识运动过程涉及哪几个阶段?涉及几个层次的相互作用? 决策过程的核心心理要素是什么? 决策的信息网络如何刻画? 心灵的自由度分几个层次? 个体思维与群体思维存在怎样的一致性? 如何描述群体思维的湍动态? 意识活动是否具有能量耗散? 如何定量刻画? 意识活动状态与快乐、幸福、焦虑与恐惧等感觉之间如何建立联系? 总之,复杂系统哲学倡导跳出纯思辨的框架,直接面对人类生存中的关键意识问题开展研究。而对于自由和幸福的关键问题是:"如何获得自由和幸福"? "应该获得怎样的自由和幸福"?

人和由其组成的社会系统都具有典型的系统特征,如有序性、整体性、自组织性以及诸多二面性。大量事实表明:人和社会系统都倾向于向更高复杂度水平的系统进化,向着层次复杂性的方向发展。对于人来说,高度发达的认知神经系统就是向复杂化进化的证据,它总是在先前已经存在的低级神经网络的基础上,发展出更加复杂的、多层次的网络结构,以增加其认知、决策和思想功能。社会系统也像人一样,拥有类似的网络组织结构,并在此基础上,不断以复合的、相互耦合的、嵌套的形式组建、发展出组织化程度越来越高的社会网络。深刻认识这些复杂网络结构,并且应用于研究人的意识活动规律,将成为复杂意识系统研究的重要内容。这一研究落实到关于自由和幸福的命题是:复杂社会网络给心灵自由带来的是何种限制? 新时期信息社会中的心灵自由是何种形式?

对于一个执行高度精确计划的社会系统(如担负特殊任务的部队)而言,服从命令是天职。相反,对于需要具有高度创新能力的社会系统,例如研究型大学和研究所,必须倡导学术自由、鼓励创新。对于后一类系统,如何体现必然呢? 学术自由背后的必然是对社会的责任感,应该为这些系统规定一些原则性的目标,体现社会的综合需求。考虑到社会需求本身的复杂性,社会责任也是一个具有复杂性的概念。社会有长期的、思想性的需求,需要的是原创性思想,支撑的是哲学的和综合性的学问;同时,社会也有短期的、技术性的需求,需要的是具体学科的知识的创新,支撑的是具体的科学领域。一个社会尤其是对人类未来发展负有重大责任的中国社会,不能仅仅看到短期的、具体的需求,还要拥有前瞻性的、战略性的、原创性的思想和眼光。因此,全面把握创新的理念和精神,对于中国社会建设和中华民族的伟大复兴事业至关重要。追求自由和幸福是人类的永恒目标,中国社会的思想建设必须将之放在首要地位,将自由和幸福的哲学思想建立在坚固的基础之上。

复杂系统哲学提供了这样一个坚固的基础。这是一个以科学知识为基础、同时得益于长期社会实践支撑的哲学系统。它对于尚无法回答的有关自由和必然的问题进行了分层次的梳理;它提出还需经过未来社会实践继续进行检验的原理;它倡导从假设的原理出发,开展严谨、细致、包容性的而非否定性的推理。建立在这一基础上的关于自由和幸福的理论,是一个与实际相联系、而非空洞抽象的理论,一个与事物复杂性相适应的、灵活的而非僵硬死板的理论,一个与民族文化相融合的、而非脱离文化的教条式的理论。例如,各个民族的自由和幸福的概念和理论,应该具有与本民族的文化和历史发展相契合的特点;应该在承认人类普适价值的基础上,构建本民族走向自由和幸福的合理途径。复杂系统的思维强调以一个多元化的意识结构动力学来成就人类文明的繁荣昌盛。

社会已经进入高度分化的时期,社会对每个成员都有明确的社会定位,定位必然将一些约束强加于担任具体角色的个人。这些约束对应于一定的意识结构,这种意识结构的稳定性和精确性会带来社会活动的高效性,但是,高效性是否能够兑现,取决于个人对自己的社会角色的理解,和与社会的合作程度。这是当代政治学的核心研究课题。通讯是使社会意识结构保持稳定的主要机制。然而我们过度看重了人与人之间可见的通讯,忽略了人自身内部的神经子回路之间的通讯,忽略了人体内部不同生理系统之间的通讯。这些通讯形式和规律还没有为现代科学所认识,相应的被忽略的是人与人之间的意识深层次的通讯,或者说心灵层次的通讯。复杂系统哲学和科学倡导开展多层次的相互作用研究,发展多层次的通讯理论,为认识社会的稳定和高效运作开辟新的领域。

　　就单个的个人而言的自由和幸福,是个人能够根据他自己的自主性决定采取或不采取行动,即他自己决定自己的行为,而不是由环境来决定。但是正常的社会环境下,一个社会人的决定背后有多少社会因素的作用和影响呢? 这是一个现实的自由的问题。或者说现实的自由不是无条件的,理想中的自由并非有决定性的意义。这两个自由之间的冲突,甚至可以说是人类文明进步的整个历史。换言之,现代文明史的核心内容,就是建立这么一个体系,使个人的自由和幸福和社会系统的正常运行之间产生最小的冲突。这决定了哲学家、社会学家、政治家对社会形态的设计。这里关键的科学问题是,在个人的自由和社会组织的限制之间,到底应该构成怎样的一个关系? 这是一个复杂系统科学问题,它从科学的角度来接近哲学上关于自由还是组织的两难推理。

　　复杂系统哲学有关自由的一个命题是:在个人自由和社会组织的束缚之间没有必然的不相容性。在这个问题上曾经产生的困惑来自于对个体的实际经验的不恰当的放大。应该看到某个个体的实际经验是具有非常不确定的因素,不具有可重复性,对其可以做出不同的解释。因此,严谨的讨论应该针对大量个体的一般性的经验,这些经验中拥有一定的整体性的元素。用凯斯特勒的话说,"单个的人处于(自身)有机体等级层次的顶峰,而同时又处于社会层次的最底层……人不是一个孤岛,而是一个整体"①。整体的人是一个多层次生命系统中的某一层,细胞、组织是比它低的底层生命系统,社会是比它高的上层生命系统,它们共同组成一个有机体的系统图像。与之对应,也存在一个多层次意识结构。这样一个意识结构既有细胞层次上的活动,构成一个力势场,它主导细胞物质和能量输运;另外,也存在一个在比人更大尺度的力势场,即主导社会意识流的有机场。从一元二面多维多层次的本体论出发,完整接受与人相关的这一生命有机系统的概念,是我们思考的基础。

　　首先,让我们重复一下关于人的系统性假设。具体地说,所有系统都具有整体性:原子、细胞、生物有机体以及社会系统,都有其整体一元性,人也不例外。每一个系统都有意识场,为其整体性提供了基础。如果充分理解人的整体性,那么人的系统性原理,就与那些更高等级的社会系统的系统性原理在本质上具有一致性。不过系统性是假设,它不可能借助于明确的经验证据来对它证明或证伪。

　　一个科学问题是如何增加系统的个体与整体之间的协调? 拉兹洛的答案是,增加系统成员之间的通讯程度。如果社会成员之间的通讯降低到零,那么社会系统的组织化水平就是零,这是一盘散沙的极限情况。此时的整体不具有它所有部分的总和以外的特性,部分的分布是随机的,整体上处于热力学的最可能的一种状态即最大熵的混乱态。如果成员之间的通讯逐渐增强到从理论上确定的某种最大值,整个系统的组织化可能达到一个最佳水平,系统具有一种特殊的整体功能性,这一特性具有负熵性。因为系统的熵和各部分之间的通讯的作用恰好相反:系统的熵越大,部分之间的通讯就越少,反之亦然。

　　上述分析告诉了我们什么呢? 首先,社会系统的组织化程度越高,个人在社会系统内与同伴之间的通讯就越多。组织程度必须依靠通讯或信息交流来维持。[①]这里,通讯一词包含广义的帮助协调系统内各个部分行动水平的各种联系,它是指实体按它接收到的消息而决定采取什么行动。因此,通讯的意义就相当于对个体行为的规范,是对自由的限制。根据库斯特勒的意见,信息是指:解释、形式、秩序、规律性、具体性;它和无序、随机性、不确定性、一般性相反。因而,两个或多个元素之间的通讯愈多,它们之间互相传递的信息愈多,它们互相决定的程度就愈大。萨伊尔就是在这种严谨意义上使用通讯和信息概念的。"在一定程度上,任何生命系统——像人——都通过环境进行精确的和全面的通讯,生命系统完全地受到这个环境的控制。"萨伊尔最后说,"'有效的'通讯和'有效的'(达到了满意的程度的)操纵和控制是不能分开的"。

　　这时我们发现,机械地强调通讯对系统成员的自由的影响似乎并不具有头等重要的意义。更加重要的是,在社会系统层面上的系统(意识)结构对系统整体性能的意义以及在个人层面上,来自系统组织的约束与个人能够和愿意承受的约束之间的关系。这里没有绝对的自由和幸福。所谓从必然王国走向自由王国,是每一个人的理想,但是其意义是系统论的意义,即只有智慧者才有真正的自由和幸福。而智慧者正是那些通晓系统规则、并且将自己的行为自动化地调整到系统所要求的范围内的人士。东方文化中的天人合一也正是这样的境界,只是天代表社会、自然等个人所处的一切环境。

　　个人被社会环境所塑造,这是社会发展的必然。在社会这样的大背景下,思考个人的精神成长的途径和空间,是哲学家和思想家们的职责。他们应该未雨绸缪、开展研究,为政治家、政策家们提供社会发展的精深见解,这是社会发展的需要。其中一个至关重要的复杂系统命题是个人的自由与社会决定应该如何平衡。

　　系统哲学的任务是要提出一种模式,来研究由社会系统所带来的限制与个人的自主性和自我决定的自由之间的关系。这是一个科学问题,社会整体的自组织原理规定了社会成员的行为准则,因此导致对个体行动的限制。今天的法律就是这一限制的体现,这是对社会运动规律的阐述。在个体运动层次上,人整体的自组织原理也对人体内部的子系统施加一定的约束,这也是社会施加于个人的约束,具

　　① Laszlo E. 系统哲学引论:一种当代思想的新范式. 钱兆华,熊继宁,刘俊生 译. 北京:商务印书馆,1998:288.

有某种系统层面上的相似性。但是差别也是明显的,这来自于不同层次的复杂性。社会的复杂度大于人,人的自由度大于细胞。但是从系统性原理上来认识相似性,能够从原理上推动个体把握自身与社会组织整体之间的关系,推动个体主动地将社会组织的要求应用于自身的自由选择上来,使自身的选择为社会带来更加积极的效益。推动这一过程的展开,是系统哲学和系统科学的使命。

9.3.3　心灵自由:社会进化的趋势

心灵世界是真实存在的。因为人的进化形成了思维和认知,而心灵是认知意识最深层的结构,深藏在下意识、无意识之下,与人的大愿望、信仰与性格等相联系。今天,铺天盖地的知识和对虚拟世界的模拟,充分说明的人类制造知识、创造世界的能力。这一认知活动背后的原动力,是人类追求高级组织的潜在趋势,而这又是宇宙世界进化的潜在趋势。这一趋势背后的主宰力来自人类的认知系统的核心结构:心灵。因此,心灵是意识场的最内层、最核心的结构,是拥有最大理性和最大感性力量的部分。理性是静,感性是动,二者构成其完整的运动特性。

过去的西方哲学研究,或者以心灵主宰一切,即唯灵论;或者完全排斥心灵,就是机械唯物主义。复杂系统本体论认为,心灵是人体生命系统的一部分,也是人的生命中最核心的部分,是对人的行为主宰力最大的这部分,就像政府对于国家而言。动物也有低级的意识和心灵,人类区别于动物、植物的最深刻之处,是拥有多层次的意识世界,以心灵为核心。尤其是今天,人类的欲望随着其能力的提高在充分释放,就像长大的个体成人了一样,人类应该找回心灵了。国家不能没有政府,人类不能没有心灵。人类文明发展史上产生了宗教,就是社会需要心灵的自然选择,它凸显了心灵的重要地位。今天的社会正在进入科学昌明的时代,大量的考古发现,使人们能够重新理性地认识自己的进化史;自然世界的科学规律的发现、验证和运用,使人们对理性思维的深度和广度有了充分的信心,也减低了迷信、神话和政治说教的影响力。在这些基础上,人类有可能也必须开展对于心灵的理性的、科学的、逻辑的研究,并用这一研究奠基新时期的信仰、理想、道德和法律。

我们想提一下,自由主义者所依赖的独立自主的心灵本原论,并非完全是无稽之谈。诚然,绝对的独立心灵是不存在的,但是意识动力学仍然能够维持内在心灵的一定程度上相对独立性。这也是自由主义者将意志想象成决策的基本动因的源泉,只是他们把其作用肆意扩大了。无论是在形而上学理论家那里流行的超经验的实体(泰尼森),还是在分析哲学家(罗素)那里使用的超经验的自我,都是对于决策这一事物的意识一面的过分的强调,他们的局限性在一元二面的完整的系统表述下一览无遗。

社会正在进入信息时代,人的个性在释放,追求自由成为社会的时尚。在这一时代背景下,我们应该看到,这正是心灵释放的标志。换句话说,心灵的感性方面正在得到释放。在这样的关键时刻,我们应该注意到,必须即刻启动心灵的理性,这就是智慧。智慧的基础是科学对于人的完整的认识,其中包含对于心灵的完整的认识,对于心灵自由的完整的诠释。

因此,复杂系统哲学注重对自由的理性解释。这一解释倡导不要撇开社会系统的功能来片面地、抽象地讨论人的自由,而是把人作为一个系统,并放在社会这个大系统中,根据两者的系统相似性特征,使人能够从自身对于自由的需求中体会社会的需求,并从社会对人的支撑中体会个体的责任。这样一来,个人的自由就与社会的自由具有相关联的意义。在充分行使这样的思维时,人作为社会的一部分而主动行使其职责,不仅仅保护了社会的功能,保护了社会的自由,也同时成就了个人的责任和义务,体现了个体的生命的价值。这是充分运用系统论的一个基本的原理。人的生存与社会的生存相互依靠,人为社会的生存所做的努力,将是实现人的生存的基础,也是实现人的自由的基础。

自由和责任是事物的二面,自由是对内的满足,责任是对外的满足。由于人这一系统本身是长期进化的产物,在人的运行模式中,处处留下系统运行规律的痕迹,即每一个行为(包括决策),都是在遵循系统运行的规律;如果不这样,系统将会夭折。于是人的行为和决策中,必然包含有责任的元素,即对外(大系统)负责的元素。而对内满足的趋势来自何处呢?对内满足,是心灵自由和幸福的需要,是心灵追求更高功能的需要,是人追求更高复杂度的需要,也是生命系统整体进化的需要。这是系统整体演化的一个趋势。至此,我们提供了一个对人的自由的自洽的解读,对自由和责任这两种互补的趋势进行了完整的系统论阐述,这将对事物的价值判断构成新的理论基础。

同时,站在社会发展的角度,复杂系统哲学也针对社会系统的职能展开探讨。一些低效的社会系统通常是这样的,它们或者束缚个人的发展并且使个人的社会角色随机化(与社会成员本人的努力无关),或者把社会成员凝结在僵化的官僚政治机构内,完全规定好它们的角色。这两种极端都是阻碍个人自由发展的社会系统。而那些进化良好的社会系统,往往是适应了社会成员的多层次的需求。一部分成员发奋努力、思维开阔、意志坚定,他们能够成长为社会的精英分子,社会应该为他们提供方便,帮助他们成长,使他们成功,并使他们能够带动一批社会人士共同前进。大部分社会成员,没有远大的抱负,注重自己的个人价值和在社会团体中的作用,但能够在自己的岗位上敬业工作。社会应该促使他们团结在相关的社会精英人士周围,形成团队,既利用社会和团队的共同力量,带给社会大多数成员以安定、和谐、健康的生活。过去的中国社会中,这样的团队就是家族,构成了中国社会两千多年的文化;今后,各类团体、团队与组织等,将替代家族的作用,构成社会成员的依靠。政府应该看到这个趋势,进一步加大民政部门的建设。

一个进化良好的社会系统,往往是高度稳定的。从系统学来说,当系统是由相对自主的、分化的,而在功能上又是整合的子系统所组成时,它是高效的。这种良性的社会系统激励其个人成员的决策能力,使他们成为拥有充足潜能并享有把这些潜能实际发挥出来的自由和幸福的个人。而对社会成员起到压制作用的社会系统,如果偏离了系统的正常值太远,就会形成不稳定因素。现在的社会科学普遍使用的一些指标,例如贫富收入之差等,就是描述系统稳定度的一个指标。同样,运用法律等手段来解决制度性缺陷和约束集团利益,也是为了严格限制出格的个体,保持稳定性。最终,群体利益只能依靠博弈,引导利益集团在面临重大的挑战面前自动做出妥协。可以证明,依靠规则最多是中策,远非上策。产生一个为社会整体发展而操心的精英阶层,则是社会进步的上策。

从复杂系统本体论来看,自然环境、社会文化与个人内心的心灵世界总是处于积极的互动状态,共同影响和决定着人的决策,这是一个非常复杂的、多层次作用的过程。对此,我们不能过于强调环境世界的作用,而放弃人的主观能动性,这是自机械科学发展以来、物质主义盛行下的观念。根源是科学和理性思维放弃了对于心灵的认识。这一趋势至少表现在如下几个方面。

(1) 浪费了社会一大资源——精神能量,尤其表现在医疗领域。社会保健事业,一味发展昂贵的医疗设备和研制贵重的药物并逐渐将之垄断。这将康复的责任完全交给医院和医生,交给社会(保险),为医疗的高昂成本推波助澜。岂不知人的健康依靠的主要是人体内部意识神经调控下的从思维到行为的全过程,尤其是对亚健康状态的调节,就像社会道德状况不能依靠法律来提升一样,医院只能负责维持社会保健的一个底线。其余的应该由人自身来负责、来承担,承担的主体就是人的心灵意识世界。

(2) 设置了社会道德水平的提升瓶颈,尤其表现在教育领域。教育承担着培养公民和合格的劳动者的双重使命。因为缺乏对心灵世界的理性承认和研究,只能把它拱手让给宗教和空洞的政治说教,而实际的教育系统只以传授知识为使命,只以增强受教育者的职业技能为宗旨,只片面地围绕社会公平来设置考试手段。这种教育忽略了人对世界的天然的好奇心(心灵的天性)的意义,忽略了人对自尊、自信的精神需求(心灵的需求)的价值,在教育内容、教育方式、教育政策、教师队伍建设以及教育管理等方面缺乏了符合心灵世界复杂系统运动规律的设计、研讨、规划、执行和评估。这是当今教育体制难以令人为之满意的深层次的症结。而社会的更加广泛的教育活动,包括娱乐、艺术、媒体、保健与培训等,更由于缺乏心灵层面道德文化的支撑,而不可避免地被经济、政治和信仰等诸多利益集团所左右,从而丧失其对社会进步的长远影响力。国际政治、外交、经济与文化的秩序,仍然受控于各级利益集团,人类的进步事业受制于人类对于自身心灵世界的理解是不言而喻的。

(3) 损害了人类的整体责任感,尤其表现在国际政治等与人类整体相关的事务上。对于心灵世界的片面了解,使人类文明难以摆脱集团利益、地区利益和国家利益,形成国际政治的瓶颈,造就了一个难堪大任的联合国。现实世界告诉我们,宗教是可以超越国界的,这足以证明,心灵世界是凌驾于世俗的利益之上的。今天,科学的、理性的心灵研究,应该还人的心灵世界一个复杂系统的完整图像,应该深刻地认识活生生的人的各个层次的需求、直至心灵。通过理性的深入分析,让人们看到,人性中自有崇高,人心深处拥有责任。这样的深刻认识带来的是超越世俗宗教的力量,这才是真正的科学昌明,是爱因斯坦所倡导的有道德的科学,是薛定谔所期盼的拥有完整世界图景的科学。在这样的科学理念统领下的社会事务,包括世界资源的分配、民族文化的尊重、多态政体之间的互信互助、世界和平等,就有了坚实的基础。这是人类的整体心灵获得自由和幸福的方向,是人类文明进步的方向。未来的人类文化将是一个基于对心灵的深刻理解基础之上,把道心、佛心、仁义礼智信、上帝等诸多终极价值进行完整体现而又具有科学理性的人类文化。

9.4 通向自由和幸福的途径

　　在本书我们试图完成这样一件事,即把量子观和系统观相互融合,并在道德哲学的指导下,建立了一套能够认识自身和社会多维多层次结构的复杂系统哲学。这一哲学为科学地认识人,尤其是认识自己的意识和心灵世界建造了一个科学的平台,准备了一套包含定性和定量分析的工具,发展了一系列的科学研究的方法。在这一章中,我们来讨论如何运用这一哲学的平台、工具和方法,来探寻个人和社会迈向自由和幸福之道。

　　自由和幸福是社会哲学的核心话题。自由相对于社会而言的意义,远远大于自由相对于个人的意义。对于一个独处山林的人,自由与否是无关紧要的,或者说自由早晚会实现! 而对于社会而言,个人对自由的追求与社会进化的约束,构成一个永久的张力。社会在两种力量的主导下进步。构成了自由的现实含义。换句话说,正因为有了社会,才是人对自由和幸福的含义有了深切的感受,才产生更强烈的对自由和幸福的渴望。这也是为什么处于专制社会体制下的民众,有更高的民主诉求。

　　自由和幸福对于现代人,尤其是信息社会的人和社会,具有头等重要的意义。这是因为个人自由与社会决定之间的平衡,关系到社会的整体发展和个人的幸福,后者又决定了社会的和谐。而且这一平衡本来就比较脆弱,现在由于因特网络信息流的增强而被放大了,变得更加脆弱和敏感。因此,深入的哲学思考应该给社会提供一定的参考,系统观的运用更是会带来积极的意义。通过自由和幸福这样论题的讨论,我们为社会学深入运用系统观提供了一定的模式。许多问题的答案,还有待人类学家和社会学家的深入研究。

复杂系统认识论告诉我们,自由和幸福是一个复杂系统问题。不存在一个简单的答案,尤其是不存在一个一劳永逸的答案。关键是,如何运用复杂系统哲学来面对这个问题,在争取实现个人自由和幸福方面迈出更加坚实和理性的一步;同时,这一分析有利于社会领袖们和管理者理解个体(大众)争取自由和幸福的机理,在引导社会整体向着理想世界发展的同时,为社会成员创造更大的自由和幸福的空间。历史证明,只有兼顾社会成员幸福感的社会才具有可持续性发展的保障。

9.4.1　智慧是通向自由和幸福之道

人生活在自然和社会的网络中,这是一个大系统。个人自身也是一个系统,这个系统与个体周围相关的人和事形成一个关联网络,这是社会网络中的一个子网络,是个人特定的自然-社会网络,我们把这个网络称之为个体的外网络。由于这一外网络中涉及的元素远远多于个体身心系统的元素,我们也称之为大我系统,与个人身心的小我系统相比较而存在。大我系统这个网络是在不断发展变化的。从小学、中学、大学到工作,我们生活的圈子在不断扩大,这个大我系统的外网络就在不断增大。我们关心政治、时事、国际关系,我们的视野在扩大,也在不断增大了大我系统和外网络。因特网和信息工具使得人的外网络获得前所未有的扩张,也为人提升大我系统的意识提供了历史性的机遇。

与外网络和大我系统相对应的是人的内网络和小我系统。小我系统包括人的心身系统,心即意识,身即物质,它们各自组成了一个丰富多彩的多维多层次的复杂系统。我们集中关注人的意识系统。根据人的意识层次模型(文献:人体复杂系统科学探索),人的意识分心理、心智、心灵三个层次,各自应该存在与其对应的神经活动。心理的活动是神经表层的活动,与局部的神经回路相对应,与人的认识、观点、意见、感受等相联系,以形式多样化和灵活多变性为特征。心智的活动是神经大系统的活动,是长期进化和人的习惯所形成的自动化的自我调节活动,不仅仅具有局部神经活动的对应,同时拥有较大范围的相干。可以说对于人而言,心智活动拥有较稳定的量子相干场的支撑,它主宰了全身大部分的神经活动的同步运行,特别是相关系统(如免疫系统等)的高度的智能性。而心灵的活动则涉及大我系统在内的神经巨系统的活动,这包括人的志向、大愿望、信仰、理想等内在的心灵活动。这三个层次的前两个层次的意识活动组成人的内网络和小我系统,而心灵层次则是介于小我和大我之间,协调内网络和外网络的核心子系统。

上面介绍的就是一元二面多维多层次的人的复杂系统意识模型。根据这个模型,每个人的理想、目标与价值取向,就为自己设置了一个特定的心灵系统,也就为自己的内系统设置了内容各有特色的大我系统。有的人以自我为中心,有的人以家庭为中心,也有的人以信仰、事业等不同形式的理想为中心。复杂系统哲学认为,社会系统不仅仅是由许许多多的(看得见的)个体所组成的系统,同时还是由许许多多(看不见的)相互重叠的大我系统所组成的,后者是考虑到意识场效应的必然结果,是新哲学观所带来的观点。一群特定的大我系统将带来一个特定的氛围,这一氛围才构成了该社会系统的特点。例如,在军队系统中,士兵有特殊的价值取向和纪律约束,这就造就了军队的大我系统,造就了军队的文化。再如,在从事知识创新的高校和研究院所,人们普遍拥有一种对于创新与严谨相结合的文化氛围,这也构成了一群特殊的知识人和被称为知识分子的社会系统。这里我们看到,大我系统的文化就不仅仅来自于个体,而是社会所赋予的。思考大我系统的演化,就不能仅仅从个体层面上去思考。同样,关于人性这一概念也不能仅仅从个体人和抽象人的角度去看问题。这是复杂系统哲学与传统西方哲学的最大的区别。

因此,人生活在社会上,形成各自有特色的与职业相关的大我系统。社会科学的研究需要对这些大我系统开展分门别类的研究,研究各类大我系统与小我系统之间的相互影响和作用,这样才能深入理解社会大系统的网络结构以及社会系统与个体系统之间的相互影响和依存关系。以之为基础所构造的管理学、教育学、法学与经济学等,才具有更加科学的内涵,社会的发展与进步事业才能获得更多的科学思想和科学方法的支撑。

大我系统是一个一元二面多维多层次的系统,其中,实的一面是与通过个体的存在(人体)所表现的社会网络,虚的一面是由个体所激发的认知意识场。前者可以从个体的实际行动和所交往的对象来追踪,是可观察的(这就是公安司法部门所追踪的);后者藏在个体的意识、思想中。但是,因为一元的二面总是相互依存的,虚的思想意识总是会通过个体的实际行动和联系对象来表达,总是会从个体的长时期的行动中有所反映。充分把握这一点,是开展细致的社会复杂系统研究的核心,也是讨论如何争取自由和幸福的基础。

什么是通向自由与幸福的大道? 法国哲学词典 Lalande 对自由的定义是:"自由的一般意义可定义为人的一种状态,即他的行动不受除自己意志和及天性外的任何限制。"毕达哥拉斯说:"不能制约自己的人,不能称之为自由的人"。杰斐逊说:"只有由受过教育的人民组成的国家才能保持自由"。黑格尔声称:"纪律是自由的第一条件",以及"自由是对必然的认识"。现在,我们运用复杂系统的基本原理,特别是从道德哲学的基本命题出发来研究来回答这个问题:人在什么情况下拥有最大的自由? 回答是,当人拥有选择越多,他就越自由。

人的生存与发展不是孤立的,而是在社会和自然的环境中进行的。因此,人的思想和意识随时随地受到历史的、环境的、文化的外在因素和心灵的内在因素的影响。但是尽管受到这些影响,人的意识活动同时也拥有相当的灵活性和自由。人拥有自由的本质原因来自于世界发展的复杂性,所谓条条大道通罗马,就不是必然应该走那条路。从科学层面讲,这一复杂系统又来自于人与社会这一高智能生命系统的多层次性,多层次之间的耦合使世界充满着不确定性和灵活性。因此,事物的变化发展不再是机械的,人的意识具有相当程度的自由。诚然,社会的外在因素(或者自然的,或者人为的)同时也对人的意识产生了各种约束。社会中的人可能只感受到来自社会环境的约束,而看不到即使有约束,生活仍然是复杂的,选择权仍然在自身时,人就没有自由感。可以说,只有看到社会、生活、生命世界的复杂性,才能拥有自由感,而自由感是通向幸福的第一阶梯。

当人拥有一份自由感的同时,又能够感知到这份自由来之不易,这就构成幸福的基础。所谓幸福,是这样一个感知和认知,即对自己的经历感到一份难得,一种幸运感,并对这一获得表示出由衷的满足,即所谓知足。

说到自由,哲学研究的首要命题是自由意志。古往今来,多少哲学家都在认真地论证自由意志的存在性。我们也来讨论一下什么是自由意志。所谓自由意志,就是在任何情形下,人都拥有选择意见、观点和看法的自由,即意志是自由的。自由可以有一个相对的量度。例如,在一场灾难面前,在面对一个不十分美好的事物时,甚至在面对一个值得憎恶的事物时,有些人仍然选择去理解、去接受,这样的人们就拥有更大的自由。更加具体地说,当我们做出了巨大的努力后,面前的事物仍然表现得不够理想,各类行为仍然不十分完美,各类错误和偏差还随时可见,这时我们可以选择责备、嘲笑、攻击,也同样可以选择接受、理解、反省、检讨、甚至展望,这就是自由意志!这就是说,我们有选择观点、思路、思想的自由。

科学的逻辑可以证明,当我们选择不同的思路,行为就会不一样,而不同的行为将影响事物后续发展的轨道。至此,人们没有太大的异议,而出现异议的是针对下列问题的答案:什么思路是好的? 事物后续发展的轨道与思路之间是什么关系? 各种哲学、各种理论会给出甚至截然不同的答案。从复杂系统哲学来看,这本是一个复杂事物,本没有完美无缺的轨道,甚至事物的复杂性,导致事物的规律性也呈现出多层次性,各门各派的理论都有几分道理,然而都不全面。因此,追求一个十分全面的理论并不重要,相反,重要的是明了事物的复杂性,因此,在努力分析的同时,不十分执著于一个一成不变的、僵硬的认识,要根据事物发展的进一步的信息,不断调整,不断进步。人类社会一直就是这么发展的,只是许多时候,调整得还不够及时,分析得还不够深入,方方面面的意见考虑的还不够全面,综合集成得还不够充分。复杂系统哲学倡导开展一元二面多维多层次的深入分析,综合多维多层次的信息、意见、观点,当断则断,判断以后仍然不断收集新的信息,不断思考,不断完善思想建设和决策机制,及时更新、及时修正。因为生命、人生、社会发展是一个永恒的过程,是一个此起彼伏的过程,也是一个连绵不断的过程,这就是复杂系统的哲学观和智慧所在。

　　针对自由和幸福,复杂系统哲学形成二个命题:第一个命题是自由意志是存在的,拥有其神经生物学基础。人拥有一个高级智能思维系统,它的神经生物学基础是高级复杂神经网络,这一网络通过特定的概念回路来表达一个人的每一个思路、观点和决策①。在绝大多数的复杂事物面前,不存在唯一正确的认知回路。相反,存在一系列从多维多层次解读事物的认知回路,每一个了解这些回路的人在面对事物时,可以在这些回路之间进行自由选择,这是自由意志存在的神经生物学基础。

　　第二个命题是,智慧是通向自由之道。证明如下:所谓知识,就是通过经验和演绎,所获得的一些概念和另外一些概念之间的联系,这些联系便形成认知回路。这些回路在面对复杂事物时提供了基本的,为自由选择提供了基础。但是杂多的知识回路不一定带来清晰的思路,选择的自由度太大未必是思维者的最佳状态。我们对于智慧的刻画是,智慧的认知网络是一个拥有清晰的多层次结构的复杂网络,既拥有大量的知识回路,还拥有不同影响力的网络节点,这些节点可以组成更大的认知回路。于是在面对复杂事物时,智者能够想到方方面面的因素,思考出多种可能性,并形成多个回路,他就拥有更大的选择,也就拥有更大的自由。上述分析构成一个能够刻画认知系统自由与否思维状态的复杂网络模型。于是,我们得到一个重要的结论:智慧是通往自由和幸福的必然道路。

　　为了深入说明这一点,让我们来考察智慧是什么? 这是至今为止最令人困惑的问题之一。我们认为,智慧是一个事物、一个系统、一个过程,所以它也是一个一元二面的复杂系统。我们将秉承上面所发展的复杂系统论,开始一个阐述智慧的征程。这一征程将是充满曲折性的,我们所阐述的正确的观点也许远远少于所表述的不完善的、有瑕疵的说法。尽管如此,我们还是要坚定地走上这一征程,以贯彻复杂系统的思维观,为后来者的多次迭代,逐级近似来抛砖引玉。

　　首先,智慧是一种认识,是一种带有真知灼见的认识。同时,智慧还包含了一种行动,它不是高谈阔论,而是拥有一种深入实际、体察入微、指导实践、成就事物的特征。对于这些有关智慧的功能性判断,人们没有太大的异议。但是,把智慧作为一种事物来研究,核心的问题是,什么样的认识是智慧? 或者什么样的认识称得上真知灼见? 如何获得智慧? 或者如何能够是认识完成深入实际、体察入微、指导实践、成就事物的使命? 要回答这些问题,有必要将智慧放在一个认识系统中来进行全面考察。因此,智慧的一元二面,是一种特殊的认识系统的一元二面。只是我们放弃对认识开展抽象的系统研究,将聚焦点放在一类特殊的认识即聚焦到智慧的思想上来!

---

　　① 余振苏,倪志勇．论思维的复杂系统模型暨新一代专家系统的设想．北京大学学报(自然科学版),2011,47(5):960~968.

这个问题具有时代的意义。中国经济的崛起,引发了社会的大变革,特别是由于信息社会的到来,引发了一场观点思潮的井喷,同时,由于错综复杂的利益链,引发了社会道德、理想的滑坡,造成了社会智慧的浮华。可以说,人类正在呼唤第二次文艺复兴,呼唤一场真正认识人自身的运动。这场运动需要智慧!

智慧(认识)的一元二面本体论模型是这么设想的:智慧是一个认识,是人的形世界的一个事物;它也就与人的体世界的事物相辅相成。那么与智慧相对应的体世界的事物是什么呢?是人的一种被称之为智慧的行为,或者说智慧人的行为!这是一元二面哲学本体论的第一点的运用。其次,智慧的认识和行为的基本特点是什么?是多维多层次之间的圆满耦合!而且是认识和行动(二面)之间的圆满耦合!这两个圆满是一元二面哲学本体论的第二点的运用。再次,把握智慧事物的方法是什么?方法是从大处着想,从细微处着手,把意识扩展到大处,把行动落实到细处,抓两头、促连贯、一以贯之。

进一步说,智慧是意识场的一个特殊结构,是高等生物进化的崇高境界,也是对一个事物的充分完整和复杂的认识。

拉兹洛论证了认知系统的自由[①]。以水为例,可以从三个范畴来刻画水。一是把水看成具有微微发光的、波动起伏的、颜色和形状可以改变的形象化系统。二是将其视为一种具有解渴、洗涤、溶解肥皂等等功能的液体的功能化系统。三是从科学知识的系统来认识水,包含 H_2O 分子,以及相关的物理化学性质;冰点是摄氏零度,沸点是摄氏一百度,在摄氏四度时有最大密度,每公升为一千克;以及从液态和固态物理、热力学、有机和无机化学、甚至生物化学理论中引用的关于水的理论等。人们可以毫无约束地选择这三个范畴中的一部分知识,组成对水的描述,这便是认知系统的自由。假如描述者是一位具有诗人气质的人,他可能会用富有强烈感情色彩的措辞对水进行描述,如朦胧的夏日里下午的一个池塘中的水,或是狂风席卷的海岸上的一条白线,或是涓涓溪流中发出潺潺之声的物体等。这里的水也可以形成一个审美建构。

人的认知系统的本质组成是复杂网络。复杂神经网络具有这样一个奇妙的动力学特性,即能够从组合输入激发(感觉)中产生有意义的回路(思维),还拥有一种能力,将诸多回路进行转化和再创新,形成一个激发、循环、拓扑跃迁三个性能的复杂动力系统,从而产生出复杂的思想、情感和逻辑。一个智慧的认知系统,就是这样一个发达的复杂网络,一个能够容纳大数的动力学状态、并且能够在各种认知回路中进行自由选择、最终产生与外界大系统最为吻合和融洽的认知系统。因此,我们再次论证,只有智慧的认知系统才拥有认知自由。人天生拥有这样一个具有复杂网络特性的神经系统,社会也形成类似的网络结构,宇宙也就形成这样一个互为

① Laszlo E. 系统哲学引论:一种当代思想的新范式. 北京:商务印书馆,1998:279.

因果的复杂网络。这就是地球生态系统中诞生人以来的最奇妙的进化结果,人天生能够获得智慧。

因此,人获得自由和幸福的最重要的工具是他的大脑和心灵,它使得他拥有非常众多的回路选择,他可以自由地从中选择他所希望的那一个回路。但是,能够实现这样的自由的一个先决条件,是他拥有修正自己已经形成的(认知)回路的能力,而这一能力又来自于他对自己的认知过程的反思和内省的经验。只有通过久而久之的训练,人才能够拥有一种自得其乐的从事回路的构建和修改活动的能力。这一能力使思想者拥有一个庞大的回路体系,只要这些回路的相互共生互动之间满足一定的规则,这些规则就是所谓的逻辑,满足规则就是符合逻辑。数学、语言、知识等都是这一回路体系的具体代表。诚然,这些回路必然与经验世界相关,因为人并非生活在真空中,确实生活在自然宇宙中;但是一些高层次回路的诞生以及其精致的修复性重构,是一个具有相对独立性的过程,曾经被康德深入阐述过。它有别于以感觉为主导的、在与外界接触中接受刺激的经验性过程。带着这个认识去理解康德对认识过程的建构,就似乎恍然大悟了,即明白了为什么康德要引进诸多的感觉、知觉和先天知觉等概念,这些概念都是在对人的认知回路所形成的不同阶段的描述。显然,与普通人不同的是,这位伟大的学者很早就从自己的感悟中理解了这些存在微妙区别的认知现象。

于是,这样一个独立的思维认知活动,部分独立于人所处的环境的自然过程,也就拥有其不同于自然过程的规律,这就是思维、意识乃至心灵规律的来源。人不仅能够理解世界,而且能够知道他自己理解世界,同时知道自己还不理解那部分世界等。他可以根据自己的认知水平和认知目标决定采取行动或不采取行动。那么什么是真理呢?真理应该是人的这部分认知回路,它们与人的经验相吻合,包括直接经验和间接经验。这里间接经验包括其他人的认知回路,以通讯的方式为认知者所掌握。了解的真理越多,人就越自由,因为人大脑中拥有的正确的回路越多,在面对新事物时,他的选择空间就越多,而且一旦他有所选择,他对自己的选择的自信度也越高,他内部的困惑度越低,他就越自由。因此,真理确实使人能获得自由和幸福。于是,我们获得与柏拉图同样的结论:只有真正的哲学家才能进天堂。

9.4.2　通向自由和幸福的内在途径:内省

对于人的认知系统,可以从内外两面来看。从内部看,人的认知系统是由心灵意识事件所组成的,以心灵来关注自身的意识事件,这就是内省;从外部看,人的认知系统是一个由物理(神经元)事件所组成的自然系统,这是神经科学的视角。自由是一种感觉,是认知系统面对事物(未来发展趋势)时感觉到可以进行多种选择,这是来自内部的感知。自由这一感知是可以发展的。善于自省者,能够对从不自由(感到没有选择)到自由(感到存在多个选择)的过程进行仔细观察,因而能够熟悉如何获得自由。因此,发展内省是通向自由和幸福的个体途径。

内省是这样一个过程,内省者对自身的认知(感觉)系统的决策过程进行细致观察,细致区分选择的难易,仔细判别选择的好坏,甚至多方衡量判断的优劣,这个过程通过反复的重复,自省者会变得熟能生巧,甚至进入自动化的过程。这个过程中产生一些神经活动现象,例如,被称之为知觉表象,认知建构和意动等。关于内省,人们注意得较多的是佛家的禅定,这是一种以充分觉察而不执著的方式观照内在的实践。德国的向智尊者(Nyanaponika Thera)曾创造出"纯粹的专注"(bare attention)一词,为西方人解说这一心理活动。他在《佛学禅观心要》(The Heart of Buddhist Meditation)里写道,"纯粹的专注是指在知觉的刹那,专心一意地清楚察知自己本身及内在发生的事。称为'纯粹',是因为只注意透过五官或心灵而呈现的知觉事实……但没有做出任何反应"[1]。另一位佛学学者在形容禅定时表示:"禅定则是只看到树……树与你之间什么也没有。"也就是说,只有觉察而没有评价。禅定的要义在于从亲身经验中跳脱出来,仿佛观看另一个人的经验。因此,修行者能够拥有旁观者的平静与清明,而长时间保持纯粹专注的能力。禅者在禅坐时观照自己的思维、感觉、期待,就如科学家在观看资料,而事后部分禅坐者进行了总结和思考,形成了佛学对人的一般思维规律的资料和精华。因此,古代修行者是神经思维科学研究的先行者。

康德完成了近代哲学史上对人的认识过程的最伟大的考察,提出了一系列的有关认知的抽象概念(如超验感知,先天知觉、先天理性与纯粹理性等),对于一个具有一定逻辑思维能力以及丰富的内省(禅坐)经验的人士来说,这些概念就不显得抽象和难以理解。从上一段所提到的禅坐者以旁观者的平静与清明来观照自己的思维时,就不难发现,每一个念头的出现都有一个完整的产生、延续与消亡的过程。而在它产生之初,也就是在所谓起心动念之时,存在一个知觉,这就是先天知觉,即在思维产生之前就出现的知觉过程。高级的修道者就是运用这样的起心动念来进行导引,在人的神经系统内部发动一个下意识主导的过程,这一过程可以起到打通经络、疏通气血甚至激活诸多高级生理活动的过程,使人的健康水平上升一个台阶。性命双修的学者们也是通过充分把握自己在每一个事物发生之初的初衷,对之进行修正。这样的修正正是自由意志的运用,而由于修正发生在事物发展之初,因此,它能够收到四两拨千斤的效应,能够实现对生命活动质量的大幅度调整。

内省发生在每一个认真生活和工作的人士身上,只是许多人士没有从理论上理解这一点,因此,没有对自己长期运用的内省过程进行系统的总结和提升。一般人士的内省与修行者的系统的修炼的不同之处在于,普遍的内省是一种不完整的、

① Thera N. The Heart of Buddhist Meditation. New York:Samuel Weiser,1962:4.

时断时续的、不规范的一种对自身过去和未来思维活动的观察,而且大多数内省活动集中在对过去的思维活动的回顾和再判断,其次才是对未来思维活动的设计。哲学家、数学家等从事纯粹概念思考的学者是进行反省活动最深入的一批普通人士,他们从自己对于事物运动规律的分析中,考察一种最逻辑的理解。显然,这样的最逻辑的理解本身是多层次的和多维度的,能够看到这样的多维度多层次就是内省活动质量的一个飞跃。因为这立刻就带来自由选择空间的扩大。概括地说,通过仔细观察自己对事物的认识,并从中发现多维多层次的理解角度,从而完成一个认知修正的过程构成一个标准的、系统的内省过程。

18 世纪苏格兰启蒙运动的领导者、哲学家亚当·斯密就是这样一位人士。他发现,每个人都能发挥一种观察力,即如同旁观者一样观察自己的内在感觉,与自己保持距离而能公正无私地见证自己的行为、思想与情绪。他在 1759 年出版的《道德情操论》(The Theory of Moral Sentiments)里说,"我将自己区分为两个人;一个是检视评断的我,一个是行为被检视评断的我。第一个我是旁观者,第二个我是行为者,我称之为我自己,我希望以旁观者的身份形成某种见解"。

认知修正是通向认知自由的途径。具体地说,这是一个通过考察自己的思维目标、决策依据、习惯偏好等思维要素,实现对自己思维决策内容进行修正的过程。例如,在工作中与上司和同事的交流中出现了不同意见,一些人的思维定式中存在着为自己开脱责任,或者十分注重自己的形象,对自己的影响力大小十分敏感等比较自我的倾向。这些倾向决定了其思维目标(增加自己的影响力,减少自己的负面形象)和习惯偏好(坚持自己的意见,不容易让步)。如果内省者运用如下认知修正的方法,对于一个已经发生的争论过程进行反省:以旁观者的身份来回忆这个已经发生的争论过程,考察自己在这个争论过程中发表的各种言论的动机和依据,并考察所发表的言论的后果;同时,提出一种或几种可能采用的其他观点以及在这些观点背后的动机和依据,并对这些观点进行价值判断。最后,下一个决心,在今后类似的争论到来时,采取其他的更好的观点和立场,这就完成了一个认知修正的内省过程。

从认知神经科学的角度看,人天生拥有许多认知回路,认知系统能够在这些回路中进行自由选择,因此认知系统本质上是自由的。对于内省有素的人士而言,自由选择是在此回路和彼回路之间进行,此回路和彼回路的差别是微小的。如果把这一转换比喻为一个化学反应,则反应的化学势大小可以用来描述实现转换的困难。这一困难来自于何处呢? 至少很重要的一方面来自于此前已经形成的认知回路,创新一个新回路比沿着一个已经形成的回路走要克服更多的困难。内省有素的人士深知,只要新的回路具有实际的意义,那么以新的回路来取代旧的回路是值得的。因此这些人士会努力克服阻碍,来实现思维的转换并最终达到一个较以前更加优化的认识。一旦能够自在地修正自己的认识,学者就进入了一个自由的境界。这从另一个角度证明，内省者更加容易达到自由的境界。

在生活中长期坚持内省活动，会在两个方面出现显著的特点。其一，会增加学习人生价值和智慧的兴趣。内省涉及对各种观点的比较，每一种观点背后都有深刻的哲学基础，或者说，没有生活的哲学的帮助，就不会产生新的观点。于是内省的运用一定会增加内省者对于哲学的兴趣，学习哲学中的人生价值论和智慧，就能在面对事物时产生更多的观点，这样对多种观点的比较就不再是空洞无物。其二，会增加对事物认识的深度，会形成淡定、从容的气质。有深度内省能力的人士，不但看到事物本身，还对事物出现的原委、事物发生变化的原因、事物未来的发展趋势产生良好的直觉。这是因为考察思维过程中每一个观点的依据和动机，就会锻炼出对事物发展的来龙去脉的敏感，长期思考就会产生对事物本质的认识能力。这两个特点正是开发智慧的基础。

上述两个特点还不构成智慧的全部要素。智慧的最重要的要素是人的心灵真正获得自由，从而得到展现。只有在心灵的统领下，上述认知修正的活动才能够长期坚持，而且认知修正的活动本身会朝着与社会、环境、世界相和谐和统一的方向前进。在这里，让我们提出开展内省活动的两个最大的问题：第一，坚持内省活动的最大困难是什么？第二，内省活动的方向是什么？答案是，开展内省活动的最大困难是缺乏动力和方向迷茫，与之相应的表现是心灵处于封闭状态。

开启心灵是需要强大的心灵能量的支撑，这些能量来自于人类文明发展过程中所积累的优秀思想，以及对这些优秀思想造诣很深的仁人志士。只有当我们接触到这样的光辉的思想（明思）和具有特殊造诣的人士（明师），我们的心灵才会受到触动，才会开启，这就是明师的功用。心灵的开启一定需要上述的广义的明师，只有明思与明师的作用才会给我们的认知修正、内省带来莫大的动力；正因为我们在内省中看到心灵深处的光明，我们才能茅塞顿开，发现我们习惯思维之外的新的观点，为我们实施认知修正指明方向，从而才能克服上述的第二点困难。如果我们能够抓住机会，持之以恒地开展认知修正、内省，不断发现新的观点，并以新的观点指导我们的学习、工作和生活，而在生活中获得实际的收益，提升我们的境界，使心灵的能量得到充实而导致心灵的进一步开启。这就使内省和认知修正进入一个良性循环，这便达到一个理想状况。

概括地说，内省的持续开展需要明师。这里的明师是广义的明师，即为内省者提供正确的思想、方法和心理支撑的（历史的和当今的）人和事，包括文字、影像资料。然而，在各种形式的明师中，活生生的人当然是最最宝贵的。

如上所说，影响认知自由的往往是过去形成的回路。因此，儿童感觉是自由的，而成年人受到生活经验的种种束缚，会逐渐丧失自由的感觉。佛家讲，人有所知障，正是指成年人受到自己所获得的知识的局限。那么什么情况下，学习到的知识起到正面的作用？什么情况下会起反面的作用呢？显然与周围的事物发展规律一致的真知灼见,不会起负面的作用。但是由于事物的复杂性,适用于他人的真知灼见,未必对于自身是一致有效的。过去曾经有效的知识,也会随着时间的推移而需要得到修正。因此,我们必须时刻保持开放的心态,紧密依靠与现实世界的相互作用,不断验证和修正知识,这样才能保持大脑中的认知神经回路是有效的。这时的我们不但是自由的,也是高效率的。

　　幸福是以自由为基础的。上述从内省通向自由的道路,也是获得幸福的途径!为了获得幸福,有必要对内省进行一种更加深入的透视。我们说,内省所获得的自由是在其抛弃狭隘的心理层面上干扰的情况下,深入到心灵层面,并进一步达到与外界最广泛地相通的情况下,所进入的一种高级思维状态。我们有必要对获得自由的内省一份更加庄重的描述:自由和幸福是这样一个状态,即认知系统与自然系统达到最大的和谐。这不是一个任何内省都能达到的,而是在一定的规范下,通过一定的训练才能达到或进入的状态。

　　中国传统心身并练、性命双修的修炼技术,是一项系统的内省技术。心身并练、性命双修技术的核心就是调心(调整思维),打通自身与社会(自然)的自组织中心之间的通道(提升理想和志向)并积功累德,从社会(自然)中获得源源不断的能量补充;同时,通过意的锻炼,打通自身的人体多层次结构与人体小系统的自组织中心的通道(就是所谓明心见性),使身体的各个部分获得自身的自组织中心(元气)的涵养,增加内部层次结构之间的耦合,持续改善、提升各个层次结构的功能,特别是提升跨层次结构的功效。传统修炼术语中讲的疏通经络,也是对这个过程的一个侧面的表示。系统的训练,是培育、发展跨层次结构的主要手段,即通常讲的练功。这个练,一定是心身并练、性命双修,因为需要打通的不仅仅是身体上的各个经络,而且包括意识上外、中、内三层结构(见 9.5 节)。后者是通过修来实现的,而且一定是在生活实践中完成的。

　　九大入静是心身并练、性命双修中的一项具体训练内省能力的系统的方法。安静、平静、宁静、定静、虚静、空静、真静、明静与灵静(见《人体复杂系统科学探索》第 7 章),构成一个逻辑严谨的系统,一层层地展示了入静的不同深度,创建了身心之间所产生的不同层次的相互作用,能够达到不同深度的内省,获得不同高度的自由。有意义的是,这些不同深度的内省与平常生活中的心态和行动指南密切相关,于是,内省活动也就与平常的生活密切对应。随着入静(内省)状态的深入,在平常生活中也就会表现出高端的素质,相辅相成、相得益彰。值得注意的是,九大入静状态的每一步创造,都对应着个体与外界相互关联的一种更新、发展和重塑,一种德的(和谐)状态的创造。安静,是自己与所做的每一件事之间的和谐;平静,是自己与周围人之间的和谐;宁静,是自己与社会价值观之间的和谐;定静,是与自身的人生大目标和知识之间的和谐;虚静,是肉体的和谐;空静,是精神的和谐;真静,是通过创造新知识来达到一种更高层次的肉体的和谐;明静,明白事理,是达到一种更高层次的认识(思维和意识)上的和谐;灵静,是能量高度激发,自身与外界达到普遍性和谐的高级状态。

人体是一个一元二面多维多层次的开放系统,内省的最高境界在于,人将自身的小系统的自组织中心(元气)与社会、自然大系统的自组织中心实现了有机沟通,甚至心心相印,使自身的良知与社会的共同价值相一致。这时,人体不但在物质层面上与自然、社会保持着联系,而且在意识层面上,尤其是在一元的自组织中心层面上保持着密切的关联。这一有机关联就是道家讲的天人合一,也就是东方哲学观中的德。以德为本就是培育元气的重要途径,也是实现人生价值的终极途径。

9.4.3　通向自由和幸福的社会途径:教育

如何使广大社会成员获得自由和幸福呢? 在这方面,东、西方文化有自己不同的途径。当今西方社会采取的是一个市场经济模式,即为社会成员之间的提供各种通讯手段和信息,将生物的、智力的、情感的、审美的和技术方面内容的确切信息在社会成员之间广泛传播,寄希望于社会成员自身的判断力和愿望,正确利用这些信息,推进全社会的自组织进程,并寄希望于这些技术手段明确定义人们各自担任的社会角色。社会希望个人掌握他自己岗位的要求,并信任个人的判断力和毅力去实现他的使命。这样的要求充分依赖于个体的内在素质,依赖于个体的自觉性,实践证明具有一定的有效性。但是随着社会变得复杂,社会成员所担当的任务越来越复杂,对社会成员的要求越高,社会成员的自由和幸福度在逐渐下降。

事实上,每种社会角色都需要有一定的训练。如果不学习和接受教育,那么社会成员就无法承担其社会角色,这就是教育的作用。教育最终的功能是完成对于社会成员的复杂社会角色的塑造,而这样一个复杂的功能是分步骤实现的。首先,教育的最基本的功能是向社会成员灌输知识,形成对事物的基本认知,这一步骤强调的是对知识的死记硬背式的学习,即今天我们普遍看到的应试教育;其次,教育应该教导成员如何决策、如何取舍、如何判断,如何实现这一教育功能,是非常值得教育家深思的。这里包含智慧、道德、素质,而今天的教育理论,在这方面的分析是不足的。

我们提出,教育本质上是教育者与被教育者之间的一种意识相互作用,是以教育者的大我系统去影响被教育者的大我系统,最终形成一种文化、智慧和道德的传承。东方传统的师傅带徒弟是这种相互作用形式的比较极端的体现,由于师傅对徒弟的深度影响,这一极端形式强调了传承,忽略了被教育者的自主性。而且,这样的教育成本很高,难以大规模应用。今天的社会进入了民主时代,即个体拥有极大的自主性,思维带有极大的创造性。但是,作为社会核心价值的传承和知识的传播分属不同层次的意识相互作用。前者讲究传承,后者更加重视创新。如果从复杂系统哲学来看,应该将东、西方教育模式进行有机地结合,才能应对复杂社会发展的需要。

　　这里值得重点提出的一点是,社会应该更加高度地关注教育者的塑造和培育。首先,作为职业教育者的教师的继续教育问题,应该受到社会的关注,使为人师的教育者得到持续的提升。其次,社会各界人士,首先是政治家和社会活动家,应该是当然的教育者,换句话说,关心社会未来发展的精英分子,都应该成为社会再教育课题里的教育者,都应该为社会的教育事业做出贡献。再次,在上述两个方面的基础上,构建社会的自我教育模式,引导(广义的)教育者进行自我完善。上述这三点正是复杂系统多层次观的应用。一句话,我们提倡在全社会形成一种自我教育的氛围,这就是与个人的内省所对应的社会自省过程,这是提升社会整体道德素质的一个必然途径。

　　社会自我教育系统的设计可以在复杂系统哲学下来开展。这一自我教育系统的核心一元是提高社会成员的道德素质、理想志向、智慧品质,尤其是社会管理者的素质。它包含诸多个二面,下面所陈述的若干内容,是针对高级自我教育过程而设计的,具体落实是需要下大工夫的,但也是非常高效的。首先,虚实二面,虚实相间才成为高效的系统。所谓虚,是无形的一面,是意识、思想的一面,是一种无形的交流、身教、心灵的感应,是理想的深植;所谓实,是有形的一面,是物质、行为的一面,是语言、是行动、是对事物的看法,是对时局的思考、对工作的规划。两者结合起来,多年如一日,方称得上久经锻炼。上述无形和有形的两面相结合,才能组合成一个全面的自我教育系统。其次,表里二面,表是表面,是对外的一面;里是内心,是对内的一面,两者要相辅相成。对外,要看语言、看行动,要在社会的交往中运用自我教育的知识和思想;对内,要内省、内视,要在扪心自问中接受自己对自身的审视。所谓扪心自问,是一项高级的自我教育的方式。如何开展扪心自问的自我教育方式? 这就要运用具体的内省的形式和方法。人骗得了别人,骗不了自己,更骗不了自己的内心;同时,人骗得了一时,骗不了一辈子。认真地、长期地贯彻这些方法,就能造就心口如一、人性丰满、道德高尚的人才。再次,动静二面,动是行动,静是停止。教育活动也要行止有度,既在行动中推动受教育者正心诚意、提升素质、修正不足;也要为受教育者留下充足的个人空间,否则,将使教育系统成为压抑性系统,这就是动静二面的把握。最后,要开展多维度和多层次的自我教育。在人体复杂系统科学探索中,我们提出了人的德智功爱康五个维度的素质系统[①],各个维度之间有相互支撑和相互制约的影响,自我教育内容应该尊重人的内心思维的这一规律,有意识地规划针对这五个方面的教育活动。

　　德智功爱康的自我教育系统的具体含义如下:德包括理想、信仰和志向;智包括知识、逻辑和理性;功包括行动、贡献和创造;爱包括感情、愉悦和自信;康包括健康、活跃和力量。正常的相互促进关系是理想推动知识的积累,智慧推动工作的成

---

　　①　佘振苏,倪志勇．人体复杂系统科学探索．北京:科学出版社,2012:268,269.

果,成功支撑着想象和自信,心情轻松愉悦支撑着健康,优质的身心舒泰推动更高层次的道德品质。在这一循环的支撑背后,还存在一类相互制约的作用,这是维持整体系统平衡的重要方面。具体地说,理性的智是对感性的爱形成制约,感性的爱对于无私的德形成制约,高尚的德制约过于显赫的功(或成就),成就来自于辛勤的劳动,对于健康形成一定的制约,舒泰的身体对于智慧的开放(劳心)形成制约。充分运用这五维元素之间的相生相克关系,对于提升个人素质有重要的意义。

上述五维素质模型只是描述人的素质系统的模型之一。由于人体身心系统的复杂性,并非只存在唯一有效的系统。五维系统的优势在于简洁和相生相克关系的平衡。在五维系统中,任何一个系统与四个系统发生关系,就存在四个关系,主动施加、被动接受与生、克相互交叉,正好占用这四种关系。如果取四个或者六个元素,则相生和相克的关系就失去平衡,或者在诸多施加和被动接受之外引进新的关系,形成更加复杂的系统。东方思维注重维持一个生命系统的平衡发展,运用五维系统来进行分析和规划,就是一个自然的选择。对于构建一个高效的社会教育系统,我们也应该安排五个子系统,并使这五个子系统之间形成相互关联。我们将这五个教育子系统命名为:道德教育、智慧教育、成就教育、感情教育与健康教育。我们认为,未来的教育系统应该从这五个方面来进行设计和安排。

目前基础教育的德、智、体、美四个方面,大概与上述的第一、第二、第四、第五方面相对应,但比例过于集中于第二方面。现在的考试可以被看做是第三方面的安排,但这一依靠考试成绩来展示学生成就的方式过于单一化,其弊端是众所周知的。教育改革需要从教材、教育方式和活动安排各方面进行有机地设计。同时,在教育的评估上设置与之相对应的标准,并在教师队伍的素质上进行整体的提升,才能迎来我国教育水平的崭新的提升。这一提升是历史赋予我们的使命,因为中华民族的伟大复兴、人类的第二次文艺复兴将需要一批崭新的人才队伍,需要一批拥有大成智慧的人才。

现在让我们简单谈一谈高等教育。发展高等教育是一个文明社会的必然选择,因为社会的进步需要大批的拥有高等教育知识的成员。根据我国教育资源的分布,采取多层次的高等教育支持,实现精英教育和普通高等教育并举的政策是必然的举措。高等教育系统是一个复杂系统,教育改革不是少数专家能够拍脑袋所完成的事物,需要集众人之智慧,而且需要大成智慧。而实现大成智慧的基础是掌握复杂系统思维,需要在复杂系统学的认识论、方法论指导下逐级近似,反复迭代。因此,首先需要在领导层面达成这样一个共识,这项工作需要从哲学、教育学、系统学、社会学等多学科的专家组成专家群体来开展交叉合作,而且需要由具有高端综合素质的专家来领衔指挥。同时,这是一项长期的工作,需要建立长期规划、多步骤推进、长期坚持、逐步完善这样一个指导思想。

其次,根据当前的教师队伍水平,专家集体应该从教育思想、教育方式、考试方式、教育评估方式、学生自主教育等多个方面开展积极的研讨,这样一个多维多层次的研讨活动,才能触及教育改革的核心问题,揭示当前教育系统的结构性不足。特别是许多教育问题出自社会的结构性矛盾,不是一个短时间内能够解决的问题。我们认为,研讨活动不能仅仅着眼于解决问题,而是要揭示当代中国社会的教育系统的内在运动规律。在复杂系统观的指导下,我们可以从教育的思想理念到教育的方式方法等多个方面开展思考,并区别问题的性质,把握可行的措施,预估阶段性成果,这是成熟的复杂系统研究应该达到的目标。

再次,高等教育的受教育者是十八岁以上的成年人,他们刚刚开始拥有独立的思维,正处在长身体、长知识的阶段,社会的就业前景是当前高等教育的最重要的方向标。应该结合上述两个特点,针对人性化教育和与社会需求接轨这两个方面开展深入思考,有望获得先期突破。实际上,高等教育不应该强加行为模式,而是应该启发受教育者学习如何接受和处理信息,以及如何决策,要使受教育者更具有决策能力,特别是能够主动获取信息(即学习)的能力,以及增加对大社会的关注度和责任感,特别是能够更加理智地对社会信息作出恰当的反应,能够根据社会的需要来有意识地确立个人的社会目标,能够对自己的行为作出恰当的评判。这些教育内容在目前我国的高等教育活动中还很稀缺,即使在重点高校的精英教育活动中,也并没有系统性的布置。

这是一种素质教育,旨在增强社会成员的一致性,降低他们行动上的随机性,并且这些增强和降低是以一种自觉的形式、而非强制的形式来实现,换句话说,不是以换取自由为代价。我国的年青一代,需要这样的寓理想于现实的教育。我们设计的素质教育,为受教育者提供对社会系统的理解,使受教育者在适应社会、成就个人、实现个人价值方面获得一种认知、甚至获得一种理解和成就,因此,逐渐形成良性循环,并促使学习的兴趣和动力更大,使个人在广泛的、与社会目标相一致的领域内扩大了个人的自主性,成就了一个复杂的、有成绩的社会角色。因此,"高度分化的现代社会倾向于刺激它们成员的学习能力,而具有较高知识水平的个人则倾向于创造出越来越复杂的社会角色"。

总而言之,教育应该是这样一种活动,它为社会成员提供一种信息、知识、思想的服务,使社会成员借助于这些服务来实现对自身的认知结构的调整,形成对事物运动发展规律的调整。

最后,我们谈一谈如何为国家的重要人才建立一个持续的再教育系统。这样的保障系统可以按照上述的道德、智慧、成就、感情和健康五大方面来进行设计和安排。道德教育是关于人生、理想、价值的教育,是最为高深的教育,具体怎么做?根据上述图谱,我们建议请健康和养生专家来进行道德教育,因为在健康和长寿中蕴含这最高深的道德。智慧教育的本质是提升对事物的深刻的洞察力和分析能力,智慧的教师来自于道德高尚之士,来自于对国家、对社会极富责任感的人士,来自于对人类历史有深入理解的人士。成就教育是培育实践的能力,培养理论联系实际的能力,好的教师是真正的智慧之士,他们一定拥有丰富的实践经验。与此类推,感情、自信的老师来自于事业成就之士,他们一定是拥有丰富的自信,而健康的老师可以来自于艺术和美学。实际上,带来人体的高级健康状态的古代的修炼活动,是一个充满艺术性的训练过程。当然,建立上述系统,需要相当的投入。在物质资源日益丰富的今天,这样的投入并非不可能,尤其是对比日下所付出的高昂的反腐和治安成本,这是极其有益的。

一个设置齐全的教育系统,是否意味着对人的思想形成高度的管制,并使人感觉失去自由呢?这是一个重要的问题。这里涉及一个教育理念上的进步,那就是,上述的教育活动,是针对已经成长为社会精英的受教育者提供的一个"服务",使他们在这一教育过程中,发现自身生命外更大系统的生命,进而了解到更深层次的生命的价值(道德),发现社会系统中各种关系的制约(智),发现自身价值进一步体现的方向(成就),发现自己感性发展的新的空间(爱),以及在身体健康状况的改善、改良和提升(康)。也就是说,通过经历这些教育活动,受教育者获得了更大的内在的力量、增长了智慧、明白了自身的使命,使自己在今后的工作、生活和事业中更加得心应手,因而获得了更大的自由。

当然,理想与现实之间还有着很大的距离。受过教育的个人在其生活的某一步走错道,社会也会对他惩罚,从此他就被要求按照自己的社会角色循规蹈矩地进行活动,各种不同方式的社会惩罚迫使他不敢越雷池一步。因此有人说,高度组织化的社会束缚了个人,极大地限制了他的内在自由,也有一定的道理。这是因为,社会必须设置这些规范,以维持社会整体的正常运行,必然需要牺牲某些另类成员的自由为代价。法律和自由是一个事物的两个方面!

让我们对这个问题进行一点讨论。假如人是一个整体,那么规定他按照社会的正常规范进行活动,并不是对他的自由和幸福的限制,因为在他决策能力范围内,他能够充分地选择。而且对于一个理智的个体,由他自己确定的个人意志与社会功能逐渐相一致。但是,这一理想在实际系统中遭遇到各种功能障碍。人的自由和幸福来自于三个一致性:行动与基本目标相一致,行动与自我决定相一致,自我决定与对所获得的信息处理的结论相一致。与基本目标的一致是最为根本的一致,是三个一致性的核心,对应于伯林正面的自由(positive freedom)和希腊哲学家的做好事的自由(freedom to do the good),即自己的每一个行为都被自己认同为做好事。东方修道学中的光明心就是对自己的智慧的一种修持,它的目标是使修道者从自己和周围的一切活动中,都能够发现其光明之处;一旦发现,就称为发现了所谓的智慧视角。因此,自由是指在通晓种种可能性及限制的情况下,并且对各种因素进行了分析权衡,然后做出的理智选择,并顺利付诸行动的这样一个过程。换句话说,理智的自由是从事必要的行动,拒绝不必要的行动。

我们在这一节所讨论的教育系统,旨在培养更多道德高尚的政治家、大成智慧的学者、社会活动家、艺术家,还能成就健康的寿星。这样一批智慧的社会精英,将支撑一个和谐、智慧的社会,支撑一个高效的社会管理、教育和医疗系统,为迎接未来的社会挑战储蓄核心的中坚力量。

9.5 道德文化的复兴之道

本书 4.1 节和 9.2 节分别摘选了《道德经》六十余章的内容,并对道与德的思想进行了一定的探讨,明确了道为万物本源的特性,明确了德的含义,即通晓道的规律的圣人在社会上行事所遵循的法制。所谓道德文化,即是以这些内容作为根本性的基础的文化。从本书发展的复杂系统学理论来看,社会是一个多维多层次的复杂系统,社会人士怀抱着各种梦想,学有专长,术有专攻,岗位职责各不相同,理想志向参差不齐。在这样一个社会上,乃至未来的理想社会中,也难以人人怀圣人之志,个个抱贤人之学。因此,这里所阐述的道德文化的复兴,是从社会整体上而言,社会的主流治国之道、治邦之策、道德理想标准根植于道德文化。

综观世界各发达国家的宪法和联合国框架下的国际法,似乎条条都是符合人性的,处处讲自由、平等、友好等。然而,各国的社会发展都面临着各种挑战,难显理想盛世。中国经济高速发展三十年,创造了国际社会的一项奇迹,人民生活水准有了明显的提高,城市的繁荣发展给全世界人民都留下深刻的印象。但是,社会矛盾也进入集中爆发期,近几年来,食品安全、环境污染、官员腐败、房价调控奏效迟缓、股市投机气息浓厚、群体事件不断、网民情绪极端、虚假信息横飞等负面的信息在不断搅动着人们的神经,稀释着改革开放大业的成果,冲淡了经济发展的红利,拖拽着社会进步的步伐。中国社会进入高度复杂性阶段,社会发展需要运用更高的智慧。我们认为,需要的就是复杂性思维!

在 6.4.2 小节,我们从新哲学观出发,构建了社会复杂系统模型,构建了五大文明系统模型,并创建了复杂社会工程论,用以指导社会复杂系统工程的实践。秉承钱学森先生的遗志,我们创建的复杂社会工程论,就是要推动社会发展进一步智慧化、系统化、规范化、效率化、全面化、均衡化。一个全面均衡发展的社会是通向理想道德社会的基础,而只有运用道德智慧,才能实现社会的均衡发展。党和政府的科学发展观已经将这些内容列入了执政的行动纲领,只是需要一个新的科学思想和技术的支撑。这不是当代的机械论科学,而是在复杂系统哲学影响下的包含人的完整科学图景的科学新框架。可喜的是,这一科学正在诞生,由此产生的社会科学将更富生命力。这些发展,为朝着道德社会的进步奠定了基础。

总而言之,将量子力学与中国传统道德文化的世界图景相契合,将为个人的人生圆满、社会的长治久安、人类未来的发展乃至地球的生态平衡指出新的方向。

9.5.1　道德文化与第二次文艺复兴

道德文化,是中华传统文化的核心。在长达数千年的华夏文明演化史上,道德文化时而彰显、时而隐没,但总能在中国社会分久必合,合久必分的治乱更迭的历史中看到其影子。从历朝历代的建立和走向盛世中,我们更明显地看到道德文化的巨大作用。周朝六百年的太平,汉朝的开国与文景之治,唐朝的开元、贞观盛世,宋朝的文化昌盛,明朝的建国,清代的康乾盛世,人们都能看到帝王将相与圣人们的功德,道德文化的理念和策略在理国治民和内政外交中被深刻地运用。

道德文化的时隐时现,与道的本性是相一致的。道生万物,道总是居于事物未发之际,道总是处于下……因此,道是一个以隐为主的事物。那么,它的彰显又是什么含义呢? 当事物运动到极致是,使其回归平衡的力量一定是道! 对于道的认知就需要人们守静笃,致虚极,返璞归真,才能发现道的作用。道德文化的复兴一定需要一批通晓道文化的学者,一批将道德文化付诸于生活实践的社会活动家,以及一大批追随上述人士的性情朴实的民众。中国历史上这样的时期反复出现过。今天,经历了一百多年半封建、半殖民地社会,又在经历了一个花甲周期的新中国的建设,并迎来世界第二大经济体量的中华民族,是否正在准备着再一次的道德文化的复兴呢? 我们认为,是!

为了看清这一点,让我们看一看世界历史的发展。13 世纪的文艺复兴从意大利兴起,在 16 世纪时扩大至欧洲各国,其影响遍及文学、哲学、艺术、政治、科学与宗教等知识探索的各个方面。文艺复兴被视为学者们研究和改善俗世的一次尝试。他们通过复兴古典时代思想和创新思考方式来推动变革。第一次文艺复兴时期的艺术、学术,体现了人文主义思想:主张个性解放,反对中世纪的禁欲主义和宗教观;提倡科学文化,反对蒙昧主义,摆脱教会对人们思想的束缚;肯定人权,反对神权,摒弃作为神学和经院哲学基础的一切权威和传统教条;拥护中央集权,反对封建割据。人文主义歌颂世俗蔑视天堂,标榜理性以取代神启,肯定人是现世生活的创造者和享受者,要求文学艺术表现人的思想感情,科学为人谋福利,教育要发展人的个性,要求把人的思想感情和智慧从神学的束缚中解放出来。人们公认,文艺复兴的人文思想在历史发展上起了很大的进步作用。16 世纪的第一次文艺复兴带来思想解放,催生了现代自然科学与技术,使得人类的物质生活极大丰富。

但是,由此而产生的还原论的机械自然观,也带来了身心分离、人与自然相分离的世界观,进而削弱了人类道德和伦理的理论基础。由于"意识"不在科学图景之中,人类内省的责任感所依据的自由意志就失去了科学基础。在科学家眼里,只见神经电流、不见感觉;只见穿梭的人流,不见心灵。机械论的思维,使人们可以忽略自己行为的后果,在提高生活水平(物质欲望膨胀)的旗帜下大力发展经济、发展生产,可以忽略由此带来的生态破坏、环境污染等今天全世界必须共同面临的危机。在提倡自由和民主(精神欲望膨胀)的旗帜下大力推行人权和观念输出,可以忽略由此带来的地区动乱、社会暴力等国际社会必须共同面临的恐怖主义危机。可以说,西方机械科学论带有严重的副作用,必须以新的思想和理论来重建世界新图像。

针对世界未来的发展,钱学森高瞻远瞩,以复杂系统观做出了分析和预言。他指出,未来的科学技术将是自然科学与社会科学和哲学相统一的科学技术。世界经济科技竞争将在一定意义上转化为经营思想、发展战略和科学决策的竞争。"谁在哲学思想、领导艺术和科学决策上占优势。谁就占领了战略的制高点,就会赢得竞争的胜利。人们有理由期待一个理性的时代会在人类的进步发展中产生。在这个时代中,不仅是存在决定意识,而且人类的高尚思想追求将影响世界"[①]。

钱学森对人类产业革命进行了系统的梳理,他指出:第一次产业革命发生在一万年前,出现了农牧业;第二次产业革命开始出现商品经济;第三次产业革命以蒸汽机的出现为标志,即工业革命;第四次产业革命出现在19世纪末,出现跨行业的垄断公司;第五次产业革命——信息产业,以计算机、网络和通信等为核心的信息革命,全世界将构成一个整体组织进行生产;第六次产业革命,生物医学工程——以微生物、酶、细胞、基因为代表,到21世纪将发展为以动植物工程、药物和疫苗、蛋白质工程、细胞融合、基因重组等为核心的生物工程产业,它的产业化将创造出高效益的生物物质;第七次产业革命——人民体质建设:人体科学(包括医学、生命科学等)在21世纪将有巨大发展。人体功能的提高,将生产力三要素中最活跃的劳动力素质大大提高,其影响将渗透到各行各业,这就是涉及人民体质建设的第七次产业革命,见图5。

在这个基础上,钱学森指出,对于人的系统研究"可能导致一场21世纪的新的科学革命,也许是比20世纪初的量子力学、相对论更伟大的科学革命",它"不只是一场科学革命,还是一场真正的文化革命",将"使我们认识客观世界和改造客观世界来一次更大的总的飞跃,这难道不是第二次文艺复兴吗?"[②]

我们正是沿着钱学森先生的思想轨迹继续思考。那么,在这场对于人的系统研究中所产生的科学革命的内容是什么呢?回顾科学史,相对论的革命是对于时空观的改变,量子论的革命是关于光的本质的认识,统计力学的革命没有受到大家应有的重视,它实现了对于热的认识。我们认为,下一场科学革命的对象就是意识。这就是为什么新的哲学本体论和认识论始终锁定在一元二面上,锁定在意识上。同样,我们问,第二次文艺复兴涉及什么革命呢?我们认为,它将涉及人们的思想、意识的革命,涉及再一次人类智慧的开发。而这一次,智慧将带来的是责任!

① 钱学森.为科技兴国而奋力工作.人民日报,1988-09-23.
② 钱学森.论人体科学与现代科技.上海:上海交通大学出版社,1998:1~622.

钱学森的人类产业革命理论

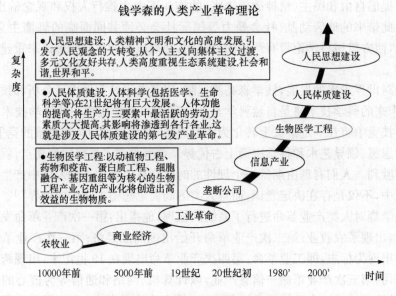

图6　扩展的钱学森的人类产业革命理论

因此,我们在钱学森七次产业革命的基础上,建议加上第八次产业革命,即人民思想建设。具体内容如下:人类精神文明和文化的高度发展,引发了人民观念的大转变,从个人主义向集体主义过渡,多元文化友好共存,人类高度重视生态系统建设,社会和谐,世界和平,见图6。那么,这一思想建设的内容是什么呢? 人民观念的转向何处呢? 我们说,转向集体主义,转向天下为公,而这正是中国古圣所预言的大道行世也,天下为公。这就是道德文化的彰显,道德文化的复兴。

这是一项宏大的使命,是一项巨大的社会系统工程,其过程必然是复杂的,任务是艰巨的,需要思想界、科学界和社会的持续不断的长期努力! 然而,它又是令人神往和意义重大的,它给人类带来新的世界图景,它将物质与精神进行有机的统一,它将成为中华民族伟大复兴的核心内容,它必将为世界人类发展做出贡献。

9.5.2　道德复兴的理论和方法

道德文化的复兴是否只是一个善良的愿望,还是一个必然? 我们认为,它是一种必然,但它也需要社会的积极推进。复杂系统学所要研究一个核心问题,就是人类意识形态的发展和变化。在本书所介绍的内容中,已经形成了一些结论。其中结论之一就是,哲学思想应该研究量子、生命和心灵! 这一结论构成了道德复兴的基本理论。

这三个主题的重要意义有三点。首先,量子告诉我们,世界是客观存在的,世界是一元二面的,虚与实共同组成了我们这个世界,不要过分重视实在(身体),也不要过分重视虚隐(灵魂)。其次,生命是我们的核心,生命与非生命的差别就在于,生命体有一个非凡的意识场,一个与身体密切耦合的意识场。当然,意识场是多层次的,从低级到高级有许多表现,不应机械对待。最后,智能是高级的意识场,而心灵是地球生命圈里最核心的、最高级的、最灵活的意识结构。一个人有心灵,一个社会组织也有其心灵,一个民族,整个人类存在着公共的心灵,这是因为,意识场的本质之一就是其统一性。这里,我们看到基督的爱、佛的极乐、道的无形,其实都指向的同一个东西,就是人类公共的心灵。这是地球生命世界里客观存在的,离开每个人既近又远的事物。离得近,那是因为每个人心里都有;离得远,是因为人每天追求的事物太多了,我们难得去关注它。可是,在我们每逢佳节倍思亲时;当我们与最亲近之人分享感受之时;当我们遭遇意外、大难不死之时;当我们克服重重困难、到达一个事业的巅峰之时;当我们陪伴着年迈的父母回味儿时的快乐之时、亦获当我们步入教堂与主交流之时……我们无法回避,我们内心是有一个它,而认同了它,人生才真正获得一份安定。新的哲学观要说的是,这些在文学著作里出现的叙述,也具有科学的、理性的价值。

从科学上、理性上认真地确认量子、生命、心灵的存在,将会迎来人类思想的新的光明。这一光明的内涵是,原来每个人都有心灵,内心都有一份圣洁,那么,社会是否应该创造条件,让这份圣洁在更大的尺度上影响人们的行动? 答案是可能的,但是,如何做? 社会肯定意见纷纷。复杂系统哲学认为,不要去统一思想、统一意志,应该顺其自然,极力倡导遵循各自心灵的原则。人类的思想就像植物园里的树木与花卉,不应该千篇一律,应该百花齐放。这就是复杂系统的认识,也是复杂性科学研究所遵循的路线。科学发展了,心灵不再是虚妄了,关于心灵的多种学问在学术园里竞相争艳,为各自喜爱的人群提供精神生活的指导,不同的人群之间相安无事。这是一个天下太平的图像,而这一图像本身必然需要一种哲学的支撑! 这就是复杂系统哲学的使命。

1. 道德复兴的事业需要哪四大创新

让我们依然在上面的这番遐想的情怀中嵌进科学理性的严谨精神,继续我们的思维。我们把下一次文艺复兴的兴起过程分为四个阶段,分别涉及四个方面的创新:

首先是科学思想的创新。这本书里所阐述的内容涉及一系列的前沿科学领域,如量子物理学、量子生物学、细胞生物学、神经科学等,这些学科的创新为意识科学的发展奠定基础,将推动对意识的本质开展严谨的思考。本书所发表的见解可以被看做是走出的第一步,希望这些想法不至于被其表面上的不完备(这总是存在的)所掩盖,至少部分思想能够推动量子物理学、量子生物学、细胞生物学、神经科学等主流学科的发展。这将推动主流科学重视宏观的量子现象,并在技术上运用生物的宏观量子效应,这将为意识登科学大雅之堂准备必要的铺垫。

其次是哲学思想的创新,特别是复杂系统哲学的应用。复杂系统科学不仅仅是一门科学,而且涉及一系列新型逻辑,意识充分地进入科学的殿堂,建设新哲学观和新思维逻辑占据主流思维的标志。意识科学作为社会科学的主要支撑性学科,将会引起社会意识的一个变革,就像当初牛顿力学的观点用以理解天体的运动一样。经历过一次文艺复兴的人类,对于一次新的变革不会表现得同样粗暴。历史毕竟在进步!

再次是社会体制的创新。意识科学的发展,会引起社会广泛的思考。就像人们普遍增强的身体健康意识一样,未来的人们也会普遍注意自身的意识健康。当然,人们的情感世界还是晦暗与光明交织,人们的生活目标也是多层次并存,人们的思维能力和意识视野也是极富多面化,社会是一个复杂意识的空间。社会管理者被赋予了领导这一复杂世界的使命,这是对一个(群)管理者的挑战。复杂系统思维能够帮助他们梳理自己的思想,认清社会意识演化的真谛,依托道德的力量,团结积极的因素,彰显光明的意识,运用无为的智慧,有计划地、分步骤地、有组织地开展社会活动,逐渐提升进步意识的水平。进步意识的体现是社会法规法制的健全以及人们对规则的自觉遵守,同时还体现在社会各类活动的有益、有序、有节地开展。这是一个持续性的努力,一个长期的努力,坚忍不拔和坚定耐心是成功的基本要素。

最后是国际新秩序的创新。国际社会体制是人类文化的最高体现,是人类冲破自身局部利益的最后防线。目前,国家、民族是人类群体社会的最高形式,是利益链中处于最高层的一环。世界和平是人类发展的最重要的目标。平衡眼前与长远利益、重视人类整体价值是未来新国际社会准则的基础。意识科学与复杂系统思维在推动建立这一国际社会准则起到基础性的作用。这是因为意识、信息是世界之基本存在,意识信息能量应该成为人类的公共财富;同时,复杂性、多元化是意识世界的必然性,人类社会的观念多样化是必然趋势,因此,相互尊重观念与尊重财产的所有权一样受到重视。科学的意识系统论还将增进人们对思想观念的社会效应的理解,对于一些极端的社会观念,尽管可能对社会稳定带来一定的冲击,仍能理性地进行防范和疏导,就像今天应对地震、海啸等自然灾害一样,既不至于过分恐惧,也不疏于防范。

这里,我们再次展示了一个健全的社会意识状态,一个受到复杂系统哲学和意识科学所支撑的社会意识状态。向这一社会意识状态转变的核心因素是人,是一群充满科学心、光明心、无为心、道心的人,这些人的意识是人类意识空间的超流,它们的存在将催生更多的常态流转化为超流,推动社会整体的意识相变。文艺复兴就是这样一个相变的最终实现,新文化的诞生也依赖于这一相变的到来。它的到来将成就新的思想、彰显新的价值、鼓舞新的精神、形成新的文化。

2. 道德复兴这一大任有哪些内容

道德复兴堪称世界第一大任,其本身是一个开放的复杂巨系统,具有一元二面多维多层次的结构。我们尝试列举若干个维度,来展示这一宏大的社会工程的方方面面。

第一是科学和哲学的二面,这是科技文明建设的维度,二者一实一虚,相得益彰。哲学思想的创新在先,科学知识的巩固在后。道德是心灵的学问,心灵是意识的核心。我们已经在这方面走出了第一步。上面着重谈的都是这一点,这也是知识界可以在这场文艺复兴的努力中所做的贡献。

第二是生产建设与经济观念的二面,这是物质文明建设的维度,二者也是一实一虚,相得益彰。发展经济的观念创新在先,生产活动在后。以利益、利润驱动的经济观念需要创新,生产活动的目标应该是解决人类的温饱问题。高消费、高增长的经济模式是首先要受到抑制的。走出这一步将非常困难,但是,人类没有选择,必须走出目前的利益怪圈。如何走出这一步?将考验全社会的智慧。意识、心灵真正走近社会,可能是唯一的出路。为此,需要上述第一项工程的支撑。社会生产除了提供物质资料以外,还拥有十分宝贵的意识活动过程。社会从事这一活动规划的人士,如果从这一活动中体会到人生的更大的价值时,这将出现一个新局面。为此,又需要将第一项与第三项工程协同开展,来推动第二项工程的发展。

第三是文化发展与幸福关怀的二面,这是精神文明建设的维度,二者也是一实一虚,相得益彰。幸福关怀为本,文化建设是内容。幸福关怀要成为社会的风尚,意识需要先登上科学的大雅之堂,人们要像讨论健康食物的益处,以及如何防范风暴一样来谈论我们的精神、意识和如何获得幸福。电视媒体已经让心理学的部分内容走近大众,但是,意识科学的核心内容依然没有被揭示,大众之间意识的复杂相互作用规律还深藏着,导致这些社会自我教育活动的效果十分有限。同时,文化活动以娱乐为中心,难以跳出强刺激、商业化、眼球驱动等短期行为。健康的娱乐、拨动心弦之声、深情之乐、美之形象等,如何从容地在出现在世人的视野中,形成社会的主流意识?这是文化发展之瓶颈。出路应该还是要请出心灵。没有它,其他价值就会喧宾夺主。为此,需要上述第一项工程的支撑。

第四是身体健康与生态健康的二面,这是健康文明建设的维度,二者是一内一外,身体是内健康,生态是外健康,即环境健康。无论是个人的身体健康,还是自然环境的生态健康,重要的是健康意识。世人经常好了伤疤忘了疼,不能居安思危,这不仅仅体现对个人养生的忽视,也体现在对生态环境恶化的不敏感。造成这一状况的原因还是对短期利益的过于重视,而这一过分的重视来源于对长期利益的无知,源于看不到心灵的存在,看不到永恒的价值。这是近代文化片面之处,是我们应该加以修正之处。随着意识文化的兴起,社会还需在复杂系统哲学和科学的指导下,发展人体复杂系统科学,发展科学的养生学说,让人们确实看到长远利益,才能使人们不至于过分沉溺于短期利益之中。同时,社会还需发展一个生态平衡和健康的理念、规划、实施方案,这是一项复杂系统的学问,需要上述第一项工程的支撑。

第五是法律与道德思想建设的二面,这是政治文明建设的维度,二者也是一实一虚,法律建设为实,道德思想建设为虚,相得益彰。法律建设是道德底线,道德思想建设是道德的高端建设,一低一高,互相促进。随着意识科学的建设,随着对心灵世界的重视,人们对道德的内涵外延将有更加深入的了解,一部分道德高尚人士率先做好表率,团结更多的人士在追寻心灵的道路上前行,由此带动社会道德底线的提升。目前,中国社会的腐败、食品安全等,都显出了道德意识的低下。这与环境污染一样,是过去三十年经济高速发展、利益至上所带来的副作用。因此,就像调整经济结构一样,我们要调整对于发展的思想,要更加重视思想和文化的发展。心灵与道德律直接相联系,这是本书的一个主要结论之一。随着意识科学的深入发展,对道德律的理论阐释将更加完善,对社会多层次道德和复杂系统法学的建立,政治文明、政治体制的理论将更加完善。同样,这是一项复杂系统的学问,需要上述第一项工程的支撑。

3. 目前社会发展的急迫任务是什么

上面谈到了道德复兴大业的方方面面的内容,每一项都需要付出艰苦的努力。同时,社会现实中面临的要解决的任务也很多,需要在这两者之间建立其一个联系,或者桥梁,才能将解决现实矛盾与长远的进步之间取得贯通。因此,让我们首先来构建目前社会进步的五大工程,即温饱工程、幸福工程、健康工程、道德工程、智慧工程。我们在 6.4.2 小节详细解释了这五大工程的内容。

运用这里发展的复杂社会工程论,我们将这五大工程贯穿在一起,构成一个大系统,各个工程之间相互影响,相互促进,也相互制约,使社会发展循序渐进,避免重复过去三十年所产生的过热和过度的发展。一个重要的标志将是适当的物质,更多的精神,在某些方面甚至要呈现负增长。这并非易事,需要在复杂社会工程的智慧指导下,周密计划,逐步实施。

社会是复杂系统。复杂社会工程的技术要点是什么呢? 是多维多层次和循序渐进。具体地说,任何社会工程都涉及众人合力完成一件工程,需要众人在目标、策略、行动、精神和合作五个方面持续不断地努力,一定能够克服困难,完成使命。这五个方面的考量来自于对人的意识世界所建立的五维模型,是一个多维互动、平衡推进的模型。具体地说,要在下列五大方面展开持续努力:第一,有目标来凝聚大家的意志;第二,有策略来将意志转化为方案;第三,有实干将方案转化为行动;第四,有总结从行动成效中吸取经验教训;第五,加强交流,将获得的教益转化为群体的认知。进一步循环,转化为更高一层的目标和原则,以此类推,实现下一层次的进步。

考虑到社会人士目前的认知水平,要从实际出发,朝崇高的理想前进。可以说,在任何层次的努力都会获得进步。重视过程,轻视成效;有意努力,无意达标。这是因为,高效率的工作必须保持充足的活力,充足的活力来自于崇高的目标,崇高的目标就不可能立刻达到,因此,不能让理想与现实之间的距离使心灵蒙受创伤,必须轻视成果,即无论成果如何,前进的动力不减,这是其一;其二,任何努力都会有成绩,"一分耕耘,一分收获"。重视过程,就能发现成绩,发现收获,发现进步,获得精神上的补充。这又是一元二面多维多层次复杂系统观的运用。一元是时刻把住社会工程这件事本身,要持之以恒,这一个恒心就来自于对于这项事业本身一元的把握;二面就是注意过程与目标,进步与成效,有意与无意,努力与达标等诸多二面的灵活地、恰当地运用,取其长,避其短,用其优,补其拙;多维就是利用事物存在在多个维度之间环环相扣的运动规律(复杂系统一般都是多维的),从几个角度开展努力,并使这些努力相互叠加;多层次就是准备走一条长期的、螺旋式上升的轨迹,逐渐提升水平。哪怕一时遭遇到挫折,也无碍大局,总结经验教训,继续努力。

9.5.3　道德复兴的理想世界有多远

一方面讲,人类文明在进步,战争、杀戮遭到人们的普遍谴责;另一方面讲,社会很不平等,地区很不平衡,利益、权势左右着世界。后者似乎在加剧,而机械论科学在推波助澜。科学和技术成为了一种人类内部竞争占据制高点的工具,智力、知识是增强社会竞争力的手段。背后的哲学和价值论出了问题,这是西方哲学二千余年实在论所导致的后果。人们过于重视实在了,也必然过于重视眼前。知识就是力量。培根的这一口号至今仍然震耳发聩,推动着各级政府重视科学,重视技术。因为有科技,不发展经济,改善百姓的生活,似乎就是历史的罪人。发展是硬道理!这话铿锵有力。这一切看起来顺理成章。发展科技当然是好事,但是过分强调了力量,世界必然失去平衡。现在的世界已经失去平衡,人类在开发资源、污染环境方面确实已经到达欲罢不能的状态。是该反省了!

核心的问题不是该不该发展,而是如何发展,朝着什么目标发展。如果我们眼中只有看得见的世界,自然所追求的就只是这部分看得见的价值。机械论科学的误导就在这里。五百年的科学探索,却造就了一个只见物质,不见意识;只见神经电流,不见感情;只见人流,不见心灵的枯燥世界。人们说,这只是科学技术,我们还有文学、艺术,我们还有信仰。但是,这些软文化在利益、金钱、权势面前排在哪儿呢?后者是实实在在的,是由资金、货币、地位等经济和社会的实在的结构所决定的。崇尚实在,已经成为当代文化的主旋律。值得关注的是这些实在确实左右着人们的事业的发展,甚至左右着国家的发展。

我们认为,这不应该是生命的全部,还有另一半,意识,心灵,它们与可见的世界一样实在,它们容纳着更多的人的情感、意志、心灵。只有从科学上、理性上确认这一点,才能真正认识到,利益不是全部,金钱只是一个符号,权势并不永恒。这些话似乎不陌生,然而,只有未来的严谨的科学研究才能向世人确认,心灵具有更加永恒的存在,因为意识结构具有统一性和整体性,心灵更是如此。于是,人类必须再一次启动理性的思考,真正确认心灵的存在,真正发现人生的永恒的价值,如此,才能从金钱、利益中解脱。如果说,过去几千年,人类是依靠一批圣人、贤人在把握这一真理,那么,今天科学的昌盛,可能将使广大的社会阶层拥有这样一个理性的思维。这就是道德昌明的时代的到来!

这样一个道德昌明的时代有什么特征呢?首先,人们普遍看到自己的意识和思想,而不是今天的视而不见。人都有自利的一面,这一点是所有生命系统的特征,生命系统都追求继续生存。自利的思想符合自然,因此,没有回避的必要。但是,科学的意识把我们更加紧紧的与其他人联系在一起,西方社会普遍追求的荣耀、尊严等,实质上是在众人的意识空间所追逐的一个自利性结构,它包含着要求他人尊重自己、崇拜自己的一种意识内容。看到这一点,让我们明白自己内心追求的内容。这是前提。

其次,人们普遍了解意识生命世界的基本法则,如己所不欲,勿施于人,上善若水,水处于下而近于道等。意识生命世界的基本法则就是道德法则,本书所选读的《道德经》的六十余章,就是从古代社会实践中总结出来的。人们可能会质疑这些道德法则在今天社会的有效性。确实,人类文明发生了极大的变化,人们的认知结构出现了非常大的飞跃,但是,人类的心灵结构相对还是比较稳定,而《道德经》所阐述的德都是圣人之心、圣人之行,是对应于人的心灵层次的规律。复杂系统哲学和科学的意义就在于理性地将当代人的认知思维(心理结构)与古人(和今人)的心灵结构进行对接,科学地研究和阐述当今社会的意识生命世界的基本法则。这一阐述应该是逻辑的、严谨的,也是通俗易懂的。只有在科学昌明的时代才能做到这一点。

再次,社会首脑是社会的精英分子,他们应该优先把握意识世界的基本法则,并应用于自身的生活实践,真正成为高尚的、理性的、勇敢的、智慧的人士,真正拥有博大的胸怀和深湛的思想。他们深刻理解历史、社会赋予自己的责任,这份责任直通心灵,体现着人生的巨大价值,远远超出金钱、利益等短期的、肤浅的、过眼烟云般的诱惑。这样的一份情怀是高度理想化的,是当今社会大众普遍难以置信的。这正是道德不兴的症状,不奇怪。我们说,社会在适当的时候会经历一个相变,形成新型的量子相干结构,到时,大家会普遍接受下列科学的结论。

　　🄳　穷尽心思去博取功名,不如踏踏实实地追求一份自由和幸福。

☞　通过诋毁他人来彰显自己的优势,这样的优势并不长久,最终会受到众人的轻视,适得其反。

☞　人的自由来自于智慧,最高的智慧来自于对社会的纯朴的认知,一种"无所求"的境界使人活着越来越自由自在。

☞　人的幸福来自于感受到团队和社会的温暖,这个团队既可以是小家,更重要的是大家(社会),这就是为什么感恩者幸福,幸福者首先会感到大家的存在和关心。

☞　追求自由者,最重要的是放下个人的欲望,无欲则刚,无欲则勇。

☞　追求幸福者,最重要的是给他人带来幸福。关心他人者,才能得到关心。懂得关心他人者,才能感受到关心。

☞　自由是生命的高级状态,是难得的天地间的恩惠。因此,伴随着自由的是责任,是我们的生命个体对社会和天地的责任。这是一个简单的逻辑,是通向心灵的逻辑,这是远大理想和志向之源。

☞　幸福是生命的理想状态,也是难得的天地间的恩惠。因此,伴随着幸福的感受,是我们进一步的努力奉献我们的爱。这并非高尚,而是心灵的自然需求。这样,心灵才平衡。

☞　社会是我们生命航船栖息的港口,是我们意识的舞台(它果然存在)。生命的戏剧中有酸甜苦辣,件件都是经历,都塑造一个过程。这个过程中,意识世界与物质世界一样,是逻辑的(比较复杂一点),这是意识科学告诉我们的。如果我们了解一些规律,我们的角色会越演越精彩。

☞　人类本没有一定的观念,人类还在不断学习,人类的意识世界还在进化。古人的智慧在融进新的量子观后,会形成一股巨大的力量,这股力量能够扭转乾坤,为利益纷争、观念争斗、资源浪费、环境污染、贫富对立、社会分立等现实困难提供解决之道,为迎接地球生物圈未来的生态挑战积累足够的智慧。

最后,当上述思想和认识不再是人们放松时偶尔关顾的人文书架上的消遣读物、而成为人生必修的基本知识时;当人们在社会生活中都努力在自己周围创造这样一个环境和氛围,因为它为自己带来心灵的安慰时;当人们在现实生活中意识到,人需要从静中获得生命元气的滋润、获得社会智慧的充实、因而不轻易间断自己的内省功课时;当人们在自娱自乐的修炼中反复体会到人生心灵的真谛、体会到幸福人生就在身边、体悟到智慧才是自由的真理时;当人们从道德的内涵中真正体会到一个完整的科学必然是虚实兼有、形体二面俱丰的理性之道时,那就是道德科学的昌明之时,就是道德社会的复兴之时。这一理想实非虚妄耶!

我们认为,道德复兴之大业分三个阶段。

第一阶段:科学昌明、理性发展

第二阶段:以德为本、公正和平

第三阶段：大道普传、天下为公

柏拉图在他的《蒂迈乌斯篇》中，谈到了古老的大西洲的传说，那是一片沉入西方海中的大陆。培根最后一本著作《新大西洲》也描绘了一个理想世界。培根和其他一些人则认为，哥伦布和卡伯特的新美洲就是旧日的大西洲；沉没了的并不是这片陆地，而是男人们航海的勇气。培根说，"我们必须从秘鲁起航，朝南海附近的日本和中国驶去"。在那里，人们发现了一个新世界。这个世界，是一个民有、民享和人民中选出来的精华所统治的政府：政府成员全是技术员、建筑师、天文学家、地质学家、生物学家、医生、化学家、经济学家、社会学家、心理学家和哲学家。虽然它的成员十分复杂，但却是个没有政客的政府！这个国度，人们最看重的事物，"是上帝的第一件创造物，那就是光明，也就是世界各地不断增长的知识"。

培根的实在论图像中所设想的没有政客的政府，应该是道德律占据内心的人类社会的缩影。这里，我们也以我们所理解的道德律画成几幅人类社会公正的理想图案：一个公正的社会应该是一个高度和谐并卓有成效的群体，社会的每一份子都各得其所，就如同一个完美的交响乐队中每件乐器和每个乐手都各尽所能、各得其所，恰当地发挥着自己适当的作用，并从自己的社会贡献中体会个人的价值。社会的公正恰如那种把众多的行星按照有条不紊的运动轨迹联系在一起的和谐关系。公正就是卓有成效的协调。将上述关于公正社会的定义应用于教育，使我们对公平教育的含义有更加深刻的理解。所谓公平教育，是一个高度和谐和卓有成效的教育系统，受教育者的本人意愿受到充分尊重，教育活动的开展也获得充分的协调。

作为结尾，我们有这样一副对联：

> 知识就是力量，智慧更要担当；
> 人生若要幸福，自由道德比堪。

及一所仿诗：

> 自由诚可贵，道德价更高；
> 若为幸福故，二者永不抛！

参 考 文 献

爱因斯坦. 爱因斯坦文集(第一卷). 北京:商务印书馆,1976.

北京大学现代科学与哲学研究中心. 钱学森与现代科学技术. 北京:人民出版社,2001.

操龙兵,戴汝为. 开放复杂智能系统. 北京:人民邮电出版社,2008.

戴汝为. 系统学与中医药创新发展. 北京:科学出版社,2008.

樊瑛,狄增如,方福康. 包含人力资本的宏观经济增长模型. 北京师范大学学报:自然科学版,
    2004,(3):417~421.

方福康. 神经系统中的复杂性研究. 上海理工大学学报,2011,(2):103~110.

顾基发,王浣尘,唐锡晋,等. 综合集成方法体系与系统学研究. 北京:科学出版社,2007.

莱布尼茨. 致德·垫蒙先生的信//艾普田. 中国之欧洲(上). 郑州:河南人民出版社,1992.

刘永佶. 辨证历史. 北京:中国经济出版社,1999.

马蔼乃. 地理科学导论:自然科学与社会科学的"桥梁科学". 北京:高等教育出版社,2005.

马蔼乃. 地理科学与现代科学技术体系. 北京:科学出版社,2011.

马蔼乃. 地理信息科学:天地人机信息一体化网络系统. 北京:高等教育出版社,2006.

马蔼乃. 理论地理科学与哲学——复杂性科学理论. 北京:高等教育出版社,2007.

苗东升. 系统科学精要. 北京:中国人民大学出版社,2000.

钱学敏. 钱学森科学思想研究. 西安:西安交通大学出版社,2010.

钱学森. 创建系统学(新世纪版). 上海:上海交通大学出版社,2007.

钱学森. 论地理科学. 杭州:浙江教育出版社,1994.

钱学森. 论人体科学与现代科技. 上海:上海交通大学出版社,1998.

钱学森. 为科技兴国而奋力工作. 人民日报,1988-09-23.

佘振苏,倪志勇,张志雄,等. 力学创新助飞奥运梦想:中国激流项目科技攻关纪实. 北京:科学
    出版社,2008.

佘振苏,倪志勇. 论思维的复杂系统模型暨新一代专家系统的设想. 北京大学学报(自然科学
    版),2011,47(5):960~968.

佘振苏,倪志勇. 人体复杂系统科学探索. 北京:科学出版社,2012.

唐孝威. 意识论:意识问题的自然科学研究. 北京:高等教育出版社,2004.

王海明. 伦理学导论. 上海:复旦大学出版社,2009.

王如松. 认识生态复杂性,弘扬可持续生态科学:2007北京世界生态高峰会. 生态学报,2007,
    27(6):2651~2654.

王众托. 系统工程引论. 第三版. 北京:电子工业出版社,2006.

王众托. 知识管理. 北京:科学出版社,2009.

王众托. 知识系统工程. 北京:科学出版社,2003.

王众托. 知识系统工程与现代科学技术体系. 上海理工大学学报,2011,33(6):613~630.

肖广岭. 盖亚假说——种新的地球系统观. 自然辩证法通讯,2001,23(131):87~96.

许国志. 系统科学大辞典. 昆明:云南科技出版社,1994.

薛定谔. 生命是什么:物质与意识. 罗辽复,罗来欧 译. 湖南科学技术出版社,2003.

于景元. 钱学森综合集成体系. 西安交通大学学报(社会科学版),2006,26(80):40～47.

张志聪 注. 黄帝内经. 杭州:浙江古籍出版社,2002.

赵敦华. 西方哲学简史. 北京:北京大学出版社,2001.

赵敦华. 现代西方哲学新编 北京:北京大学出版社,2001.

周恒,张涵信. 号称经典物理留下的世纪难题"湍流问题"的实质是什么? 中国科学:物理学,力学,天文学,2012,42(1):1～5.

Baars B. In the Theater of Consciousness. NewYork:Oxford University Press,1997.

Baars B. The consciousness hypothesis:Origins and recent evidence. Trends in Cognitive Sciences,2002,(6):47.

Baggott J. 量子迷宫. 潘士先 译. 北京:科学出版社,2012.

Bak P,Chen K. Self-organization criticality. Scientific America,1991:46～54.

Bergson H. 创造进化论. 姜志辉 译. 长沙:湖南人民出版社,1989.

Bernroider G,Roy S. Quantum entanglement of K ions,multiple channel states and the role of noise in the brain. SPIE,2005,(29):205～214.

Bertalanffy V. 一般系统论:基础发展和应用. 林康义,魏宏森 译. 北京:清华大学出版社,1987.

Bohm D, Hiley B J. The Undivided Universe:An Ontological Interpretation of Quantum Theory. London:Routledge and Kegan Paul,1993.

Bohm D. 整体性与隐缠序:卷展中的宇宙语意识. 洪定国 译. 上海:上海科技教育出版社,2004.

Bohr N. Atomic Physics and Human Knowledge. New York:Wiley,1958.

Cairns-Smith A G. Evolving the Mind:On the Nature of Matter and the Origin of Consciousness. Cambridge:Cambridge University Press,1996.

Chalmers D J. The Conscious Mind:In Search of a Fundamental Theory. Oxford:Oxford University Press,1996.

Crick F,Koch C. A framework for consciousness. Nature Neurosci,2003,6(2):119～126.

Damasio A R. How the brain creates the mind. Scientific American,1999,281:112～117.

Davies P. Does quantum mechanics play a non-trivial role in life? Biosystems,2004,78:69～79.

Davis P. 原子中的幽灵. 史领空 译. 长沙:湖南科学技术出版社,2000.

Dehaene S,Naccache L. Towards a cognitive neuroscience of consciousness:Basic evidence and a workspace framework. Cognition,2001,(79):1.

Domash L H. Is pure consciousness a macroscopic quantum state in the brain//Orme-Johnson D W, Farrow,J T. Scientific Research on the Transcendental Meditation Program,1977(1):652～670.

Durant W. 世界文明史 1:东方的遗产. 台湾幼狮文化 译. 北京:东方出版社,2003.

Durant W. 探索的思想. 朱安 译. 北京:文化艺术出版社,1996.

Durant W. 探索的思想(下). 朱安 译. 北京:文化艺术出版社,1996.

Edelman G. Degeneracy and complexity in biological systems. National Academy of Sciences,2001,(98):3763.

Edelman G. Neural Darwinism:The Theory of Neuronal Group Selection. NewYork:Basic Books,1987.

Edelman G. Neuturalizing consciousness:A theoretical framework. National Academy of Sciences,2003,

(100):5520.

Einstein A,Podolsky B,Rosen N. Can quantum mechanical description of physical reality be considered complete? Physical Review,1935(47): 777~780.

Engel G S,Calhoun T R,Read E L,et al. Evidence for wavelike energy transfer through quantum coherence in photosynthetic systems. Nature,2007,(446):782~786.

Freeman W. Neurodynamics:An Exploration of Mesoscopic Brain Dynamics. London:Springer-Verlag,2000.

Gauger E,Rieper E,Morton J J L,et al. Sustained quantum coherence and entanglement in the avian compass. Physical Review Letters,2011,(106):040503.

Gazzaniga M S,Ivry R B,Mangun G R. 认知神经科学:关于心智的生物学. 周晓林,高定国 译. 北京:中国轻工业出版社,2011.

Gellman M. 夸克与美洲豹:简单性和复杂性的奇遇. 杨建邺,李湘莲 译. 长沙:湖南科学技术出版社,1998.

Gohler B,Hamelbeck V,Markus T Z ,et al. Spin selectivity in electron transmission through self-assembled monolayers of double-stranded DNA. Science,2011(331):894~897.

Grimm V,Revilla E. Pattern-oriented modeling of agent-based complex systems:Lessons from ecology. Science,2005,310:987~991.

Gu J F,Liu Y J,Son W J. A scientific discussion test on some social harmony problems//Proceeding of the 51st Meeting of the International Society for the Systems Sciences,Tokyo,2007 (56):5~10.

Gu J F,Song W Q,Liu Y J. System,knowledge and traditional chinese medicine//Proceedings of the 51st meeting of the International Society for the Systems Sciences,Tokyo,2007(56):148~156.

Hagan S,Hameroff S,Tuszynski J. Quantum computation in brain microtubules,decoherence and biological feasibility. Physical Review E,2001,(65):061901.

Haken H. 协同计算机和认知. 北京:清华大学出版社,1994.

Hameroff S R. Quantum coherence in microtubules:A neural basis for emergent consciousness. Journal of Consciousness Studies,1994,(1):91~118.

Hameroff S R,Penrose R. Conscious events as orchestrated space-time selections. Journal of Consciousness Studies,1996,(3):36~53.

Hardy L. 自然为什么要用量子理论来描述//Davis P,Barrow. 宇宙极问:量子、信息和宇宙. 朱芸慧,罗璇,雷奕安 译. 长沙:湖南科学技术出版社,2010.

He R H,Hashimoto M,Karapetyan H,et al. From a single-band metal to a high temperature superconductor via two thermal phase transitions. Science,2011,331(6024):1579~1583.

Hegel W F. 哲学史讲演录(第四卷). 贺麟,王太庆 译. 北京:商务印书馆,1981.

Heidegger M. 在通向语言的途中. 孙周兴 译. 北京:商务印书馆,2009.

Heisenberg W. Physics and Philosophy. New York:Harper,1958.

Heisenberg W. The representation of nature in contemporary physics. Daedalus,1958,(87):100.

Hofmeyr J H, Westerhoff H V. Building the cellular puzzle:Control in multi-level reaction networks. Journal of Theoretical Biology,2001,208,261~285.

James W. Psychology:The Briefer Course William James: Writings 1879－1899. New York: Library of America,1992.

Kandel E R. In Search of Memory:The Emergence of a New Science of Mind. New York:W W Norton,2007.

Kant I. 实践理性批判. 邓晓芒 译. 北京:人民出版社,2003.

Koch C,Greenfield S. How does consciouness happen? Scientific American,2007:76~83.

Koch C,Laurent G. Complexity and the nervous system. Science,1999,(284)5411:96~98.

Kosslyn S M. Neural foundations of imagery. Nature,2001,2(9):636~642.

Laszlo E. 巨变. 杜默 译. 北京:中信出版社,2002.

Laszlo E. 系统哲学引论:一种当代思想的新范式. 钱兆华,熊继宁,刘俊生 译. 北京:商务印书馆,1998.

Lee H,Cheng Y C,Fleming G R. Coherence dynamics in photosynthesis:Protein protection of excitonic coherence. Science,2007,316,1462~1465.

Lewin R M. Complexity:Life at the Edge of Chaos. New York:Macmillan Publishing Company,1992.

Llinas R. The neuraonal basis for consciousness. Philosophical Transactions of Royal Society,1998,B(353):1801.

Lovelock J E. Gaia. Oxford:Oxford University Press,1979.

Luo L,Lu J. Temperature dependence of protein folding deduced from quantum transition. 2011. arXiv:1102. 3748.

Mahner M,Bunge M. Fotundations of Biophilosophy. Berlin:Springer-Verlag. 1997.

Malsburg V. Cognition,Computation and Consciousness. Oxford:Oxford University Press,1997.

Mayr E. Cause and effect in biology. Science,1961(134):1501~1506.

Moreno M, Perez M, Pleixats R. Palladium-catalyzed Suzuki-type self-coupling of arylboronic acids,A mechanistic study. The Journal of Organic Chemisty,1996,(61):2346.

Nadeau R, Kafatos M. The Non-Local Universe: The New Physics and Matters of the Mind. Oxford:Oxford University Press,1999:1~240.

Needham J. Science and Civilization in China. London: Cambridge University Press,1956.

Ouyang M, Awschalom D D. Coherent spin transfer between molecularly bridged quantum dots. Science,2003,(301):1074~1078.

Palm M. Ecology of a crowded planet. Science,2004,304:1251,1252.

Penrose R,Hameroff S. Consciousness in the universe:Neuroscience,quantum space-time geometry and Orch OR theory. Journal of Cosmology,2011,(14):1~20.

Penrose R. Shadows of the Mind:An Approach to the Missing Science of Consciousness. Oxford:Oxford University Press,1994.

Penrose R. 皇帝的新脑:有关电脑、人脑及物理定律. 许明贤,吴忠超 译. 长沙:湖南科学技术出版社,1996.

Popper K R,Eccles J C. The Self and Its Brain. Berlin:Springer-Verlag,1977.

Ray T S. Evolution ecology and optimization of digital organisms. SantaFe Institute Working Paper,922082042. 1992:44.

Regal C A, Greiner M, Jin D S. Observation of resonance condensation of fermionic atom pairs. Physical Review Letters,2004,(92):040403.

Reiter G F,Kolesnikov A I,Paddison S J,et al. Evidence of a new quantum state of nano-confined water. 2011. arXiv:1101,4994.

Rescher N. 复杂性:一种哲学概观. 吴彤 译. 上海:上海科技教育出版社,2007.

Rieper E,Anders J Vedral V. Quantum entanglement between the electron clouds of nucleic acids in DNA. 2011. arXiv:1006. 4053v2.

Schrodinger E. Discussion of probability relations between separated systems. Proceedings of Cambridge Philosophical Society,1935,31:555~563.

Schwartz J M, Begley S. The Mind and the Brain: Neuroplasticity and the Power of Mental Force. New York: Harper Collins,2002.

Searle J. Consciousness. Annual Review of Neuroscience,2000:(23):557~578.

Shannon C,Weaver W. The Mathematical Theory of Communication. Urbana:University of Illinois Press,1949.

Singer W. Synchronization of cortical activity and its putative role in information processing and learning. Annual Review of Physiology,1993,(55):349~374.

Smith N K. A Commentary to Kant's Critique of Pure Reason. New Jersey:Humanities,1918.

Stapp H P. Mind,Matter,and Quantum Mechanics. 3rd ed. Berlin:Springer,2009.

Stapp H P. Mindful Universe:QuantumMechanics and the Participating Observer. Berlin:Springer,2007.

Tainter J A. 复杂社会的崩溃. 邵旭东 译. 海口:海南出版社,2010:1~299.

Tegmark M. The importance of quantum decoherence in brain processes. Physical Review E,2000 (61):4194~4206.

Thera N. The Heart of Buddhist Meditation. New York:Samuel Weiser,1962.

Thom R. An Outline of a General Theory of Models. MA:Benjamin,1975.

Turin L. A spectroscopic mechanism for primary olfactory reception. Chem Senses,1996,21(6):773~791.

Vattay G, Kauffman S, Niiranen S. Quantum biology on the edge of quantum chaos. 2012. arXiv:1202. 6433v1.

Von Neumann J. Mathematical Foundations of Quantum Mechanics. Princeton:Princeton University Press,1955.

Waldrop M M. Complexity:The Emerging Science at the Edge of Order and Chaos. New York:Simon and Schuster,1992.

Wang R S. Ecology of Complex Ecosystem//Li W H. Ecological Research:Review and Prospective. Beijing:Meteorological Press,2004.

Wheeler J. 宇宙逍遥. 田松,南宫梅芸 译. 北京:北京理工大学出版社,2006.

Wilson E O. 论契合-知识的统合. 田洺 译. 上海:三联书店,2002.

Zeki S. The disunity of consciousness. Trends in Cognitive Science,2003,(7):214.

附录 国际《科学》杂志公布的 125 个科学难题

关于宇宙、关于地球、关于我们自身，有许多谜题等待我们去挖掘。但哪些是最重要的未解之谜，我们距离找到答案还有多远？2005 年 7 月 1 日，在纪念美国《科学》杂志创刊 125 周年之际，杂志编辑邀请世界上各个领域的前沿科学家们总结出了 125 个迄今我们还不能很好回答、但却有望在不久的将来获得解答的问题，重中之重有 25 个。在今后 1/4 个世纪的时间里，人们将致力于研究解决这些问题[①]。

这 125 个问题如下（前 25 个被认为是最重要的问题）：

1. 宇宙由什么构成？
2. 意识的生物学基础是什么？
3. 为什么人类基因会如此之少？
4. 遗传变异与人类健康的相关程度如何？
5. 物理定律能否统一？
6. 人类寿命到底可以延长多久？
7. 是什么控制着器官再生？
8. 皮肤细胞如何成为神经细胞？
9. 单个体细胞怎样成为整株植物？
10. 地球内部如何运行？
11. 地球人类在宇宙中是否独一无二？
12. 地球生命在何处产生、如何产生？
13. 什么决定了物种的多样性？
14. 什么基因的改变造就了独特的人类？
15. 记忆如何存储和恢复？
16. 人类合作行为如何发展？
17. 怎样从海量生物数据中产生大的可视图片？
18. 化学自组织的发展程度如何？
19. 什么是传统计算的极限？
20. 我们能否有选择地切断某些免疫反应？
21. 量子不确定性和非局部性背后是否有更深刻的原理？

---

22. 能否研制出有效的 HIV 疫苗?

23. 温室效应会使地球温度达到多高?

24. 什么时间用什么能源可以替代石油?

25. 地球到底能负担多少人口?

26. 宇宙是否唯一?

27. 是什么驱动宇宙膨胀?

28. 第一颗恒星与星系何时产生、怎样产生?

29. 超高能宇宙射线来自何处?

30. 是什么给类星体提供动力?

31. 黑洞的本质是什么?

32. 正物质为何多于反物质?

33. 质子会衰减吗?

34. 重力的本质是什么?

35. 时间为何不同于其他维度?

36. 是否存在比夸克更小的基本粒子?

37. 中微子是其自己的反粒子吗?

38. 是否有解释所有相关电子系统的统一理论?

39. 人类能够制造最强的激光吗?

40. 能否制造完美的光学透镜?

41. 是否可能制造出室温下的磁性半导体?

42. 什么是高温超导性之后的成对机制?

43. 能否发展关于湍流动力学和颗粒材料运动学的综合理论?

44. 是否存在稳定的高原子量元素?

45. 固体中是否有超流动性? 如果有,如何解释?

46. 水的结构如何?

47. 玻璃态物质的本质是什么?

48. 是否存在合理化学合成的极限?

49. 光电电池的最终效率如何?

50. 核聚变将最终成为未来的能源吗?

51. 驱动太阳磁周期的原因是什么?

52. 行星怎样形成?

53. 是什么引发了冰期?

54. 使地球磁场逆转的原因是什么?

55. 是否存在有助于预报的地震先兆?

56. 太阳系的其他星球上现在和过去是否存在生命?

57. 自然界中手性原则的起源是什么？

58. 能否预测蛋白质折叠？

59. 人体中的蛋白质有多少存在方式？

60. 蛋白质如何发现其作用对象？

61. 细胞凋亡有多少种形式？

62. 是什么保持了细胞内的通行顺畅？

63. 为什么细胞的成分可以独立于 DNA 而自行复制？

64. 基因组中功能不同于 RNA 的角色是什么？

65. 基因组中端粒和丝粒的作用是什么？

66. 为什么一些基因组很大，另一些又相当紧凑？

67. 基因组中的"垃圾"（"junk"）DNA 有何作用？

68. 新技术能使 DNA 测序的成本降低多少？

69. 器官和整个有机体如何了解停止生长的时间？

70. 除了继承突变，基因组如何改变？

71. 在胚胎期，不对称现象是如何确定的？

72. 翼、鳍和面孔如何发育进化？

73. 是什么引发了青春期？

74. 干细胞是否位于所有肿瘤的中心？

75. 肿瘤更容易通过免疫进行控制吗？

76. 肿瘤的控制比治愈是否更容易？

77. 炎症是所有慢性疾病的主要原因吗？

78. 疯牛病会怎样发展？

79. 脊椎动物在多大程度上依赖先天免疫系统来抵抗传染病？

80. 对抗原而言，免疫记忆需要延长暴露吗？

81. 为什么孕妇的免疫系统不拒绝其胎儿？

82. 什么与有机体的生物钟同步？

83. 迁徙生物怎样发现其迁移路线？

84. 为什么要睡眠？

85. 人类为什么会做梦？

86. 语言学习为什么存在临界期？

87. 信息素影响人类行为吗？

88. 一般麻醉剂如何发挥作用？

89. 导致精神分裂症的原因是什么？

90. 引发孤独症的原因是什么？

91. 阿兹海默症患者的生命能够延续多久？

92. 致癌的生物学基础是什么？

93. 大脑如何建立道德观念？

94. 通过计算机进行学习的极限是什么？

95. 有多少个性源于遗传？

96. 性别倾向的生物学根源是什么？

97. 生命树是生命之间系统关系最好的表达方式吗？

98. 地球上有多少物种？

99. 什么是物种？

100. 横向转移为什么会发生在众多的物种中以及如何发生？

101. 谁是世界的共同祖先？

102. 植物的花朵如何进化？

103. 植物怎样制造细胞壁？

104. 如何控制植物生长？

105. 为什么所有的植物不能免疫一切疾病？

106. 外界压力环境下，植物的变异基础是什么？

107. 是什么引起物质消失？

108. 能否避免物种消亡？

109. 一些恐龙为什么如此庞大？

110. 生态系统对全球变暖的反应如何？

111. 至今共有多少人种，他们之间有何关联？

112. 是什么提升了现代人类的行为？

113. 什么是人类文化的根源？

114. 语言和音乐演化的根源是什么？

115. 什么是人种，人种如何进化？

116. 为什么一些国家向前发展，而有些国家的发展停滞？

117. 政府高额赤字对国家利益和经济增长速度有什么影响？

118. 政治与经济自由密切相关吗？

119. 为什么改变撒哈拉地区贫困状态的努力几乎全部失败？

120. 有没有简单的方法确定椭圆曲线是否存在无穷多解？

121. 霍奇闭链是代数闭链的和吗？

122. 数学家将会最终给出 Navier-Stokes 方程的解吗？

123. 庞加莱实验能否确定 4 维空间的球？

124. 黎曼 zeta 函数的零解都有 a＋bi 形式吗？

125. 对粒子物理标准模型的研究是否会停止在量子 Yahg-Mills 理论上？

（注：最后 6 个数学问题选自 Clay 数学研究所提出的新千年问题）

简单归纳统计这 125 个问题,其中涉及生命科学的问题占 46%,关系宇宙和地球的问题占 16%,与物质科学相关的问题占 14%以上,认知科学问题占 9%。其余问题分别涉及数学与计算机科学、政治与经济、能源、环境和人口等。

前 25 个问题简述

1. 宇宙由什么构成

一个脱口而出的答案是:由那些亮晶晶的星星组成的。但在最近几十年中,科学家越来越发现这个答案是不正确的。天文学家认为,组成恒星、行星、星系——当然还有我们——的物质,或者叫普通物质,只占宇宙总质量的不到 5%。他们估计,另外 25%,可能是由尚未发现的粒子组成的暗物质。剩下的 70%呢? 天文学家认为那可能是暗能量——让宇宙加速膨胀的力量。暗物质和暗能量的本质是什么? 科学家正在用加速器和望远镜寻找这些问题的答案,如果找到了,其意义肯定是宇宙级的。

2. 意识的生物学基础是什么

17 世纪的法国哲学家有一句名言:"我思故我在"。可以看出,意识在很长时间里都是哲学讨论的话题。现代科学认为,意识是从大脑中数以亿计的神经元的协作中涌现出来的。但是这仍然太笼统了,具体来说,神经元是如何产生意识的? 近年来,科学家已经找到了一些可以对这个最主观和最个人的事物进行客观研究的方法和工具,并且借助大脑损伤的病人,科学家得以一窥意识的奥秘。除了要弄清意识的具体运作方式,科学家还想知道一个更深层次问题的答案:它为什么存在,它是如何起源的?

3. 为什么人类的基因会如此之少

2003 年,当人类基因组计划接近完成的时候,生物学家在欢呼这一成就的同时,惊奇地发现人类的基因数量比原先估计的少,是的,人只有大约 2.5 万个,而原来认为应该有 10 万个。相比之下,一种非常简单的生物——线虫也有 2 万个基因。拟南芥植物的基因数量比人类稍多,而水稻的基因数量则是人类的一倍。科学家认为,基因组运作的方式应该比以前认为的更加灵活和复杂,他们正在探寻这些少用基因多办事的分子机制。

4. 遗传变异与人类健康的相关程度如何

很早以前科学家就发现有些人对于某些药物的反应和其他病人不同。例如,某种麻醉用肌肉松弛剂会导致特定的人无法呼吸,最终,科学家发现这种现象的原因在于他们拥有特定的基因。这也就带来了一个问题:研究不同的人之间的遗传差异是否可以促进医学发展出更高级的治疗手段,也就是说,根据个人的 DNA 进行量体裁药? 科学家已经辨认出了一批与药物相互作用的基因。但是要真正实现"量体裁药",恐怕还为时尚早。

5. 物理定律能否统一

苹果落向地面、一道闪电划过长空、核电站反应堆里的铀原子衰变同时放出能量,超级加速器击碎质子:这几种现象代表着自然界中四种基本力的作用,也就是引力、电磁力、弱力和强力。宇宙间所有的物理现象都可以用这四种基本力进行解释。但是科学家并不满足。有没有可能把这四种力统一成为一种? 20 世纪 60 年代,物理学家发现弱力和电磁力是可以统一起来的,它们是一种事物的不同侧面,统称电弱力。但是其余两种力是否可以和它统一起来?

6. 人类寿命到底可以延长多久

尽管百岁老人仍然少见,人类的平均寿命(尤其是在发达国家)在过去的几十年中一直在延长。但是这种趋势能保持多久? 科学家通过对实验动物的研究,发现包括限制热量摄入在内的一些方法可以显著地延长它们的寿命。但是这些方法是否可以成功地应用到人类的身上,以及能延长多少寿命呢? 一些科学家认为,至少人类活到 100 岁可以成为家常便饭。不过,即使这样,长寿也会带来其他的麻烦,比如社会保险。

7. 是什么控制着器官再生

有一些生物拥有非凡的修复本领:被切断的蚯蚓可以重新长出一半身体,而蝾螈可以重建受损的四肢……相比而言,人类的再生本领似乎就差了一点。没有人可以重新长出手指,骨头的使用也是从一而终。稍可令人安慰的是肝脏。被部分切除的肝脏可以恢复到原来的状态。科学家发现,那些可以让器官再生的动物,在必要的时候重新启动了胚胎发育时期的遗传程序,从而长出了新的器官。那么人类是否可以利用类似的手法,在人工控制下自我更换零部件呢?

8. 皮肤细胞如何能成为神经细胞

在 20 世纪中期,生物学家把青蛙的体细胞核放入青蛙的去核卵细胞里,结果制造出了克隆蝌蚪。最近几年,关于人类胚胎干细胞的研究正在热火朝天地进行——把人的体细胞核放入卵细胞中,科学家期待着制造出各种各样的人类体细胞,例如神经细胞、成骨细胞、心肌细胞等等。尽管科学家已经取得了一些成功,他们仍然对于这种体细胞核移植技术能够成功的原因知之甚少。的确,去核的卵细胞在这个过程中扮演着至关重要的角色——可是具体机制是什么？

9. 单个体细胞怎样成为整株植物

在某种意义上，植物似乎比动物有更大的灵活性。植物的体细胞不需要繁琐的体细胞核移植技术，就能重新变成植物胚胎细胞。科学家很早就已经开始利用植物的这种性质。用一小块植物组织，在实验室里就能培养出可以供一片森林使用的幼苗。但是为什么植物细胞有这样的灵活性？科学家已经发现了一些线索，例如植物的生长素在这个过程中起到的作用。

10. 地球内部如何运行

40多年以前，一场地球科学的革命发生了。板块构造学说更新了关于地球自身的知识。但是关于地球内部构造的问题，仍然沿袭着革命之前的知识。科学家在这40年中所做的，就是把这个鸡蛋模型——分为地壳、地幔和地核进一步细化。借助于越来越先进的地震波成像技术，科学家正在研究地球这个庞大机器的运作过程。但是要掀起另一场科学革命，可能还需要半个世纪。

11. 地球人类在宇宙中是否独一无二

45年前，天文学家德雷克首次启动了探寻地外文明的奥兹玛计划——用巨大的天线（射电望远镜）接受外星文明发射的信号。45年过去了，天文学家的努力仍然在继续着。然而，即使是迄今为止规模最大的"凤凰"计划，也还没有找到任何来自外星文明的无线电信号。

12. 地球生命在何处产生、如何产生

科学家已经发现了34亿年前的微生物的化石，在更古老的岩石上也能找到生物光合作用的痕迹。那么蛋白质和DNA——生命的两大支柱——哪一个先出现在地球上？或者一起出现？科学家认为，更可能的情况是，RNA比前两者更早出现。另一个问题是，生命在什么样的环境下起源？一种假说认为，生命最早起源于海底的热水中。如今，科学家一方面在实验室里探寻从简单有机物到可以自我复制的有机物的发展过程，另一方面，研究彗星和火星，也将为这个问题带来重要的启示。

13. 什么决定了物种的多样性

这是一个充满生命的行星，但是并非每一个角落的生命都同样繁荣。一些地区居住的物种的数量超过其他地区。热带比寒带拥有更高的物种多样性。为什么会出现这种情况？仅仅是因为热带比寒带更热？科学家认为，生物和环境之间的

相互作用对多样性起着关键的作用。当然,还有其他一些改变多样性的力量,例如捕食和被捕食的关系。但是,科学家首先面临的问题是如何获取关于全球物种多样性的基础数据——到底有多少种生物在那儿。

14. 什么基因的改变造就了独特的人类

随着基因测序技术的改进,越来越多物种的基因组全序列进入了科学家的数据库中,包括我们自己和数种灵长类亲戚,比如黑猩猩。我们很容易分辨出人和黑猩猩,然而在分子水平上,这种分辨却不那么容易。我们和黑猩猩的 DNA 差异大约是 1.2%。这是一个很小的数字,但是从绝对数量上来看,这种差异意味着 3 千多万个碱基对的不同。到底是这 3 千多万个差异中的哪些,让我们在与黑猩猩“分家”之后,变得如此独特?科学家正在寻找那些让我们有别于其他灵长类物种的遗传差异,当然,还有文化、语言和技术等等超越基因的因素。

15. 记忆如何存储和恢复

20 世纪 50 年代,科学家发现大脑中的海马区在存储信息的过程中扮演着至关重要的角色——如果切除掉海马区,那么以前的记忆就会一同消失。但是海马区的神经细胞如何把信息固定下来?科学家发现一些分子参与到了记忆的形成。此外,神经细胞突触地形成也与记忆相关联。但是,科学家目前对于记忆的运作机制的了解还不够——而这一机制对于理解我们自身是非常重要的。

16. 人类合作的行为如何发展

你很容易在社会性动物身上看到利他的行为。例如蜜蜂把食物的信息传递给其他蜜蜂。人类和其他灵长类动物社会也充满了合作的行为。进化论的创立者达尔文对合作现象提出过一些解释,例如亲属之间的相互帮助,实际上会促进整个家族繁殖的可能性。如今,科学家正在寻找合作行为的遗传基础。而博弈论——一种关于竞争、合作和游戏规则的数学理论,也能够帮助科学家理解合作行为如何运作。达尔文观察到了合作的现象并做出了解释,今天的科学家希望能够让这个解释更加深入,并且希望能够回答它是如何产生的。

17. 怎样从海量的生物学数据中产生大的可视图片

生命是如此的复杂,以至于几乎每一位生物学家都只能在一个很小的领域进行探索。尽管在每一个领域都产生了大量的描述性的数据。但是科学家能够从这些海量的数据中得出一个整体的概念,例如生物是如何运作的?系统生物学这门正在形成的学科为回答这些问题提供了一些希望。它试图把生物学的各个分支联系起来,利用数学、工程和计算机科学的方法让生物学更加量化。不过,现在还没有人知道这些方法是否能够最终让科学家理解生物运作的整体图景。

18. 化学自组织的发展程度如何

在某种意义上,化学家是最喜欢发明的一群人,因为他们总是不断制造出新型的分子。尽管今天的化学家已经能制造出很复杂的化学结构,他们能让这项工作变得既简单又复杂吗?也就是说,让原料原子自己装配成复杂的结构,就像生命所表现出来的那种自我装配的特性。已经有一些化学自我装配的实例,例如制造类似细胞膜的双层膜结构。但是更高级的自我装配,例如自下而上地制造集成电路,仍然是一个梦想。

19. 什么是传统计算的极限

有些事看上去很简单但是解决起来很复杂,例如一个推销员要走遍相互连接的几个城市,那么怎样走才能实现总路程最近?城市数量的增加会让最强大的电子计算机也感到畏惧。20世纪40年代,信息论之父香农提出了信息(以比特方式存在)储存和传递所遵循的物理规律。任何传统的计算机都不能超越这个规律。那么,在工程上,最终我们能造出多么强大的计算机?不过,非传统的计算机可能并不受到这些限制,例如近年来兴起的量子计算机。

20. 我们能否有选择地切断某些免疫反应?

在今天,器官移植已经成为了一种不那么罕见的手术,但是医生和病人面对的一个大麻烦在一定程度上仍然存在:免疫排斥反应。病人的免疫系统有可能把移植的器官当做"非我族类"进行攻击,让手术功亏一篑。为了防止这种情况发生,医生要仔细挑选供体器官,而有的病人需要终身服用免疫抑制类药物——这显然不是个好主意。科学家已经找到了几种可能的方法,既让免疫系统正常工作,又不会排斥移植的器官的方法,但是要实现临床的应用,还需要很长的时间。

21. 量子不确定性和局部性是否有更刻的原理

量子理论已经诞生了100年有余,它产生了令人信服的应用成果,但是它也带来了反直觉:量子力学的不确定原理指出我们无法同时精确地获得一个物体的动量和位置。而非定域性让两个处于量子纠缠态的粒子的纠缠态同时崩溃,而不管它们相距多远。爱因斯坦就说过,尽管量子力学给他留下了非常深刻的印象,但是"一个内心的声音告诉我,它还不是真实的东西。"

22. 能否研制出有效的 HIV 疫苗

每年,仅仅美国国立卫生院就投入5亿美元用于艾滋病疫苗的研发工作。但是迄今为止还没有一种疫苗表现出实用性。怀疑者认为艾滋病疫苗永远都不会成功,因为人类免疫缺陷病毒(HIV)变化多端。而支持者认为,在猿免疫缺陷病毒上,疫苗可以产生效果,因此 HIV 的疫苗也可能成功。

23. 温室效应会使地球温度达到多高

尽管大气的二氧化碳浓度肯定会在这个世纪继续增加,尽管这种增加肯定会带来全球变暖,但是变暖的程度仍然不太确定。科学家一般认为,这个世纪二氧化碳浓度的加倍会带来 1.5～4.5℃ 的升温。但是这不够精确。科学家正在发展新的数学模型,试图让数字更令人信服。

24. 什么时间用什么能源可以替代石油

没有人否认石油最终会用光。而且,石油产量可能不久就要开始下降。即便不考虑这些因素,全球变暖的危险也促使人类尽快找到替代石油的能源——太阳能? 风能? 核能? 每一种似乎都很有潜力,但是它们都还不太成熟。

25. 地球到底能负担多少人口

1798 年,马尔萨斯发表了他著名的《人口原理》一书,他提出人口增长总是跟不上食品供应的增长(原文如此),而只有灾难才能阻止增长。200 年过去了,地球总人口增长到了 60 亿(是马尔萨斯时代的 6 倍),但是马尔萨斯所预言的大灾难并没有发生。科学技术在很大程度上阻止了这种灾难。但是人类仍然面临着一个问题,如何保证大灾难不会在未来发生?

后记 《复杂系统学新框架》访谈

这本书介绍了一个较为庞大的系统,它包含四条主线。

第一条是创建复杂系统哲学,从量子,到二面性,到相位,到量子相干,到宏观量子效应,到意识,到生命,到心灵,到道,到复杂性,到多维多层次,到智慧,完成一次哲学概念的大跨度的跋涉。

第二条是创建复杂系统学知识体系,从本体论,到系统论,到认识论,到方法论,到科学原理,到技术科学,到工程技术,到实践,完成了对钱学森复杂系统学的框架建设。

第三条是运用系统观来实现对万事万物的描述,这里从原子,到细胞,到人,到社会,到生态,由小到大,有简单到复杂,最终落脚在社会复杂系统上,提出对复杂社会工程和道德复兴大业的思考。

第四条是运用量子观与系统观相结合对当代科学问题开展再思考,从基本量子,到玻色子,到量子相干,到蛋白质,到系统细胞学,到神经科学,到意识科学,到社会气场,到意识流,完成一个基于场的世界图景的描述和对未来科学突破的展望。

内容庞杂,阐述深浅可能有所不当。为了弥补,特邀请倪志勇,岳全力,魏英杰,孙伯元,王玮,李荣,唐帆等诸人士座谈。座谈中,特别谈到本书创作的过程。下面是部分讨论的内容摘选,权作后记。附在书后,以供参考。

1. 复杂系统哲学新框架的由来

倪:我们知道,人类社会的发展进入了信息爆炸、知识爆炸的时期。知识成倍的增长,社会各阶层在观点上、观念上的对立日渐扩大,甚至还有往极端化发展的趋势。复杂系统学问是针对这一社会需求展开的吗?

佘:复杂系统学这门学问,它是应势而生。应的是什么势呢? 它应的就是人类社会和地球生态发展的大趋势。据一些资料记载,中国古代的道家、佛家的圣贤早在 2000 多年前,就对社会文明发展的大趋势进行了一定程度的预见:认为人类文明在两千多年后会发生大的转变,这时,人类思想的演化到了一个临界状态。在今天看来,科学昌明、理性重现、信息爆炸、多元文化高度融合,这时,人类对于自身的责任的认知也需要提升到一个新的高度,人类不能只是沉浸在是非的争论上,人类应该担负起更大的责任,即挑起自身发展与生态环境发展这两副担子来。人类的智慧需要上一个层次和上一个台阶。

因此,社会发展对思想创新有了新的需求。像你说的,人类社会进入了复杂性时期,道德文化将应运而生。因为,至繁将孵育出至简。我们在书中所理解的道,就是在一个事物还没有出现之前所包含的一个抽象的存在,道把握了这个事物的发生的趋势,就像种子发芽之前就蕴涵在种子里面的、包含该植物生长的全部信息的这样一个事物。这个事物是否存在?人们一直在争论。我们认为,它是存在的。中国东方自然哲学,以它的存在性为基础,同时依据几千年的实践所逐渐完善起来的一个学术体系就是关于道的哲学。我们接受这个哲学,并发现它与科学的最新发现-量子不谋而合。量子力学创始人之一海森堡对于量子波函数进行了同样的哲学解释,他指出,量子波函数反映的就是量子系统的一个潜在的趋势(详细见本书2.2.3节)。道与量子相结合,构成了一个哲学新框架。这本书是对这个框架的一个概述、一个导论。

魏:复杂系统哲学主要针对什么问题?

佘:这个哲学应该解决三个问题:第一,什么是量子;第二,什么是生命;第三,什么是心灵。哲学是对事物本质的认识,哲学要解决所有的人——无论是少年、青年还是老年都可能问的问题,这就是所谓的终极问题。譬如关于人的本质,或者生命与非生命的差别。人不是生活在真空里,人希望了解他所生存的世界到底是什么样的终极构成以及生命体的终极构成和非生命体的终极构成之间哪些地方相同,哪些地方不同?

我们说,生命体与非生命体的差别在于生命体有非凡的意识,而意识的本质是量子相位场。这就构成了一个从量子场,到意识,到生命的通路。人一出生就在这个大自然(社会)上与各种力量发生碰撞。远古的时候,人要跟野兽打交道,弄不好就被吃掉,因为人从力量上、身高上都并不占优势。人生存下来来,而且越来越强大,靠什么呢?靠大脑。为什么人的大脑很发达呢?因为人有心灵,它是一个更加高级的、智能化层度高的意识场。所以人不同于动物,是因为人有心灵;而动物不同于石头,是因为动物是生命体,有意识;但是三者都有一个公共的地方,那就是量子。

这些内容是本书的核心,构成一个一元二面多维多层次的本体论。

问:您是自然科学家,您的这本著作名为《复杂系统哲学新框架》,相比于科学思维,哲学思维有什么特点?

佘:所谓哲学思维有两个意思。一个是对各类事物都有一个宏观的思维。一个清晰的宏观思维就是要明确,我们到底想解决什么问题。第二个,除了宏观思路清晰以外,哲学还有一个特点,叫抽象思维。抽象思维不是总是对着具体对象进行思考,而是把具体对象里面的一般性属性,或者范畴,抓出来。因为只有这些一般性的东西才具有普适的结构。具体的事物往往变化比较大。比如说,今天我研究细胞,明天我研究人,后天我研究团队的管理,我把一个团队想象为一个细胞,这就是在把握它们作为系统的一般性的规律。抽象思维能力强,就特别擅长联想,擅长从事交叉学科研究。

　　细胞与团队之间有没有相似点?有。有没有不同点?那更多。抽象思维不但要把握相似点,还要把握不同点。把握相似点能够帮助联想,借助这个系统的知识来帮助推导那个系统的知识,不断有所发现,有所创造。把握差异也很重要,就是要我们小心求证,把握哪些地方、哪些结论是有局限性的。大多数哲学家关注普遍性和一般性,对差异性的分析能力有限,所以讨论问题很难深入。大多数科学家只关注差异,对普遍性不敏感,就容易忽略整体性。如果只看见差异看不见相同点,就不敢说话,生怕一说就错。二者应该互补。

　　我们这里开展的努力,是从科学的思维走向哲学的思维。首先是脚踏实地,始终站在地上,始终面对具体的科学系统和科学问题,不漂起来。其次是尽可能地运用直觉,来发现普遍性。由于我们总想用哲学思维来解决实际问题,所以,我们的哲学思维是有用的,尽管它的哲学表述还不一定尽善尽美。

　　倪:您这本书里的一个主旋律是复杂系统。钱老早在 20 世纪 80 年代就倡导系统科学,提出创建系统学,以及建立开放的复杂巨系统理论。您的思想跟钱老的思想有什么关系?

　　佘:我们这里创建的思想正是沿着钱老所设想的方向在前进,现在终于取得了一点实质性的进展。钱老倡导的复杂系统学,应该包含从哲学观到科学、到技术到工程应用,它提出了开放的复杂巨系统的概念,和从定性到定量的综合集成方法等等。我们把开放的复杂巨系统的概念进一步具体化,提出复杂性世界的万事万物都是一元二面多维多层次的复杂系统。这一提法首先突破了二元论,并将多维多层次作为科学研究的对象。这样,我们就对钱老的先驱性的思想进行了继承和发扬。这一思想体系在我们上一本书——《人体复杂系统科学探索》已经做了一点说明,在这本书里。可以说是和盘托出。

　　倪:复杂系统科学是当今的科学前沿。近年来国际《自然》(Nature)和《科学》(Science)杂志分别出版了几期专辑来讨论复杂系统科学的发展。而您这本书却是复杂系统哲学。复杂系统的科学研究为什么需要哲学呢?或者说,复杂系统哲学对于科学而言有什么作用和价值?

　　佘:如果对科学史做一些研读,我们就会发现,自然科学及其诸学科都是在相应的哲学观主导下产生并发展的。例如,牛顿力学的创立标志着近代自然科学诞生,而标志着牛顿力学建立的著作是《自然哲学之数学原理》。爱因斯坦曾多次讨论哲学对于基础科学的作用,他说:"如果把哲学理解为在最普遍和最广泛的形式中对知识的追求,那么,显然,哲学就可以被认为是全部科学研究之母"。① 相对

---

　　① 爱因斯坦.爱因斯坦文集(第一卷).北京:商务印书馆,1976:519.

论的创立与爱因斯坦对科学的哲学考察和对同时性概念的哲学批判是分不开的。我们可以说,在科学发展史上,哲学突破与科学突破是交替出现的,二者相互促进,缺一不可。

因此,复杂系统哲学的发展是思想发展的必然。一方面,过去几十年系统科学、复杂系统科学以及自然科学各个学科的发展,为发展新的哲学思想提供了大量的科学依据;另一方面,人们对复杂事物的进一步认识,需要系统的哲学观的指导。我们这里提出的复杂系统哲学新框架就是在这个背景下产生的。

倪:近30年来,系统科学、系统工程有了许多发展。但是专门关注系统哲学和复杂系统哲学的著作并不多见。迄今为止最有影响力的学者和著作,来自三位学者;20世纪80年代,关注全球问题的布达佩斯俱乐部创始人、系统学家欧文·拉兹洛的《系统哲学》;法国社会学家、哲学家埃德加·莫兰的《方法》系列以及《复杂性思想》;美国哲学家尼古拉斯·雷舍尔的《复杂性:一种哲学概观》。您这本专著中所阐述的复杂系统哲学的依据是什么?作为东方的学者,您这里阐述的复杂系统哲学与中国传统文化有什么联系?

佘:本书阐述的复杂系统哲学主要依据两个基石,一个是量子观,一个是系统观。量子观这部分,是现代科学的精彩内容。系统观这部分融合了中国传统文化的内容,即道的哲学观,同时跟钱老也有很大的关系。因为,不仅仅是系统,还是复杂系统。量子观和系统观都是抽象的思想,它们需要落实到一个具体的本体上才能成为一个体系。这个东西是什么呢?那就是道!这个本体论甚至提出了一个对于量子力学的新的解释,这一解释必须依据一个比量子力学所覆盖的科学实验的东西更加宽阔的平台。这个平台就是中国传统文化传承了几千年的道学体系。道这个概念已经有几千年的历史。可以说,已经经受了华夏文化历史变迁的洗礼,这一概念才使我们构建了一个足够有力的本体论。中国道学是结合人体修炼的一个相当逻辑的知识体系,有理论,有实践。在对意识的探究上,比中医更加深入。哲学的认识来自于对广泛的经验事实的提炼,并对所提炼了公理式的预设还要再进行逻辑推演。这就是我们在书里面做的事情,今后还要再经受实践的再检验。这就是思想探索的历程。

与你所提到的几位西方学者相比较,我们进入的深度更深,无论是对于量子力学,还是对于道学,对于意识,我们的本体论系统都更加彻底,更加大胆,原因是我们背后有中国道学的支撑。在系统论层面上,我们的观点非常类似。

倪:从您介绍的这些概念来看,您的这本著作提供了一个融合古今、东西的大框架。您能否简要介绍一下您的学术背景,您是怎样形成这样一个学术大框架的?

佘:关于我个人的学术经历,我在《人体复杂系统科学探索》的后记里面做了一点介绍,但是篇幅不是很大。我的专业是研究流体力学的,研究对象是最困难、也是复杂度最高的湍流。这个问题也是与统计物理、场论等理论物理密切相关的,湍流问题被费曼称为是经典物理的最后一个难题。我关注复杂系统问题近二十年了,尤其是关于人的复杂系统。在这期间,我们曾开展了一些交叉学科的研究,包括生物信息学和运动人体学。在生物信息学的研究中,我们曾研究过基因结构(基因预测算法),病毒基因演化(SARS 和流感病毒),蛋白质折叠(分子动力学)等,这几个问题分属几大领域,人们一般只能研究其中一个领域,而我们在从中探索事物的共性。在科技奥运的热潮中,我们利用国家队的高水平训练平台,开展对优秀运动员的全面素质研究,后来这些研究延伸到人的思维,形成对人的高级思维的复杂概念网络模型。这些有关人体的探索都有理论、有模型、有实践,正是把钱老所倡导的复杂系统研究落实在一个具体的对象上,那就是人。运动员是一个具体的系统,这个系统有难得的复杂性和简单性的融合。它像所有的人一样具有复杂性,但它的使命、目标又比较单纯,就是争取夺冠。它具有一定的基础和条件,但又需要"百尺竿头,更上一步",需要拔高。针对这一系统所开展的研究,对于检验量子与道的思想体系,并丰富这一思想体系提供了极好的平台。最终,这些思考被记录到两本书中,第一本是《力学创新助飞奥运梦想》,第二本是《人体复杂系统科学探索》。这本《复杂系统学新框架》是对这一系列工作的最高度的抽象。

　　值得指出的是,这一理论框架不是今天才提炼出来的,而是一个长期思考的过程。这本书里讲的许多结论,在过去近二十年结合自身实践的心身并练,性命双修的自省活动中早有所悟,或者说早就形成了。这是在等待一个适当的时机将它们和盘托出而已。纪念钱学森先生一百周年诞辰也许提供了这样一个机会。确实,我们在去年年底前结稿的《人体复杂系统科学探索》一书中,将一元二面多维多层次的本体论框架已经介绍出来了,但并没有说深说透。是另外一件事触动了我,使我下了这个全盘托出的决心。

　　这件事就是我身边的一位好友因病离开人世。这位朋友从我们科技奥运的研究和身边其他朋友身体康复的事实中受到启发,在得知自己身患晚期癌症时,下决心通过实践祖国传统的心身并练,性命双修的技术来与病魔抗衡。初步训练果然取得了极好的效果。可是后来的一系列的复杂情况的出现,使这位朋友的状态出现了跌宕起伏。但是,这位朋友没有气馁,没有抱怨,坚持认真训练,每天记笔记,并且坚持工作。从这里,我们可以看到人的心灵的力量(这是本书里所讲的一个重要的题目)。这就是记录在《人体复杂系统科学探索》一书里的燕女士的情况。在上一本书交稿之时,她的状况总的说来还是非常令人鼓舞的。但是,最后她还是走了,而且走得很匆忙。在这里可以看出人体的复杂性,意识的复杂性,社会系统的复杂性。虽然燕女士走了,但是,她所留下的几十万字的日记,总结,体现了人是可以有一种无欲则刚,无私则勇的大无畏精神的,同时也记录了我们认真、严谨、仔细的科学精神,并反映了人体的意识的高度开放性和复杂性。人类征服复杂性疾病还有相当的路要走。燕女士虽然没有抗过去,但是她临走前几个小时还与父亲通了电话,还自我感觉良好;而且,她在确诊以后的十个多月的时间里,没有经受太多的病痛,一直坚持工作了九个月,一直瞒着自己的父母和同事,独立承担着一切。可以说她创造了若干项奇迹,证明了人体内所蕴藏的潜力。这一潜力如果适当得到开发,将是社会的一份巨大财富。可惜,燕女士的这一番努力开始的太晚了,最终没有能够逆转疾病的发展。为此,我在深深怀念她的时候,感觉应该向社会奉献出多年来深入思考的内容,让更多的人士能够看到祖国传统文化的精妙之处,更早地挖掘出其科学性,更多地理解人体的复杂性。于是,我用了二个月左右的时间,写成这里的四十万文字,也在这里纪念这位朋友。

可以说,完成一个哲学框架的思考,需要很深的自省。本书中,与二十三位西方哲学家对话,总结量子力学十多位权威人士的意见,与神经科学十个学派的代表性意见对比,融合大脑和心灵的六大学派等,这些都是在短短的二个多月中完成的,这本身是一段特殊的经历。在这里简单回顾一下这个经历,留下一份记录;它再一次证明了,心灵启动心智,调动心理,可以产生巨大的效果。古人早就为我们指出了大德大智乃大成的人生成长之路,这里的哲学本体论假说、意识与神经科学的十大问题研究展望、推动社会进步的五大工程设想、道德复兴社会工程的设计等内容,涵括了数个学科领域。因为是科学,所以不怕谬误,不怕争论,只希望大家一起来,通过认真的讨论来推动对这些问题的深入研究。这是钱老生前的愿望。为此,我也只能毫无保留地和盘托出了。

科学正在走向一个新的高度,从自然科学走向复杂性科学。只有走向复杂性科学,才能真正架通自然科学跟社会科学之间的桥梁。只有在复杂性科学方面产生大的突破,生命科学才会有更大的发展。当前的生命科学缺乏哲学的指导。关键在哪里?关键在人。对人的研究最丰富的内容在哪里?在中国的古代哲学里面。从这个意义上说,我认为中国传统的道学,还有儒家的理学,佛家的心学等,合成东方自然哲学,将对新时期世界文明的发展起到重要的作用。国人切不可妄自菲薄,看不到中国传统学术的博大精深。

2. 量子为什么这么重要

问:量子力学已经诞生一百多年了,而复杂系统科学才刚刚诞生。为什么必须把量子论作为复杂系统哲学观的基石?量子为什么这么重要?

佘:量子是原子、分子的基础,也是自然界中各种丰富多彩的结构的基础。量子物理学给我们提供了这样一幅图景:在真空场里面任何时候都可以产生一个激发,激发出来的任何一个东西叫某种子。量子是真空场中间的一个最基本的激发,称之为量子。所有的宇宙里面的万事万物都是由量子来的。这一点自从量子场论诞生以后就很清楚了。量子场论是当今世界上最精确的一个理论,这些理论里面有一套数学结构,它预言了自然界的某些关系——某些量和某些量之间的关系的一个预测。这个关系可以与实验测量值进行比较,两者的精度达到了 11 位有效数字。这绝不是巧合,这说明通过物理学家的努力,在量子力学这个基本原理基础上再逐渐加上一些拓宽——例如洛伦兹不变性、规范场不变性——这些在数学上都是非常有精确定义的一些原理,在科学的逻辑指导下面推出来一些定量的关系。这些定量关系在加速器里面或者其他地方可以得到精确的验证。

　　量子力学让我们理解了,为什么元素周期表中的元素和结构这么排列。同时,还让我们弄清楚了所有的亚微观层次。基本粒子到底有多少? 加上自旋,加上夸克的三色三味等,一共有 62 个粒子。还有一个粒子没发现,正等待着发现,叫希格斯子。希格斯子有一个最大的功能。所有的实体粒子,只要在希格斯场里面它就能获得质量。所以希格斯子所形成的这个场被人们认为就是原来人们想象中的以太场。现代量子力学中,真空不空,总归是有以太的。但这个不是经典概念上的一个建构,而是一个非常有趣的新概念。

　　量子力学如此成功,但是,它的哲学解释却一直没有尘埃落定。西方哲学被实在论统治了二千余年,被认识论统治了近五百年,最近的一百年,又走向了过程论等否定经典实在的另一个极端。我们发现,量子力学所提出的波函数理论,与东方自然哲学中的道生一,一生二的学说颇为一致。后者既有太极与阴阳,又有无极,既强调后天,又有先天,这与量子波函数的振幅、相位二面,既实又虚的描述非常一致。波恩对波函数的几率解释虽然定量上是正确的,但也最受争议。结合与东方哲学的比较,我们豁然开朗。原来,波恩解释只说明了波函数的一半,而没有涉及相位的意义,后者在宏观量子现象中是必不可少的。我们猜想,在生命现象中也是必然存在的。最后,我们发现,相位是复杂性之源,相位导致纠缠,纠缠导致记忆,导致相干。大数自由度的纠缠和相干,会造就许多意想不到的结构。我们研究湍流,对之认识相对比其他领域的学者深入。我们不怕去想象,如果大量自由度产生纠缠,会怎样? 这个问题,物理学家很不善于去想。我们能够想。答案也很简单,就是产生多层次、多尺度耦合的非平衡态复杂结构。而意识应该就是这样的高级结构,它可以将大尺度的场信息反馈给微观的化学结构。这是一种复杂的量子相干态,是当代量子物理学家和生物化学家还没有计算出来的高级结构。如果一旦认定它存在,不久,人们就会找到合适的数学方法来表达。科学就是这么奇妙。我们在这里就是把这个猜想说出来了,用一套逻辑的语言,给出了有一定说服力的证据。

　　3. 量子与生命是什么关系

　　倪:谈到这里,似乎打开了思路,出现了一个很大的空间。最近几年刚刚兴起一个新的研究领域,叫做量子生物学。迄今为止,量子力学已经成功地运用于描述亚原子粒子、原子和简单分子以及一些宏观的非生命系统。众所周知,生命系统是高度复杂的。那么,用量子来描述生命是可能的吗? 有什么困难?

佘:这是科学发展的必然。我们的一个猜想是,当一个量子系统,它的相位在这个系统中把微观与宏观耦合起来的时候,就开始进入生命系统了。在宏观量子现象中,大数玻色子处于简并基态,形成一种最为简单的量子相干——全同量子相干。如果相位成为一个媒介,把许多粒子纂起来,但以比较复杂的形式纂起来,使系统在整体性服从一些新的获得准则,这是完全可能的。由于相位场是高度整体化的,相位以波动的形式传播,因此,相位场具有意识的许多特点。更为重要的是,相位场的具体耦合形式是一个复杂性问题,定量研究上几乎是空白,未来将成为一个极其热闹的领域。我们设想,可能存在这样的相位耦合,使原子内的电子运动与环境产生耦合,特别使化学链里的电子运动与水里的电子运动产生耦合,来左右蛋白质的折叠,来提高 DNA 的修复速度等。于是,基于相位场的生命起源理论就诞生了,即生命起源于意识这个结论就成立了。我们这本书希望引起量子生物学家的关注,对于人们认识生命的本质起到一定的推动作用。

这样一个生命起源理论完全是基于宇宙整体(波函数)说和相位(意识)耦合说,是一个典型的自然生命进化说。这一哲学理念也比较符合东方自然哲学,它无需引进人为的上帝。

用量子来描述生命,最大的困难是构建相位耦合的量子理论,这应该是一个动力学理论,与传统的量子场论不一样,更像研究宏观量子现象的理论。后者最近发展很快,例如,对玻色-爱因斯坦凝聚态的研究。方程还是比较复杂,需要新的理论思想和方法。总之,这是一个非平衡态的非线性场论的动力学问题,正是当代理论物理学的前沿领域。

问:用量子力学理解生命现象的复杂度表现在哪些方面? 或者说,需要作出哪些方面的突破?

佘:上面已经说了,这将是一个非平衡态的非线性场论的动力学问题,还没有许多理论。这与我们研究的湍流到有几分类似。我们不怕复杂结构,不怕非平衡态,不怕动力学。

非平衡态一定出现在细胞里。试想一大群生物所展示出来的宏观的量子态是一个处在运动中,处在宏观变化中的量子态。这个量子态会表现出远离平衡态的这些物质运动。量子态有两个自由度,一个是实的自由度,还有一个是虚的自由度。实的自由度就是你看得见的那个密度,虚的自由度是作为相位的梯度。

当前,理论界还没有关于复杂状态的成果。多尺度涡结构一出来,人们就不知道怎么描述了。非平衡态的统计物理研究很难,这是经典物理的一个难题。我们认为,人们忽略了这个两面性。一元二面性,隐的这一面是整体性的相位梯度场。运用天上的云和气来做比喻。云和气这两个自由度是自然分解开来的。显的这一面是云。在飞机上看到云很漂亮,结构很丰富。这一片与那一片云之间有个边界。

而云背后的气流就比云的结构要平缓的多。两者都有多尺度结构。如果把这些思想用于刻画细胞,可以给出许多新的思路。

《黄帝内经》中讲"血行脉内,气行脉外",气血总是同行的。看得见的是血液还有体液,看不见的是后面的东西——气。现在神经科学测量到这个看不见的东西的传播。例如针刺之后,可以观察到神经信号的传递,这也是看得见的东西,但展示的是后面那个看不见的东西的导引。比如说脚上扎针,它信号会往某个特定方向传递。为什么会往这个方向传递呢? 因为,它有一个导引。背后必定有一个结构,一般就把它说成是经络了。当然这个结构与气是一致的。二面之间有很好的对应关系。哪一天这两者的对应关系出问题了,人体也就出问题了。这里,我们可以看到,中国古代的气论,可以认为是唯象的量子力学模型。今后,应该可以尝试在精确测量的神经科学实验中,发展这样的唯象模型,将其定量化,这将带来神经科学的一个重要的发展。

问:依照这个思路,未来科学必然会有新的突破。您能否多做一些评论?

余:将来,在细胞生物学方面,会因为考虑到宏观的量子物理学效应而产生突破。什么量子物理学效应呢? 就是相位场的效应,或者意识的效应,它对细胞的功能起到宏观的控制、引导作用。在神经科学方面,也会因为考虑量子意识的效应,对感觉在体内的传输速度等,形成新的理解。已经有实验在研究,在手臂上针刺一下,这个感觉是什么速度在运动? 很可能将来会在决定这个速度的理论常数中发现有普朗克常数,如果是这样,说明确实是宏观量子现象。为什么我们这么认为呢? 因为系统性,这是本书最重要的命题。生命系统和心灵系统都是拥有系统性的。所有的系统性都是量子相干性的宏观体现,这是我们的一个最大的命题。正因为有系统性,再加上多层次性,就可以囊括各个系统。细胞是一个层次,组织又是一个层次,组织上面有人这个层次——这是生物体整个层次。由于存在这样的多层次性,量子的宏观涌现就以多种方式展开。一个是自下而上的模式,是量子涌现;另一个模式就是自上而下的,就是宇宙波函数,分解产生很多星系团,星系团分解产生很多星系,星系分解产生很多类太阳系,太阳系分解产生行星,行星分解产生物质等等。这种从大到小的被称为破碎过程,或级审过程。大尺度往小尺度的级审从来没有间断过,因为量子场本来是一个整体,所以它的这个破碎过程一定来自于自下而上涌现和自上而下的分解这两个之间的耦合。

这里产生了多层次的子系统,子系统跟子系统之间存在多种形式的耦合。这种耦合就靠后面"隐"的相位场。波函数相位梯度形成一个速度,形成一个流场的速度。气就是流体,所以中国人讲"万事万物皆有气"。气这个概念在《黄帝内经》中的出现频率是第一的。我们之前做过统计,20万字的《黄帝内经》,气就出现了三千多次。这是中国整个的气文化的一个体现,这说明中国人很早通过自己的感知——非常敏感的神经系统感知到他所生存的这个宇宙空间里似乎有一种流体。

流体我们是用眼睛看得见的,水,汽,云,雾等等,古人不需要很高明的仪器就看得见;就像鱼活在水里一样,人活在气当中。人不断的呼吸,周围虽然是透明的,但是这个气不是空的,这并不需要很高深的理解。而一般的气又是无色无味的、透明的、没有明显的味道(有时候有味道例如花香)。无色无味的这个气,透明的这个气似乎不存在,但又是确确实实存在的。拿这个气再去想生命与生命之间的这种联系是靠了"气"这个媒介。在哲学上这个媒介是抽象的,这个就是"道"了。

《道德经》里面讲道时,就是把这个气的表现抽象再抽象所得到的一个概念。西方学者很会抽象,中国人会不会抽象?当然会抽象。古人就把这个很形象的气再抽象到万事万物皆有气。例如,一个部队打过来了,还没过来那个气势就过来了。这个气势肯定不是空气。再如,一个国家要毁灭了,人们看到一定时候人心散了,土崩瓦解那种气势,叫"气数已尽"。也就是说,人们能够感觉到背后有一个东西,这个东西好像实实在在伴随着这个事物。人们感觉到有这么一个存在。那么今天我们要从量子场来理解。例如,希格斯场的存在。到今天为止人们说有这么一个基本存在,但是,我们科学实验发现希格斯场了吗?我们也没发现。但是我们相信它一定存在,因为标准模型预测的 61 个粒子都发现了。所以没有发现的东西不见得它不存在,一旦发现了以后就恍然大悟,原来真的有这么一个东西。这样一来我们所有的原来想的复杂的东西都获得了一个理解。这就是学问。学问就起这么一个作用:原来大家很熟悉的东西——并不是很陌生的,但是似乎它们之间没有什么联系,通过一个学问一下子觉得果然这里面好像有东西,这个东西是存在的,而且是有结构的。这个气它真不像空气,刚才说"气数已尽"是一个结构,而"气势旺盛"则是另一个结构。有人有福气,有福气也是个结构,心情纠结的时候也有那个气,所以整个这个气是有多层次结构的。

4. 从量子、意识到心灵

倪:古往今来人们都在思考心灵(mind)。而当代的意识科学已经在探讨心灵的本质,心身医学则开始用实证研究来探索心灵(或意识)的作用。2005 年国际《科学》杂志公布的 125 个科学问题中,意识问题排在第九位:"意识的生物学基础是什么?"现代科学认为,意识是从大脑中数以亿计的神经元的协作中涌现出来的。但是这仍然太笼统了。近年来,科学家已经找到了一些可以对意识这个最主观和最个人的事物进行客观研究的方法和工具,并且借助大脑损伤的病人,科学家得以一窥意识的奥秘。除了要弄清意识的具体运作方式,科学家还想知道一个更深层次问题的答案:"它为什么存在,它是如何起源的?"那么量子论和系统论的融合,是否对心灵的本质、或者意识问题提出了新的观点?

佘:我们从量子讲到生命,就引出了意识的基本定义,即量子相位场的相干耦合态。这比协作涌现来得更加具体了,因为,量子相干是可以从波函数着手来继续寻觅的。未来,我们可以设想,意识是一个复合的玻色子场。我们暂且不认定它是光子、也不是引力子,而假设它就是一种玻色子,它有可能是一种复合的玻色子,就像超导体内的库珀对一样。玻色子场在低温下就能表现出宏观的相干态。而生物分子群就可能提供这样一个低温的环境,就想高温超导体的化合物所炼制成的夹心结构一样。

意识就是这么一个结构,它是一种量子相干场。我们在座的各位也形成一个共同的意识场,这里一定有一个共同的内涵。今天这个讨论就有一个核心的意念,那就是钱老这套丛书。今天因为这一套丛书,我们聚到一起。钱学森思想就是今天这里的意识相干结构。过去,我们不认为这是一个客观的物理的场;现在,在这一新的哲学和科学框架下,我们认为,确实存在这样一个与钱学森思想相关的物理场,于是,我们在座的许多人的行动就得到解释了。今天这个会以后,我们一些朋友还会刻苦努力,连续工作好多天,值到把这套丛书完成。这都是因为有这么一个场。再往更远的时间看,去年,全国各地开展了好些活动,积聚了许多人,原来都是因为钱学森思想;今后若干年,钱学森思想还会启动一些活动,引导一些人士从事各种讨论,甚至改变一些人士的思维习惯,等等。这说明,钱老虽然过世了,钱学森思想这个意识场可能拥有了更大的影响,在中华大地上起着重要的作用。这样一个意识场被新的哲学本体论所确认下来了。

我们整个团队此时此刻也拥有这样一个意识结构。假如我们中间的某位人士讲的话题偏离这个主题太远的话,在座的各位就会觉得不舒服。这就是这个意识场的作用。而且,由于钱老的理想非常大,今天这个意识场的能量也大,有些朋友因为内心与之相共振,在这个讨论会激发出比自己过去所拥有的更高的理想,也是可能的。因此,我想说明,这个意识场结构是包含信息的,只要与这个信息产生共振,我们就会产生许多联想。说明,这个信息意识场是客观存在的。因此,确实存在这么一个核心结构,我们抓住这个核心结构,抓住此时此刻意识场的核心,也就抓住了这个讨论会的灵魂。

我们人生当然还有很多其他核心的东西。没结婚的要结婚,没生孩子还要生孩子。人生来有很多追求,这些追求构成了我们意识的核心。当然有的追求是外在的。我这里给内和外下一个定义,外是涉及社会的追求,而内在追求涉及心灵深处的追求。不同的目标对应于不同的层次。将来也许认知神经科学家可以测量出不同层次的追求。有的追求可以从前额出的神经元那里测出来,有的可能从脊柱里面测出来,有的可能从大脑皮层里测出来。不同地方的结构反映的深度不一样,意识本身是一个多层次结构,它是一元二面多维多层次。

那么心灵是什么?心灵是这些诸多的层次结构的最核心、最深层、跟宇宙的本体玻色子场最接近的地方。人类能够成长到今天,就是因为人类拥有这样一个心灵,这个心灵是跟整个宇宙的玻色子场的核心有关的。因此,人才具有智慧,才开发了大脑,也才指导他怎么去用火? 怎么制造工具等等。

从系统论角度来看,上述产生心灵意识的一系列过程与生命起源时产生初级意识的过程是一样的。生命的诞生是把一个简单的化学结构变成一个有机的生命体的有修复功能、有遗传功能的这么一个大分子,智能的起源则是把一个动物只有本能的生物反应功能变成了丰富的自我调节、自我修正的智能体。本能是什么? 本能就是弗洛伊德讲的那个东西,弗洛伊德研究的是兽性,就是动物本能的反射。本能的反射是那些化学的有机物。而我们把心灵看成是在那个基础上产生的一个更高的、艺术性很强的、具有跨层次耦合特性的结构。这个耦合带来两个最大的特点。人是聪明的,聪明使他能够享受自由,使他能够进行自由选择,使他的意志自由了。这是事物的一面。而事物的另外一面就是智慧,智慧意味着责任。所以我在书的最后写了一段,叫"知识就是力量,智慧更要担当;人生若要幸福,自由道德比堪"。"知识就是力量"——这是培根说的话,我说"智慧就是担当"。我觉得自由和道德这两个东西是一元二面的二面,这个二面应该是什么事物的二面呢,是智慧这个事物的二面,我觉得智慧是必须拥有这两样东西的,这样才构成一个完整的二面。

问:您刚刚从量子讨论到生命、再到心灵,是什么贯穿这三者?

余:上面我们讨论了从量子到生命到心灵。这个系统如何打通? 世界人类文化中间我就发现一个事物横穿这三个,那就是"道"。"道生一,一生二,二生三,三生万物",所以道处在量子这个最基本的层次上。道,同时它又是人世间最体现了智慧和心灵的事物——当然它的生命就是贯穿在其中的。我还没发现任何其他事物,能够贯穿这三者。西方人士希望上帝拥有这两样东西,但是上帝过于拟人化了。过于拟人化的东西往往容易刻上说话人本人的烙印,这也是它的困境。

《道德经》就不一样了,这个道是公用的,大家都在修道,我也在学你也在学。那么我们可以交流体会,我们可以共参,可以共同学习。"道"是一个抽象的事物,我们每个人去体会,每个人体会可以不一样,容许不一样,构成一个互补,构成一个知识宝塔。而且"道"是量子,这个道还对应一种物质,就是我在这本书里面开始展示出来的。"道之为物",这一点是以前人们一直在争论。那些练功的人说,《道德经》是本练功的书,也是对的,因为道确实也有其实在性的这一面(在人体内,很可能与胚胎干细胞很接近);搞哲学的人说"道"是讲的道理,是规律。其实这两个东西又是一元二面,两个东西都在。一元二面,任何事物都有实在的一面,有显的一面。它显的一面就是量子。量子也是一个说不清道不明的东西,是一个很复杂,如集体量子结构。这个集体量子结构有特点,它能够生出万事万物。它结构非常复杂,不是我们今天完全说得清的。因此,道叫"非常道",你说出来的都是近似,今天我说道像一朵云,明天我可能说道像一朵浪花,后天可以说道像一个玉石,道像一座金山。个人有个人的心态,个人有个人的需求,都有点这个意思。这样一个看似不确切的描述,其实最符合道的本性,因为,世界是不断变化的。道的形式一直在变。唯有道生万物的本性不变,道先于万物而生、道出万物之下的本性不变。把握这一点,我们的心灵就安定了,我们也就找到心灵的所在了。

5. 解读复杂性

岳:现在有一种观点,说把研究不清楚的都叫做复杂,还美其名曰是复杂性科学。而科学就是为了把问题说清楚,因此这是在玩概念游戏。您怎么理解这种观点呢?

佘:这种观点说的是复杂性中的一种复杂性,叫做认识复杂性。认识复杂性就是一个事物它总有认识不清楚的时候和认识清楚的时候。一开始没有认识清楚,到后来认识清楚了。也就是说认识的复杂性转变到认识的简单性,这是整个认识的目标。总是希望把一个事情变成更清晰的,这种复杂性只是复杂性的一种,而且是复杂性中间并不重要的一种。所以上面这种观点实际上来自于一个误解,即把认识复杂性作为唯一的复杂性,这是第一。

第二,自然界有一些系统是永恒的复杂系统,比如说生命,比如说心灵、意识。这些系统不是你今天搞清楚了,明天就没事了。你今天虽然搞清楚了,明天系统又出新花样了。那么这种系统还要不要研究呢?还要不要用科学的方法去研究?如何用科学的方法去研究?如果科学是要找出真理的话,它是一个永恒变化的真理,它永远没有真理这一说。

例如金融系统、人的意识、社会系统等等,你刚了解完,它的规律就又有变化了。这类科学该怎么做呢?这就不完全是原来的机械论科学的。所以才需要一个复杂系统哲学,没有哲学你怎么知道这个科学怎么研究?所以复杂系统科学目前最主要的还是哲学问题,不是科学问题。至于哲学观有了以后,下面怎么研究科学,那就可以和其他科学一样开展活动了,那就是具体的建模问题了。

那么难点在哪里呢?难点在复杂性科学问题到底怎么提。假如我提一个没有答案的问题。比如说,你的心灵结构到底是什么?就不行。这个问题错了,因为你的心灵结构是不断变化的。但是我如果问另外一个问题,你是怎么构建你的心灵结构的?这个问题是可以回答的。一元二面多维多层次的系统论给出一个系统结构。顺着这个系统结构,我就可以顺藤摸瓜,我就可以对你的某一些意识形态的形成过程进行探索,至少知道一个大概。这样一个大概有什么意义呢?很有意义。今天世界上各种宗教之间互相不理解,原因就是大家都不愿意去理解其他人是怎么想问题的。人们为什么高呼:理解万岁!就是说,人与人之间,相互理解非常难得。如果能够像知道天为什么下雨一样,知道为什么世界上大多数人有宗教情结,人们会更加理性地对待各种信仰。

这里可以看出一个规律,往往复杂系统做的恰恰是跟机械论科学相反的东西。很多时候,就是要确认,你不要去找那个确定性的东西。不去找一个没有意义的东西,这也是科学。这个科学里面包含一个非常深刻的哲学内容,就是中国的传统文化里面,叫"一以贯之",叫做"万变不离其宗"。复杂系统科学就是告诉我们不要去管那个万,管一就行了。你不要预测那个变化,你守住那个中就行了。这难道就不是规律吗? 这就告诉我们,科学不总是非要找那个万,非要总是去找那个变化、想预测那个曲线、想模拟的跟它一模一样,很多时候,这一问题提得就不符合事物发展的规律。你今天刚模拟近了一点,它明天又变化了。它总是不愿意让你研究清楚的,就这么简单。活的东西就是这样,生命就是这样,社会也是这样。因此,复杂系统科学就是生命的科学。这就是复杂系统的含义。

也就是说复杂系统哲学应告诉我们什么东西该去研究,什么东西不该去研究。如果这个哲学观错了,就专门研究那些不该研究的事情,去研究那些变化多端的东西。最后结果当然可想而知了。

岳:这样说来,实际上复杂系统科学后面的科学,其实已经跟过去传统意义的很不一样了。

佘:是的,是与过去很不一样了。大家还没有意识到这一点,这就是为什么要从哲学上说起。实际上不一样的是哲学。科学层面上还有很多类似的。比如说都有做计算模拟,都要建系统模型,都要进行数据分析,但目的、目标大不一样。只要看一看量子力学跟经典物理有什么区别,就可以想象复杂性科学有什么新特点。量子力学的实验跟经典力学是很不一样的。量子力学是先把理论全部做好,然后做出一个预言来。不是满世界找数据,然后从数据中去归纳出规律来。现在的医学、生物学都还在沿用机械论科学的思路,今后会变,一定要变。人不是机械!

倪:在这个哲学观下面,似乎有一些类似于不确定原理这样的东西吧?

答:没错。比量子力学的不确定原理还多了一个不确定性。这个不确定性比较好的诠释了我刚才说的复杂性的原理。人有两面性:自由和必然。这个两面性表明,不能完全自由,也不能完全必然。他总在这里面游离。你给他必然度越大,他要挣脱必然度,要争取自由。等到他自由了,太自由了,他也要回归,他需要一些约束。就像大学生二年级、三年级最迷茫。因为二年级、三年级是最自由的时候。既没有刚入学时候的束缚,又没有毕业的压力,过分的自由必然导致迷茫。所以这是一对矛盾。所以从某个角度来说,是不是可以广义的去探索一下这个问题,是否每一个二面性必然包含一个不确定性原理。这怎么说呢? 如果我今天问,什么叫做生命? 什么叫非生命? 我的回答是,在宏观世界里也满足不确定性原理的,那就是生命。死的东西是没有不确定的,都是确定的,它就是非生命。

6. 量子论与系统论

倪:量子论和系统论有什么关系?

佘:从最简单的事物到最复杂的事物,唯一共有的特点就是系统性。我们来看单个电子。单个电子并不简单,非常复杂。为什么这么说呢?实际上单个电子像是在整个海洋里面出现的一个浪花。你要控制它不在那个地方出现相当不容易,所以说不是说越小的就越简单——那是还原论的基本观点。在这一点上,这个链条破了,越往底下走它就越丰富。因为尺度越小,它跟真空的接触就越密切。真空是一个大海,波浪起伏,一点也不简单。所以还原论到那儿正好终结。那么什么东西没终结呢?系统论没终结。一个一个的系统在这里面自主形成了。有些事物看起来是相互独立的,但本质上背后有一个东西。有了这个东西就不难理解为什么万变不离其宗了。你看那些浪花,最后反正这个浪起的高度是有分布的,不会高到几十公里去,到几十米就很稀少了,有七级八级大风才可以。因为它是一个系统。所以这样一来,自然界的事情我们利用一元二面多维多层次,再加上量子观和系统观这两大形式,我们就可以重新来看待事物。系统性怎么把握,一元二面多维多层次!

问:系统观的核心是什么?您能否用一句话来概括?

佘:系统最核心的概念,就是一元二面。系统中心是一元,这个中心必然有互补的二面。但二面有很多,是多维的。所以是一元二面多维。系统有很多个二面才构成一个复杂的事物。绝不只是一个二面,这一点是对对立统一的一个发展。这个多维度的统一——不能讲一个抽象的统一就完事了,而且要把多维度的对立统一拿出来。比如"实"和"虚"就是一个对立统一,"隐"和"显"是一个对立统一。有的东西是显在这儿的。英杰那么远来到这里,指导他那个行动的东西是虚的,我们看不见。也许不久之后,物理学家清楚了,弄一个脑电图的成像,发现英杰可能有北大情结。看到他的脑电图中有一个小白点,这个小白点叫北大情结——让我们这样设想。那个时候他大脑里虚的东西一部分变实了,但是还有跟那个小白点所对应的虚的东西,这个虚的东西永远有。实的东西和虚的东西是万事万物都有的特点。但是万事万物中间有一部分实的和虚的是不搭界的,你归你,我归我,这个就是无生命。生命是实的跟虚的结合起来,这就是对生命的定义。当然这还不完全。

实与虚怎么耦合起来呢?这里有一个前提——它必须是多层次的。复杂结构是一个实的和虚的不是在同一个层次上。在同一个层次上只是一个互动。我打一个形象的比方,就像天上的云一样。云和气是同一层次的东西,他们之间互动,不是相互作用。相互作用这个名词用的是不对的,是互动。云和气流都是在同一个层次的激发。

问:系统观的最大价值是什么?

佘:我们正在发展的系统论就是要把从最微观的和最宏观的结合起来。这一系统论的最大特点是,它具有钱老所期望的集成功能,综合集成各门知识。我最近两个月的时间里写的这本书,可以把它看成是一个综合集成的成果。它在短短的两个月内,(并不是这些东西我原来脑子里就有。只不过原来脑子里是一个系统观的概念,有些东西是我知道的,只不过并没有去把它清晰的表达。)能够忽然长出这么多东西,说明那个系统观的观点是正确的。当各门知识拥进来的时候,它就自然地在我这个知识宝塔下面找到了自己合适的位置,形成了一个有机的整体。

7. 李约瑟难题与中国传统的系统论

倪:中国曾经创造过辉煌灿烂的文化,中华文明是迄今为止唯一一个没有中断过的文明。而近代自然科学又是人类文明迄今为止最为重要的一个组成部分。于是,著名的科学史家李约瑟问道,曾经如此辉煌的中华文明中,为什么没有发展出近代自然科学? 这个问题迄今还没有公认的解答。如果从科学的多层次性来看,似乎会对这个问题有新的认识。例如,钱老曾提出,任何科学部门都有四个层次——哲学、基础科学、技术科学和工程技术。从工程技术来看的话,任何文化都包含有科学内容。因为各个文化都有其生产、生活的技术,例如种植、养殖、水利、气象等。那么按照科学的认识来看,中国古代肯定有工程技术,这是没有问题的。关键是前面那几个层次。中国古代有没有科学所对应的哲学? 有没有它的基础科学,科学原理?

佘:有。钱老将科学技术体系分为四个层次。一个完整的体系包括哲学、基础科学、技术科学和工程技术。中国古代一直存在这样一个科学技术体系,它支撑着社会的发展。这四个层次又恰好对应到康德所指出的人类认知的几个层次:从感性到知性,从知性到理性。其实理性是介于哲学和科学之间的,科学与技术之间就有知性的东西了,技术再到工程之间就是要有感觉的东西了。因为工程实践是第一手的资料,第一手的应用,或者说更加外化了。

钱老对科学知识系统的阐述是很有创见的。知识系统必然是有这么几个层次的,层层相扣,缺一个少一个都是不行的。缺少任何一个层次,都不能使之成为一个正常的健康的系统。从这个角度看,中国古代的知识四个层次的要素应该都有。也就是说,它既有哲学的东西,也有科学的东西,也有技术的东西,也有工程的东西,必然是有的,因为这是对于一个健康的知识体系的一个系统化的阐述。

中国古代当然有自然哲学,即关于道的哲学。那么中国古代科学的东西在哪儿呢? 这是个关键问题。在中医里面这个问题就很突出。中医有哲学观,然后有技术,还有中医治病的实践。而中间所谓科学的东西,似乎离开了我们的视野。现在,我们的分析表明,中间这个科学的东西就是系统科学。这就是阴阳五行,天支地干和《易经》八卦的一套算法,在这套算法背后有一个朴素的系统论模型,即万事在系统层面上是相似的。因此,可以以一套算法来推算各类事物的吉凶祸福。可惜,关于系统"科学"的这部分内容一直带着东方玄学的面纱。今天,我们认为,应该重新审视这一历史悬案了。

倪:无论在生活中还是在科学研究中,人们对系统的认识最初来自于对具体的物理系统的认识,例如自来水供应系统、计算机系统等等。这些系统被称为"硬"系统。20 个世纪 60 年代英国系统科学家 Checkland 在研究中发现,对于更大型的、更为复杂的组织问题,处理硬系统的方法往往就显得无能为力了。通过在企业界实地进行的一系列研究项目和长达数年的应用分析,Checkland 提出了软系统方法论(Soft Systems Methodology,SSM)。这是一项运用系统思考解决非系统问题的定性研究技术。SSM 与那些以专业技术手段为特征解决各类"硬"问题的方法有很大的差别。你提出的"抽象系统"与"软系统"有什么关系?

佘:跟软系统接近。但是我不觉得它是一个很好的哲学范畴。本书中,我把它称为"抽象系统论"。现在大部分学者研究的是大数系统。大数系统的子系统的特性比较简单,基本方法论是还原论,只是桑塔菲学者把子系统(主体)的行为搞得比较复杂一点,比原子、分子更加复杂。但是用大数系统来模拟宏观行为也有很大的问题,因为需要很大量的计算,而且一旦计算得到了现象后,理解和解释还是不容易。

所谓软系统方法,就是不是僵硬地对系统进行元素确定,元素之间也不设定固定的相互作用模式,而是让系统的作用方式具有某种弹性。这当然更加符合实际生命系统,包括社会系统,因为它们本来就是活的,是不固定的。与这一方法论相比,我们还是更加推崇中国传统文化中以功能分类的抽象系统模型。从功能分类看,系统构成就不是那么容易变化了,因此,也无需变硬为软。现在,我们对此进行一点介绍。

中国古代的医学、阴阳五行就是这样一套功能系统论模型,它属于我们在第6.1.2 节介绍的抽象系统论模型。中医里面用了阴阳、五行以及诸多二面的概念——比如说内外、虚实、表里、寒热等等,构成了一个可运算的系统模型。它可以通过运算对这个系统的行为进行预测,并将这一分析作为调控(治病)的依据。这是什么? 这就是系统工程,即有一套算法,并在实践中运用这套算法。今天的计算机软件工程就是干的这件事。

准确地说,中医的系统科学并没有很好地建立起来。它停留在抽象系统层次上,它的特点是抽象而显得玄。科学性不够,是因为人们弄不清楚为什么这么抽象出来,有没有其他的可能性。而且它离具体系统看起来比较远。

因为抽象(看不见、摸不着),所以要悟。悟什么? 就是拿一个直觉去跟系统共振,最后共振上了,找到那个感觉了。一旦找到那个感觉,下次你就会了。所以中医学了几十年以后,学到那个感觉以后就不怕了,碰到什么东西,这个抽象的东西就能用上去。

而这套科学——抽象系统科学,是能够通过我们的哲学观建立起来的。理想的情况下,即使我对一个事物还没有很多直觉,我也可以根据我对其他系统的了解去推算(模拟)。我靠自己大脑的猜测(实验室模拟),不断地推算(调各种参数),最后找到与实际相符合的结论,那就是找到合适的参数了。在这个过程中,我的着眼点始终是放在系统的宏观行为上。我通过大量的推算(模拟),最后形成一个概念,形成一个抽象系统模型。中国的阴阳五行,一个是二,一个是五,这两个东西反复在那里推算。构成了一个抽象系统的模型。

这就是与中医、道学(东方玄学)所对应的这么一个系统科学。只不过东方玄学的系统科学,这里面有更具体的实验的内容。中医就有一个著名的故事——神农尝百草。尝百草靠什么尝?靠他的神经系统尝,尝味道,看颜色。把药草吃进去以后,让它进入自己的身体里面运转,看看它到底起什么作用。这里,实验设备是什么?实际上,实验设备就是他的神经、感官,是他的神经系统。所以神农尝百草这个故事我觉得充分地体现了中国古人的实践和理论思维的结合。只不过理论和思维这套东西,是在古人脑子里面发生的。这些内容最后记录在《黄帝内经》里面,《黄帝内经》就把古人理解到的人体内部的这种规律性的东西阐述出来了。关于各种类型的系统论,我们在本书的第六章有详细的讨论。

8. 融合量子与道的智慧

问:量子与道,一个是现代科学中最前沿最抽象的概念、一个是传统文化中最抽象的概念,这与普通人的生活有什么关系呢?

余:现代人太多地沉迷在短期的物质价值里面。这不是大家的过错,就是因为周围的信息太丰富了,令人目不暇接。神经细胞整天被各种各样的信息源所占据,通道都被占据了,难以进行深度的思维。怎么办?把心灵请出来。只有心灵才能给我们做主,让我们不必疲于奔命地处理各种信息,才能指挥我们处理只应该处理的信息。

现在到了应该正视心灵的时刻。通向心灵的道路也简单,就是道。道出现在什么地方、什么时候?道出现在事物出现的前夕。任何事物在它诞生之前,道就在那里。因为,是道生一,是道产生了这个事物。事物一诞生,这个一出来了;一立即就分化成二,两个相互对立又保持平衡的力量;然后又有三,有各种变化多端的万物。这说明,事物发生之前也是有东西的,有的就是道。这在量子力学中就是波函数,它预测事物将要发生什么。

那么,道这个事物怎么找?中国人讲入静。静下来,"致虚极,守静笃",你就靠近道了。所以,我们对于入静就有了一个新的解释。入静就是体会事物发生之前的那个状态,就是让你找到那个感觉。用量子力学的话是找到量子相干态。通常,量子相干态是在低温下出现的。这里,入静也就相当于在大脑中营造一个低温的环境,排除到各种沸腾的噪声,自然就会形成量子相干性。静是低温,动是高温。低温出现了,量子相干性就建立起来了。其实,本来生命体就是宏观量子现象。这说明,生物分子已经在分子结构、细胞结构等方面成功建立了生物低温,这样才造成了生命物质的诞生。上面与思维相关的低温是更加高级的低温,是能够发现事物本质的低温,是包含智慧的低温。

因此,"致虚极,守静笃",一个虚一个静,在事物发展前面静下来以后你就能洞察这个事物。这个事件发生了,你的感觉可以围绕这个时刻点,往前往后进行有机的展开。这个展开就是在扩展量子相干性。量子相干性不仅在空间上相干,还有时间上相干,就这么简单。所以,我们得出一个结论:

智慧就是意识场的高级时空相干结构。

如果思维真正做到在时间上相干的话,此时刻就与彼时刻的信息耦合起来。那么,或者我们可以预测未来,或者我们可以猜测过去。民间有一些人士有这些功能,这其中固然有哗众取宠、欺骗忽悠之徒,但也不可断然全盘否定。岂不知,生命现象千奇古怪,我们还需在严谨的科学态度下,持开放的心态,细致观察,仔细排查,认真对待。智慧就是把时间和空间进行了有机的组合。

当代许多实验,通过改变时空改变了光子的运动速度。因为光子的运动速度只是一个空间相关的传递而已。改变了量子相干,就改变了光的传播。未来,我们还可以动用其他的玻色子——不仅仅是光子,来建立这个相干态。这样我就通过智慧改变了整体。智慧是一个生命体,生物的细胞,细胞的触角,通过神经系统构成了一个宏观体系,它能够完成一个在空间和时间上的量子相干态的构建。这是心灵达到高度丰满的一个状态。那么要满足这个状态需要什么?一个量子相干态要存在,它必须要有周围的支撑。这个支撑跟周围其他事物之间的有机联系——互相支持这种联系,这个联系中国人取了一个名字,叫"德"。"德"简单得很。我对你好,你也对我好,就这么简单。世界上不可能有无缘无故的爱。我不对你好,你没有道理对我好。没有无缘无故的爱,也没有无缘无故的恨。这个关系是互相善良的对待,互相寻求共同的目标,互相尊重。这种尊重尤其是心灵的尊重。我们所承担的社会工作的侧重点不一样,岗位不一样,但是在心灵层面上大家是相等的。佛家叫"众心平等",是讲心灵平等。

一个最令人神往的一个问题是,如何运用智慧,把"众心平等"落实到我们社会的结构里来。不要因为你是伊斯兰教,你是无神论,你就对有神论者区别对待。大家的观念可以不一样,但是大家的心灵是相通的,而且,心灵是平等的。

9. 如何运用复杂系统思维处理社会问题

王:我看完您的最新版本以后,第一感觉就是想知道如何在实践中正确运用好复杂系统的认识论和方法论,这是第一个问题。第二个问题就是在面对未来的能源,环境,生态等多元危机时,我们这个复杂系统方法论在其中起什么样的作用?

佘:现实社会是一个复杂世界,但是它确实存在着一元二面多维多层次。就是说各种事物都有它自身的中心,也有围绕它的中心所滋生出来的多维多层次的信息。这么一个哲学观,其实人们已经在用,一直在用,人们一直是部分地这么看世界。人们一直在利用自己的经验和收集到的资料、信息、资讯,不断地形成对于事物的看法,这个过程是一直在发生,在每个人的大脑里面发生。只不过人们在运用的时候受到个人的经验、观点、观念以及利益关系的局限,他的认识会有所取舍,会不全面。我们这里提出的复杂系统观,帮助大家更加客观地来认识这个复杂世界。我们这里提出了知识宝塔的概念,就是把本来发生在大脑里的过程展现出来,告诉大家,每一个人在看问题的时候是有一个你的知识宝塔的,只不过很有可能受到你的观点观念的影响,和你知识背景的影响,你这个知识宝塔是不完整的,有点斜,轴线都不在那条线上。一个完整的对复杂系统的认识需要集成方方面面的因素。我认为这是复杂系统观最核心的一点。就是说,人们要注意到,我们看事物时,我们的看法会因为事物的复杂性而只抓住了部分的、不完整的信息。当我有一个这样的系统观以后,就不会轻易地去排斥那些跟我对立的一面,因为它可能使得我们看到了事物的另外一面,我们平时看不见的一面。于是,我们就可能要更加仔细地去分析一下。

另外,知识宝塔还是多层的,还有多个面。当一个知识宝塔比较丰满的时候,一般有东也有西,有南也有北,有东北也有西南,这个时候宝塔看上去就比较平衡,重心比较稳。复杂系统通常就是这样的。这个思想在《道德经》中有多处进行了阐述。我们的理论就说,有很多个二面,虚和实,隐和显,上和下,内和外,动和静等。黑格尔的辩证法也抓住了这一点,佛学里充满了一些带有禅机的话语。我们讲究多维度,就是说即使辩证法,还应该包括好多个维度来应用辩证法才比较完整,因为社会是非常复杂的。这样一个方法论是需要通过一段时间的学习掌握来运用的,需要一个长期的过程。

所以,在实践中运用这一知识宝塔的方法,需要注意的就是广泛吸取大家的意见,不断学习,不以个人的好恶来论是非,而是认真地记录,结合实际情况来进行判断。不是说不要有取舍,有一些看法不对,不符合实际情况,还是要排除,否则就堆砌了一个臃肿的宝塔了,也不对。

关于你提到的应对能源、环境、生态危机时如何运用复杂系统论。我想,复杂系统论应该是大有可为的,因为这些系统都非常复杂。要注意,中国人看事情、做事情本来就是很系统的,各级政府官员只要排除私心,认真做事,那么你可以看出,他就是有一套系统论思维,这是我们民族文化所赋予我们的,大多数有知识的、善于学习、善于思考的人士都会。我们这里提出的复杂系统论,只是把大家一直在用的工具更加系统化了、规范化了,可以使系统思维在深度和广度上进行提高。一个值得再一次提出的,可供各级领导参考的是,复杂系统论方法是帮助我们吸收不同意见、综合不同意见的工具。开会时,大家在发言,提想法,提规划,知识宝塔就把这些意见和看法按照东西南北、上下左右做一定的分类。过去,我们习惯给人扣上"左倾"和"右倾"的帽子,其实,这也是一种知识宝塔法,只是它只有一层,也只分了左和右,过于简单化了。而且,还掺杂着政治色彩,妨碍了事后的分析。

如果掌握知识宝塔法,就可以比较放心地听取不同意见,这样就能广泛地收集各个层次的民众的、专家的、国际国内的看法,这样就能集成社会的智慧。这是钱老提出大成智慧的含义。所谓大成智慧,就是能够集大成。当然,收集意见是第一步,恰当地放在知识宝塔中合适的位置是第二步。然后,将这些看法与实际资讯进行对比思考,就可以剔除低价值的意见而保留高价值的意见,甚至获得最重要的真知灼见。用这种方法来思考能源、环境等危机,就可以获得许多新思路。

我们提供这么一个系统模型,可以使决策者心里不仅有一个系统观,更有一个科学的系统观,这就是钱老所期望的。拥有科学的系统观能够集成各种各样意见的人才能成就大智慧。每个人的知识系统都是有局限性的。好的领导善于听取各方面的意见。如果他能够集成众人的智慧,那么,他就拥有更高的智慧,这样他就能够应对更加复杂的事。所以,今后领导能力上的一个重要培训的内容就是学习系统学的知识,学习复杂系统论。直觉的系统思维与科学的、一元二面多维多层次的复杂系统学相结合,就能使思维能力上一个台阶。系统地说,就是要说得出,一元到底在哪? 它到底有多少个二面需要我考虑? 把它们列出来,这样可以把五花八门的意见归纳总结,这是按照一元二面多维多层次来进行总结分类的。

我们希望国家能够涌现出更多的优秀的领导干部,尤其是高级领导干部,成为社会发展的大成智慧者。当这个国家由大成智慧者来领导决策的话,自然就会采用科学的系统论了,这就便于有步骤地收集多层次的意见,收集方方面面的意见,然后进行有机集成。不仅考虑到近期的利益,也考虑到长远利益。近期利益和长远利益之间达到一个平衡,因为世界在发展,而且生命的发展总是有理性的力量和冲动的力量组合,两个力量都不可缺少。光有理性的力量,一切都是中规中矩的话,那生命就失去意义了。

岳:中国可以说是当今世界第一位矛盾复杂的国度了,这是大家的共识。各种思潮、各种矛盾都交织在一块,您这本书对解决这一矛盾会提供哪些帮助呢? 感觉您刚才在前面也谈了一些。

答:这个问题很现实也很微妙。到现在为止,本书提供了什么帮助呢? 就是为大众和社会精英人士提供了一个复杂性思维的基础框架。复杂性思维该怎么做呢? 虚实二面、多维多层次,这个工具大家都可以用,这是一个框架。我书里就拿它来分析关于社会发展的系统科学和关于意识研究的科学等等。有的结论对科学家有意义,有的结论对社会活动家来说有意义,通过解释哲学框架里的一些内容,给社会提供一个比较系统的复杂性思维的框架。

如果读者能够从中感觉到这个思想和现实世界有密切联系、或者看到一些价值和意义。我们就可以进一步发挥一下，来讨论一下，怎么把这里所讲的复杂系统论具体应用于高度复杂性的社会问题？中国处在一个社会矛盾集中爆发的时期，我们这里就提供了一个系统分析如何应对复杂性的一个框架。譬如，我们把这里的理论应用于讨论未来的医学模式（见第 6.3.3 小节），设计推动社会进步的五大工程（见第 6.4.2 小节），讨论道德文化复兴的内涵（见第 9.5 节）等，都展示了如何具体地运用这种系统思维，服务于社会。具体在社会上运用复杂性思维，我们这里提供了一套复杂系统思维的套路。当今世界发展对中国发展的意义，就是给社会人士提供一个运用复杂性思维的巨大空间。

　　第二方面的意义，也是本书最后的一个核心，涉及文化复兴的主题。中国的思想转型和世界的意识发展，本身就是我们研究的一个内容，也是我们复杂性思维这套系统论发展的科学研究的对象。这是更根本的动力。这是一个更加宏观的系统分析。这部分内容就是在书的最后一章，最后一节，就是讲到道德文化复兴的理念。按照钱老的话来说，那就是怎么去迎接第二次文艺复兴。